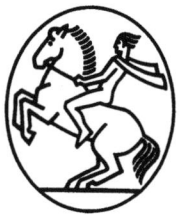

Alfred Springer

Pathologie der geschlechtlichen Identität

Transsexualismus und Homosexualität

Theorie, Klinik, Therapie

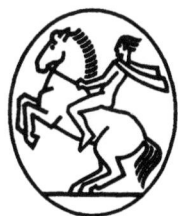

Springer-Verlag Wien New York

Dr. med. Alfred Springer
Univ.-Dozent für Psychiatrie und Psychotherapie
Leiter des Ludwig Boltzmann-Institutes für Suchtforschung
in Wien

Das Werk ist urheberrechtlich geschützt.
Die dadurch begründeten Rechte, insbesondere die der Übersetzung, des Nachdruckes, der Entnahme von Abbildungen, der Funksendung, der Wiedergabe auf photomechanischem oder ähnlichem Wege und der Speicherung in Datenverarbeitungsanlagen, bleiben, auch bei nur auszugsweiser Verwertung, vorbehalten.

© 1981 by Springer-Verlag Wien

IBM-Composersatz: Springer-Verlag Wien;

Mit 3 Abbildungen

CIP-Kurztitelaufnahme der Deutschen Bibliothek

Springer, Alfred:
Pathologie der geschlechtlichen Identität: Transsexualismus und Homosexualität; Theorie, Klinik, Therapie / Alfred Springer. — Wien, New York: Springer, 1981.

ISBN-13: 978-3-211-81616-5   e-ISBN-13: 978-3-7091-7041-0
DOI: 10.1007/978-3-7091-7041-0

Geleitwort

Gerne ergreife ich die Gelegenheit, zu der vorliegenden Monographie ein Geleitwort zu verfassen. Zeichnet sie sich doch durch verschiedene Momente aus, die auch mir sehr am Herzen liegen.

Zunächst handelt es sich um die erste umfassende theoretische und klinische Arbeit zu sexualpathologischen Fragestellungen, die seit Jahrzehnten aus Österreich hervorgeht. Der Autor hat es sich dabei nicht leicht gemacht. Er hat intensives Literaturstudium betrieben, hat die Probleme, mit denen er sich auseinandersetzt, tatsächlich von allen Seiten angegangen, und es gelingt dementsprechend, diesen Problemen eine Fülle neuer Facetten abzugewinnen. So kann man wohl mit Fug und Recht sagen, daß diese Monographie das ausführlichste Werk ist, das sich – zumindest im deutschen Sprachraum – dem transsexuellen Phänomen widmet.

Für verschiedene Hinweise ist dem Autor sehr zu danken; so etwa für den Hinweis, daß man in der wissenschaftlichen Arbeit das Phänomen des selektiven Literaturstudiums beachten muß und vermeiden sollte; daß die historische Aufarbeitung von Theorien wichtig ist und überraschende Ergebnisse zutage fördern kann; daß Schreibtischarbeit durchaus auch praktische Relevanz gewinnen kann und daß transkulturelle Differenzen und Schwierigkeiten in der Wissensübermittlung eine bedeutsame und tragische Rolle in der Erstellung theoretischer Konzepte spielen können. Weiters ist auch besonders auf die Objektivität hinzuweisen, mit der der Autor den verschiedenen theoretischen Schulen, ihrer Methodik und ihren Ergebnissen entgegentritt. Er spart nicht mit Kritik, wobei er auch hier objektiv bleibt und nicht eine bestimmte Richtung besonders begünstigt oder angreift.

Für mich, der ich mich seit geraumer Zeit mit Fragen einer neuen Ethik befasse, ist jedoch ein Aspekt der Arbeit von besonderem Wert: Der Autor weist unmißverständlich darauf hin, daß für ihn der Bezug zwischen Theorie und Praxis auf verschiedenen Ebenen im argen liegt. In diesem Zusammenhang bleibt die Studie nicht auf ihr engeres Thema begrenzt. Die Untersuchung, die der Autor am Beispiel der Theorie der Transsexualität und der Behandlungspraxis, die für dieses pathologische Phänomen besteht, durchführt, kann durchaus generalisiert werden. Die Forderung, daß jeder Behandlungspraxis eine gut abgesicherte Theorie, beziehungsweise gesichertes Wissen um die Zustandsbilder selbst und ihre Ätiologie zugrunde liegen sollte, ist zu unterschreiben. Insbesondere dort, wo der Verweis auf theoretische Annahmen oder schlecht gesicherte Theorie Maßnahmen rechtfertigen soll, die den Patienten belasten, ja selbst verstümmeln können, tritt diese ethische Problemstellung besonders grell ans Licht.

Der Autor macht es sich, wie schon oben gesagt, nicht leicht. Dazu gehört auch, daß er in einer Situation, in der die Bestrebung deutlich wird, die Psychiatrie und auch die Psychotherapie ersatzlos abzuschaffen, ein psychiatrisches Modell erstellt und die Verbreiterung des Einsatzes von Psychotherapie fordert. Daß man so denken kann und trotzdem kein heilloser Reaktionär sein muß, auch das läßt sich an diesem Werk erkennen, das in seiner Grundeinstellung zu Fragen der Homosexualität in der Gesellschaft einen durchaus progressiven Standpunkt einnimmt.

Hans Strotzka

Inhaltsverzeichnis

Einleitung 1

1. Der sexuelle Dimorphismus: sexuelle Differenzierung, geschlechtliche Identität und Geschlechtsrolle 5

1.1. Sexuelle Differenzierung: Biologische Fakten und Annahmen 6
1.2. Geschlechtliche Identität und Geschlechtsrolle 10
    1.2.1. Psychoanalytische Überlegungen zur geschlechtlichen Identität und ihrer Entwicklung 10
        1.2.1.1. Der Standpunkt R. J. Stollers 10
        1.2.1.2. Stollers Position in der psychoanalytischen Theoriebildung allgemein 12
            1.2.1.2.1. Exkurs über Identität und Identität und Sexualität 13
1.3. Lerntheoretische Überlegungen zu geschlechtlicher Identität und Geschlechtsrolle 22
    1.3.1. Definitionen 22
    1.3.2. Der kognitiv-strukturelle Standpunkt 24
        1.3.2.1. Definitionen 24
        1.3.2.2. Die Entwicklung der Geschlechtsidentität 25
        1.3.2.3. Entwicklung der Geschlechtsrolle 26
        1.3.2.4. Der Einfluß der genitalen Differenzierung auf die Entwicklung von Geschlechtsrollenstereotypen 27
        1.3.2.5. Zusammenfassung der strukturell-kognitiven Theorie 28
    1.3.3. Beziehungen zwischen der Lerntheorie und der kognitiv-strukturellen Theorie 28
1.4. Versuch einer Synopsis 29

2. Störungen der geschlechtlichen Identität 30

2.1. Über die pränatale Ätiologie von Störungen der geschlechtlichen Identität ... 32
    2.1.1. Tierexperimente 32
        2.1.1.1. Hormonelle Beeinflussung der sexuellen Differenzierung 33
    2.1.2. Somatische Intersexe 36
        2.1.2.1. Somatische Intersexe und geschlechtliche Identität 38
        2.1.2.2. Stoller und sein Fall „Agnes" 41
    2.1.3. Biologische Annahmen und Interpretationen zu sexuellen Abweichungen 45
        2.1.3.1. Homosexualität 45
            2.1.3.1.1. Erbbiologische Überlegungen zur Ätiologie der Homosexualität 48

2.1.3.1.2. Zwillingsforschung	49
2.1.3.1.3. Endokrinologische Theoriebildung	50
2.1.3.1.4. Die Kritik an biologischen Erklärungsmodellen homosexuellen Empfindens und Verhaltens	52
2.1.3.2. Transvestismus	59
2.1.3.3. Transsexualismus	60
2.2. Interpretationsversuche der gestörten Geschlechtsidentität auf lerntheoretischer Grundlage	64
2.2.1. Transvestismus und Transsexualismus in lerntheoretischer Sicht	68
2.3. Psychoanalytische Überlegungen zur Genese gestörter geschlechtlicher Identität	69
2.3.1. Störungen des Sexualverhaltens und der geschlechtlichen Identität im Kindesalter	70
2.3.1.1. Störungen innerhalb der frühen genitalen Phase	70
2.3.1.2. Die testikuläre Phase	70
2.3.1.3. Objekttheoretische Beobachtungen und Interpretationen	72
2.3.1.4. Stoller und sein Konzept vom „transsexuellen Experiment"	73
2.3.1.5. Abweichungen von geschlechtsspezifischen Verhaltensmustern im Kindesalter; die Auffassung von Stoller und Green	77
2.3.1.6. Die Kritik an Stollers Transsexualismus-Konzeption	79
2.4. Exkurs über die Beziehung zwischen „geschlechtsrollenatypischem" Verhalten im Kindesalter und sexueller Devianz	81
2.5. Homosexualität	88
2.6. Transvestismus	91
2.7. Transsexualismus	92
3. Störungen der geschlechtlichen Identität in ihrer Beziehung zu psychiatrischen Krankheitsbildern	**95**
3.1. Transsexuelle/transvestitische Entwicklungen innerhalb hirnpathologischer (zumeist hirnlokaler) Syndrome	96
3.2. Störungen der geschlechtlichen Identität nach akuter oder chronischer Intoxikation mittels psychotroper Substanzen	96
3.3. Krisen und Störungen der geschlechtlichen Identität im Rahmen psychotischer Manifestationen oder als Wahnbildung	97
3.3.1. Transvestismus/Transsexualismus als psychopathologisches Geschehen	98
3.3.2. Transvestismus/Transsexualismus und psychiatrische faßbare Grundstörung	99
3.3.3. Die akute homosexuelle Panik oder die Kempfsche Krankheit	100
4. Homosexualität, Transvestismus, Transsexualität und geschlechtliche Identität: Das diagnostische Dilemma	**102**
4.1. Der Begriff „Transsexualismus" und sein diagnostischer Inhalt und Wert	102
4.2. Transsexualismus und andere sexuelle Deviationen	104
4.2.1. Transvestismus	104
4.2.1.1. Transvestismus/Transsexualismus differenzierbar?	107

4.2.2. Homosexualität 108
    4.2.2.1. Transsexualismus und Homosexualität 112
    4.2.2.2. Lerntheoretische Beiträge zum Thema „Transsexualismus und Homosexualität" 115
    4.2.2.3. Psychoanalytische Beiträge zum Problemkreis „Transsexualismus und Homosexualität" 116
4.3. Revision der Diagnostik des Transsexualismus anhand von 664 in der Literatur beschriebenen Fällen von geschlechtsmetamorphotischen Bedürfnissen 118
    4.3.1. Zusammenfassung 121

5. Kasuistik; Darstellung der eigenen Beobachtungen 124

5.1. Äußere Erscheinung 124
5.2. Der psychische Status 124
5.3. Psychologische Testergebnisse 125
5.4. Zeitpunkt des Einsetzens der paradoxen geschlechtlichen Identifikation 125
5.5. Sexuelle Orientierung 125
5.6. Zielvorstellungen 126
5.7. Versuch einer klinischen Kategorisierung der erfaßten Fälle 127
5.8. Kasuistik 128

6. Versuch einer Interpretation des Zusammenhanges zwischen gestörter geschlechtlicher Identität und sexualpathologischer Klinik; ein psychiatrisches und psychosozio-dynamisches Transsexualismuskonzept 136

6.1. Geschlechtliche Identität und sexuelle Dysfunktion 137
6.2. Geschlechtliche Identität und sexuelle Objektwahl 138
    6.2.1. Beeinflussung der heterosexuellen Objektwahl 138
    6.2.2. Beeinflusssung der homosexuellen Objektwahl und Schicksale der homosexuellen Entwicklung 139
6.3. Ein alternatives Transsexualismus-Konzept 140
    6.3.1. Transsexualismus als sozio-ideogenes Syndrom 145
    6.3.2. Der nosologische Stellenwert des transsexuellen Syndroms 148

7. Behandlung 152

7.1. Somatische Methoden 154
    7.1.1. Beeinflussung mittels zentral wirksamer Substanzen 154
    7.1.2. Hormonelle Behandlung 155
        7.1.2.1. Behandlung männlicher Personen mit Störungen der Geschlechtsidentität mittels homologer Geschlechtshormone 156
        7.1.2.2. Behandlung mit heterologen Geschlechtshormonen 156
        7.1.2.3. Behandlung mit Antiandrogenen 157
    7.1.3. Chirurgische Maßnahmen 157
        7.1.3.1. Die chirurgische Kastration 158
        7.1.3.2. Psychochirurgische Maßnahmen 158
            7.1.3.2.1. Das Heathsche Experiment 160
        7.1.3.3. Der Einsatz plastisch-chirurgischer Methoden, insbesondere

solcher, die die Morphologie der äußeren Genitalien verändern . 163
 7.1.3.3.1. Theoretische Grundlagen der genitalverändernden Maßnahmen 165
 7.1.3.3.2. Die Kontroverse Boss versus Mitscherlich 167
 7.1.3.3.3. Die Kontroverse in den USA 171
 7.1.3.3.4. Follow Up-Untersuchungen nach Durchführung genitalkorrigierender Operationen 175
 7.1.3.3.5. Komplikationen der genitalkorrigierenden Maßnahmen . . 175
 7.1.3.3.6. Revision als „günstig" beurteilter Verläufe nach „Geschlechtskorrektur" 179
 7.1.3.3.7. Der Phantompenis 180
 7.1.3.3.8. „Geschlechtskorrektur" und Kastrationsbehandlung „sexueller Devianz" 181
 7.1.3.3.9. Autokastration 183
7.1.4. Der Wunsch nach Geschlechtsumwandlung und das Arzt-Patient-Verhältnis 193
 7.1.4.1. Das Erstinterview 193
 7.1.4.2. Die Verführung 193
 7.1.4.3. Die Nötigung 194
7.2. Psychologische Behandlungsmethoden (Psychotherapie) 194
 7.2.1. Die Kontroverse um die psychologische Beeinflußbarkeit sexueller Aberrationen 195
  7.2.1.1. Die Psychotherapie Transsexueller autobiographisch dargestellt 201
 7.2.2. Überblick über die Literatur über Behandlungsexperimente an Patienten mit hochgradig gestörter geschlechtlicher Identität 202
  7.2.2.1. Die Psychotherapie „transsexueller" Kinder 202
  7.2.2.2. Psychotherapie adoleszenter Transsexueller 204
  7.2.2.3. Psychotherapie erwachsener Transsexueller 204
 7.2.3. Meine Erfahrung mit der Psychotherapie transsexueller Patienten 206
  7.2.3.1. Fall 1. 206
  7.2.3.2. Fall 2. 212
  7.2.3.3. Fall 3: Weiblich, freischaffend tätig 219
  7.2.3.4. Fall 4 (mitgeteilt von M. Springer-Kremser) 220
  7.2.3.5. Evaluation der therapeutischen Erfahrungen 224

8. Zusammenfassung und Schlußfolgerungen 227

8.1. Zum Zustand der Theoriebildung über die Genese gestörter geschlechtlicher Identität und sexualpathologischer Krankheitsbilder 227

8.2. Das diagnostische Problem in der Sexualwissenschaft 229

8.3. Ethische Probleme in Sexualforschung und -therapie 231

8.4. Das Problem der Homosexualität 233

8.5. Schlußfolgerungen 239

Literatur 242

Namenverzeichnis 261

Sachverzeichnis 265

Einleitung

Psychischen und sozialen Phänomenen der Geschlechtlichkeit, der sexuellen Identität und der Geschlechtsrolle sowie den pathologischen Bildern, die auf diesen geschlechtlichen Dimensionen beruhen, kam in den letzten beiden Jahrzehnten besondere Aufmerksamkeit zu. Theoretische Gebäude wurden entworfen, Fragen der Praxis diskutiert. Nicht nur Psychiater und Psychotherapeuten befaßten sich mit der klinischen Ausprägung dieser Phänomene, sondern es wurde auch auf seiten der Verhaltensforschung, der Endokrinologie, der Andro- und Gynäkologie sowie der Chirurgie als medizinische Disziplinen, daneben aber auch der Soziologie, der Psychoanalyse, der Rechtswissenschaft und selbst der Kulturphilosophie reges Interesse deutlich. Aus dem Interesse entwickelte sich ein breites Spektrum von Aktivitäten auf den verschiedensten, a priori nicht zusammengehörigen Bereichen, so daß die Bearbeitung der entsprechenden Phänomene als Paradigma für interdisziplinäre Arbeit im Forschungsfeld Sexualität dient. Die interdisziplinäre Arbeit auf diesem Bereich etablierte sich dann letztlich als „Sexualmedizin".

An sich ist dieses Interesse an den Bedingungen der menschlichen Geschlechtlichkeit, dem sexuellen Dimorphismus und den intermediären Ausgestaltungen, wie sie heute in der „Transsexualismusdebatte", zu der auch unser Beitrag gedacht ist, Bearbeitung finden, nicht derart neu, wie es vor allem von den entsprechenden Autoren aus den USA immer wieder behauptet wird. Dasselbe gilt für die Resultate, die dieses Interesse bisher erbrachte.

Es scheint vielmehr die derzeitige Beschäftigung mit diesen Fragestellungen einem neuerlich und andernorts wiedererwachten Interesse zu entspringen, das jetzt zu Untersuchungen motiviert, die in Deutschland seit dem Beginn unseres Jahrhunderts bis zur Machtübernahme durch die Nationalsozialisten begonnen und vehement betrieben wurden. Zu beobachten ist, daß diese Forschung in den USA besonders stark auflebte, was wohl einerseits als Folge der Etablierung der Sexualwissenschaft in diesem Kontinent durch *Kinsey,* andererseits aber als Folge der Ausbürgerung der deutschen Wissenschaftlergeneration unter dem Nationalsozialismus zu verstehen ist. Diese Entwicklung wirft besondere Probleme auf, die zumeist zu wenig beachtet werden. Forschungen zur Sexualität schließen regelmäßig Vorstellungen ein, die dem kulturellen Raum zu eigen sind, in dem die Forschung abläuft. Das heißt, daß sowohl die Ausgangshypothesen wie auch die Erkenntnisse derartiger Untersuchungen von bestimmten Vorstellungen über sexuelle Normen, die soziale Dimension der Geschlechtlichkeit, die Regulierung der Geschlechtlichkeit etc. beeinflußt sind, die von Kulturkreis zu Kulturkreis Verschiedenheiten aufweisen. Sexologie kann nicht in absoluter

Distanz zum gesellschaftlichen Normen- und Regelsystem betrieben werden. Dementsprechend sollte man den Überlegungen amerikanischer Autoren kritisch entgegentreten und sie auf ihre kulturelle Bedingtheit überprüfen, bevor man sie auf unseren Raum überträgt und als Grundlage eigener Forschung und eventuell auch eigener Praxis einsetzt. Schließlich übernimmt man dabei unweigerlich die fremden Normvorstellungen und die wieder kulturell bedingten ethischen Postulate des jeweiligen Autors.

Die vorliegende Studie wird sich mit dieser transkulturellen Problemstellung genauer und in kritischer Weise zu befassen haben. Trotz des intensiven Interesses, das für diese Fragen besteht, liegt bisher keine ausführliche kritische Zusammenfassung der bisher erhobenen Befunde, bisher erstellten Theorien und der bislang erfolgten Behandlung und Nachkontrolle vor. In deutscher Sprache existiert eine synoptische Darstellung der Literatur zum Transsexualismus aus dem Jahr 1979, deren Autoren *Ploeger* und *Flamm* sind. Diese ist jedoch weitgehend unkritisch. Eine weitere Synopsis, die auch der Darstellung eigener theoretischer Annahmen und Praxisziele dient, legten *Sigusch* und Mitarbeiter 1979 vor.

In englischer Sprache liegen umfassendere Darstellungen nur von Autoren vor, die selbst einen ganz bestimmten Zugang zu den fraglichen Phänomenen haben und in die theoretische Auseinandersetzung, die um diese abläuft, involviert sind. Andersartige Standpunkte werden dann nicht in die Darstellung aufgenommen. Dieser Sachverhalt wieder führt zu einer Situation, die sowohl für die Forschung wie auch für die betroffenen Patienten ungünstig ist. Dadurch, daß keine kritische Revision vorliegt, entsteht der Eindruck, daß die Meinung einer bestimmten Richtung, die heute weiteste Publizität findet, bereits einer unanfechtbaren, gültigen Wahrheit entspricht, die den Schlüssel zur Lösung des Problems bereits in Händen hält.

Es scheint eine vordringliche Aufgabe zu sein, darzustellen, daß davon derzeit wirklich noch nicht gesprochen werden kann. Es soll ganz im Gegenteil aufgezeigt werden, welch große Ratlosigkeit den strittigen Phänomenen gegenüber vorherrscht. Diese Ratlosigkeit und daraus resultierende Unsicherheit wird durch das gesellschaftlich laute und aggressive Auftreten einer bestimmten Gruppe von Personen, die an Störungen der geschlechtlichen Identität leiden, noch vermehrt.

Die Phänomene selbst sind faszinierend, werfen verschiedene Fragen auf, die derzeit in den Sozialwissenschaften Material für heftige Auseinandersetzungen bieten: die immer noch bestehende „Anlage-Umwelt-Debatte"; die alternativen Denkmodelle, krankes oder abweichendes Verhalten zu definieren, wodurch Probleme des Normendenkens angerührt werden; des weiteren führt die Beschäftigung mit den strittigen Phänomenen in die Bereiche von Reflexionen über den geschlechtlichen Dimorphismus und seine Determinanten, über die bekanntlich noch weitgehend Unklarheit herrscht, – keine Forschung konnte bisher schlüssige Resultate darüber erbringen, was denn nun eigentlich unter „männlich", was unter „weiblich" zu verstehen sei –, und konfrontiert mit Modellen, die tradierte und als starr gegeben angesehene Regeln und Systeme angreifen; dadurch wieder wird sie Anlaß für Spekulationen über kulturellen Wandel, über tiefgreifende Veränderungen in den Geschlechtsrollen und Verhältnissen der Geschlechter zueinander, Umstrukturierungen in sozialen Einstellungen allgemein. In dieser Hinsicht hat man sich mit Annahmen und Theorien aus den verschiedensten Bereichen der sozialen Wissenschaften auseinanderzusetzen.

Die vorliegende Studie will nun versuchen, neben einer Darstellung der klinischen Phänomene einen kritischen Überblick über die bestehenden theoretischen Vorstellungen zu vermitteln, wobei sie sich zur Aufgabe gestellt hat, auch die Herkunft dieser theoretischen Gebäude zu untersuchen. Das Verhältnis von Theorie und Praxis wird ebenfalls dargestellt, das heißt, dem Problem der Behandlung der Störungen der geschlechtlichen Identität nachgegangen und die problematische Situation, die in dieser Hinsicht derzeit zu beobachten ist, näher betrachtet. Endlich wird diskutiert, ob man überhaupt davon sprechen kann, daß eine Theorie über unser Problembereich besteht, oder nicht vielmehr eine Fülle von Annahmen vorliegt, die dann zu theoretischen Gebäuden aufgeblasen werden, wobei diese Gebäude, aus oftmals äußerst inhomogenen Baumaterialen zusammengesetzt, keine große Stabilität entwickeln können.

Auf diese Weise wollen wir versuchen, auf einem von Ideologiebildung äußerst beeinträchtigten Gebiet einen möglichst rationalen Zugang zu ermöglichen.

Den Ergebnissen der Forschung aus dem letzten Jahrzehnt wird breiter Raum gewährt, jedoch auch auf Vorstellungen der älteren Sexologie zurückgegriffen, bzw. ein Vergleich angestellt, der einen kritischen Standpunkt fördern kann. Der kritische Aspekt der Arbeit möge es verständlich machen, daß in breitem Ausmaß, mehr als vielleicht üblich ist, Textstellen anderer Autoren wörtlich zitiert werden. Dies scheint unerläßlich, wenn es darum geht, die Entwicklung wissenschaftlicher Mythen, ihre Auswirkung auf die therapeutische Praxis und gesellschaftliche Verhältnisse allgemein möglichst klar und belegt zur Darstellung zu bringen. Wo es sich um Zitate aus bisher nicht übersetzten Texten fremdsprachiger Autoren handelt, stammt die Übersetzung vom Autor selbst.

Der Autor befaßt sich mit den fraglichen Phänomenen nunmehr bereits über 10 Jahre. Trotzdem ist die Fallzahl der eigenen Beobachtungen nicht sehr groß. Dies ist dem Umstand zuzuschreiben, daß Personen, die unter einer Störung ihrer geschlechtlichen Identität leiden, zwar vielleicht in wesentlich größerer Zahl existieren, als generell angenommen wird, jedoch nur recht selten psychiatrischen Rat in Anspruch nehmen. Außerdem wird im Verlauf der Darstellung deutlich werden, daß nur Extremfälle besprochen werden. Das Hauptkontingent der Patienten, die Manifestationen gestörter geschlechtlicher Identität zeigen, wird oberflächlich nicht mit der entsprechenden Ursache in Zusammenhang gebracht. Der Hinweis auf diesen Umstand erfolgt lediglich, um zu begründen, warum methodisch der Einzelfalldarstellung der Vorzug eingeräumt wurde. In bestimmten Fällen verfügt der Autor über einen Beobachtungszeitraum von mehr als 10 Jahren, in denen entweder eine Behandlung oder zumindest mehr/weniger kontinuierliche Betreuung durchgeführt wurde.

Es handelt sich um eine psychiatrisch-psychotherapeutische Studie. Sie fühlt sich keiner Schule so ausschließlich verpflichtet, daß in ihr nicht Überlegungen aus den verschiedenen psychologischen Richtungen nebeneinander Platz finden könnten, bzw. eine Synopsis gesucht würde. Allerdings wird dem Gedankengebäude der psychoanalytischen Theorie relativ breiter Raum gewähr „Identität" entstammt als Begriff direkt diesem theoretischen Zugang, ist nur in diesem theoretischen Konnex sinnvoll. Dieser Begriff entstammt der psychoanalytischen Interpretation der Conditio Humana.

Die Zeit scheint reif für eine derartige zusammenfassend-kritische Darstellung. Dem amerikanischen Schrifttum ist zu entnehmen, daß die Euphorie, die in den 60er Jahren über die Möglichkeiten, psychische Probleme auf somatischem Weg zu lösen (z.B.: „Geschlechtskorrektur" bei Transsexualismus), zu beobachten war, nunmehr tieferer Skepsis Platz gemacht hat und daß die psychotherapeutische Alternative, die hier vertreten werden soll, wieder mehr an Raum gewinnt. Vorliegende Arbeit versteht sich als Beitrag zu dieser Entwicklung für den deutschsprachigen Raum.

Die hauptsächlichen Problemstellungen lassen sich folgendermaßen umreißen:

— Revision der bisher vorliegenden Konzepte zur geschlechtlichen Identität und ihrer Pathologie.

— Kritik des Transsexualismuskonzepts und Darstellung eigener Ergebnisse und Überlegungen.

— Beschreibung des Stellenwertes der geschlechtlichen Identität und ihrer Störungen für die sexuelle Pathologie, sowohl, was Störungen der sexuellen Funktion, als auch was sexuelle Abweichungen betrifft.

— Überprüfung der Abgrenzbarkeit der klinischen Bilder, bei denen eine Störung der geschlechtlichen Identität angenommen wird, voneinander; dies entsprechend geläufiger Klassifikationsversuche.

— Die Psychopathologie des transsexuellen Phänomens beim Mann.

— Entwurf einer Syndromlehre auf Basis gestörter geschlechtlicher Identität.

— Die Bedeutung von Störungen der geschlechtlichen Identität für die psychiatrische Krankenpopulation; der Krankheitswert von Störungen der geschlechtlichen Identität.

— Therapeutische Fragestellungen. Kritik der somatischen Behandlungsexperimente und Darstellung psychotherapeutischer Erfahrungen.

Die Darstellung wird sich auf Überlegungen zur transsexuellen Entwicklung des Mannes beschränken, obwohl, wie den Beobachtungen entnommen werden kann, auch transsexuell entwickelte Frauen behandelt worden sind.

Im Zentrum der Arbeit steht das „Transsexuelle Phänomen", jedoch war es unumgänglich, auch die anderen sexuellen Abweichungen abzuhandeln und in ihrem eigenen Stellenwert dem transsexuellen Phänomen entgegenzustellen.

Die Fälle, die ich beobachten und behandeln konnte, stammen überwiegend aus dem Patientengut der Sexualtherapeutischen Ambulanz der Psychiatrischen Universitätsklinik in Wien, die ich seit 1970 abhalte. An dieser Stelle sei Herrn Professor Dr. *Berner* gedankt, der als Klinikleiter mein Interesse an den in der Folge abgehandelten Problemen von Anfang an unterstützte und mir die Abhaltung der Ambulanz ermöglichte. Ebenso möchte ich den Kollegen danken, die in der Psychologischen Abteilung obiger Klinik beschäftigt sind und denen es oblag, die erforderlichen Testuntersuchungen durchzuführen.

1. Der sexuelle Dimorphismus: sexuelle Differenzierung, geschlechtliche Identität und Geschlechtsrolle

Wesentliche Annahmen und Theorien zu diesen Phänomenen stammen aus drei Disziplinen:
- der Biologie, bzw. der Entwicklungsphysiologie;
- der Verhaltenslehre, v. a. psychologischen Überlegungen auf Basis der Lerntheorie;
- der Psychoanalyse.

Diese Dreigliederung des theoretischen Ansatzes wird in der Folge immer wieder zu sehen und zu berücksichtigen sein.

Für die Thematik dieses Kapitels scheint das Verhältnis der drei Forschungsdisziplinen zueinander durch die Objekte des wissenschaftlichen Interesses logisch determiniert. Biologische Beobachtungen und Überlegungen können zum Wissen über die somatische Differenzierung beitragen, die Psychoanalyse scheint prädestiniert, den individuellen Bereich der Phänomenologie des sexuellen Dimorphismus, also die „Geschlechtsidentität", zu beforschen, die Verhaltensforschung schließlich, sollte man annehmen, findet ihr Objekt in der sozialen Dimension der Geschlechtlichkeit, der „Geschlechtsrolle". Demgemäß könnte man auch sagen, daß die Bedeutung der einzelnen Disziplinen sich in zeitlicher Folge analog der individuellen Entwicklung gestaltet. Die frühe Differenzierung ist ein rein biologisches Geschehen, der sozialen Bedeutung von geschlechtsspezifischen Stereotypen und geschlechtsrollenadäquatem Verhalten muß hinwiederum die Entwicklung der geschlechtlichen Selbstzuschreibung des Individuums vorangehen. Theoretisch wäre eine derart saubere Abgrenzung der einzelnen Variablen und der adäquaten Methode denkbar und wahrscheinlich auch wünschenswert. In der Praxis allerdings ist sie nicht vollzogen, arbeiten vielmehr die Vertreter der einzelnen Theorien an der Erstellung von Modellen, mit deren Hilfe sie auch die Phänomene mit ihrer eigenen Methodik und Theorie zu erfassen und zu interpretieren versuchen, die dafür nicht ideal geeignet scheinen.

Später werden in dieser Hinsicht unzulängliche interdisziplinäre Modelle dargestellt und kritisiert werden. Zunächst soll jedoch die Entwicklung des „normalen" sexuellen Dimorphismus des Menschen, wie sie den drei erwähnten Theoriegebäuden zu entnehmen ist, Darstellung finden.

1.1. Sexuelle Differenzierung: Biologische Fakten und Annahmen

Das biologische Interesse gilt zwei Objektbereichen:
- der Entwicklung der sexuellen Systeme und
- dem Ausdruck der Sexualität im reifen Organismus.

Erkenntnisse, die der biologischen Forschung entstammen, sind bestimmend für spätere Überlegungen zum Problem der geschlechtlichen Identität und ihrer Störungen.

Von bestimmten Vertretern der Sexualbiologie werden drei Differenzierungsprozesse angenommen:

- sexuelle Differenzierung der inneren und äußeren Geschlechtsorgane,
- Differenzierung der Neuronensysteme, die Kontrolle über die Gonadotropinausschüttung der Hypophyse und damit die Aktivierung der Keimdrüsen ausüben;
- Differenzierung der Neuronensysteme, die maskulines und feminines Verhalten kontrollieren.

Aus Tierversuchen ist bekannt, daß für jede einzelne dieser Differenzierungen eine kritische Periode besteht. Alle Modellvorstellungen, die für den Menschen entworfen wurden, sind aus Ergebnissen von Tierversuchen und der Beobachtung tierischen Verhaltens abgeleitet. Die Probleme, die sich daraus ergeben, wie sie vor allem die oben angeführte dritte Stufe der Differenzierung betreffen, werden später genauer abgehandelt.

Als Beispiel einer derartigen Modellvorstellung der embryonalen geschlechtlichen Differenzierung kann folgende gelten, die *Dörner*, 1979, entnommen wurde:

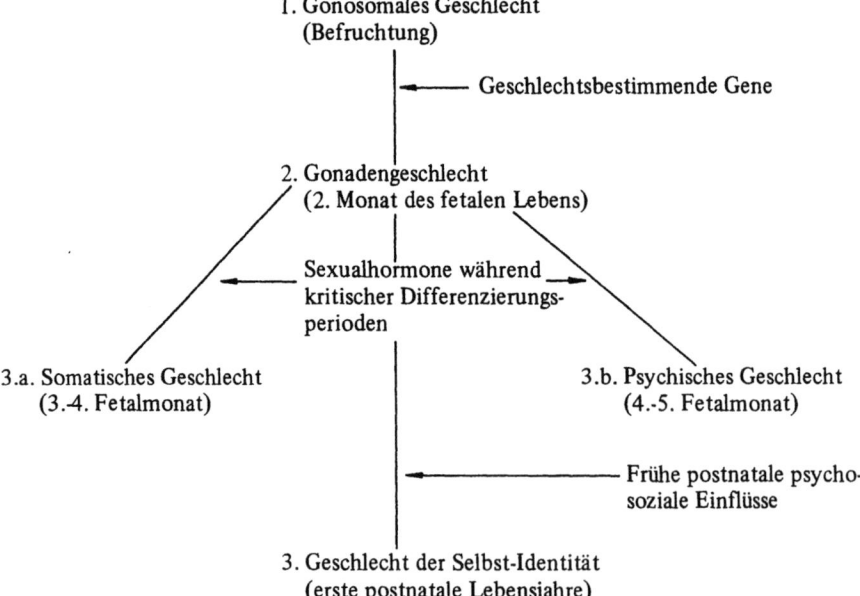

Abb. 1. Schrittweise geschlechtliche Differenzierung beim Menschen

1.1. Sexuelle Differenzierung: Biologische Fakten und Annahmen

Zur Interpretation dieser Abbildung: In der Ontogenese der menschlichen Sexualität können 4 Schritte unterschieden werden:

— Zuerst wird das gonosomale Geschlecht durch die Geschlechtschromosome im Verlauf der Befruchtung bestimmt.

— Dann wird das Keimdrüsengeschlecht durch geschlechtsbestimmende Gene, wahrscheinlich unter dem Einfluß lokaler hormoneller Faktoren, differenziert. Das Y-Chromosom ist verantwortlich für die Differenzierung der Hoden; bei Präsenz von zwei X-Chromosomen und Abwesenheit eines Y-Chromosoms differenzieren sich Ovarien. Zeitlich fällt die Differenzierung der Hoden in die 7., die der Ovarien in die 14. Fetalwoche.

— Dann wird zunächst das somatische Geschlecht differenziert. Die Differenzierung der Gonaden bestimmt in der Folge die Organisation der Geschlechtswege. In der Anwesenheit von fetalen Hoden verkümmern die Müllerschen Gänge durch die lokale Einwirkung eines testikulären Hormons; unter dem Einfluß testikulären Testosterons werden aus den Wolffschen Gängen die Samenleiter, die Samenblasen und die Nebenhoden entwickelt. Sind keine Hoden vorhanden, entwickeln sich aus den Müllerschen Gängen innere weibliche Geschlechtsorgane, wobei dieses Geschehen unabhängig von der Existenz von Ovarien abläuft. Die Wolffschen Gänge verkümmern als Folge der Testosteron-Defizienz.

— Weiters werden bei hohem Androgenspiegel, wie er der Produktion der kindlichen Testes entspricht, Penis, Scrotum und Prostata differenziert. Liegt ein nur niedriger Androgenspiegel vor, bilden sich, wieder unabhängig von der Existenz von Ovarien, die entsprechenden weiblichen Geschlechtsteile aus.

— Schließlich tritt die Differenzierung zerebraler, hypothalamischer Strukturen ein. Auch diese ist wieder abhängig vom Vorhandensein fetaler hormonproduzierender Hoden.

Sind solche nicht vorhanden, entwickelt sich eine feminine Organisation der hypothalamischen Strukturen, unabhängig von der Existenz von Ovarien. Die zentralnervöse Geschlechtsdifferenzierung bewirkt dann die Ausschüttung der Gonadotropine und — für Autoren wie *Dörner* — die zentrale Verhaltenssteuerung in geschlechtlicher, aber auch in nicht-sexueller Hinsicht.

Dörner, 1976, beschreibt als Erkenntnis aus seinen Tierexperimenten das Vorliegen von „Sexualzentren" in der hypothalamischen Region. Danach existieren im maskulinisierten Hypothalamus zwei Sexualzentren, ein „tonisches" und ein „männliches Kopulationszentrum", im weiblichen hingegen drei: ein ebenfalls „tonisches", ein „weibliches Kopulationszentrum" und weiters ein „zyklisches".

Aus diesen Beobachtungen resultiert, daß das Prinzip des sexuellen Dimorphismus derart wirkt, daß es keine Neutralität geben kann. Existieren fetale Hoden und liegt eine entsprechende Androgenausschüttung vor, erfolgt die Differenzierung zur „Männlichkeit". Bestehen diese Bedingungen nicht, differenziert sich automatisch „Weiblichkeit". Ist die männliche Gonade vorhanden, tritt der entsprechend nächste Differenzierungsschritt immer früher ein, als bei der Entwicklung zur Weiblichkeit der Fall ist, so daß die Ausdifferenzierung zum männlichen Fetus nach etwa 16, die zum weiblichen nach etwa 20 Wochen abgeschlossen ist.

Die Annahme einer schrittweisen Differenzierung ermöglicht das Postulat einer weiteren Annahme, daß nämlich innerhalb der verschiedenen Schritte Beeinträchtigungen der Differenzierung eintreten können. Das will heißen, daß es möglich ist, daß für den Zeitraum der beiden ersten Differenzierungsschritte zwar ein genügend hohes Androgenangebot bestehen konnte, um die bis dahin vollständige Differenzierung zu sichern, daß aber aus irgendwelchen Gründen, wofür später Beispiele genannt werden, für die letzte Stufe, etwa die Maskulinisierung des Gehirns, ein zu sehr herabgesetzter Androgenspiegel bestanden hätte, so daß diese dann gar nicht oder nur insuffizient statthaben konnte.

Für *Dörner* scheint die Steuerung des erotischen wie auch des nicht-sexuellen Verhaltens von zentralnervösen Zentren aus eine unumstößliche Tatsache zu sein. Zumindest nimmt er an, daß diese Zentren Verhalten in geschlechtsspezifischer Weise dirigieren. Diese strikte Auffassung wird nicht von allen Autoren geteilt, die sich mit entsprechenden Problemen befassen. *Hutt,* 1972, schreibt, daß die Annahme eines sexuellen Dimorphismus nicht bedeuten könne, daß bestimmte Charakteristika oder Verhaltensweisen ausschließlich einem Geschlecht zugeschrieben werden könnten. Man könne bestenfalls sagen, sie seien für ein Geschlecht typischer als für das andere. Dieser Grundsatz gelte auch für die Beobachtung tierischen Verhaltens und lasse sich mittels derartiger Beobachtungen auch verifizieren. Bestimmte Elemente tierischen sexuellen Verhaltens, wie das Besteigen oder die Lordosereaktion, können bei beiden Geschlechtern gesehen werden, laufen nur bei einem Geschlecht jeweils häufiger, definitiver und vollständiger ab.

Auch den Ausführungen von *Whalen* und *Whalen,* 1973, ist ein gegenüber *Dörner* widersprüchlicher Standpunkt zu entnehmen. Diese Autoren weisen darauf hin, wie schwierig es sei, Ergebnisse aus der Beobachtung tierischen Verhaltens auf menschliche Verhältnisse zu übertragen. Gerade für den Menschen sei es typisch, daß er imstande sei, zu verschiedenen Zeiten verschiedene Verhaltensweisen an den Tag zu legen, einmal ein mehr „männlich", dann wieder ein mehr „weiblich" imponierendes Gebaren erkennen zu lassen. Bei der Beobachtung des Menschen müsse man, wenn man über sein Verhalten Aussagen machen wolle, an den beobachteten Verhaltensmustern auch Qualitäten wie Intensität oder Prävalenz unterscheiden. Wenn man so vorgehe, erkenne man, wie breit gestreut individuelle Differenzen sein können. Dementsprechend solle man auch äußerst vorsichtig im Hinblick auf Konzeptbildung über sexuelle Verhaltensdifferenzierungen vorgehen. Nach *Whalen* besteht die Hauptschwierigkeit für die Übertragung am Tier gewonnener Erkenntnisse darin, daß im Verlauf der Evolution die Reflexabläufe verschwunden sind. Weiters erschwert die Übernahme einer ventro-ventralen Koitusposition den Versuch, beim Menschen für die beiden Geschlechter spezifische sexuelle Verhaltensmuster abzugrenzen. Über die Kritik an der Annahme der zentralen Steuerung des menschlichen Verhaltens auf der Basis geschlechtlich ausdifferenzierter Hirnstrukturen hinaus bezweifeln *Whalen* und *Whalen* auch, daß man berechtigt sei, anzunehmen,

1.1. Sexuelle Differenzierung: Biologische Fakten und Annahmen

daß bestimmte, relativ umschriebene Areale des Hypothalamus die „Sexualzentren" verkörpern. Sie finden eher unwahrscheinlich, daß für die Vermittlung sexueller Reize eine einzige Hirnregion ausschließlich zur Verfügung steht:

„. . . . Aus diesem Grund ist es für uns wichtig, zum derzeitigen Zeitpunkt den Gedanken eines „Sexualzentrums" im Gehirn fallenzulassen und eher die Auffassung zu entwickeln, daß ein extensiv verflochtenes System von Neuronen besteht, von denen manche hormonsensitiv sind, andere wieder den basalen Motiviertheitszustand kontrollieren und andere, bestimmte, die Durchführung sexueller Response steuern. Außerdem sollte man die Funktion des Rückenmarks innerhalb der sexuellen Systeme nicht übersehen." *Whalen* und *Whalen* kommen zum Schluß: „Wenn wir uns mit dem sexuellen Verhalten beschäftigen, müssen wir einräumen, daß unser Nichtwissen groß ist. Wir wissen fast nichts über die psychobiologische Grundlage der Sexualität. Wir brauchen eine ‚Neurologie der Sexualität'. Wir müssen erst die neuralen und hormonalen Determinanten der sexuellen Motivation verstehen lernen . . . . Letztlich müssen wir erst mehr darüber erfahren, was der Prozeß der sexuellen Differenzierung eigentlich ist. Wir müssen über die vielen Wege, auf denen Männer und Frauen in ihren Lebensstilen differieren, Erfahrungen sammeln und die Ursachen dieser Differenzen erkennen."

Faßt man die Darstellung verschiedener Autoren zu diesem Problem zusammen, läßt sich sagen, daß allgemein angenommen wird, daß die grundlegende geschlechtliche Differenzierung somatischer Art während der Embryonalphase erfolgt und daß dabei entsprechende Hirnstrukturen oder Neuronenverbände, dem Prinzip des sexuellen Dimorphismus folgend, sexualisiert werden, daß jedoch eher die Auffassung besteht, daß die wesentlichen Einflüsse auf die Entwicklung der geschlechtlichen Identität erst postnatal zu erwarten sind. Es bestehen jedoch in dieser Fragestellung diskrepante Meinungen, die später genauer expliziert werden. Jetzt sei nur ein Autor vorwegnehmend erwähnt, um die Extrempositionen abstecken zu können: *Money* vertrat in seinen frühen Arbeiten den Standpunkt, das menschliche Kind komme als sexuell völlig neutrales Lebewesen zur Welt. Das andere Extrem, die sexuelle Entwicklung sei bereits pränatal maßgeblich beeinflußt, wird von *Dörner* vertreten. Letztere Auffassung kann als biologisch-deterministischer Standpunkt bezeichnet werden, während *Moneys* Auffassung als environmentalistisch, aber ebenfalls als deterministisch imponiert. Zwischen diesen beiden Polen liegen die Meinungen anderer Autoren, wie z.B. die von *Hutt*, daß der Organismus bereits bei seiner Geburt in eine bestimmte Richtung angelegt sei, daß die wesentlichen Einflüsse jedoch erst postnatal zum Tragen kommen und die Entwicklung dann entsprechend beeinflussen. Auch *Money* modifizierte seinen frühen Standpunkt, auf den wir uns oben bezogen, später etwas. 1968 sprach er davon, daß ein „gewisser fetalhormoneller Einfluß auf die nachfolgende psychosexuelle Differenzierung nicht auszuschließen sei."

Die biologistische Spekulation über die psychosexuelle Differenzierung und die Entwicklung der geschlechtlichen Identität wird an anderer Stelle ausführlicher abgehandelt werden, ebenso die Problematik des Vergleiches tierischen und menschlichen Sexualverhaltens. Es war aber notwendig, sich bereits frühzeitig kurz mit dieser Problematik zu befassen, weil in ihr schon Überlegungen und Spekulationen angerissen werden, die in den nun folgenden prävalenten psychologischen Überlegungen in den Vordergrund treten.

1.2. Geschlechtliche Identität und Geschlechtsrolle

Diese beiden Phänomene müssen gemeinsam abgehandelt werden, da es anders nicht möglich wäre, die Beiträge, die aus differenten psychologischen Schulen stammen, zusammenfassend darzustellen.

Relevante Beiträge stammen aus drei verschiedenen Strömungen innerhalb der psychologischen Forschung: der Psychoanalyse, der Lerntheorie und der kognitiv-strukturellen Theorie.

1.2.1. *Psychoanalytische Überlegungen zur geschlechtlichen Identität und ihrer Entwicklung*

Innerhalb der psychoanalytischen Literatur stellt sich diese Thematik äußerst kontroversiell dar. Es lassen sich verschiedene Ansätze verfolgen, die teilweise verschiedenen Entwicklungsperioden der psychoanalytischen Theorie entsprechen, zum Teil aber auch das Resultat der Verflechtung psychoanalytischen Denkens mit Erkenntnissen analysefremder Forschung darstellen. Letzteres trifft in besonderem Maß auf die Veröffentlichungen *R. J. Stollers* zu, des Autors also, der im allgemeinen als maßgebliche psychoanalytische Stimme in der Auseinandersetzung um Probleme gestörter geschlechtlicher Identität gilt.

1.2.1.1. Der Standpunkt *R. J. Stollers*

Von diesem Autor stammt die derzeit gebräuchlichste Terminologie für die Beschreibung sexueller Identitätsstörungen, die begriffliche Spaltung nach „Sex" und „Gender", die sich so weit durchgesetzt hat, daß sie selbst in der deutschsprachigen Literatur zum Schlagwort wurde, obwohl dafür kein hinlänglicher Grund zu finden ist. Auf jeden Fall hat diese begriffliche Differenzierung zwischen dem somatischen und dem psychischen und sozialpsychologischen Aspekt der Geschlechtlichkeit in die psychiatrische und in die psychoanalytische Literatur Eingang gefunden. Ob die Priorität für die Verwendung des Begriffes „Gender Identity" tatsächlich *Stoller* zuzuschreiben ist, ist unklar. *Money* und sein Team scheinen ihn bereits früher benutzt zu haben, außerdem reklamiert *Greenson* für sich, daß er die Abgrenzung von Sex und Gender gemeinsam mit *Stoller* postuliert und durchgeführt habe. Dies Problem ist aber sekundär und wohl von den beteiligten Parteien selbst am besten zu lösen. Was bedeutet aber „Gender Identity", hier in der Folge mit „geschlechtlicher Identität" gleichgesetzt, für *Stoller*?

Das Theoriegebäude dieses Autors unterlag im Verlauf seiner Entwicklung gewissen Wandlungen, da von Anfang an bestimmte Irrtümer in die Theorie eingebaut waren. Der Entwicklungsweg dieses theoretischen Systems soll nun nachgezeichnet und bereits in diesem Zusammenhang kritisch reflektiert werden. Auch scheint der Hinweis darauf notwendig, daß die Überlegungen *Stollers* Generalisierungen sind, die aus Beobachtungen an Intersexen, an in ihrer geschlechtlichen Identität kranken Kindern und einzelnen wenigen Erwachsenen, gewonnen wurden.

In einem frühen Entwurf seiner Theorie (*Stoller*, 1965) postuliert er die Existenz einer „geschlechtlichen Kernidentität" (core gender identity), die

1.2. Geschlechtliche Identität und Geschlechtsrolle

definiert wird als

„die nicht infrage zu stellende Gewißheit einer Person, ausschließlich zu einem von zwei bestehenden Geschlechtern zu gehören."

Diese Kernidentität wäre als Phänomen der frühen Entwicklung zu verstehen und streng von der später zu ortenden Entwicklung eines verwandten Gefühls, „Ich bin männlich", bzw. „Ich bin weiblich", das erst später entsteht, einer subtileren und komplizierteren Entwicklung bedarf, abzugrenzen. In dieser ersten Phase seiner Theorie führte *Stoller* diese Kernidentität auf drei Einflußbereiche zurück:

— Die Anatomie und Physiologie der Genitalien.
— Die Einstellung von Eltern, Gleichaltrigen und Geschwistern der Geschlechtsrolle des Kindes gegenüber.
— Eine nicht näher zu bestimmende „biologische Macht".

Um auszuführen, auf welchem Weg *Stoller* zur Annahme der oben erwähnten „biologischen Macht" gelangte und um die Wege und Irrwege des Denkens dieses wichtigen Autors entsprechend nachzeichnen zu können, muß einiges aus der Thematik der Pathologie der geschlechtlichen Identität vorweggenommen werden.

Stollers Konzept baut auf einer einzelnen Beobachtung auf. Ein männlicher Patient hatte angegeben, daß ihm in der Pubertät Brüste gewachsen seien und daß er sich damals spontan zu einem Mädchen gewandelt habe. Allerdings habe er schon in seiner Kindheit gewünscht, ein Mädchen zu sein. An diesem Individuum wurde eine Genitalkorrektur durchgeführt. Die Untersuchung des entnommenen Hodengewebes ergab, daß anscheinend in den Hoden Östrogen produzierende Zellen vorlagen; der Östrogenspiegel im Serum des jungen Mannes war entsprechend hoch gewesen. Die Entwicklung einer weiblichen Identität bei einem männlichen Kind und die in aller Stille vollzogene Wandlung zum Mädchen, auch was somatische Strukturen betrifft, in der Pubertät wurde als der Ausdruck einer „in aller Stille wirkenden biologischen Gewalt" interpretiert.

Dieser Fall wird später genau expliziert und diskutiert werden. Hier muß nur mehr gesagt werden, daß der Patient später zugab, sich in der fraglichen Periode Östrogene injiziert zu haben und daß dementsprechend seine „Verweiblichung" exogen bedingt war. Nach diesem Geständnis seines Paradefalles mußte *Stoller* seine Meinung revidieren. Die Annahme einer „biologischen Macht" schwindet aus seinem theoretischen Gebäude. An ihre Stelle tritt ein anderes Konzept: eine Interpretation der Genese der geschlechtlichen Identität nach dem Prägungsparadigma. *Stoller* allerdings verbindet diesen Begriff, der der Theorie des frühen sozialen Lernens entstammt, mit neueren Ich-psychologischen Konzepten und Überlegungen nach der psychoanalytischen Theorie über frühe Objektbeziehungen. Er meint, daß von Geburt an Lernerfahrungen ablaufen, die beim Knaben Maskulinität und beim Mädchen Feminität erzeugen. Dieser Prozeß gehe in nicht-konflikthafter Weise vor sich. Die entsprechenden Erfahrungen stammen aus der Namensgebung, der Farbe und dem Stil der Kleidung, der Art und der Dauer des Gehalten- und des Getragenwerdens, aus Spielen und aus dem Umstand, daß die Eltern ein als dem Geschlecht des Kindes adäquat empfundenes Verhalten verstärken, andere Verhaltensweisen hingegen nicht unterstützen. Als Resultat dieses Prozesses sei gegen Ende des ersten Lebensjahres der kleine Knabe in irgendeiner Weise deutlich männlich, das kleine Mädchen deutlich weiblich. Dieses Lernen laufe überwiegend als Prägung ab, sei daher irreversibel. Als Beispiel einer für *Stollers* Auffassung und Stil typischer Formulierung diene folgendes Zitat:

„Was die Mutter . . . . mit ihrem Körper tut, wenn sie das Kind hält, ist ein Beispiel für die Kommunikation einer Psyche (motivierte Handlung der Mutter) mit widerstandsloser Neurophysiologie (Gehirn des Kindes)."

Das Kind ist also für *Stoller* in den frühesten Entwicklungsphasen, in denen nach seiner Auffassung der Grundstein für die geschlechtliche Identität gelegt wird, ein Spielplatz der elterlichen, vor allem der mütterlichen Phantasien und diesen wehrlos ausgesetzt. Dieser Gedanke ist wesentlich für das Verständnis der theoretischen Überlegungen dieses Autors zur gestörten geschlechtlichen Identität. Ebenso wichtig ist es, nochmals darauf hinzuweisen, daß nach diesem theoretischen Verständnis das Ergebnis dieses Vorganges praktisch irreversibel ist, da es sich um Prägungsvorgänge handeln soll.

Erst in einer späteren Entwicklung spürt das Kind den Angriff auf sein Gewebe und kann aus ihm etwas machen. Das heißt, es kann spüren, beurteilen, interpretieren und erfassen, inwieweit eine Geste von Bedeutung für es selbst und für die Mutter ist. 1973 führt *Stoller* dann zusammenfassend folgende Wurzeln und Bedingungen der geschlechtlichen Identität an:

— biologische Faktoren: Chromosome, Hormone, etc. Environmentale Einflüsse können diese leicht beeinträchtigen.

— Anatomie der Genitalien, sowohl in ihrer Funktion als Signal für die Bezugspersonen, als auch als Quelle somatischer Empfindungen.

— Zuschreibung des Geschlechts und weitere Erziehung. Zu diesem Einflußbereich zählen: Persönlichkeit der Eltern, Einstellung der Eltern zum Geschlecht und zur Identität des Kindes sowie die Einstellung anderer Personen zum Geschlecht des Kindes.

— Lernen: Konditionieren, klassisch und operant; Prägung; der Effekt davon, daß man von Geburt an von einer Frau erzogen wird, die Bekräftigung der Identifikation mit dem gleich- oder dem konträr-geschlechtlichen Elternteil.

1.2.1.2. *Stollers* Position in der psychoanalytischen Theoriebildung allgemein

Es wurde bereits darauf hingewiesen, daß *Stollers* Standpunkt nicht als grundsätzliche Auffassung der psychoanalytischen Schule gelten kann. Manche Autoren, wie z.B. *Sigusch* und Ma., 1978, bezweifeln, daß es sich bei den Ausführungen dieses Autors überhaupt um psychoanalytisch zu nennende Gedankengänge handelt. Beim Studium der entsprechenden Literatur kann man sich des Eindruckes nicht erwehren, daß es sich tatsächlich eher um außenseiterische Theoreme handelt, die nur von einzelnen Autoren aufgegriffen und bejaht werden. Zur nun folgenden Untersuchung der theoretischen Hintergründe der Stollerschen Auffassung scheint es unerläßlich, den Identitätsbegriff als solchen in einem Exkurs zu reflektieren und darüber abzuhandeln, in welche Art Zusammenhang Identität und Sexualität üblicherweise gebracht werden, welche Überlegungen zu dieser Problematik bestehen und vor allem, welche davon auf *Stollers* Theorie Einfluß genommen haben.

1.2.1.2.1. Exkurs über Identität und Identität und Sexualität

Der klassischen Psychoanalyse war der Identitätsbegriff selbst zunächst fremd. Dementsprechend sind der älteren Literatur, insbesondere *Freuds* Schriften, keine Überlegungen zum Problem der geschlechtlichen Identität zu entnehmen. Auch heute gibt die analytische Literatur noch keine exakte, allgemein gebräuchliche Definition der Identität. Man kann beobachten, daß differente Autoren verschiedene Inhalte des Begriffes annehmen, außerdem gewinnt man den Eindruck, daß definitorische Überschneidungen bestehen. Identität, Identitätsgefühl, Selbstgefühl, Selbstwahrnehmung, all das wird unter den einen Begriff gefaßt, dazu aber noch die soziale Dimension der Selbstwahrnehmung.

Eine gute Definition lautet: „Die Empfindung einer Person, fortwährend eine von allen anderen unterscheidbare Einheit zu sein."

Eingeführt wurde der Begriff ursprünglich von *Erikson* und bezeichnete im theoretischen Gebäude dieses Autors die fünfte der acht von ihm postulierten Stufen der Persönlichkeitsentwicklung: „Identität versus Rollendiffusion."

Diese Stufe ist nach *Erikson* typisch für die späte Adoleszenz und das frühe Erwachsenenalter. In dieser Periode seines Lebens muß das Individuum das Problem bewältigen, daß es seine Existenz in gewisser Hinsicht neu interpretieren muß. Es muß in die Gemeinschaft hineinwachsen und sich von den Eltern lösen. Darüber hinaus ist für *Erikson* aber die Identitätsbildung Inhalt eines lebenslang ablaufenden Prozesses. Das Reifen des Ich kann für ihn auch in Termini des Wachstums des Identitätsgefühls beschrieben werden.

Im Zentrum der Überlegungen *Eriksons* steht die soziale Bedeutung der Identität. Geschlechtliche Identität wird bei ihm nicht gesondert abgehandelt. Sie ist integrierter und integrierender Bestandteil der Identität einer Persönlichkeit.

In der Folge kann man zwei Strömungen in Verwendung des Begriffs und definitorischen Versuchen erkennen: eine soziologisch-sozialpsychologisch orientierte, die im Sinne *Eriksons* arbeitet und den Terminus oftmals ungemein überdehnt, und eine zweite, die stärker dem auf das Individuum bezogenen Denken der klassischen Psychoanalyse verhaftet ist.

Erikson und seine Nachfolger und Anhänger verlagern Entwicklung und Bedeutung der Identität in die Adoleszenz und das spätere Leben. Eine Ontogenese des Phänomens wird nicht gegeben. Diese ist eher Objekt der Überlegungen individual-psychologisch orientierter Analytiker. Von diesen nehmen die meisten an, daß bereits in der präödipalen Entwicklung frühe Stufen der Identität entstehen. Eine Mittelstellung nimmt in dieser Fragestellung *Eissler* ein. 1957 referiert er über die Identitätsproblematik und meint, daß man die Identität nur als Phänomen der Adoleszenz auffassen könne, das erst mit dem Eintritt sexueller Reife als abgeschlossen betrachtet werden könne. Damit wird erstmals der Zusammenhang markiert, in dem Identität und Sexualität gesehen werden können. *Eissler* meint, daß das „Selbst", das er in diesem Referat synonym mit „Identität" setzt, zur Zeit der Adoleszenz als isolierte Struktur entwickelt wird, analog der Entwicklung des Ich in der Zeit des 5.–6. Lebensjahres. Das „Identitätsgefühl" beruhe auf der Fähigkeit des Ich, sich als Kontinuum zu empfinden, und diese Fähigkeit wiederum sei unter anderem eine Folge der Umstrukturierungen, die die Identifikationen während der Pubertät erfahren. Die Identität oder Selbstwahrnehmung stelle den Kern des Selbst dar, das selber wieder einer Differenzierung innerhalb des Ich entspreche, aber „auch in das Es und das Über-Ich eintauche." Man könne von einer chronologischen Entwicklung sprechen: Das Ich entwickelt sich im 5.–6. Lebensjahr, das Über-Ich in der Latenzperiode, das Selbst und die Identität während der Pubertät in Verbindung mit der genitalen Reifung.

Geht man auf die Auffassung anderer Autoren, die sich mit dieser Thematik befassen, über, muß man betonen, daß sie alle die Bedeutung der Entwicklung sexueller Aspekte des Selbstbildes und die Lösung der bisexuellen Identifikationen der frühen Entwicklung für den Aufbau des Identitätsgefühls herausstreichen.

So meint *Greenacre*, 1957, daß das Gefühl von Identität aus der Beziehung zu anderen hervorgeht, daß es aus Vergleich und Kontrastsetzung als Folge einer Beobachtung von seiten der Person selbst und durch eine andere Person entstehe. Nach dieser Autorin bildet das Körperschema den Kern der beginnenden Ich-Entwicklung und des späteren Selbstbildes, wobei dem Gesicht und den Genitalien die größte Bedeutung bei der Etablierung der Erkenntnis des Körperschemas zukommt. Eine erste, noch vorläufige Form des Identitätsgefühls etabliere sich in der phallisch-ödipalen Phase,

„wenn das Kind sich bewußt wird, daß es in einer Welt äußerer Objekte existiert, seinen Besitz an Gedanken und Erinnerungen erkennt, Größenrelationen erfaßt, sexuelle Unterschiede und die Namen seiner Körperteile kennt und sich als Einzelbestandteil einer Gruppe erfaßt."

Obwohl sich zu dieser Zeit ein relativ stabiler Kern bilde, komme die endgültige Form der Identität dennoch erst in der Adoleszenz zur Ausbildung, wenn körperliche Reife eintritt und die begleitenden emotionellen Schwierigkeiten soweit bereinigt sind.

M. Mahler meint als Vertreterin der Theorie früher Objektbeziehungen 1957, daß die Identitätsbildung in zwei Phasen ablaufe: zunächst der Phase der Separation und Individuation und dann der phallischen Phase

„ mit ihrer massiven Konzentration von Libido in den sexuellen Anteilen des Körperschemas. Aus prägenitalen libidinösen Positionen und bisexuellen Identifikationen entstehen nun Repräsentationen des Körperschemas zur Bildung eines stabilen Gefühls von geschlechtlicher Identität."

Zu diesem Zweck müssen die vorangegangenen präödipalen Phasen integriert werden, die Identifikation mit dem gleichgeschlechtlichen Elternteil erfolgen; weiters sei die Einstellung der Eltern zur sexuellen Identität des Kindes von entscheidender Bedeutung. *Mahlers* Auffassung ist demnach doppelbödig: einerseits hängt für sie das ausgeprägte Gefühl von Selbst-Identität von der Lösung ödipaler Konflikte ab, wodurch auch die Ausbildung der geschlechtlichen

Identität von dieser Lösung abhängig gemacht wird, andererseits lassen sich aus der Objekttheorie auch Bezüge zu *Stollers* Auffassung ableiten. Ebenfalls 1957 erschien jedoch die Arbeit, die den stärksten Einfluß psychoanalytischer Provenienz auf *Stoller* verkörpern dürfte: *Lichtensteins* „Identity and Sexuality". In dieser Arbeit werden, wie später bei *Stoller*, analysefremde Konzepte in die Theoriebildung einbezogen und durchaus unkonventionelle Anschauungen laut. Zugleich erweist sich *Lichtenstein* als Autor, der versucht, die Spekulationen der analytischen Ich-Theorie *Hartmanns* radikal und kompromißlos zu Ende zu denken und darüber hinaus bereits damals bestimmte Überlegungen aus der damals recht neuen Objektbeziehungstheorie in sein Denken einbaut. Außerdem ist dem Text eine Neigung zur philosophisch-metaphysisch scheinenden Spekulation immanent.

Die lange und komplizierte Arbeit kann hier nicht zur Gänze dargestellt werden, es muß genügen, einige wesentliche Gedanken hervorzuheben, die für die weitere Entwicklung der Theoriebildung über die Geschlechtsidentität bedeutsam erscheinen. *Lichtenstein* war der einzige Autor, der zur Zeit des Erscheinens seines Artikels die Auffassung vertrat, daß die Identität eines Individuums nicht erst mit abgeschlossener Adoleszenz als ausgebildet angesehen werden sollte. Er spricht von einer Phase, die die gesamte Entwicklung der Persönlichkeit bereits frühzeitig festlege. Diese frühe Phase sei die Folge der Übertragung von Vorstellungen und Erwartungen von der Mutter auf das Kind. In der frühen Mutter-Kind-Einheit und nicht in ihrem Zerbrechen sieht *Lichtenstein* die primäre Bedingung der Identität des Menschen. Im Gegensatz zum Tier besitze der Mensch keine angeborene Identität, die auf einem „angeborenen Schema" bzw. einer angeborenen Objektrepräsentanz beruhe. Andererseits habe der Mensch eine Art von „angeborener Umwelt", und dies bereits, bevor eine Abgrenzung von Ich und Nicht-Ich vollzogen sei. Der Bedeutsamkeit dieser Auffassung entsprechend möchte ich wörtlich zitieren:

„Man könnte dies als eine Art Polarisierung innerhalb der Mutter-Kind-Einheit beschreiben: in dieser Einheit würde die Mutter als Umwelt dem umgebenden Total-Organismus entsprechen, das Kind einem Organ innerhalb dieser Totalität. So wie ein Organ innerhalb eines Organismus zugleich abgetrennt und symbiotisch ist, ist auch das Kind einerseits eins mit der Mutter, gleichzeitig aber auch im primären Bezug eines Teils zu einem Ganzen. Dieses symbiotische Objekt kann nicht in den Cartesianischen Begriffen ‚Subjekt' und ‚Objekt' erfaßt werden, aber es kann als organisiert beschrieben werden: das Organ hat innerhalb eines Organismus insofern eine Identität, als es innerhalb des Organismus eine Funktion besitzt. Auf diese Weise teilt die Mutter-Umwelt, die das Unbewußte der Mutter beinhaltet, dem Kind eine Organfunktion zu, und in dieser primären Funktion sehe ich den Kern der entstehenden menschlichen Identität. Auch noch als Erwachsener, glaube ich, kann ein Mensch niemals seine Identität anders erfahren, als in den Termini einer organischen Instrumentalität innerhalb der Variationen einer symbiotisch strukturierten Umwelt. Der Mensch, soweit er sein Gefühl von Identität bewußt ausdrückt, muß dies immer in bezug auf das tun, was er für jemand ist: das Subjekt seines Königs, das Kind seiner Eltern, die Mutter der Kinder, etc. Üblicherweise spricht man in diesem Zusammenhang von der sozialen Rolle einer Person und benützt dies für den Beweis, daß die menschliche Identität des Menschen nicht die Konsequenz eines bestehenden sozialen oder kulturellen Musters ist. Eher ist anzunehmen, daß die Entwicklung sozialer und kultureller Muster nur dadurch möglich ist, daß der Mensch im Gegensatz zum Tier seine Identität definieren muß und daß diese Definition von sich selbst seinen fundamental symbiotischen Weg von Existenz widerspiegelt: der Mensch definiert sich selbst als ein Instrument, ein Organ, das einer Funktion dient."

Aus diesen Überlegungen resultiert für *Lichtenstein* der Schluß, daß man nach einer Terminologie suchen müsse, die nicht-cartesianische Konzepte benütze, nicht von einer Gegenüberstellung von Subjekt und Objekt ausgehe. Er findet ein derartiges Konzept im Prägungsparadigma der Ethologie. Obwohl er selbst die Anwendung des Prägungskonzepts auf den Menschen als Analogie bezeichnet, weist er dennoch darauf hin, daß in der Entwicklung von jungem Tier und jungem Menschen zwei bestechende Ähnlichkeiten bestünden; diese rechtfertigen seiner Meinung nach die analoge Vorgangsweise. Diese beiden Ähnlichkeiten bestehen darin, daß einerseits bestimmte Reaktionen des Kindes auf die Mutter bestimmten Phasen der Ontogenese vorbehalten scheinen, die man nach dem Prägungsparadigma als kritische Phasen bezeichnen könnte, und daß der Effekt dieser Reaktionen irreversibel erscheint.

Unabhängig davon bestehen für *Lichtenstein* noch weitere Gemeinsamkeiten zwischen Prägung und angeborenen Auslösermechanismen und der frühen Mutter-Kind-Beziehung.

„Die Kombination der Prägungsreize würde aus den individuellen und einzigartigen unbewußten Wünschen, unbewußten Bedürfnissen der Mutter in bezug auf ihr Kind bestehen."

Spitz postulierte einen ähnlichen Vorgang, wenn er meinte, daß der Säugling direkt auf das Überfließen der unbewußten Wünsche der Mutter reagiere. Auch *Bak, Mahler, Herrmann* nehmen einen solchen Mechanismus des Überfließens an. Dieser Prozeß gehe über die Identifikation hinaus. Die Mutter präge auf diese Weise mittels ihrer unbewußten Wünsche das Kind, bzw. präge sie seine Identität voraus. „Die einzige Mutter prägt ihr einziges Kind." Der Prozeß, der unter diesem Einfluß ins Rollen kommt, wird von *Lichtenstein* als „Gehorsam des Organs" bezeichnet. Insofern stelle diese frühe Mutter-Kind-Beziehung auch einen Vorläufer späterer sexueller Beziehungen dar, wenn die beiden Partner gegenseitig die Wünsche jedes einzelnen befriedigen, zum Instrument der sensorischen Erfüllung werden. Die geprägte Identität bleibe in der Folge unwandelbar, das Kind bleibe gezwungen, die „freigesetzte Identität" zu erfüllen.

Lichtenstein räumt ein, daß es ein Mißverständnis wäre, würde man diese „organische" oder „instrumentelle" Identität allzu eng begrenzen. Die Mutter präge dem Kind nicht eine festgefügte Identität, sondern vielmehr ein Identitäts-Thema. Dieses Thema bleibe hinfort unveränderlich, jedoch auch wieder Variationen offen, die dann den Unterschied zwischen menschlicher Kreativität und Schicksalsneurose ausmachen. Was für den Erwachsenen seine soziale Identität ist, ist bei günstigem Ausgang eine erfolgreiche Variation des aufgeprägten Themas. Bei ungünstigem Ausgang wird sie zur künstlich aufgezwungenen Rolle, was durch den Widerspruch zum aufgeprägten Identitätsthema Anlaß zur Entfremdung wird. In diesem Zusammenhang stellt *Lichtenstein* auch eine Beziehung zwischen frühen Formen der Identität und der Sexualität her.

Die bisher besprochene Passage aus *Lichtensteins* Artikel stellt den Anteil, in dem analysefremde Konstrukte in die Überlegungen und theoretischen Schlußfolgerungen eingehen, dar.

Im weiteren Text setzt sich der Autor dann aber in analytischer Denkweise mit einzelnen Fragestellungen auseinander. Insbesondere befaßt er sich mit den Implikationen, die die Entwicklung der Ich-Psychologie für die theoretischen Konzepte der Psychoanalyse mit sich bringt; in der Frage der Identität scheint ihm diese Entwicklung dort problematisch, wo wir keine Hilfsmittel besitzen, die Kräfte innerhalb des Individuums zu verstehen, die als Manifestationen eines Prozesses genereller Evolution gelten können, einer Evolution, die die unbelebte Materie durch verschiedene Ausprägungen lebender Entitäten zum Menschen und seiner dualen Seinsweise in der Natur und in der Geschichte emporträgt. Die ursprüngliche Auffassung *Freuds,* daß die Konflikte innerhalb des Individuums eine psychologische Repräsentanz des kosmischen Prozesses darstellen, habe eine Verständnishilfe geboten. Daß die Ich-Psychologie die Rolle des Konfliktes auf eine Quelle adaptiver Imbalance einschränke, bedeute eine Beschränkung, die aufgehoben werden sollte. Diese Aufhebung sei jedoch nur dadurch zu erreichen, daß man auf die dialektisch-evolutionäre Position zurückgreife, wie sie aus *Freuds* Konzept vom menschlichen Geist aus der Studie „Über die zwei Prinzipien..." hervorgehe.

Nach *Lichtenstein* sollte man in dieser Hinsicht ein Prinzip postulieren, das die Funktion umfaßt, die *Freud* in bezug auf den Wiederholungszwang definierte, ein Prinzip, das, jenseits des Lustprinzips, grundsätzlich biologisch, adaptiven Zielen dienend, es möglich macht, die evolutionäre Entwicklung des menschlichen Geistes zu umreißen, das aber, in anderer Weise als das Lustprinzip wirkend, den Kriterien des Wiederholungszwanges entspricht.

In diesem Sinne führt *Lichtenstein* ein „Identitätsprinzip" ein, das als biologisches System zu sehen ist und, grundsätzlicher und triebhafter als das Lustprinzip, jenem Phänomen entsprechen soll, das *Hartmann* als Realitätsprinzip im weitesten Sinn postulierte und das nach ihm die Grundbedingung für ein funktionierendes Lustprinzip darstellt: Bei *Lichtenstein* wird dieses Identitätsprinzip zum basalen Prinzip schlechthin: es ist kein Trieb, es ist keine Ich-Funktion, sondern sowohl das Prärequisit für die Existenz von Trieben, wie auch die Ich-Funktionen nur Funktionen wieder dieses Prinzips sind. Es handelt sich um ein biologisches Grundprinzip des lebenden Organismus, ein Organisationsprinzip, „dessen wahre Natur wir bisher noch nicht voll und ganz begreifen." Möglicherweise schließt es auch das von *Hartmann* postulierte Konzept der Vorangepaßtheit ein, das dieser Autor als Grundnotwendigkeit der lebenden Substanz bezeichnete.

Auf dem weiten Umweg, der oben nachgezeichnet wurde, gelangt *Lichtenstein* erneut zur Darstellung des Zusammenhanges der beiden großen Themata „Identität und Sexualität":

„... wenn die Triebe als Funktionen des Identitätsprinzips beschrieben werden, wie kann dann beim Menschen Identität in Verbindung mit dem Sexualtrieb stehen? ... wie kann eine derartige Annahme mit der Auffassung in Einklang gebracht werden, daß das Identitätsprinzip gegenüber dem Lustprinzip Priorität besitze und daß Triebe und Ich dem Identitätsprinzip untergeordnet sind?"

Die Antwort auf diese Frage ergibt sich *Lichtenstein* aus der angeborenen Reaktionsbereitschaft des Körpers, der Fähigkeit, auf den Kontakt mit einer anderen Person mit somatischer Erregung zu reagieren, die noch nicht triebhaft ist, da sie ungerichtet abläuft, jedoch als die notwendige Vorstufe des späteren Triebes anzusehen ist. Diese Empfänglichkeit und Reaktionsbereitschaft kann durch Reaktionen der Umwelt erhöht, auf jeden Fall aber modifiziert werden: das Kind wird zum Leben verführt. Man könnte diese Anwortbereitschaft auch als sexuell bezeichnen, da sie die Matrix der späteren sexuellen Entwicklung ist. Weiters dient diese Empfänglichkeit auch der Identität als Matrix. Sie wird dazu benutzt, dem Kind eine Identität aufzuprägen, die es nicht, wie das Tier, angeboren, präformiert mit sich trägt. Demnach hätten Sexualität und Identität eine gemeinsame, der Evolution entstammende Matrix.

Soweit *Lichtensteins* Artikel. So faszinierend und tiefschürfend er auch imponiert in all seinen Ausflügen in Bereiche der Physik, der Philosophie, der Ethologie, in all seiner Originalität, so fatal wirkte er sich, wohl besonders als Folge der in ihm geäußerten metaphysisch-biologistischen Spekulationen, aus.

In dem Aufsatz scheint die Stollersche Theorie weitgehend vorweggenommen. Nicht nur wegen der Bezugnahme auf das Prägungsparadigma, das hatte *Money* bereits 2 Jahre früher getan. Die Analogien erscheinen wesentlich tiefgreifender. *Stollers* Auffassung wirkt wie eine simplifizierte, auf geschlechtliche Identität reduzierte und auf klinisches Material anwendbar gemachte Annektion der Lichtensteinschen Spekulation über ein biologisches Identitätsprinzip.

Zumindest gilt dies für die frühe, biologistische Auffassung *Stollers* von der Wirksamkeit einer nicht näher bestimmbaren „biologischen Gewalt." Aber auch dort, wo es um die Feststellung der Beeinflussung des Säuglings durch die Mutter bzw. ihre Erwartungen und Vorstellungen geht, sehen wir wieder deutlich Gemeinsamkeiten und erneut die Reduktion auf geschlechtliche Inhalte bei *Stoller*. Allerdings verliert sich bei letzterem die Annahme, dem Kind werde ein „Identitätsthema" aufgeprägt. Bei ihm ist es durchaus die Identität selbst, die, entsprechend der „Wehrlosigkeit des einzig neurophysiologisch bestimmten Substrats ‚Säugling' ", geprägt wird.

Beiden Autoren ist weiter gemeinsam, daß sie orthodoxe Annahmen aus der psychoanalytischen Theorie kritisieren und insbesondere libidotheoretische Überlegungen für obsolet erachten. In diesem Zusammenhang muß ein weiterer Aufsatz *Lichtensteins* erwähnt werden. 1968 veröffentlicht er seine Kritik der klassischen psychoanalytischen Sexualtheorie vom theoretischen Standpunkt der analytischen Ich-Psychologie aus. Er meint, daß die Erkenntnisse der Ich-Psychologie die Bedeutsamkeit der Sexualität für den Entwicklungsweg und die Reifung des menschlichen Individuums, wie sie frühere Theorien der Psychoanalyse postuliert hätten, in Frage stellen. Er beruft sich auf *Hartmann*, der 1952 verschiedene unabhängige Variable nicht-sexueller Art beschrieb, die er als funktionell wichtig für den Ablauf der Reifung einschätzte; auf jeden Fall gebe es aggressive Triebe und unabhängige Ich-Anteile, die in dieser Hinsicht funktionell bedeutsam seien. Nach diesen Erkenntnissen könne man nicht mehr die Freudsche These aufrechterhalten, daß Sexualität Verhaltensmuster bedinge. Andererseits bleibe jedoch aufrecht, daß man ihr eine einzigartige Funktion zuerkennen müsse; es gehe nicht an, sie als lediglich einen unter verschiedenen, in gleicher Weise wichtigen Faktoren der Entwicklung anzusehen. Diese einzigartige Funk-

tion liege jedoch nicht in ihrer Beispielhaftigkeit begründet, sondern sie sei affirmativer Art. Sexualität verkörpert in der neuen Auffassung *Lichtensteins* die „primäre, archaischeste und nonverbale Weise, auf welche die Überzeugung von der eigenen Existenz als unwandelbare Wahrheit bestätigt werden kann."
Diese Funktion bestätigt Sexualität als Grundpfeiler individuellen Seins.

Des weiteren meint *Lichtenstein,* daß nach Ich-psychologischen Erkenntnissen auch die Auffassung, daß der Weg zum Primat der Genitalität auch den Weg zur psychischen Gesundheit bedeute, nicht aufrecht erhalten bleiben könne. Diese Meinung macht es verständlich, wieso in seinen Überlegungen die Adoleszenz keine Rolle zu spielen scheint und die Identitätsfindung auf dieser Altersstufe nicht erwähnt wird. Eine zusammenfassende Darstellung der Gemeinsamkeiten, die den theoretischen Systemen von *Stoller* und *Lichtenstein* zu entnehmen sind, soll nun einerseits den theoretischen Hintergrund dieser Systeme erhellen und andererseits den hochspekulativen Charakter dieser Theorien verdeutlichen.

Lichtenstein wurde als radikaler Vertreter der Ich-Psychologie wie auch der Objekttheorie bezeichnet, letzteres wegen seiner Auffassung von einer „geprägten Identität", des Überfließens unbewußter Wünsche von der Mutter auf das Kind, wodurch für das Kind ein existentielles Leitthema entworfen wird. Hier wird also eine ganz bestimmte Art der Objektbeziehung zwischen Mutter und Kind beschrieben, die in *Stollers* Werk ihre fallbezogene Fassung findet. Es sei auf jenen Satz verwiesen, in dem *Stoller* von der Kommunikation zwischen Psyche (bewußter Handlung der Mutter) und „widerstandsloser Neurophysiologie" (Gehirn des Kindes) spricht.

Die Gemeinsamkeit der beiden Autoren beruht einerseits auf der Annahme einer derartigen Objektbeziehung, andererseits auf der Übernahme bestimmter, 1952 von *Hartmann* postulierter Innovationen der Ich-psychologischen Theorie.

Diese umfassen vor allem den veränderten Standpunkt über die Entwicklung von Ich und Es als primär abgegrenzte Instanzen aus einem ursprünglich undifferenzierten Zustand bei wechselseitiger Beeinflussung und die Annahme von konfliktfreien Entwicklungsmöglichkeiten von neutralen Zonen des Ich aus. Beide Autoren verband ursprünglich auch der Glaube an die Wirksamkeit einer „biologischen Macht" in der Entwicklung des Individuums. Allerdings begrenzt sich in dieser Hinsicht die Gemeinsamkeit auf die Annahme der Existenz einer solchen Macht. Hinsichtlich der Ätiologie und der Funktionsweise dieser Gewalt haben die beiden Autoren recht differierende Meinungen. Während *Lichtenstein* sie als biologisches Grundprinzip erster Ordnung ortet, gemahnt *Stollers* Auffassung eher an die Theorie der zentralnervösen Bedingtheit der sexuellen Differenzierung. *Lichtensteins* Gedanken wirken metaphysisch-spekulativ; eines derartigen Eindrucks kann man sich bereits bei der Lektüre der ersten Arbeit dieses Autors, die 1935 erschien, nicht erwehren. Bereits damals versuchte er mittels eines Freudschen Zitates derartige Vorwürfe vorwegnehmend zu entkräften. Dagegen strahlen *Stollers* Texte in der Frühphase seiner Theorie eine naive szientistische Gläubigkeit aus.

Doch weitere Gemeinsamkeiten: beide Autoren übernehmen aus der Ethologie das Prägungsparadigma, wobei jedoch bei *Stoller* ein stärkerer Einfluß von seiten der Lerntheorie bestehen dürfte, beide Autoren stehen mit älteren psychoanalytischen Konzepten auf Kriegsfuß. *Lichtensteins* Text sind Hinweise auf diesen Sachverhalt mehrfach zu entnehmen: etwa, wenn er ängstlich retiriert, man könne ihm unterschieben, daß er, von „Verführung" sprechend, jene Verführungssituation meinen könnte, die für *Freud* der Kristallisationskern seiner Lehre wurde, weiters, wenn er meint, zwar die von *Freud* postulierten Prinzipien im Sinne einer Beibehaltung der evolutionär-dialektischen Position *Freuds* aufrechterhalten zu müssen, sie jedoch dennoch umgestalten zu müssen vermeint.

Der besondere Angriff beider Autoren richtet sich jedoch gegen die Libidotheorie und gegen die Annahme der gestaltenden Fähigkeiten der Libidostufen. *Lichtenstein* scheinen die Ich-theoretischen Formulierungen *Hartmanns* schlüssige Beweise gegen libidotheoretische Positionen zu beinhalten, die die Wichtigkeit und Wirksamkeit der kindlichen Sexualität minimieren. Im Grunde scheint es ihm darum zu gehen, die Position der kindlichen Sexualität zu schwächen, aber dadurch auch die Bedeutsamkeit von Phänomenen und Prozessen wie Konflikt, Wunsch, Spannung zwischen Umwelt und Individuum als pathogene Einflüsse als Folge von Internalisierungen zu reduzieren. Damit scheint *Lichtensteins* Beitrag die fortgeschrittenste Position in Richtung einer Distanzierung von den ursprünglichen „skandalösen" Interpretationen der Psychoanalyse zu verkörpern. Dazu paßt auch die Umfunktionierung der Sexualität zum einzigartigen Kommunikationsmedium, das, aufgrund der somatischen Empfänglichkeit, zunächst des Säuglings „Verführung zum Leben" erleichtert und späterhin vor allem affirmativ die Erfahrung der eigenen Existenz als unwandelbare Wahrheit bedingt. *Lichtenstein* vollzieht seine Auflösung psychoanalytischer Annahmen allerdings theorieimmanent; er denkt bestimmte theoretische Konstruktionen zu Ende.

Ein ähnliches Zu-Ende-Denken zeichnet auch *Stollers* Aufführungen aus, insbesondere, wo ihm die Annahme konfliktfreier Entwicklungsmöglichkeiten den Weg zum Verständnis der schwersten Pathologie der geschlechtlichen Identität als Folge derartiger Entwicklungen weist, konfliktfrei allerdings in nur eingeschränktem Sinn. Denkt man selbst nämlich *Stoller* zu Ende, ergibt sich, daß man eher davon sprechen müßte, daß die Mutter ihre eigenen Konflikte auf das Kind überträgt und dann die konfliktuöse Karriere des Kindes dadurch vereitelt wird, daß es bereits mit den aufgeprägten mütterlichen Konflikten in die entsprechenden Phasen seiner Entwicklung eintritt.

Im Gegensatz zu *Lichtenstein* scheint *Stoller* von nicht-analytischem Denken entscheidend beeinflußt. Seine Stellungnahme gegen Annahmen der Libidotheorie ist nicht weniger ausgeprägt als die *Lichtensteins*, beruft sich jedoch nicht auf Ich-psychologische Standpunkte, sondern vielmehr auf Erkenntnisse der Sexologie. In einer Revision der sexualtheroretischen Überlegungen *Freuds* (1972, 1973, 1976) kritisiert er dessen Darstellung der konstitutionellen Bisexualität, der infantilen Sexualität und des Ödipuskomplexes wie auch die Annahme vom phallischen Primat, die Libidotheorie in ihrer Gesamtheit und die Rolle des Konfliktes mittels Kontrastierung mit Ergebnissen der sexualwissenschaftlichen, behavioristischen Forschung. In diesem Zusammenhang erspart er *Freud* auch nicht den Vorwurf, bestimmte Begriffe unscharf definiert zu haben. Für die Theorie wesentliche Inhalte, wie „Sexualität und Bisexualität", seien dadurch nicht auf das „höchste Abstraktionsniveau" gebracht worden.

1.2. Geschlechtliche Identität und Geschlechtsrolle

Das Konzept der Bisexualität scheint ihm durch die Erkenntnis, daß das weibliche Geschlecht „das primäre Geschlecht des Säugetieres" sei, nicht mehr aufrechtzuerhalten. In der Problemsphäre der infantilen Sexualität und des Ödipuskomplexes schwächt auch er die Bedeutung dieser für die psychoanalytische Theorie grundlegenden Situation wie auch die der Kastrationsangst ab. Er behauptet, daß Männlichkeit und Weiblichkeit nicht überwiegend von der ödipalen Situation und ihrem Ausgang abhängig seien. Er stellt den klassischen Interpretationen seine eigenen Erkenntnisse und Interpretationen gegenüber und weist auf die Bedeutung der konfliktfreien Entwicklung hin. Das Kind lerne durch Prägung, Konditionierung und Identifikation. Die Verhaltensmuster und Einstellungen, die zwischen den Erwachsenen vorliegen, gehen auf das Kind über und sind mächtige Instrumente in der Errichtung männlicher und weiblicher Identität. Ein wesentlicher Widerspruch zur Freudschen Auffassung scheint ihm auch der Umstand, daß nicht, wie *Freud* annahm, die Entwicklung des Knaben zum Mann linear, die des Mädchens hingegen unter erschwerten Bedingungen ablaufe: gerade das Gegenteil sei der Fall. Und was schwerer wiege: Mädchen seien nicht nur keine kleinen Buben, sondern von Anfang an weiblich. Klar umrissene Weiblichkeit könne man schon nach einem Jahr erkennen, und es bestehe kein Hinweis darauf, daß diese Weiblichkeit eine Imitation oder eine Mimikry sei. Dementsprechend sei auch die Auffassung, daß man erst in der Pubertät davon sprechen könne, daß eine scharfe Abgrenzung zwischen Männlichkeit und Weiblichkeit bestehe, irrig. Das Primat des Phallus wird von *Stoller* als Produkt einer bestimmten historischen Situation interpretiert und daher als Prinzip abgelehnt. Heute vorliegende Erkenntnisse sowohl biologischer wie auch allgemein medizinischer Art könnten *Freuds* Auffassung nicht bestätigen. An Kindern sei generell zu beobachten, daß sie von der gegengeschlechtlichen Ausstattung fasziniert und auch geängstigt sind. Die frühen Analytiker hätten darauf achten sollen, daß Knaben danach begehren, Brüste zu besitzen. In seiner Kritik der Libidotheorie meint *Stoller,* daß man zwar die Richtigkeit der phasenhaften Entwicklung der Libidostufen an den erogenen Zonen jederzeit beobachten könne, daß aber die pathodynamischen Schlüsse, die man seinerzeit daraus gezogen hätte, unbestätigbar seien. Das Konstrukt der psychischen Energie als Baustoff der Libido sei aufzugeben. Lust werde beim Menschen über ein entsprechendes Gehirnzentrum vermittelt.

Hingegen verteidigt *Stoller* die Konflikttheorie gegen ihre Angreifer aus dem biologisch-neurophysiologischen, dem lerntheoretischen und dem statistischen Lager.

Zusammenfassend läßt sich über die theoretische Position *Stollers* sagen, daß er innerhalb der psychoanalytischen Schule eher eine Außenseiterposition einnimmt. Dies nicht, weil er orthodoxe Auffassungen verwirft und kritisiert, das geschieht auch von seiten anderer psychoanalytischer Autoren, die durchaus zum Zentrum dieses Lagers zu zählen sind. Als Außenseiter charakterisiert ihn die heftige Ablehnung der Bedeutung des Ödipuskomplexes und der psychischen Bi-Sexualität, sein ausgeprägter modernistischer Eklektismus, der ihn dazu bringt, nicht nur sämtliche Entwicklungen, die die analytische Theorie auf oftmals widersprüchlichen Wegen genommen hat, unter einen Hut bringen zu wollen, sondern auch analysefremdes und bisweilen -feindliches Gedankengut in seine Theorie einzubauen; wie später noch zu zeigen ist, beeinflußt dieser theoretische Zugang auch das therapeutische Handeln dieses Autors. Dieses wieder wirkt rück auf seine Theoriebildung. Die analytischen Spekulationen wie auch die Kritik an alten Konzepten der klassischen Psychoanalyse entstammen nämlich bei *Stoller* keineswegs Erkenntnissen, die durchwegs auf dem Weg der analytischen Methodik gewonnen wurden, sind daher nur begrenzt verwertbar und aussagefähig.

1.3. Lerntheoretische Überlegungen zu geschlechtlicher Identität und Geschlechtsrolle

Hauptvertreter dieser Auffassung sind *John Money* und die beiden *Hampsons*. Diese Autoren vertreten eine den vorhin dargestellten Stollerschen Gedankengängen vergleichbare theoretische Position. Obwohl es zunächst um Aspekte der normalen Bedingungen der Entwicklung der geschlechtlichen Identität geht, muß man der besseren Verständnismöglichkeit halber bereits jetzt darauf hinweisen, daß die Erkenntnisse *Moneys* auf Ergebnissen beruhen, die aus der Beforschung somatisch intersexueller Individuen stammen.

Die Aussagen über allgemeine geschlechtliche Verhältnisse entsprechen demnach Generalisierungen dieser an pathologischen Verhältnissen gewonnenen Erfahrungen. *Money* beschäftigt sich mit Fragen der sexuellen Differenzierung, der Geschlechtsrolle und der Identität der beiden Geschlechter vor allem bei Pseudohermaphroditen. Die Termini „Geschlechtsrolle" und „geschlechtliche Identität" verschwimmen in seinen Ausführungen bisweilen. Zunächst die Definition der uns interessierenden Phänomene im Sinne *Moneys* und seiner Mitarbeiter:

1.3.1. Definitionen

Geschlechtliche Differenzierung: Nach *Money* sorgen für diese nicht allein genetische und hormonelle Variable, sondern insgesamt 7 Geschlechtsvariable.
— Chromosomales Geschlecht
— Gonadales Geschlecht
— Hormonales Geschlecht und pubertäre Feminisierung oder Virilisierung
— Innere akzessorische Geschlechtsstrukturen
— Äußere Morphologie des Genitales
— Zuschreibungsgeschlecht, dem folgend auch die weitere Erziehung abläuft.
— Geschlechtsrolle und geschlechtliche Orientierung, wie sie sich während des Aufwachsens etabliert (*Money, Hampson & Hampson*, 1955).

Geschlechtsrolle: All die Dinge, die eine Person sagt oder tut, um sich als Knabe/Mann oder Mädchen/Frau zu erweisen (*Money, Hampson & Hampson*, 1955). Die Geschlechtsrolle umfaßt nach diesen Autoren die Sexualität im Sinne des Erotismus, ist jedoch nicht auf diesen beschränkt. Bereits in dieser

1.3. Lerntheoretische Überlegungen zu geschlechtlicher Identität und Geschlechtsrolle

frühen Arbeit der Autoren wird deutlich, daß die Begriffe „Geschlechtsrolle", „geschlechtliche Identität" für die Autoren keine voneinander absetzbaren Einheiten beschreiben.

Dementsprechend lautet die konkludierende Definition: „Das bedeutende Ergebnis unserer Studie war, daß die Überzeugung einer Person, männlich als Mann bzw. weiblich als eine Frau zu sein – die Geschlechtsrolle und erotische Orientierung –, eine Variable verkörpert, die tatsächlich unabhängig von Genen und Chromosomen zu sein scheint."

In einer anderen Studie, die dasselbe Team veröffentlichte, gehen die Autoren näher auf das Phänomen der Geschlechtsrolle und der erotischen Orientierung ein. Sie behaupten, daß die Erfahrungen, die sie aus dem Studium der Hermaphroditen gewinnen konnten, starke Hinweise auf die besondere Bedeutsamkeit environmentaler Faktoren für die Entwicklung der Geschlechtsrolle erbracht hätten. Andererseits wieder meinten sie, daß sie keinen simplizistischen sozialen Determinismus vertreten wollten. In dieser frühen Studie ist der erste Hinweis darauf zu finden, daß die Autoren sich in ihrem Interpretationsmodell am Prägungsparadigma orientierten, wie später noch deutlicher werden sollte:

„Die Beobachtung, daß die Geschlechtsrolle sich im Verlauf des Erwachsenwerdens etabliert, sollte nicht zur übereilten Schlußfolgerung führen, daß sie leicht zu modifizieren sei. Ganz im Gegenteil! Die Evidenz aus Beispielen von Geschlechtswechsel oder Umbenennung bei Hermaphroditen macht klar, daß die Geschlechtsrolle nicht nur etabliert, sondern unlöschlich eingeprägt wird. Obwohl die geschlechtliche Prägung mit dem ersten Geburtstag einsetzt, wird die kritische Periode mit ungefähr 18 Monaten erreicht. Wenn das Kind einmal 2 1/2 Jahre ist, dann ist die Geschlechtsrolle bereits gut etabliert. Man könnte diese Etablierung der Geschlechtsrolle durch Begegnungen und Übernahmen mit der Entwicklung der Muttersprache vergleichen. Ist sie einmal eingeprägt, kann die Muttersprache einer Person eventuell nicht mehr benutzt oder ersetzt werden, vollständig zu löschen ist sie jedoch nicht mehr. Ebenso kann auch die Geschlechtsrolle gewechselt werden, sie kann auch entsprechend nativer Bilingualität doppelt angelegt sein, aber sie wird ebenso unlöschbar eingraviert, daß nicht einmal offenkundige Widersprüche von seiten der Körperfunktion und der Morphologie sie verrücken können."

1957 führen die Autoren ihr Prägungskonzept weiter aus. Sie vertreten nunmehr den Standpunkt, daß weder angeborene oder instinktive Reaktionen, die durch somatische Determinanten, wie Chromosome, Keimdrüsen oder Hormone gesteuert werden, noch auch Zuschreibung und Erziehung in mechanistischer Weise die Entwicklung der Geschlechtsrolle bewirken. Sie führen die Sprachanalogie weiter aus:

„Geschlechtsrolle und geschlechtliche Orientierung werden in sehr früher Zeit etabliert, wenn das Kind einer Vielzahl von Zeichen ausgesetzt wird, die ihm seine Geschlechtszugehörigkeit bedeuten und die zu entziffern es lernt. Diese Zeichen umfassen sowohl Worte, Namen wie auch geschlechtstypische Kleidung, Haartracht, Verhalten etc. Dieser Lernprozeß des Entzifferns der Zeichen, sei es unter Anleitung oder auch zufällig aus Erfahrung, scheint mehr Signifikanz zu besitzen, als man ihm ursprünglich, dem medizinischen Denken verhaftet, zutrauen würde."

Wieder wird also die Unlöschbarkeit der einmal erlernten Muttersprache mit der Unlöschbarkeit der einmal gelernten, „entzifferten" Sexualrolle parallel gesetzt. Wieder wird darauf hingewiesen, daß eine Analogie zur „Prägung" anzunehmen ist, wobei das Lorenzsche Paradigma nunmehr auch expressis verbis eingebracht wird.

Seltsam mutet an, daß zur Erhärtung der Annahme von unlöschbaren Entwicklungsprozessen als Resultat der Entwicklung innerhalb kritischer Perioden, wie sie mit dem Prägungskonzept untrennbar verbunden ist, nunmehr auch medizinische Analogien gesucht werden:

„Die Unauslöschlichkeit psychologischer Funktionen, die sich postnatal etablieren, wird im allgemeinen in der psychologischen Theorie nicht akzeptiert. Aber andererseits existieren viele medizinische Analogien. Zum Beispiel kann Knochenwachstum bei Rachitikern und bei Kretinismus nur effektiv beeinflußt werden, bevor die Reifung erreicht ist. Nach diesem Zeitpunkt sind Deformitäten des Knochenwachstums, wie sie mit diesen Erkrankungen verbunden sind, nicht mehr rückgängig zu machen."

Was man mit diesen analogen Schlüssen anfangen soll, bzw. wie weit es sich tatsächlich um solche handelt, bleibt weitgehend unklar. Als Beweisführung für die Existenz kritischer Perioden scheinen sie recht konstruiert und sind nicht akzeptabel.

Später (*Money*, 1977) verschwindet aus den Ausführungen dieses Autors die Prägungsannahme immer mehr. Er spricht nunmehr von „developmental social programming" und entwickelt ein elaborierteres Sprachanalogon. Davon jedoch später.

Auch die Kritik, die von verschiedenen Autoren an den Moneyschen Konstruktionen geübt wurde, wie auch meine eigene Diskussion dieser Annahmen sei vorerst zurückgehalten und zunächst als alternative Lerntheorie die kognitivstrukturelle Theorie vorgestellt.

1.3.2. Der kognitiv-strukturelle Standpunkt

Kohlberg, 1966, meint daß die sozialen und sexuellen Attituden eines Kindes weder eine direkte Widerspiegelung kultureller Muster noch auch innerer Strukturen verkörpern. Die Überlegungen eines Kindes zur Geschlechtsrolle unterscheiden sich nach dieser Auffassung radikal von derartigen Überlegungen Erwachsener, was im Sinne *Piagets* auf die verschiedenartige Struktur des Denkens der Kinder zurückzuführen ist und nicht auf Unverständnis oder falsche Information. Die Geschlechtsrollenkonzepte, die bei Kindern entstehen, sind nicht als passive Produkte sozialen Trainings, sondern als Resultate aktiver Strukturierung der eigenen Erfahrung anzusehen. Es besteht eine Interaktion zwischen der Strukturierung der Erfahrung und der Stimulierung zur Restrukturierung der Erfahrungen, die aus der Umwelt zukommen.

1.3.2.1. Definitionen

Kohlberg differenziert zwischen Geschlechtsidentität und Geschlechtsrolle bzw. geschlechtstypischem Verhalten. Er meint, die Identität sei als die Grundlage der späteren Entwicklung von Rolle und rollentypischem Verhalten aufzufassen. Er versteht unter Geschlechtsidentität „kognitive Selbstkategorisierung als Knabe oder Mädchen". Diese Identität soll aus einem basalen kognitiven Urteil resultieren, das frühzeitig in der Entwicklung vollzogen wurde.

Wie *Money* nimmt *Kohlberg* an, daß diese Identität, wenn sie einmal festgelegt ist, kaum mehr zu verändern ist, daß sie durch die grundlegende Beur-

1.3. Lerntheoretische Überlegungen zu geschlechtlicher Identität und Geschlechtsrolle

teilung der physischen Realität aufrechterhalten wird und, das ist besonders wichtig, „unabhängig von den Fallstricken sozialer Verstärker, Elternidentifikationen etc."

Unter der Annahme, daß die einfache Kategorisierung des Geschlechts-Selbst in der Folge Geschlechtsrollen-Attitüden organisiert, kann man postulieren, daß die grundlegende Selbstklassifikation basale Wertsetzungen bestimmt. Nachdem etwa der Knabe sich mit Sicherheit als männlich eingestuft hat, bewertet er die Objekte und Handlungen, die mit seiner Geschlechtsidentität übereinstimmen, positiv.

Wie entwickelt sich nunmehr diese basale stabile Geschlechtsidentität?

1.3.2.2. Die Entwicklung der Geschlechtsidentität

Kohlberg meint, daß diese sich als Resultat der kognitiven Entwicklung, unabhängig von Variationen sozialen Geschlechtsrollentrainings, verstehen läßt. Der Entwicklungsprozeß setzt nach dieser Annahme augenscheinlich damit ein, daß das Kind die Worte „Knabe" und „Mädchen" hört und lernt. Üblicherweise ist die Beobachtung zu machen, daß die korrekte Bezeichnung des eigenen Geschlechts relativ frühzeitig, gegen Ende des zweiten Jahres erlernt ist. *Gesell* und Mitarbeiter, 1940, konnten finden, daß 2/3 bis 3/4 der von ihnen befragten Dreijährigen die Frage nach dem eigenen Geschlecht richtig beantworten konnten, während die Mehrheit befragter 2 1/2jähriger dies nicht konnte. Nachträglich sei angeführt, daß die Ergebnisse *Kohlbergs* aus der Beobachtung normaler Kinder rühren.

Dieser Autor meint aber weiters, daß die richtige Benennung noch immer nicht bedeutet, daß die Bestimmung nach generellen physischen Kategorien erfolgte. Der Begriff „Knabe" müsse für ein Kind nichts anderes bedeuten als etwa ein männlicher Vorname, also irgendeine Eigenschaft, die das Kind mit anderen Kindern teilt. Damit ist nicht bewiesen, daß das Kind ein grundlegendes Bestimmungskriterium kennt, erfaßt hat, noch auch, daß es sich der Dichotomie der Geschlechter bewußt geworden ist. So kann es geschehen, daß ein 2 1/2jähriger, den *Kohlberg* beobachtete, sich selbst, aber auch seine Mutter als Knabe bezeichnet. Es scheint also nach diesen Beobachtungen das Kind im dritten Lebensjahr seine Geschlechtsbezeichnung zu kennen, die es dann unsystematisch anhand von Ballungen physischer Charakteristika auf andere generalisiert. So sind z. B. nach *Rabban* Dreijährige imstande, Puppen anhand der Ähnlichkeit mit dem eigenen Geschlecht zu kategorisieren, fragt man sie aber, welche Puppen männlich oder weiblich seien, können dieselben Kinder diese Frage nicht im gleichen Ausmaß richtig beantworten. Diese Aufgabe ist im allgemeinen für Vierjährige lösbar. Die Bewertungskriterien sind dann allgemeine physische Merkmale: Kleidung, Haartracht. Zusammenfassend könnte man also sagen, daß Kinder anscheinend die geschlechtliche Bezeichnung des Selbst im 2.–3. Lebensjahr erlernen, in den beiden nächsten Jahren dann die entsprechende Bezeichnung anderer gemäß konventioneller Überlegungen. Dies allein reicht für *Kohlberg* nicht aus, daß von der Errichtung einer stabilen Geschlechtsidentität gesprochen werden kann. Eine Konstanz derselben scheint erst im 5.–6. Lebensjahr zu bestehen. So fragte *Kohlberg,* 1966, Vierjährige, ob ein Mädchen, dessen Bild er den Kindern vorlegte, ein Knabe werden könne, wenn es wolle, spiele wie ein Mann, sich Knabenkleider anziehe oder sich wie ein Bub frisiere. Die Mehrzahl dieser Vierjährigen meinte, das Mädchen könne diese Umwandlung vollziehen. Erst 6–7jährige Kinder lehnten eine derartige Möglichkeit ab. Ebenso fand *Rabban*, 1950, heraus, daß von ihm befragte Dreijährige nicht imstande waren, die Frage, ob sie später Vater oder Mutter sein würden, richtig zu beantworten, während Fünfjährige dies in 97% vermochten. Für *Kohlberg* stellt die Stabilisierung und erreichte Konstanz der Geschlechtsidentität lediglich einen Aspekt der generellen Stabilisierung von Konstanzen physischer Objekte dar, wie sie zwischen dem 3. und 7. Lebensjahr ablaufen. Er konnte (*Kohlberg*, 1966) weiterhin finden, daß die Konstanz der Geschlechtsidentität weitgehend unabhängig davon war, ob etwa ein Kind frühzeitig anatomisch aufgeklärt worden war. Auch aufgeklärte Kinder im 4.–7. Lebensjahr setzten nicht Unterschiede der Genitalien als grundsätzliche Kriterien für die geschlechtliche Klassifikation ein. So fragten aufgeklärte 3–4jährige, ob sie auch Buben wären, wenn sie keinen Penis hätten. Das heißt aber wieder, daß, wenn man der Auffassung *Kohlbergs* folgt, der Prozeß der Ausformung einer stabilen Geschlechtsidentität ein Teil des generellen Wachstums der Konzeptbildungsfähigkeit ist und nicht ein einzigartiger Prozeß, der durch instinktive Wünsche und Identifikationen bewirkt wird.

1.3.2.3. Entwicklung der Geschlechtsrolle

Auch in dieser Hinsicht meint *Kohlberg*, daß es relativ wenig darauf ankommt, daß nahestehende Personen als Modelle oder als Identifikationspersonen bereitstehen. Für ihn scheint eher die Internalisierung sexueller Stereotype wesentlich. Unabhängig vom Verhalten der Eltern geschieht dieser Prozeß, ganz im Gegenteil werden die internalisierten Stereotype dann auch auf die Erfahrung von den Eltern übertragen. *Smith*, 1966, untersuchte Knaben, die ohne Vater aufgewachsen waren, und verglich sie mit solchen, die bei ihrem Vater aufgewachsen waren. Er konnte keine signifikant differenten Aussagen über sexuelle Stereotype erheben. Beide Gruppen bewerteten Vater und Mutter different nach den Rollen der Ernährung, der Aggressivität, der Macht und der Kompetenz. Ebenso war die Art, in der sie spielerisch mit Puppen das elterliche Verhalten reproduzierten, unabhängig vom Erziehungsstil der Eltern (*Emmerich*, 1959). Es sind also die sexuellen Stereotype kleiner Kinder nicht so sehr Ergebnisse direkter Beobachtung und auch nicht der Übermittlung sexueller Stereotype und Normen durch die Eltern, als vielmehr das Resultat der Erfassung körperlicher Unterschiede, der Verteilung der Macht und Kompetenz, wie sie außer Haus beobachtbar wird. Der zweite wesentliche, — vielleicht sogar der hauptsächliche — Faktor für den Stereotyp von männlicher Dominanz und sozialer Macht ist nach *Kohlberg* darin gelegen, daß für Kinder körperliche Größe und Stärke gleichbedeutend mit sozialer Macht sind. Kinder geben zunächst an, daß der Vater größer und stärker sei als die Mutter, dann, daß er klüger sei, dann, daß er mehr Macht besitze und/oder der Chef der Familie sei. Letztere Einstellung sei aber erst nach dem 6. Lebensjahr entwickelt. Im 6.–7. Lebensjahr wissen die Kinder, daß außerfamiliäre Macht nahezu ausschließlich in den Händen der Männer liege (Präsident, General, Polizist . . .). In dieser Hinsicht erinnert der Kohlbergsche Ansatz stark an früher aus der Adler-Schule geäußerte Standpunkte.

1.3.2.4. Der Einfluß der genitalen Differenzierung auf die Entwicklung von Geschlechtsrollenstereotypen

Genitale Konzepte bilden nach *Kohlberg* nicht die Basis für die Ausbildung von Rollenzuschreibungen allgemeiner Art. Damit ist ein grundsätzlicher Gegensatz zwischen dieser Auffassung und den Konzepten der Psychoanalyse beschrieben. *Kohlberg* nimmt deren Ergebnisse auch als Ausgangspunkt seiner Kritik her, wenn er anführt, daß sowohl aus der psychoanalytischen Literatur als auch aus experimentellen Ergebnissen hervorgehe, daß Kinder relativ lange unsicher über die genitale Differenzierung verbleiben und diese Unsicherheit auch noch fortbesteht, wenn bereits andere sexuelle Stereotype im Sinne dieses Autors, – wie Größe, Stärke, Macht, Aggression –, über die Geschlechtsrolle bereits entwickelt sind. Er nimmt an, daß die Bedeutung der Genitalien für das Kind im Alter von 6–7 Jahren zunimmt, wenn es erkennt, daß diese der zentrale Punkt der geschlechtlichen Zuordnung sind, dann wieder, wenn es ein definitives Konzept vom Geschlechtsverkehr bildet, und dann schließlich, wenn es selbst aktuelle, aktive sexuelle Impulse verspürt, also zur Zeit der Adoleszenz. Daß tatsächlich bei Kindern ein nur geringes Wissen um den anatomischen Geschlechtsunterschied besteht, konnte *Kohlberg* experimentell an Kindern verschiedener sozialer Herkunft nachweisen; in diesem Zusammenhang konnte er auch bestätigen, daß dieses Nichtwissen unabhängig vom Grad der bereits erfolgten Aufklärung besteht. Auffällig war, daß der Vaterfigur erst ab dem fünften Lebensjahr erhöhte Macht zugeschrieben wurde, weiters, daß Knaben im Alter von 5–8 Jahren zunehmend gleichgeschlechtliche Spielkameraden präferierten und ebenso „männlich" orientierte Aktivitäten bevorzugten, während Mädchen dieses Verhalten nicht in analoger Weise erkennen ließen.

Nach den Kohlbergschen Ausführungen scheint also folgender Sachverhalt vorzuliegen: die Entwicklung des Konzepts der genitalen Differenzierung hängt einerseits von entwicklungsbedingten Reifefaktoren ab, andererseits ist aber nach den Resultaten der experimentellen Untersuchungen anzunehmen, daß Kinder generell erhebliche Schwierigkeiten haben, geschlechtliche, v. a. genitale Differenzierung als naturgegeben zu begreifen und zu akzeptieren. Die Ursachen für diese Schwierigkeit könnten sowohl in Konflikten zu suchen sein, wie die Psychoanalyse annimmt, als auch als entwicklungsbedingte, kognitive Faktoren angesehen werden. Zu letzteren ist vor allem die Unfähigkeit des Kindes, körperliche Konstanz zu erleben, zu rechnen. Die Ungewißheit über anatomische Konstanz kann sowohl die Faszination wie auch das Gefühl der Bedrohung begreiflich erscheinen lassen, die das Kind bei der Konfrontation mit einer Körperlichkeit, die einerseits wie es selbst, andererseits aber wieder grundverschieden strukturiert ist, überfallen. Auch mag ein Kind es als schwierig erkennen, daß zwischen ihm selbst und den Personen, die es liebt und zu denen es gehört, grundsätzliche Unterschiede bestehen. Auch Identifikationsprozesse werden von *Kohlberg* als wichtig angeführt. Nach balancetheoretischen Überlegungen wäre es verständlich, daß das Kind das schätzt, was wie es selbst ist, und daß es sich selbst so sieht wie das, was es schätzt.

1.3.2.5. Zusammenfassung der strukturell-kognitiven Theorie

Die oben dargestellte Auffassung, als deren Hauptvertreter wir *Kohlberg* kennengelernt haben, unterscheidet sich in wichtigen Anteilen sowohl von der psychoanalytischen wie auch der klassischen lerntheoretischen Konzeptualisierung. Beide diese anderen Richtungen nehmen an, daß die Geschlechtsrolle durch Identifikation oder durch Verstärkung internalisiert werde, wohingegen *Kohlberg* meint, daß das Kind seine eigenen Geschlechtswerte innerhalb einer geschlechtlich typisierten sozialen Ordnung konstruiert, und gleichzeitig anzweifelt, daß maskuline oder feminine Werte internalisiert werden. Für ihn besteht zuerst die Entwicklung konstanter Geschlechtskategorien, dann die Entwicklung des Bewußtseins von genitalen Unterschieden, dann die Entwicklung diffuser Stereotype von männlich und weiblich auf der Basis der Beobachtung körperlicher, aber nicht genitaler unterschiedlicher Erscheinungsformen in der Periode von 3–7 Jahren. Diese Konzepte werden dann aktuell in geschlechtstypische Vorlieben und Werte übersetzt; diesen Vorgang und sein Resultat nennt *Kohlberg* „Geschlechtsrollenidentifikation".

1.3.3. Beziehungen zwischen der Lerntheorie und der kognitiv-strukturellen Theorie

In einem gewissen Ausmaß besteht zwischen den theoretischen Konstruktionen *Moneys* und *Kohlbergs* eine enge Beziehung, die lediglich durch das differente Vokabular der beiden Autoren verschleiert wird. *Kohlberg* trennt scharf zwischen Geschlechtsrolle und geschlechtlicher Identität, meint, daß die Identität bereits gegeben sein müsse, bevor die Geschlechtsrolle auf dem Weg der Internationalisierung sexueller Stereotype erlernbar werde, während *Money* von Anfang an nicht zwischen Identität und Rolle unterscheidet, demgemäß auch eine derartige zeitliche Folge nicht postuliert.

Jedoch nehmen immerhin beide Autoren an, daß frühe Formen des sexuellen Sebstgefühls unveränderbar bleiben, wenn *Kohlberg* auch den Begriff der Prägung vermeidet. Eine weitere Gemeinsamkeit ist darin zu finden, daß beide Autoren dem Entziffern von Zeichen, die Geschlechtlichkeit bedeuten, für die Entwicklung des Geschlechtsgefühls und der Geschlechtsrolle hohe Bedeutung zuschreiben, damit auch der Selbstkonstruktion geschlechtlicher Werte.

Andererseits sind wesentliche Gegensätze zu erkennen. Am auffälligsten ist wohl der diskrepante Zeitpunkt, der von den beiden Autoren als typisch für die Erkenntnis, einem Geschlecht zuzugehören, beschrieben wird.

Die 2 1/2 Lebensjahre, die nach den frühen Ausführungen *Moneys* und seiner Mitarbeiter ausreichen, um eine entsprechende Entwicklung der Geschlechtsidentitätsrolle zuzulassen, reichen nach *Kohlberg* gerade dazu, daß ein kleiner Teil dieser Altersgruppe sein eigenes Geschlecht richtig einschätzt, wobei für diesen Autor auch diese richtige Einschätzung noch nicht bedeutet, daß damit der Sinn dieses Faktums im Verständnis späterer Entwicklungsstufen erfaßt und bezeichnet wird. Eine stabile und konstante Geschlechtsidentität wird von den Autoren der kognitiv-strukturellen Entwicklungspsychologie erst für das 5.–6. Lebensjahr angenommen, ebenso eine Verstärkung dieser Identität im Adoleszenzalter. In ihren zeitlichen Annahmen stehen demgemäß diese Autoren den psychoanalytischen Autoren nahe.

1.4. Versuch einer Synopsis

Wenn man die Erkenntnisse und Annahmen der verschiedenen psychologischen Schulen zur Entwicklung der geschlechtlichen Identität zusammenzufassen versucht, das heißt, wenn man den Gemeinsamkeiten der psychoanalytischen, lerntheoretischen und kognitiv-strukturellen Autoren nachspürt, ergibt sich folgende Entwicklung der geschlechtlichen Identität:

Zunächst sind die Grundannahmen der drei Schulen über die Matrix, aus der die Differenzierung erfolgt, nicht vereinbar. Die klassische psychoanalytische Theorie nimmt angeborene Bisexualität an, die Lerntheorie eine undifferenzierte Matrix, wobei aufgrund von Erkenntnissen der hirnanatomischen Forschung und des angenommenen Wissens um die Existenz zentralnervöser sexueller Zentren derzeit eher eine primär feminine Struktur angenommen wird. Die Beobachtung, daß frühe Entwicklungsstufen einer psychosexuellen Differenzierung bereits innerhalb der ersten drei Lebensjahre, allerdings in noch unstabiler Weise, vorhanden sind, die dann erst im 5.–6. Lebensjahr zu einer ersten Konstanz der Geschlechtsidentität mit Übernahme auch geschlechtsdifferenzierter Verhaltensweisen werden, scheint generell bestätigt zu werden. Die Übernahme des Prägungsparadigmas erfolgt in einer Außenseiterposition, die kognitiv-strukturelle Richtung und neuere psychoanalytische Ansätze, die neben libidotheoretischen auch Ich-psychologische und objekttheoretische Überlegungen berücksichtigen, nehmen gemeinsam an, daß frühe Entwicklungsstadien der geschlechtlichen Identität auch konfliktfrei entstehen als mehr/minder ausgeprägtes Ergebnis der adaptiven Fähigkeiten des Ich. Die drei erwähnten theoretischen Bereiche scheinen sich in günstiger Weise zu ergänzen, wenn man ihnen ihre Objektbereiche zuordnet und die Entwicklung der Identität auf den verschiedenen Ebenen der werdenden Persönlichkeit untersucht. Die Annahme einer geprägten Geschlechtsidentität, sei es nun bei *Money* in primärer Form oder bei *Stoller* als Ergebnis interdisziplinärer, der psychoanalytischen Theorie gegenüber kritisch-reformistischer Denkansätze, scheint hoch spekulativ und nicht genügend abgesichert, um gegenüber den Ausführungen der jeweiligen klassischen Darstellungen der verschiedenen Theorien zu bestehen. Es ist jedoch wichtig, darauf hinzuweisen, daß sie trotzdem von wesentlichem Einfluß auf moderne sexologische Überlegungen wurde, insbesondere auf Klassifikationsversuche psychosexueller Störungen. Dieser Einfluß wird später noch diskutiert werden.

Als nächstes kommen jedoch Überlegungen zur Genese von Störungen der geschlechtlichen Identität zur Sprache.

2. Störungen der geschlechtlichen Identität

In diesem Kapitel werden sowohl die Gedanken verschiedener Autoren zur Entwicklung von Störungen der Geschlechtsidentität zur Darstellung gebracht als auch Überlegungen, inwieweit derartige Entwicklungsstörungen zum Entstehen bestimmter klinischer Bilder beitragen. Die prävalenten klinischen Bilder, an die hiebei zu denken ist, das heißt, bei denen das Auftreten einer Störung der geschlechtlichen Identität manifest wird oder zumindest anzunehmen ist, sind Homosexualität, der Transvestismus und der Transsexualismus. Damit folgt man einer generell üblichen Einteilung. In Widerspruch gerät man lediglich zu *Benjamin*, der die Störung der geschlechtlichen Identität nur dem Transsexuellen zuschreiben möchte. Er differenziert in seinem Buch „The transsexual phenomenon" die drei vorhin erwähnten klinischen Bilder folgendermaßen:

„Der Transvestit hat ein soziales Problem. Der Transsexuelle hat ein ‚gender'-Problem. Der Homosexuelle hat ein sexuelles Problem."

Diese Auffassung scheint vom psychiatrischen Standpunkt her nicht haltbar. Als Grundlage der Darstellung wird eine Klassifikation verwendet, die *Stoller* entworfen hat. Dieser Autor wurde zwar kritisiert als über die Theorie der Entwicklung der geschlechtlichen Identität abgehandelt wurde, sein Werk wird auch in der Folge, wenn Theorien der Entwicklung gestörter Geschlechtsidentität thematisiert werden, weiter kritisch diskutiert werden; es ist ihm jedoch andererseits zuzugestehen, daß seine Ausführungen zu diesem Themenkreis äußerst wertvolles Material beinhalten, das vor allem in klinischer und phänomenologischer Hinsicht sicherlich zum Grundlegendsten zählt, das heute geschrieben vorliegt. *Stoller* meint nun, daß die Formel „Ich, ein Mann, möchte eine Frau sein" folgende Spielarten zulasse, bzw. erkennen lasse:

— Heterosexuelle Effemination: Diese liegt bei einem Mann vor, der es schätzt und auch vorzieht, mit einer Frau zu schlafen, der sich jedoch mit bestimmten Aspekten der Weiblichkeit identifiziert. Diese Aspekte, mit denen er sich identifiziert, (z.B. weibliche Kreativität) und der Grad der Identifikation sind jedoch der Freude, Frauen als Objekte zu haben und zu halten, untergeordnet. Formelhaft könnte man das so bezeichnen: „Ich möchte so wie sie sein, dies in bestimmter nicht erotischer Weise, aber mehr als das begehre ich, sie zu besitzen."

— Homosexuelle Effemination: Diese liegt bei einem Mann vor, der Lust empfindet und es auch bevorzugt, mit einem Mann sexuelle Beziehungen zu haben; ein solcher Mann ist sowohl mit erotischen wie auch nicht-erotischen Aspekten der Frau identifiziert und haßt zusätzlich die Frauen (zum Teil, weil sie ihn gefangen halten, wie seine Identifikation mit ihnen ihm andauernd vor

Augen führt), während er gleichzeitig sein Gefühl von Männlichkeit bewahrt. Formelhaft könnte man dieses Phänomen so erfassen: „Ich möchte wie sie sein, aber ich hasse sie dafür und bevorzuge es, ein Mann zu sein."

– Transvestismus: Wir wollen hier nur die Formel anführen: „Ich möchte eine Frau sein und gleichzeitig möchte ich aber nicht aufhören, ich selbst, also ein Mann zu sein. Wenn ich sie haben will, dann kann ich es nur auf dem Wege der Vortäuschung, so wie sie zu sein (Verkleidung) oder indem ich in Kontakt zu einem Substitut für sie trete (Fetischismus)."

– Transsexualismus: Wieder nur die Formel: „Ich, ein Mann, bin sie."

Für *Stoller* besitzt demnach generell eine Störung der geschlechtlichen Identität zentrale Bedeutung für die Entwicklung sexueller Abweichungen, und er nimmt die Aufschlüsselung und Zuordnung zu verschiedenen diagnostischen Einheiten nach der Art der gestörten Identität vor. Diese Auffassung soll zunächst übernommen, gleichzeitig aber anhand der verschiedenen diagnostischen Kategorien überprüft werden.

Für diese kritische Darstellung scheint folgender formaler Weg geeignet: Wie schon bei der Besprechung der Annahme über die Entwicklung der geschlechtlichen Identität überhaupt, läßt man den Standpunkt der Vertreter verschiedener theoretischer Disziplinen gesondert zu Wort kommen. Darüber hinaus schließt man jedoch die Annahmen, die aus der jeweiligen Theorie über die Ätiologie der drei großen sexuellen Abweichungen, die oben bezeichnet wurden, existieren, an und diskutiert sie. Vorausschickend muß man sagen, daß Ungewißheit und mangelnd gesichertes Wissen sowie die Auseinandersetzung, ob die geschlechtliche Identität von somatisch-biologischen Prozessen abhängig sei oder ausschließlich im postfetalen Leben erworben werde, kennzeichnend für die wissenschaftliche Beschäftigung mit diesen Fragestellungen ist. Man ist fast verleitet zu sagen, daß man heute in all diesen Fragen über den Wissensstand der deutschen Sexualforschung am Beginn des 20. Jahrhunderts noch nicht hinausgekommen ist. Damit soll natürlich nicht gesagt sein, daß auf dem Gebiet der Sexualmedizin nicht bedeutende Entdeckungen gemacht wurden, die das Wissen um viele Aspekte der sexuellen Verhältnisse des Menschen bereichert haben. Diese Erweiterungen des Wissens stammen jedoch vorwiegend aus dem Forschungsbereich der Genetik und Endokrinologie. Die Möglichkeit, das neue Wissen auch für ein tieferes Verständnis sexuellen Verhaltens fruchtbar zu machen, ist andererseits bisher noch gering. Dadurch ist man der Lösung des Rätsels der sexuellen Abweichungen tatsächlich noch kaum näher gekommen. Lediglich die Darstellungen dieses Rätsels sind verfeinert, erweitert um die neuen Kenntnisse der somatischen Sexualmedizin. Auch in diagnostischer Hinsicht bestehen naturgemäß Verfeinerungen. Aber auch hier wieder betreffen diese lediglich die somatischen Intersexformen.

Die neuen Erkenntnisse auf dem Gebiet der somatischen Sexualmedizin konnten, bisher zumindest, nicht dazu beitragen, daß eine einheitliche Theorie der Ätiologie der sexuellen Abweichungen, des abweichenden Sexualverhaltens, konstruiert werden konnte. Vielmehr bestehen, wie schon zu den Anfängen der Sexualforschung, zwei Parteien: Eine somatische, die annimmt, daß auch sexuelle Verhaltensabweichungen angeboren seien, konstitutionell, somatisch bedingt seien, und eine andere, die vorwiegend Umweltfaktoren als kausal wirksam bezeichnet. Diese Auseinandersetzung begann bereits am Anfang unseres Jahrhunderts. Damals wurde die erste Partei von Autoren wie *Moll, Hirschfeld* und *Krafft-Ebing* vertreten, als Hauptvertreter der anderen Partei, Environmentalisten, um ein modernes Schlagwort zu gebrauchen, kann man *Schrenck-Notzing, Neugebauer* und *Bloch* nennen. Die Annahmen dieser frühen Autoren werden bei der Besprechung der einzelnen Krankheitsbilder dargestellt werden, weil es notwendig ist, die Entwicklung der wissenschaftlichen Theoriebildung auf dem strittigen Objektbereich darzustellen und zu überprüfen.

Drei theoretischen Systemen, dem biologischen, dem lerntheoretischen und dem psychodynamischen, kann man heute Hypothesen und Überlegungen zur Entwicklung der gestörten geschlechtlichen Identität entnehmen, außerdem lassen sich Ansätze zur Bildung einer multifakturellen Theorie dieser Entwicklung erkennen, die aus dem Bereich der revisionistischen Psychoanalyse kommen.

Wie schon bei der Darstellung der Überlegungen über die Ursprünge der geschlechtlichen Identität sollen auch jetzt wieder die biologischen Annahmen den ersten Platz einnehmen.

2.1. Über die pränatale Ätiologie von Störungen der geschlechtlichen Identität

Grundlage dieser Annahme ist das Wissen um die geschlechtliche Differenzierung des Fetallebens, wie sie bereits beschrieben wurde. Als Paradigma dienen für die Hypothesenbildung zu diesem Thema zwei Forschungsbereiche:

— Tierversuche bzw. die Erstellung von Modellen, die aus dem Tierversuch auf den Menschen übertragen werden.

— „Natürliche Experimente am Menschen" — die Forschung an somatischen Intersexen.

2.1.1. Tierexperimente

Folgende Darstellungen beruhen auf den Ergebnissen *Neumanns* (1970) und *Dörners* (1976). Zwischen diesen beiden Autoren besteht einerseits eine gewisse Übereinstimmung, was ihre wissenschaftliche Methodik und auch ihre Ergebnisse betrifft, andererseits bestehen Diskrepanzen in der Interpretation dieser Resultate. *Neumann* ist wesentlich vorsichtiger als *Dörner*, wenn es darum geht, die an den Tieren gewonnenen Modellvorstellungen auf menschliche Verhältnisse zu übertragen. Diese Kontroverse kommt bei der Darstellung der einzelnen klinischen Syndrome genauer zur Sprache.

Man kann hier nicht extensiv über die tierexperimentelle Forschung berichten, schließlich handelt es sich um eine psychiatrische Studie; den ernsthaft Interessierten an dieser Disziplin kann die Lektüre der umfangreichen Literatur nicht erspart bleiben. Hier sollen nur in aller Kürze interessante Ergebnisse und relevante Kritik vorgestellt werden. Interessante Ergebnisse kommen vor allem aus der Erforschung der Beeinflussung postnataler Verhaltensmuster durch hormonelle Eingriffe in kritischen Perioden der fetalen Entwicklung. Daneben werden auch andere Beeinflussungen des Prozesses der sexuellen Differenzierung beschrieben, die bestenfalls indirekt hormonelle Prozesse beeinträchtigen, wie z.B. Dauerstreßbelastung des mütterlichen Tieres während der Gravidität oder die Verabreichung bestimmter Medikamente in der kritischen Periode. Zu diesen Medikamenten zählen vor allem Barbitursäurepräparate und bestimmte Antibiotika.

2.1.1.1. Hormonelle Beeinflussung der sexuellen Differenzierung

Untersuchungen an Ratten: Werden weibliche Ratten in den ersten fünf Lebenstagen androgenisiert, sind sie im erwachsenen Alter steril und in ihrer Fähigkeit zu „weiblichem Sexualverhalten" (Lordosereaktion) reduziert. Werden sie dann im Erwachsenenalter kastriert und mit Östrogen und Progesteron substitutiv behandelt, läßt sich bei androgenisierten Tieren im Gegensatz zu normalen weiblichen kastrierten Tieren kein oder ein nur ganz gering ausgeprägtes „weibliches Sexualverhalten" auslösen. Verabreicht man diesen so behandelten weiblichen Ratten hingegen Testosteron, zeigen sie weitgehendst „männliches Verhalten".

Männliche Ratten, die in den ersten Lebenstagen kastriert werden, zeigen später sowohl „weibliche" wie „männliche" Verhaltensmuster. Demnach scheinen Hodenhormone nach der Geburt nicht dafür eforderlich, jene Systeme zu organisieren, die im Erwachsenenalter männliches Geschlechtsverhalten vermitteln. Vielmehr scheint ihre Hauptwirkung darin zu liegen, daß sie jene Zentren unterdrücken, die weibliche Verhaltensmuster steuern. Wird eine männliche Ratte zum Zeitpunkt der Geburt kastriert, zeigt sie bei Substitution mittels Östrogen „weibliches" und Substitution mittels Testosteron „männliches" Verhalten (*Neumann*, 1970).

Dörners experimentell gefundene Resultate bestätigen die oben angeführten Neumannschen nicht vollständig. Nach *Dörner* zeigen nämlich männliche Ratten, die innerhalb der ersten Lebenstage kastriert werden, vorwiegend heterotypisches Verhalten, wenn sie mit Androgenen substituiert werden. Liegt in der kritischen Phase der hypothalamischen Differenzierung ein Androgendefizit vor, führt dies zu überwiegend weiblicher Organisation des Gehirns. Dieses weibliche differenzierte Gehirn eines geno- und phänotypischen Männchens wird in der Pubertät dann nicht nur durch Östrogene, sondern auch durch Androgene zur Auslösung weiblicher Verhaltensreaktionen stimuliert. Das bedeutet, daß derartige Männchen mit „weiblich differenziertem Gehirn" wesentlich häufiger durch Männchen als durch Weibchen erregt werden.

Weitere Ergebnisse von *Dörner*: Werden männlichen Ratten während der kritischen Periode der Differenzierung des Hypothalamus hohe Dosen Androgen oder auch Östrogen verabreicht, kommt es bei den erwachsenen Tieren zu Hypogonadismus mit sekundärer Hyposexualität. Diese Versuche bzw. ihre Resultate sprechen auch dafür, daß hohe Östrogendosen in einer entsprechenden Periode zu einer Hodenschädigung führen.

Hohe Dosen von Progesteron mit hoher antiandrogener Potenz führen, wenn sie in der Phase der Hypothalamusdifferenzierung verabreicht werden, zu psychischer Intersexualität im Erwachsenenalter, das soll heißen, zu herabgesetzter männlicher und erhöhter weiblicher Reaktivität.

Werden hingegen weiblichen Ratten in der hypothalamischen Differenzierungsphase unphysiologisch hohe Dosen von Androgen und/oder Östrogen verabreicht, bildet das die „neurophysiologische Prädisposition für Hypo-, Bi- oder Homosexualität während der hypothalamisch-funktionellen Phase". Das heißt, daß neonatal androgenisierte wie auch östrogenisierte Weibchen überwiegend heterotypisches Verhalten zeigen, wenn postpubertal mittels Androgenen aktiviert wird, während Weibchen, die neonatal nicht dergestalt behandelt wurden, hetero- oder bisexuelles Verhalten zeigen, wenn ihnen Androgene verabreicht werden. Weibliche Ratten, die perinatal mit hohen Östrogendosen behandelt werden, entwickeln hypogonadotropen Hypogonadismus, Sterilität sowie bestimmte Abweichungen als Folge eines paradoxen Effekts des Östrogen auf die Differenzierung des Gehirns. Weiters führt bei weiblichen Tieren eine Androgen- oder eine Östrogenbehandlung am 10. Lebenstag zwar später zu normalen oder zumindest fast normalen Zyklen, andererseits aber unter postpubertaler Androgen-Aktivierung zu überwiegend heterotypischem Verhalten.

Aufgrund all dieser Untersuchungen meint *Dörner* annehmen zu dürfen, daß die geschlechtsspezifische Differenzierung des Gehirns von der genetischen Geschlechtlichkeit absolut unabhängig sei. Denn sonst ergäbe die Beobachtung, daß ein Androgendefizit beim Männchen und ein Androgenüberschuß beim Weibchen in der Periode der Differenzierung des Hypothalamus nach postpubertaler Androgenaktivierung zu kompletter Inversion des Sexualverhaltens führe, wohl keinen Sinn.

Die Kritik, die zu *Dörners* Interpretation dieser Daten bzw. vor allem ihrer Übertragung auf menschliche Bedingungen geäußert wird, soll später anhand der Diskussion der Annahmen über die somatische Genese sexueller Abweichungen beim Menschen aufgezeigt werden. Hier muß der Hinweis genügen, daß *Dörners* Interpretationen eine besondere Rolle spielen, wenn von einem Modell der Störbarkeit der geschlechtlichen Differenzierung durch hormonale Einwirkung — und dies auch beim Menschen — gesprochen wird.

Evidenz dafür, daß auch in der fetalen Entwicklung des Menschen eine hormonell bedingte Störung der hypothalamischen Differenzierung entstehen kann, ist kaum zu finden. Die wenigen Untersuchungen, die zu dieser Problematik vorliegen, erbrachten außerdem widersprüchliche Ergebnisse. Naturgemäß kommt der Möglichkeit, daß Gravide, die mit Hormonpräparaten behandelt werden, maskulinisierte weibliche Kinder gebären, — adrenale weibliche Hermaphroditen —, besonderes Interesse zu. 1960 veröffentlichte *Wilkins* eine Überblicksstudie über 101 derartige Fälle. 35 der in dieser Arbeit erwähnten Frauen waren mit Norethisteron behandelt worden, 34 mit Ethisteron und eine mit Norethynodrel. 15 hatten eine androgene Substanz erhalten. Bei zwei Frauen war eine Virilisierung des Fetus eingetreten, nachdem sie mit Progesteron behandelt worden waren. Weiters waren vier der Frauen mit Stilboestrol behandelt worden und weitere 4 hatten überhaupt keine Hormonpräparate erhalten. Nach dieser Überblicksuntersuchung kann man faktisch nicht mehr davon sprechen,

2.1. Über die pränatale Ätiologie von Störungen der geschlechtlichen Identität

daß irgendeine der verabreichten hormonellen Substanzen eine spezifische Wirkung auf die hypothalamische Differenzierung besitzt. Bezeichnend scheint aber auch, daß eine Virilisierung eines weiblichen Fetus auch dann auftreten konnte, wenn die Mutter überhaupt keine Hormonpräparate erhalten hatte. 1964 beschrieben *Lojodice* und Ma. einen Fall von fetaler Maskulinisierung bei Verabreichung von 17-alpha-hydroprogesteron. 1967 veröffentlichten *Ehrhardt* und *Money* 10 Fälle von progesteroninduziertem Hermaphroditismus bei Mädchen. 1973 veröffentlichten *Yalom, Green* und *Fisk* die Ergebnisse einer an Knaben und jungen Männern durchgeführten Untersuchung, deren Mütter während der Gravidität Sexualhormone erhalten hatten, um Komplikationen, die aus einem bei diesen Frauen bestehenden Diabetes entstehen hätten können, vorzubeugen. Die Studie wurde kontrolliert durchgeführt. Je 20 Sechs- und Sechzehnjährige, Knaben und junge Männer, wurden untersucht und mit Kontrollen verglichen. Es zeigte sich, daß die Sechzehnjährigen, deren Mütter Diabetikerinnen waren und in der Schwangerschaft mit Sexualhormonen behandelt worden waren, signifikant weniger aggressiv und durchsetzungsfähig waren als die Kontrollen. An den Sechsjährigen ließen sich sowohl bei persönlicher Testung der Kinder als auch nach den Angaben der Mütter bezüglich des Verhaltens ihrer Söhne keine Abweichungen von den Kontrollen erheben. Lediglich eine Befragung der Lehrer dieser Kinder ergab, daß sie als weniger durchsetzungsfähig imponierten und sportlich nicht sehr leistungsfähig waren. Körperliche Intersexbildungen waren bei den Sechzehnjährigen nie zu finden, hingegen wiesen zwei der Sechsjährigen, die diabetische Mütter hatten, eine Hypospadie auf. In psychosexueller und sexualpathologischer Hinsicht ist interessant, daß unter den Sechzehnjährigen drei Kontrollpersonen gegenüber nur zwei der Söhne diabetischer Mütter häufig transvestierten und daß unter allen Befragten ein einziger junger Mann bereits bedeutendere homosexuelle Aktivitäten hinter sich gebracht hatte. Auch dieser war eine Kontrollperson.

Das Ergebnis dieser Studie weist klar auf, wie schwer es ist, irgendwie brauchbare Überlegungen aus solchen Untersuchungen zu entwickeln, aufgrund derer man die Übertragbarkeit des Tiermodells auf den Menschen beweisen könnte. Ergänzend sollte noch gesagt werden, daß bereits 1959 *Bongiovanni* und Ma. darauf hingewiesen hatten, daß die Verabreichung von Östrogenen in der Schwangerschaft nur äußerst selten zu Schädigungen des Fetus führen dürfte, da sie bei 700 Diabetikerinnen, die auf diese Weise behandelt worden waren, nicht ein Kind mit genitalen Mißbildungen gesehen hätten. Diese Ergänzung soll aufzeigen, daß das gehäufte Auftreten von Hypospadie, das *Yalom* und Ma. beschreiben, dem Zufall entspringen dürfte. Noch dazu handelt es sich bei der Studie von *Bongiovanni* um an derselben Klinik gewonnene Ergebnisse, wie später von *Yalom*. Beide Untersuchungen wurden an Patientinnen der Joslin-Klinik in Boston durchgeführt.

Das einzige „natürliche Experiment", das am Menschen vergleichbare Ergebnisse mit an Tieren gewonnenen Resultaten bringt, scheint die testikuläre Feminisierung oder das Syndrom der Androgeninsensitivität zu sein. Doch damit gelangt man bereits in den Bereich der Intersexualität.

2.1.2. Somatische Intersexe

Mit den Hermaphroditen oder besser gesagt: intersexuellen, zwischengeschlechtlichen menschlichen Wesen beschäftigt sich die Sexologie nunmehr seit bereits mehr als 100 Jahren. 1876 formulierte *Klebs* erstmalig die Unterteilung der intersexuellen Erscheinungen in „echte Hermaphroditen", d.h. Wesen, die sowohl testikuläre wie auch ovarielle Elemente in ihren Gonaden aufweisen, und in „Pseudohermaphroditen", d.h. männliche Individuen, die Testes besitzen, aber sonst mehr oder weniger verweiblicht, und weibliche, die zwar Ovarien besitzen, aber maskulinisiert sind.

In der Folge wurden von einer Reihe von Autoren intersexuell entwickelte Fälle beschrieben und umfangreiche Fallsammlungen und -katalogisierungen angestellt. *Taruffi* und *Neugebauer* sind in dieser Hinsicht besonders erwähnenswert. Vor allem ist weiters das „Jahrbuch für sexuelle Zwischenstufen" eine Fundgrube an derartigen Darstellungen. Schließlich wird 1938 das Turner- und 1942 das Klinefeltersyndrom exakt beschrieben. Die Frage nach der Ätiologie derartiger Erscheinungsbilder konnte nach der Entdeckung des Geschlechtsdimorphismus der Zellkerne von Säugetieren durch *Barr* und *Bertram*, 1949, abgeklärt werden. Die weitere Entwicklung der Zell- und der Chromosomendiagnostik läßt heute eine neue Einteilung der Intersexformen zu (*Overzier*, 1961). Diese neue Klassifikation baut zwar auf den anatomischen Auffassungen auf, berücksichtigt aber die neuen endokrinologischen und chromosomalen Erkenntnisse.

Nach *Money*, 1955, spricht man von Hermaphroditismus oder Intersexualität, wenn Widersprüchlichkeiten innerhalb der folgenden sechs Geschlechtsvariablen bestehen:

— Zuschreibungsgeschlecht und Geschlecht, in dem erzogen wird.
— Äußere Morphologie der Genitalien.
— Innere akzessorische Geschlechtsstrukturen.
— Hormonelles Geschlecht und sekundäre Geschlechtsmerkmale.
— Keimdrüsengeschlecht.
— Chromosomengeschlecht.

Unstimmigkeiten innerhalb dieser Variablen können mit der Geschlechtsrolle als siebenter Variable in Beziehung gesetzt werden.

Unter Berücksichtigung dieser Verhältnisse entwickelte *Money* eine phänomenologisch ausgerichtete Einteilung der „Variationen somatisch ambisexueller Entwicklung". Danach können folgende Intersexformen beschrieben werden:

— Kongenital hyperadrenocortical, weiblich.
— Weiblich, mit gut ausgebildetem Phallus, normalen Ovarien und normalen inneren Geschlechtsorganen.
— Echter Hermaphroditismus.
— Männlich, mit ungestoppter Differenzierung der Müllerschen Gänge, entweder mit normalem Penis und beiden oder einem Hoden kryptorch oder hypospadisch und kryptorchid.
— Gonadale Agenesie oder Dysgenesie: Es liegen männliche Chromosome vor, aber die Morphologie des Körpers simuliert Weiblichkeit.

2.1. Über die pränatale Ätiologie von Störungen der geschlechtlichen Identität 37

— Simulierte Weiblichkeit mit Hoden, blind endigender Vagina, Resten der Müllerschen Gänge und Brüsten.
— Männliche Hypospadie, Kryptorchismus, mit pubertärem Wachstum der Brüste, entweder mit Urogenitalsinus oder mit blind endigendem Vaginalstumpf.
— Wie zuletzt, aber ohne Brustwachstum.

Von *Overzier*, 1961, 1967, stammt eine exakte Einteilung der Intersexualität nach zunächst klinisch-anatomischen Kriterien, jedoch unter Beobachtung chromosomaler Befunde. Er beschreibt:

— Hermaphroditismus verus. Davon sind 2/3 der Fälle chromatinpositiv (XX), 1/3 chromatinnegativ (XY). Es existieren Hoden und Eierstöcke. Zu unterscheiden sind laterale Hermaphroditen, die auf der einen Seite Hoden und auf der andern Ovarien aufweisen, bilaterale, die auf beiden Seiten beide Geschlechtsdrüsen besitzen, und unilaterale, die auf einer Seite beide Gewebe, auf der andern aber nur eine Art Drüsen besitzen.
— Pseudohermaphroditismus: männlich, chromatinnegativ (XY) mit Hoden oder weiblich, chromatinpositiv (XX) mit Ovarien.
— Testiculäre Feminisierung: chromatinnegativ (XY) mit Hoden.
— Triplo-X-Frauen: doppelt chromatinpositiv (XXX) mit eventuell funktionstüchtigen Ovarien.
— Sogenanntes echtes Klinefelter-Syndrom: chromatinpositiv (XXY) mit Hoden.
— Gonadendysgenesien: chromatinnegativ oder -positiv (XO, XY, XX) mit Gonadenrudimenten.
— Turner-Syndrom: chromatinnegativ (XO) mit Gonadenrudimenten und Mißbildungen.
— Agonadismus: chromatinnegativ (XY?) ohne Gonaden und ohne Genitale.
— Weibliches adrenogenitales Syndrom: chromatinpositiv (XX) mit exzessiver Hormonwirkung der NNR.
— Induzierter Pseudohermaphroditismus: chromatinpositiv (XX), diaplacentare Hormonwirkung auf den Feten.
— Tumoren mit heterosexueller Wirkung.

Overzier schlüsselt weiters nach der Art der chromosomalen Aberrationen auf und unterscheidet zwischen einfachen geschlechtschromosomalen Aberrationen und Mosaikkonstellationen mit typischem Erscheinungsbild. Unter Mosaik versteht man ein uneinheitliches Chromosomenbild; nebeneinander liegende Zellen weisen verschiedene Chromosomenkonstellationen auf. Diese Mosaike kommen bei allen Intersexformen vor, sind häufiger, als man annahm. Die Mehrzahl der Intersexe scheint in ihrer frühen Entwicklung einen Mosaikstatus zu durchlaufen.

Des weiteren klassifiziert *Overzier* auch die Intersexformen, die morphologisch normale Chromosomenbefunde aufweisen:
— XX: Echte Hermaphroditen. 2/3 der Fälle (aus Mosaik XX/XY durch XY-Verlust?)
— XX: Gonadendysgenesien.
— XX: Hormonale Intersexe: adrenogenitales Syndrom, induzierter Pseudohermaphroditismus.

— XY: Echte Hermaphroditen. 1/3 der Fälle (aus Mosaik XX/XY durch XX-Verlust?)
— XY: Männliche Pseudohermaphroditen (aus Mosaik? Y-Funktionsschaden. Schaden der fetalen Gonadenanlage?)
— XY: Syndrom der testiculären Feminisierung. „Hairless women". Mangelnde Ansprechbarkeit der Erfolgsorgane auf Androgene.

Diese Art der Darstellung ersetzt die ältere und von anderen Autoren (z. B. *Bishop*, 1966) beibehaltene Aufgliederung der Intersexe in „hormonelle" und „chromosomale". Auch die Overziersche Klassifizierung hat ihre Schwächen: so ist z.B. die Trennung zwischen dem adrenogenitalen Syndrom und dem induzierten Pseudohermaphroditismus unter dem Oberbegriff „Hormonaler Intersex bei XX-Typ" zu wenig scharf vollzogen. Der induzierte Pseudohermaphroditismus wurde bereits besprochen, es ist jedoch nachzutragen, daß ein springender Unterschied zwischen diesen beiden Störungen darin zu finden ist, daß, wie aufgrund der Ätiologie selbstverständlich, der induzierte Pseudohermaphroditismus femininus postnatal zum Stillstand kommt, wohingegen das adrenogenitale Syndrom durch auch postnatal ablaufende Maskulinisierung gekennzeichnet ist.

2.1.2.1. Somatische Intersexe und geschlechtliche Identität

Daß die Entwicklung der geschlechtlichen Identität, d.h. des Zugehörigkeitsgefühls zu einem der bestehenden Geschlechter, bei Intersexen problematisch sein kann, liegt auf der Hand. Dementsprechend beansprucht dieses Problem seit den Anfängen der Sexualforschung das Interesse der in dieser Disziplin beschäftigten Forscher. In der neueren Literatur stammen die extensivsten Studien zu dieser Thematik von *Money* und Mitarbeitern (*Money, Hampson & Hampson*, 1955, *Hampson, Hampson & Money*, 1955; *Money & Pollitt*, 1964; *Money*, 1974).

Die Resultate dieser Untersuchungen trugen wesentlich zur These bei, daß geschlechtliche Identität vorwiegend als Resultat der Zuschreibung und Verstärkung eines bestimmten Geschlechtes von seiten der Umwelt zu verstehen sei, das sich unabhängig von den somatischen Variablen der Geschlechtlichkeit entwickelt. Dies postuliert vor allem *Money* aus der Erkenntnis heraus, daß es immerhin 23 von ihm untersuchten 76 hermaphroditischen Individuen möglich war, in Widerspruch zur Morphologie der äußeren Genitalien dem Zuweisungsgeschlecht folgend zu leben. Dieses Zuweisungsgeschlecht hatte zumeist auch die volle Entwicklung der sexuellen Rolle und Orientierung zur Folge. In einer Untersuchung an Patienten mit ovarieller Agenesis bei männlichem Chromosomenmuster stellte sich ebenfalls heraus, daß sie alle, ihrer genetischen Männlichkeit zum Trotz, voll weiblich identifiziert waren. Dies entsprach in diesen Fällen dem Zuweisungsgeschlecht, aber auch dem äußeren Erscheinungsbild.

Letzteren Umstand bedenkend, meint *Money* selbst, 1974, daß ohnehin von Intersexen nur selten paradoxe und problematische geschlechtliche Identitäten erwartet werden können. Von einer solchen Entwicklung seien lediglich derartige intersexuelle Kinder wirklich gefährdet, die mit einer zunächst nicht

2.1. Über die pränatale Ätiologie von Störungen der geschlechtlichen Identität

bestimmbaren genitalen Morphologie zur Welt kommen, nicht rasch genug korrigierend operiert werden und bei denen sich die Unsicherheit in der geschlechtlichen Zuordnung bei den Eltern auf ihren Erziehungsstil auswirkt. Probleme wären dann insbesondere während der Pubertät zu erwarten, wenn es zur Entwicklung sekundärer Geschlechtsmerkmale kommt, die zum Zuschreibungsgeschlecht in Widerspruch stehen. Einzelne Intersexformen, wie etwa die testikuläre Feminisierung, würden kaum je zu Brüchen der Identität führen, da Selbst- und Fremdwahrnehmung der Person eindeutig weiblich sei.

All diese Beobachtungen und Überlegungen entsprachen zum Zeitpunkt ihrer Veröffentlichung keineswegs neuen Erkenntnissen. Bereits 1945 hatte *Ellis* im Rahmen seiner Untersuchung des psychischen Geschlechts menschlicher Hermaphroditen festgestellt, daß im allgemeinen die von ihm untersuchten Individuen die Geschlechtsrolle bevorzugten, zu der sie erzogen worden waren, auch wenn diese der Fortpflanzungsphysiologie widersprach. Wies z.B. eine Frau Genitalien auf, die nicht dem normalen weiblichen Typ entsprachen, und war sie daher als Junge aufgezogen worden, erklärte sie dennoch meistens, sie wolle lieber ein männliches Leben führen und die Rolle des Ehemannes einer anderen Frau übernehmen, als sich auf die ihren Erbanlagen eigentlich entsprechende Rolle umstellen. Besaßen andererseits Männer Geschlechtsteile, die äußerlich denen der Frau ähnelten, zogen sie es zumeist vor, sowohl in gesellschaftlicher wie auch sexueller Beziehung die Position der Frau beizubehalten. *Ford* und *Beach* zitieren 1951 diese Ergebnisse von *Ellis* und fügen ihre eigene Interpretation hinzu:

„Nimmt man zu diesen Feststellungen noch das hinzu, was wir über die Transvestiten in anderen Gruppen wissen, so zeigt sich wieder, welch gewaltige Bedeutung die frühesten Erlebnisse und die Erziehung durch die Gruppe für die Sexualität des Menschen haben."

Ähnliche Überlegungen lassen sich bereits bei einem der ersten Autoren, die zum Thema der Intersexualität schrieben, finden. Es handelt sich um *Neugebauer*. Dieser Autor schrieb die erste umfassende Kasuistik des Zwittertums in der deutschen Sexualforschung. Eine typische Textstelle:

„Es seien hier noch einige Beobachtungen hinzugefügt, welche geeignet erscheinen, den großen Einfluß der Erziehung eines Kindes als Knabe oder Mädchen zu erhärten, der sich nicht nur darauf erstreckt, Charakter, Beschäftigungsweise, Neigungen, die Laster eines oder des anderen Geschlechtes hervortreten zu lassen, je nach der Erziehung als Knabe oder Mädchen, sondern der sogar auf das geschlechtliche Empfinden in manchen Fällen einen maßgebenden Einfluß hatte. So erklärt sich z.B. bei als Mädchen erzogenen Scheinzwittern so manche Eigentümlichkeit in ihrem Gebaren, Charakter, ihrer bevorzugten Beschäftigung etc., die denen eines Weibes entsprachen, mit Eigentümlichkeiten des weiblichen, schüchternen, schamhaften Wesens und gleichzeitig ausgesprochener Neigung zu Männern und Abscheu vor dem Gedanken, als Mann zu kohabitieren."

Andererseits schreibt aber wieder *Neugebauer* in diesem Zusammenhang:

„Wohl gibt es viele Fälle, und es mögen die weitaus meisten sein, wo, falls ein Geschlechtstrieb überhaupt bei einem Scheinzwitter auftritt, früher oder später dieser Geschlechtstrieb sich als der normale heterosexuelle erweist, respektive sich gewaltsam Bahn bricht und zu der Feststellung des ‚erreur de sexe' führte, aber es gibt auch viele Fälle, wo der Geschlechtstrieb eines männlichen als Mädchen erzogenen Scheinzwitters zeitlebens ein weiblicher, also zu Männern gewandter, homosexueller blieb. *Albert Moll* ist der Ansicht, daß der suggestive Einfluß der Erziehung auf den Geschlechtstrieb ein sehr geringer sei, daß er höchstens den Geschlechtstrieb, den das einzelne Individuum von Natur aus hat, hemmend beeinflussen, beengen, in Schranken halten, etc, aber nicht in einen umgekehrten verwandeln, also nicht aus dem heterosexuellen Geschlechtstrieb einen homosexuellen machen könne, etc. Mir scheint im Gegenteil der Einfluß der Erziehung in der einen oder anderen Richtung ein sehr bedeutender zu sein."

Neugebauer fühlte sich demnach nicht in der Lage, eine eindeutige Aussage dazu zu liefern, ob nun die somatische Anlage oder die Erziehung das geschlechtliche Verhalten in stärkerer Weise beeinflussen. Dies wird verständlich, wenn man seine Kasuistik einer Revision unterzieht. Er berichtet von 14 Fällen, in denen Scheinzwitter, die als Mädchen erzogen wurden, Zuerkennung ihrer natürlichen männlichen Rechte verlangten, um sich mit Frauen verehelichen zu können, andererseits wurden ihm aber auch 7 Fälle bekannt, in denen als Folge der suggestiven Einwirkung in der Erziehung als Mädchen das betreffende Individuum nach Konstatierung des „erreur de sexe" verlangte, weiterhin als Mädchen betrachtet zu werden (*Neugebauer*, 1902). Das heißt aber, daß diese frühen Untersuchungen zum Problem der Scheinzwitter zum Teil andere Ergebnisse erbrachten, als sie heute von *Money* als Grundlage seiner theoretischen Überlegungen dargestellt werden. Man muß allerdings darauf hinweisen, daß *Money* selbst bisweilen von seinen Thesen abrückt. So spekuliert er in einer Studie, in der das Klinefelter-Syndrom und der Transvestismus miteinander in Beziehung gesetzt werden (*Money* und *Pollitt*, 1964), damit, daß immerhin auch der Transvestismus als eine durch komplizierte Chromosomenabweichungen induzierte Variante aufgefaßt werden könnte, da er gefunden hatte, daß immerhin unter 13 Transvestiten zwei dem Klinefelter-Syndrom zugerechnet werden konnten. *Money* und *Pollitt* räumen zwar ein, daß dieses Ergebnis statistisch nicht verwertbar sei, meinen jedoch, daß der Umstand des gemeinsamen Auftretens zweier seltener Phänomene in nicht erwartbarer Häufung zu denken geben solle.

Money absolut widersprechende Ergebnisse lassen sich Studien von *Baker* und *Stoller*, 1968, sowie von *Ionescu* und Mitarb., 1971, entnehmen. *Baker* und *Stoller* untersuchten 28 Intersexe, von denen 7, die alle männlich waren, nach der Geburt dem männlichen Geschlecht zugeordnet wurden und auch durchaus als Knaben erzogen wurden. Sie hatten sich jedoch bereits als Kinder weiblich gefühlt. In der Pubertät litten sie unter Störungen der Hodenfunktion, „als ob sie die Richtigkeit ihrer eigenen Geschlechtsgefühle beweisen wollten".

Aufgrund dieser Beobachtungen postulierten *Baker* und *Stoller* das Vorliegen einer geheimnisvollen „biologischen Gewalt", die sie als „versteckte hormonelle Abweichung oder Störung des zentralen Nervensystems" beschreiben, die die Entwicklung der geschlechtlichen Identität beeinflusse und damit über die von *Money* und seinen Mitarbeitern postulierte Macht der Umwelteinflüsse triumphieren könne. Diese Auffassung kennzeichnet den frühen Entwicklungsstand der Stollerschen Theorie über die Entwicklung der geschlechtlichen Identität.

Die Fälle, die *Ionescu* und Mitarb. beschreiben, sind ähnlich gelagert. Es handelt sich um einen Mann und eine Frau, die beide an gonadaler Dysgenesie leiden. Beide kamen zur Zeit der Pubertät in Behandlung, gaben an, konträr

2.1. Über die pränatale Ätiologie von Störungen der geschlechtlichen Identität

geschlechtlich identifiziert zu sein, und begehrten nach Geschlechtsumwandlung. *Ionescu* beruft sich in der Interpretation dieser beiden Fälle auf eine frühe Studie von *Stoller* (1960, 1963), stellt zu dem darin vorgestellten Fall Analogien her. Wegen dieser Bezugnahme auf *Stoller* wird der Autor von *Green,* 1971, der zu *Stollers* Mitarbeitern zählt, heftig angegriffen. Dieser bezeichnet *Ionescus* Auffassung als extrem naiv. Seiner Meinung nach spricht alles dafür, daß die beiden Fälle konträre Hormone einnahmen. Dementsprechend sei auch nicht davon zu sprechen, daß sie in ihrer pubertären Entwicklung spontan somatische Zeichen eines Geschlechtswandels hätten erkennen lassen. *Green* verweist erneut auf Erfahrungen, die *Stoller* gemacht habe.

Diese Auseinandersetzung kann als Anlaß dafür dienen, *Stollers* biologistische These zu diskutieren. Sie ist insofern besonders lehrreich, als sie ein Schicksal aufzuweisen hat, das sie zu einer großen wissenschaftlichen Groteske unserer Zeit werden ließ. In dieser Hinsicht wurde sie bisher allerdings kaum gewürdigt.

2.1.2.2. *Stoller* und sein Fall „Agnes"

Die Annahme der Wirksamkeit einer schweigend wirksamen biologischen Gewalt für die Entwicklung der geschlechtlichen Identität wurde bereis mehrfach erwähnt. Es wurde auch bereits darauf hingewiesen, daß *Stoller* als Grundlage dieser Annahme Erkenntnisse, die er an bestimmten Fällen zu gewinnen glaubte, dienten. Einer dieser Fälle wurde mehrfach als besonders typisch herausgestellt und unter Beteiligung verschiedener Autoren aus verschiedenen Forschungsdisziplinen mehrmals referiert und veröffentlicht (*Stoller* und Mitarb., 1960; *Schwabe* und Mitarb., 1962; *Stoller,* 1965; *Garfinkel,* 1967).

In dem Artikel: „Ein Beitrag zur Erforschung der Geschlechtsidentität" wird diese „Patientin" kurz folgendermaßen beschrieben:

„Bis zu seinem 17. Lebensjahr war dieses Kind ein Knabe. Als er aber in die Pubertät kam, entwickelten sich an ihm alle sekundären Geschlechtsmerkmale eines Mädchens: volle Brüste, weibliche Taille und Hüftform, weibliche Behaarung ohne Bartwuchs etc., all das bei gleichzeitiger Existenz eines normal entwickelten Penis und von Hoden. So weit er sich zurückerinnern kann (ins dritte Lebensjahr), bestand sein Phantasieleben bewußter Natur ausschließlich darin, eine Frau zu sein. In der Adoleszenz zog sich der Patient immer mehr zurück, da er immer weiblicher aussah und dies verborgen werden mußte, bis er schließlich den Kampf aufgab und als er 17 Jahre alt war, sich zur Frau wandelte. Seit dieser Zeit lebt er komplett wie eine Frau, unentdeckt von Frauen und Männern. Als er 20 Jahre alt war, wurden der Penis und die Hoden entfernt und eine künstliche Scheide geschaffen. Die histologische Untersuchung der Hoden ergab, daß sie als Quelle großer Mengen von Östrogen fungierten, das seit der Pubertät produziert wurde, als das weibliche Äußere entstand. Aber dennoch: was unerklärlich bleibt, ist die frühere Geschichte seiner weiblichen Identität. So fallen wir wieder auf die biologische ‚Gewalt' zurück, um das Faktum zu erklären, daß die geschlechtliche Kernidentität weiblich war, trotz der Tatsache, daß das Kind anscheinend ein völlig normal erscheinender Knabe und auch in genetischer Hinsicht männlich war."

Dieser Auffassung entsprechend war dieser Fall auch unter dem Titel: „Pubertal Feminization in a Genetic Male with Testicular Atrophy and Normal Urinary Gonadotropin" bereits einige Jahre vor dieser Darstellung (1962), in extenso veröffentlicht worden. Seit diesem Zeitpunkt diente er verschiedenen

Disziplinen als paradigmatischer Paradefall. *Stoller* selbst referierte ihn 1963 in Stockholm anläßlich des 23. Internationalen Kongresses für Psychoanalyse, um seine These von der stumm wirkenden biologischen Beeinflussung der geschlechtlichen Kernidentität vorzutragen. 1966 diente der Fall *Agnes Garfinkel* zur Darstellung einer Interpretation nach ethnomethodologischen Gesichtspunkten. Bereits in *Garfinkels* Buch bezieht sich jedoch ein Appendix auf diesen Fall, aus dem hervorgeht, daß sich während der Drucklegung herausgestellt hatte, daß die Patientin „Agnes" in der Zwischenzeit zugegeben hatte, daß ihre Verweiblichung nicht als konstitutionell-biologisches Geschehen abgelaufen sei, sondern daß sie den Ablauf dadurch selbst fleißig beeinflußt habe, daß sie sich seit ihrem 12. Lebensjahr Östrogen injiziert habe.

1967 sprach *Stoller* anläßlich des 25. Internationalen Psychoanalytischen Kongresses in Kopenhagen erneut über „Agnes". Das Referat erschien 1968. Er berichtete über den Umstand, daß die Patientin sich Östrogene zugeführt habe, und räumte ein, daß er fälschlich darüber gesprochen habe, daß sie von einer biologischen Gewalt verweiblicht worden sei. Er gab auch zu, daß man den Standpunkt nicht aufrecht erhalten könne, daß die Entwicklung der sekundären Geschlechtsmerkmale als Beweis dafür dienen könne, daß es möglich sei, daß eine biologische Gewalt von früher Kindheit an die Entwicklung der Geschlechtsidentität in einer Weise beeinflußt habe, daß sie das Gefühl entwickelt habe, tatsächlich ein Mädchen zu sein. Sie war also doch ein „Transsexueller", meint *Stoller*. In einer Fußnote zu diesem Referat behauptet er jedoch, daß diese Erfahrung noch nicht die Existenz einer derartigen „biologischen Gewalt" widerlege. Er weist darauf hin, daß seine Studien an biologischen Intersexen ihr Bestehen zu bestätigen scheinen. Die Erfahrungen, die er mit diesem Patienten machte, veröffentlichte er in seinem Buch „Sex and Gender".

Sind all diese Ereignisse rund um einen Fall schon grotesk genug, vertieft die Reaktion der jeweiligen Autoren noch den Eindruck daß da am Thema des Transvestismus eine Travestie der Wissenschaftlichkeit vorgeführt wird.

Zwar wird eingeräumt, daß man betrogen worden sei und das Spiel des Patienten mitgespielt habe; dann aber wird sofort ein Ausweg gefunden und auf unglaubliche Weise wird aus der Täuschung dann sogar eine Bestätigung. *Garfinkel* meint 1967 in dem erwähnten Appendix, daß gerade der Umstand der Täuschung es ermögliche, aus der Studie ein Modell für die ethnomethodologische Disziplin zu machen, und *Stoller* meint 1968, daß aufgrund des Umstandes, daß sich *Agnes* nunmehr als Transsexueller erwiesen habe, sie nunmehr als Objekt der Überprüfung seiner an Kindern gewonnenen Hypothesen über die Entwicklung der geschlechtlichen Identität unter dem Einfluß einer bestimmten familiären Konstellation herangezogen werden könne. Und siehe da: die nunmehr verspätet eingeholte Anamnese und die Rücksprache mit Agnes' Mutter ergab tatsächlich diese Bestätigung:

> „So sollte dieser von allen Menschen der erste Patient sein, mit dem ich mich beschäftigen konnte, um zu überprüfen, ob die Erkenntnisse, die an den kleinen Knaben gewonnen worden waren und sich auf eine mögliche Ätiologie dieser Identitätsstörung bezogen, auch bei Erwachsenen stichhaltig blieben."

2.1. Über die pränatale Ätiologie von Störungen der geschlechtlichen Identität

Und weiter:

„Die Erkenntnisse weisen auf einige präzise ätiologische Faktoren in bestimmten Fällen dieser verwirrenden und seltenen Störung der Geschlechtsidentität, Transsexualismus, hin. Hilfreich war dabei die Untersuchung eines männlichen Transsexuellen, dessen Mutter und Vater ihn als Kind ebenso behandelt hatten, wie die Eltern transsexueller Knaben ihre männlichen Kinder."

In einer Auseinandersetzung mit *Stollers* Werk weist *Heiman,* 1968, auf einige kritische Punkte hin:

„Zum Beispiel erkannten *Stoller* und seine Mitarbeiter nicht, daß er sich im Gegensatz zu Transvestiten und Transsexuellen nicht als Imitator der weiblichen Rolle darstellte, sondern mit dieser klar identifiziert zu sein schien, da er der Feindseligkeit entbehre, die man bei solchen Patienten sonst sehen kann . . . Die detaillierte Beschreibung dieses Patienten . . . daß es keinem der Beobachter möglich war, ihn als etwas anderes als eine junge Frau zu identifizieren, wobei das die einschließt, die seinen anatomischen Status kannten, alles das läßt in mir den Verdacht aufkommen, ob wir denn nicht eine Situation vor uns haben, die bestimmten Fällen von Scheinschwangerschaft ähnelt, bei denen die illusionäre Schwangerschaft unter der irrigen Assistenz des Arztes aufrecht erhalten wird."

In diesem Zusammenhang meint *Heiman,* daß die Annahme einer „biologischen Kraft" den Blick und die Erkenntnis der Ärzte in derartigen Fällen trübe, und weist besonders darauf hin, daß der Patient zwei Wochen nach der Durchführung der Umwandlungsoperation ein Zustandsbild entwickelt habe, das einem klimakterischen Bild entsprochen habe. Das bei einem Mann von 20 Jahren.

„An diesem Punkt erwogen die Autoren doch ernsthaft die Möglichkeit, daß er Östrogentabletten eingenommen habe; aber sie verwarfen die Hypothese! Einer der Gründe dafür war, daß der Patient dazu nein sagte und daß die Ärzte diese Verneinung glaubhaft fanden."

Die Interpretation, daß die Autoren deshalb so leicht zu täuschen waren, weil die Täuschung inhaltlich ihrem Wunsch entsprach, erspart *Heiman Stoller,* wohl weil er andere Aussagen dieses Autors stützen möchte.

Man kann diese Interpretation jedoch nicht zurückhalten, wenn man beobachtet, daß die Komödie nicht im Jahr 1968 ihren Abschluß fand, sondern daß die bereits erwähnte Studie von *Ionescu* 1971 wieder die ursprünglichen Annahmen von *Stoller* einführt. Letzterer scheint sich eben doch nicht ausreichend und unmißverständlich von seinen frühen Aussagen distanziert zu haben. Auch scheinen in seinen späteren Arbeiten immer wieder biologistische Erklärungsversuche auf. Insofern ist auch *Greens* Kritik an *Ionescu* nicht fair. Dieser ist lediglich in ähnlicher Weise befangen, wie seine amerikanischen Vorläufer, wenn es um das Aufspüren „biologischer Fakten" geht. Diese Art Wissenschaftlichkeit scheint eine fatale Bestätigung der Annahme, daß unbewußtes Wollen das Werk beeinflusse, auf dieses „überfließe", zu sein. Auf jeden Fall wird ein bedenklicher Zustand der Forschung deutlich, der sich aus übertriebener Generalisierung, Täuschung und Beschäftigung konstituiert. Derart betriebene Forschung sollte keine weitreichenden oder tiefgreifenden Konsequenzen haben.

Ionescus Artikel und *Greens* Kritik daran bedeuteten allerdings noch immer nicht, daß die ganze Angelegenheit um den Fall Agnes als Köpenickiade erkannt wurde. Noch *Plöger* und *Flamm,* 1978, erwähnen sowohl *Stoller* wie auch *Ionescu* in durchaus unkritischer Weise.

Interessanterweise fällt in allen biologistischen Spekulationen, die bisher besprochen wurde, die Pubertät als biologische Konstante unter den Tisch. Diese Vernachlässigung scheint problematisch. Schließlich wird der „erreur de sexe" während der pubertären Entwicklung offenkundig. Auch *Stollers* Agnes versucht die endgültige Reifung zum Mann in dieser Entwicklungsperiode durch konträres Hormon zu hemmen und sich die Empfindung von Veränderung des Körpergefühls, wie sie die Reifung für das Mädchen mit sich bringt, zu vermitteln. Von einer festgefügten geschlechtlichen Identität kann wohl erst nach Abschluß der Pubertät gesprochen werden. Eine konträre Identität liegt dann vor, wenn auch die spürbaren Effekte der Reifung kein korrelierendes Geschlechtsempfinden ausgelöst haben. In dieser Hinsicht muß jede Bezugnahme auf biologische Parameter als gerechtfertigt angesehen werden. *Money* berücksichtigt in einem 1974 entworfenen Schema diese Umstände und beschreibt die Abfolge der Determinanten der Geschlechtsidentität des Erwachsenen entsprechend folgender Abbildung:

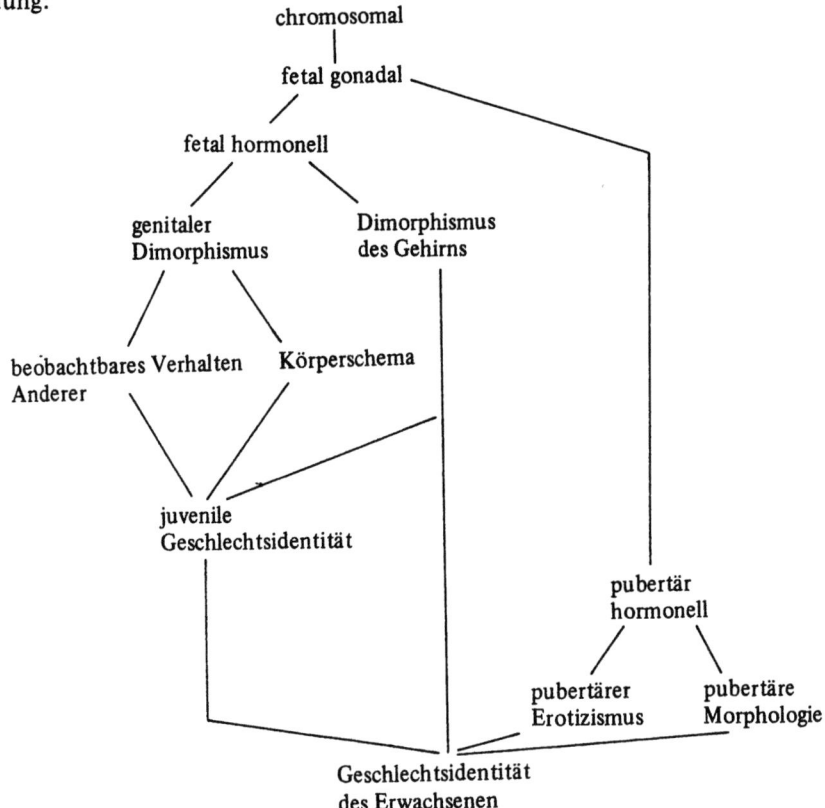

Abb. 2. Abfolge der Determinanten der Geschlechtsidentität des Erwachsenen

Noch einmal auf die Forschung an Intersexen zurückgreifend, muß einmal klargestellt werden, daß die Übertragbarkeit an diesen Personen gewonnener Ergebnisse im Sinne einer Generalisierung auf regelmäßig ablaufende Prozesse nicht ideal gegeben scheint. In dieser Hinsicht ist eine Notiz von *Freund* aus dem Jahre 1969 von Bedeutung. Dieser Autor weist darauf hin, daß bei den von *Money* und seinem Team beschriebenen Fällen von Hermaphroditismus ja tatsächlich bei der Geburt Unsicherheiten in der geschlechtlichen Differenzierung bestanden hätten und die Kinder dann jeweils dem Geschlecht zugeordnet worden waren, dem sie eher zu entsprechen schienen. Diese Kritik gewinnt dadurch an Bedeutung, daß *Freund* selbst in seiner Orientierung biologistische Erklärungsmodelle für abweichendes Sexualverhalten bevorzugt. So schrieb er zum Beispiel 1966:

„. . . wird gezeigt, daß ein Festhalten an der Hypothese der Psychogenese der Homosexualität nicht mehr zu begründen wäre, daß aber der Anteil der Erfahrung an der Ausbildung geschlechtsspezifischer Aktivitäten und Objektappetenzen auch beim heterosexuellen Menschen noch unbekannt ist. In dieser Beziehung ist wohl zur Zeit am meisten von der Intersexforschung und von nach ethologischen Konzeptionen projektierten experimentellen Analysen am Säugetiermodell zu erwarten."

Dieses Zitat kann als Brücke dafür dienen, die Intersexforschung zu verlassen und zu den tatsächlichen klinischen Erscheinungsbildern überzuwechseln; zunächst zu denen, die im Rahmen sexualpathologischer Erscheinungen beobachtbar werden. Das heißt aber auch, daß man damit ein Gebiet verläßt, wo immerhin die Beeinflussung des sexuellen Empfindens und der geschlechtlichen Identität durch pränatale, genetische, chromosomale oder hormonelle Fehlentwicklungen, insgesamt also bio-pathologische Einflüsse, als Begleiterscheinung einer somatischen Entwicklungsstörung aufzufassen ist, wenn auch die Verhältnisse hier weitgehend unklar sind, und daß man sich auf das noch dunklere Gebiet der Annahme pränataler „konstitutioneller" Einflüsse auf das sexuelle Empfinden, die erotische Objektwahl und die geschlechtliche Identität begeben muß, wobei die geschlechtspathologischen Phänomene ohne begleitende merkbare Abweichung vorliegen.

2.1.3. Biologische Annahmen und Interpretationen zu sexuellen Abweichungen

2.1.3.1. Homosexualität

Bereits frühzeitig wurde angenommen, daß gleichgeschlechtliches Empfinden und Verhalten als angeboren, als eine konstitutionelle Variante zu gelten habe, bzw. wurden biologische Ursachen für diese Phänomene spekulativ in Erwägung gezogen. Schon im vorigen Jahrhundert, als unser heutiges Wissen von der Funktionsweise des Gehirns und der neuronalen Systeme noch praktisch nicht vorhanden war, äußerten bestimmte wissenschaftliche Autoren, von denen manche auch heute noch bekannt und als bedeutend anerkannt sind, derartige Standpunkte. Das Jahr 1852 kann als Geburtsjahr dieser Annahmen gelten. Dazu schrieb *Krafft-Ebing*, 1891:

„Als *Casper*, 1852, die feine Bemerkung machte, daß die bis dahin als eine lasterhafte Verirrung angesehene sogenannte Päderastie auf einer meist angeborenen krankhaften Anomalie beruht und eine Art geistiger Zwitterbildung darstellen dürfte, hatte wohl niemand geahnt, daß kaum 40 Jahre später in umfangreichen, wissenschaftlichen Werken eine förmliche Pathologie der psychischen Seite der vita sexualis zu finden sei."

In dieser Zeit äußerten sich verschiedene Autoren in entsprechender Weise:

1870: *Westphal*: Die Anomalie ist angeboren und ihr Träger hat das Empfinden der Krankhaftigkeit des Zustandes.

1884: *Gley*: Die Konträrsexuellen haben ein weibliches Gehirn, dabei männliche Geschlechtsdrüsen. Das kranke Gehirn bestimmt bei ihnen das Geschlechtsleben. Unter normalen Verhältnissen hingegen bestimmen die Geschlechtsdrüsen das Geschlechtsleben.

1903: *Krafft-Ebing*: Die konträre Sexualempfindung ist eine Anomalie und keine Krankheit: „Unter dem Einfluß noch recht dunkler Störungen, welche die empirisch gesetzliche Entwicklung aus der fetalen Existenz eines Wesens zur monosexualen und der Keimdrüse kongruenten geschlechtlichen Persönlichkeit erfährt, kann es nun geschehen, daß die bisexuelle Anlage sich behauptet und doppelseitig sich entwickelt, wobei aber regelmäßig die der Keimdrüse konträre (cerebrale) psychische Anlage mehr ausgebildet ist als die homologe (psychische Hermaphrodisie) oder daß gar die vermöge der Keimanlage zur Entwicklung prädestinierte untergeht und statt ihrer sich die psychischen (Geschlechtsgefühl, Geschlechtstrieb, Charakter, etc) und eventuell auch körperlich gegensätzlichen Geschlechtscharaktere entwickeln und behaupten (konträre Sexualempfindung). Die begriffliche Folge ist dann die, daß in solchem Fall ein vermöge seiner primären Geschlechtscharaktere (Hoden, Genitalien) als Mann anzusprechendes Individuum weibliches Geschlechtsgefühl und damit ausschließlich Inclination zu sexuellem Umgang mit Personen des eigenen Geschlechts hat und umgekehrt Weiber (Scheinweiber, weil sie männliches Geschlechtsgefühl haben und von den psychischen und körperlichen Geschlechtscharakteren des Weibes angezogen werden) zu Weibern.

Die zuletzt zitierte Textstelle von *Krafft-Ebing* ist geeignet, in aller Kürze einen alten, aber heute noch durchaus aktuellen Standpunkt in der Auseinandersetzung um die Ätiologie der Homosexualität zu erhellen. Insbesondere hat sie den Stellenwert einer frühen Spekulation zur pathophysiologischen Ätiologie der „Geschlechtsempfindung", worunter heute vielleicht „geschlechtliche Identität" verstanden würde.

Die frühe Forschung in unserem Jahrhundert steht im Schatten der Publikationstätigkeit *Magnus Hirschfelds*. Dieser Autor explizierte 1914 in seinem enzyklopädischen Werk über die Homosexualität, welche Gründe dafür sprechen, daß man diese Form der geschlechtlichen Neigung als angeborene Variante akzeptieren müsse:

– Die homosexuelle Triebrichtung bricht sich gegen die herrschende Suggestion Bahn.
– Schon Kinder, die später homosexuell werden, zeigen charakteristische Züge; vor allem fällt ein mädchenhaftes Wesen bei Knaben, ein knabenhaftes bei Mädchen auf.
– Schon lange vor der Pubertät besteht Hinneigung zu Personen, die später als Liebesobjekte infrage kommen.
– Der bewußte Geschlechtstrieb richtet sich von Anfang an auf Personen des gleichen Geschlechtes.
– Die ersten Pollutionsträume beziehen sich bereits auf Personen des gleichen Geschlechtes.
– „Das Angeborensein der Homosexualität läßt sich ferner daraus folgern, daß es mit dem ganzen Wesen der Persönlichkeit auf das innigste verschmolzen ist."
– Die Beständigkeit und praktische Unabänderbarkeit des Triebes.
– Ein erster Analogieschluß: Die Übereinstimmung homosexueller mit heterosexueller Gefühlsrichtung in allen seelischen Begleiterscheinungen.
– Ein zweiter Analogieschluß: Alle Geschlechtsunterschiede zeigen Abweichungen von der männlichen oder weiblichen Durchschnittsform. Demgemäß ordnet sich die Homosexualität faktisch naturgesetzhaft ein.

2.1. Über die pränatale Ätiologie von Störungen der geschlechtlichen Identität

— In der Blutsverwandtschaft homosexueller Männer und Frauen finden sich vielfach ebenso veranlagte Personen oder solche, die andere Merkmale sexueller Übergangsformen zeigen.
— Die Ubiquität der Triebrichtung.

Hirschfelds eigener Beitrag zur Theorie der Homosexualität war die Zwischenstufentheorie, die er in zahlreichen Schriften vertrat (*Hirschfeld*, 1902, 1914, 1918, 1920, etc.). Die Wurzel dieser Theorie, die nach den eigenen Worten ihres Urhebers allerdings keine solche ist, sondern lediglich ein Einteilungsprinzip, findet sich bei *Ulrichs,* jenem Laien, der die frühe Forschung auf diesem Gebiet entscheidend beeinflußte:

„Der geschlechtliche Dualismus, welcher ausnahmslos in jedem menschlichen Individuum im Keim vorhanden ist, kommt in Zwittern und Uraniern nur in höherem Grade zum Ausdruck als im gewöhnlichen Manne und im gewöhnlichen Weibe! Im Uranier kommt er ferner nur in einer anderen Weise zum Ausdruck als im Zwitter."

Auf einer gleichartigen Überlegung baut *Hirschfelds* Klassifikation auf. Sexuelle Zwischenstufen sind Männer mit weiblichem und Frauen mit männlichem Einschlag. Demnach steht die Homosexualität als Glied in einer Reihe verwandter Naturerscheinungen und ihr Fehlen würde einen Ausfall in einer lückenlosen Linie bedeuten. In seinem Ordnungssystem reiht der Autor alle Geschlechtsabweichungen nach einer Kette kontinuierlicher Übergänge somatischer und psychischer Art und erklärt das Auftreten von Mischtypen nach den Vererbungsgesetzen aus einer zwischengeschlechtlichen Konstitution, welche der verschiedenen Valenz der beidgeschlechtlichen Erbmassen entsprechen. Diese Zwischengeschlechtlichkeit kann dann

— sich auf die Genitalien beschränken (Hermaphroditismus),
— andere körperliche Merkmale bedingen (Androgynie),
— das sexuell Psychische betreffen (Homosexualität),
— die nicht sexuellen Geschlechtsunterschiede betreffen (Transvestismus).

Die Berechtigung der Vorgangsweise, eine biologische Annahme zur Erklärung einer Verhaltensdimension heranzuziehen, ergab sich für *Hirschfeld* aus den oben angeführten Beweisen für die konstitutionelle Verankerung der Homosexualität. Außerdem wies er darauf hin, daß die homosexuelle Neigung häufig mit körperlichen Symptomen der Zwischengeschlechtlichkeit gekoppelt sei und daß von Kind auf eine Zielstrebigkeit des Triebes beobachtet werden könne. Letztere scheint psychologische Erklärungsmodelle in ihrer Orientierung zur Auswirkung von Gelegenheitsursachen auszuschließen. Logisch ergebe sich nur die Annahme, daß diese Zielstrebigkeit Ausdruck einer intersexuellen Konstitution sei. Schließlich kommt *Hirschfeld*, 1914, zu folgender Summe seiner Überlegungen:

— Die echte Homosexualität ist stets ein angeborener Zustand und dieser angeborene Zustand besteht in einer spezifischen homosexuellen Konstitution des Gehirns. Weitere Explikationen dieser Annahmen lassen sich hier nicht mehr anführen. Es müssen aber die bisher vorgebrachten Hinweise und Zitate ausreichen, frühe Annahmen biologistisch orientierter Autoren verständlich zu machen. Grundsätzlich muß man sagen, daß es sich bei diesen Annahmen, dort wo sie das Feld der Klassifikation und der Phänomenologie überschritten, um hochspekulative Überlegungen handelte, die zunächst jeder Basis experimenteller Art ermangelten. Einzig erbbiologische Untersuchungen konnten belegbares oder belegtes Material erbringen. Dementsprechend wurde auch frühzeitig ein erbbiologischer Ansatz vertreten. Bereits *Westphal* muß in diesem Zusammenhang erwähnt werden. *Havelock Ellis* gab 1928 an, daß die von ihm beobachteten Homosexuellen in 30 % angaben, in ihrer Verwandtschaft weitere Homosexuelle aufzuweisen. Ein vergleichbarer Prozentsatz wurde bereits in früheren Untersuchungen gefunden (z.B. von *Römer,* 1905). Man muß allerdings sagen, daß diese Art erbbiologischer Spekulationen innerhalb eines weiteren theoretischen Bezugrahmens verstanden werden muß. Schließlich galt zur Zeit *Westphals* allgemein Degeneration als kausaler Faktor psychischer Erkrankungen und Fehlentwicklungen und so scheint der Faktor der familiären Belastung in allen möglichen Fällen auf: bei Süchtigen, Alkoholikern, Neurasthenikern und eben auch sexuellen Abweichern. Dennoch: der erbbiologische Forschungszweig erbrachte bereits frühzeitig erste brauchbare Ergebnisse.

Die zweite auch heute noch wesentliche biologische Forschungsrichtung, die hormon-biologische, setzt um das Jahr 1913 mit den ersten Experimenten von *Steinach* ein. Diese waren grundlegend für erste experimentelle Untersuchungen zur Hypothese von Homosexualität als angeborener Konstitutionsanomalie. Etwas später setzten die experimentellen erbbiologischen Untersuchungen *Goldschmidts* ein.

2.1.3.1.1. Erbbiologische Überlegungen zur Ätiologie der Homosexualität

Goldschmidt, 1916, 1921, kam aufgrund von Untersuchungen, die er an gekreuzten Schwammspinnern durchführte, zu seiner Auffassung von der Homosexualität. Es gelang ihm auf dem Wege dieser Kreuzungsversuche, in verschiedenem Ausmaß feminisierte chromosomal männliche Individuen bis zu grobsomatisch und zum Teil auch dem Verhalten nach als Weibchen imponierende Männchen und umgekehrt maskulinisierte, chromosomale Weibchen zu entwickeln. Er stellte eine Valenztheorie auf, nach der durch Abweichungen des Wirkungsgrades einzelner Genfaktoren Verhältnisse zustande kommen, die normalerweise beim andern Geschlecht, das heißt bei qualitativ anderer Genzusammensetzung, auftreten. Nach dieser Theorie würde es sich bei männlichen Homosexuellen zum Großteil um Personen handeln, die chromosomal männlich sind und an einem Mangel an Maskulinität leiden.

Die Goldschmidtschen Hypothesen wurden von anderen Autoren weiter verfolgt. Besonderes Augenmerk wurde der Ausgestaltung des Zahlenverhältnisses zwischen weiblichen und männlichen Individuen in der Geschwisterreihe homosexueller Männer zugewendet.

Lang führte Ende der dreißiger Jahre bis in die Mitte der vierziger Jahre eine Reihe von Untersuchungen in diesem Sinne durch. Er konnte finden, daß in der Verwandtschaft Homosexueller sich die Rate männlich/weiblich deutlich zur männlichen Seite hin verschob und schloß daraus auf einen Prozentsatz von 20–30 % Umwandlungsmännchen. *Darke,* 1948, konnte diese Ergebnisse nicht bestätigen, während sie von *Kallmann,* 1953, bestätigt wurden. *Jensch* hatte bereits 1941 versucht, die Umwandlungsmännchen oder „genuin Homosexuellen" mittels bestimmter Merkmale zu differenzieren. *Witschi* und *Mengert*, 1942, meinten, daß die gleichsinnige Verschiebung der Geschlechter bei Vollgeschwistern und Halbgeschwistern väterlicherseits der Ausdruck dafür sei, daß die Väter mancher Homosexueller Träger eines diese Störung hervorrufenden Gens seien. Diese Annahme entsprach einer alten Überlegung *Krafft-Ebings* Dieser hatte gemeint, daß die eingeborene, konstitutionelle konträre sexuale Empfindung auf dem Weg der Vererbung entstehe, indem nämlich möglicherweise der Aszendent die krankhafte Neigung zum eigenen Geschlecht erworben habe und diese dann als angeborene krankhafte Erscheinung bei seinen Nachkommen auftrete.

Dadurch, daß es möglich wurde, die chromosomale Situation genau zu erfassen, wurde allerdings all diesen Überlegungen ein Ende bereitet. Es konnte nämlich bei Homosexuellen keine Häufung des Auftretens des „Sex-Chromatins" gefunden werden. Daraus resultiert, daß *Goldschmidts* Annahme, Homosexuelle als Umwandlungsmännchen bezeichnen zu können, sich als unhaltbar erwiesen hat.

2.1.3.1.2. Zwillingsforschung

Aus diesem Forschungsbereich fanden *Kallmanns* Studien aus dem Jahr 1953 die stärkste Beachtung. Dieser Autor konnte bei eineiigen Zwillingen in allen Fällen, bei zweieiigen Zwillingen nur in 26 % der Fälle Konkordanz in der homosexuellen Entwicklung finden. Bei den von *Kallmann* untersuchten eineiigen Zwillingen war die Konkordanz auch in bezug auf das präferierte homosexuelle Verhalten und den Grad der grob gewerteten Feminität gegeben.

Bereits 1934 hatte *Sanders* ähnliche Verhältnisse beschrieben. Später allerdings konnten andere Autoren, wie zum Beispiel *Allen*, 1958, oder *Rainer* und Mitarb., 1960, das Auftreten auch diskordanter Entwicklungen beobachten.

Auf jeden Fall galt *Kallmanns* Studie lange Zeit als Hauptwaffe der Meinung, daß Homosexualität als angeborene Varietät zu bezeichnen wäre.

Allerdings blieben die Untersuchungen nicht unangefochten. 1968 meinen *Heston* und *Shields*, daß die Befunde von *Kallmann* eine nur unzureichende Stütze biologischer Erklärungsversuche verkörpern. Sie vertreten den Standpunkt, daß die Ähnlichkeit der eineiigen Zwillinge in Hinblick auf ihre Homosexualität von *Kallmann* überschätzt werde. Sie weisen auch darauf hin, daß dieser Autor selbst einräumte, daß die 100%ige Konkordanz ein Artefakt gewesen sei.

Auch sie konnten aber eine höhere, wenn auch keineswegs ausschließliche Konkordanz homosexueller Entwicklungen bei eineiigen gegenüber zweieiigen Zwillingen finden. Allerdings interpretieren diese Autoren ihren Fund anders: sie legen Wert auf die Feststellung, daß bei derartigen Prozessen auch Umweltsfaktoren in Betracht gezogen werden müssen. Andere Autoren bestreiten, daß generell anzunehmen ist, daß für eineiige Zwillinge das Risiko, sich homosexuell zu entwickeln, größer ist (z.B. *Koch*, 1965).

2.1.3.1.3. Endokrinologische Theoriebildung

Die Hypothesen über die endokrine Verursachung homosexueller Entwicklungen wurden zunächst von *Steinach* in den ersten zwanzig Jahren unseres Jahrhunderts formuliert. Diesem Autor war es zuerst gelungen, die geschlechtsspezifische innersekretorische Funktion der Keimdrüsen beider Geschlechter nachzuweisen. Er war imstande, bei kastrierten Ratten die durch die Kastration bedingten Ausfallserscheinungen durch die Transplantation von Geschlechtsdrüsen schrittweise zum Schwinden zu bringen. Aufgrund seiner Befunde nahm er an, daß die gesamte Anlage des Organismus zuerst als geschlechtlich indifferent angesehen werden müsse. Erst wenn sich die Geschlechtsdrüse zu differenzieren beginne, entscheide sich das fetale Geschlecht. Entwickelt sich im indifferenten Embryo eine männliche Pubertätsdrüse, dann entsteht ein männliches Individuum. *Steinach* nahm an, daß die Differenzierung unscharf ausfallen könne, daß nebeneinander männliche und weibliche Pubertätszellen vorliegen könnten und wirksam seien. Dann lägen sexuelle Zwischenstufen, Hermaphroditen, vor. Diese seine Annahmen versuchte er experimentell zu erhärten. Er versah junge männliche Meerschweinchenkastraten mit einem weiblichen Transplantat und ebenso weibliche Meerschweinchenkastraten mit einem männlichen Transplantat und konnte erkennen, daß in der körperlichen Gesamtentwicklung lediglich die zum Transplantat gehörigen Merkmale zur Ausprägung kamen. Die Männchen wurden feminisiert, die Weibchen maskulinisiert. Diese Wirksamkeit erstreckte sich über alle Bereiche: die äußeren Genitalien, die sekundären Geschlechtsmerkmale, das psychische und das psychosexuelle Verhalten der Tiere. In den Transplantaten kam es zum Überwuchern der interstitiellen Anteile und zur Degeneration der generativen. *Steinach* sah in diesem Phänomen den spezifisch endokrinen Gewebsanteil und bezeichnete ihn als „Pubertätsdrüse". Es schien ihm damit festzustehen, daß die Geschlechtsdifferenzierung des Körpers und auch der Psychosexualität von den innersekretorischen Funktionen der geschlechtsspezifischen Pubertätsdrüse abhängig sei. Später erzeugten *Steinach* und vor allem *Sand* künstliche Zwitter, sogenannte Ovariotestes. Es ließ sich zeigen, daß es zur Verschmelzung des Gewebes kam, im Interstitium des Hodenanteils Stränge aus dem ovariellen Stroma eingelagert waren. *Steinach* glaubte sehen zu können, daß auch die Hoden homosexueller Männer Einsprengungen zeigten, Zellhaufen und Stränge im Interstitium, die sich deutlich von der Umgebung abhoben. Er glaubte in ihnen Zellen zu erkennen, die den Theka-Luteinzellen der Ovarien glichen. Damit war für ihn der Schluß zu ziehen, daß Homosexuelle echte Intersexe seien, bei denen ein Hermaphroditismus der Pubertätsdrüse vorliege. Er schrieb:

„Auch die dauernde oder im individuellen Leben auftretende Homosexualität läßt sich auf das Vorhandensein einer zwittrigen Pubertätsdrüse zurückführen, also wie es *Hirschfeld* richtig vermutet hat, wenn er von der angeborenen Disposition der Homosexualität spricht. Innerhalb einer solchen zwittrigen Pubertätsdrüse, – nehmen wir den Fall eines männlichen Individuums mit scheinbar normalen Hoden –, hemmen die an Masse überwiegenden männlichen Pubertätsdrüsenzellen die Wirksamkeit der weiblichen Pubertätsdrüsenzellen, und es entwickelt sich der zunächst durchaus männliche Geschlechtscharakter mit all seinen körperlichen Merkmalen. Wenn nun früher oder später aus irgend einer Ursache die männlichen Zel-

2.1. Über die pränatale Ätiologie von Störungen der geschlechtlichen Identität

len in ihrer Lebensfähigkeit zurückgehen und ihre innersekretorische Funktion einstellen, so werden die vorhandenen weiblichen Zellen durch das Nachlassen der Hemmung aktiviert. Ebenso wie dadurch der eine oder andere körperliche weibliche Geschlechtscharakter hervorgerufen werden kann und etwa eine Brustdrüse entsteht, kann sich der Einfluß auch auf das zentrale Nervensystem allein erstrecken und nun tritt die urnische Neigung (Homosexualität) in Erscheinung."

Auf diesen Beobachtungen und Überlegungen bauten Versuche auf, Homosexuelle operativ durch Überpflanzung von Hodengewebe zu behandeln. *Steinach* und *Lichtenstern* berichteten über den erfolgreichen Verlauf einer derartigen Maßnahme; erfolgreich in dem Sinn, daß der operierte Patient postoperativ seine Triebrichtung als verändert angab. Derartige Ergebnisse konnten allerdings später nicht reproduziert werden (*Schleunig*, 1923, *Sternberg*, 1921, *Slotopolski* und *Schinz*, 1925).

Untersuchungen, die dem Beweis dienen sollten, daß bei Homosexuellen auch noch im geschlechtsreifen Alter eine Störung der inneren Sekretion vorliege, schlugen allgemein fehl.

Um so mehr Interesse kommt heute der pränatalen hormonellen Beeinflussung des Fetus zu. Wieder einmal vertritt in dieser Hinsicht den extremsten Standpunkt *Dörner* (1976):

„Wir legen eine neuroendokrine Pathogenese angeborener Homosexualität nahe: Absolutes oder relatives Androgendefizit in der ersten, das heißt intrauterinen Generation von Leydig-Zellen (während der hypothalamischen Differenzierung) resultiert in einer überwiegend weiblichen Differenzierung des Gehirn. Normale oder wenigstens annähernd normale Androgenspiegel während der zweiten, das heißt postpubertalen Leydigschen Zellgeneration üben dann einen geschlechtsunspezifischen aktivierenden Einfluß auf das überwiegend weiblich differenzierte Gehirn aus ... Auf diese Weise wird ein genetisch und somatotypisch entwickelter Mann mit einem überwiegend weiblich differenzierten Gehirn überwiegend durch einen Mann erregt."

Diese Aussage basiert auf einem Modell, nach dem männliche Ratten, die am ersten Lebenstag orchidektomiert werden, unter Substitution mit Androgenen im Erwachsenenalter „homosexuelles" Verhalten zeigen. Das soll heißen, daß bei diesen als „homosexuell" eingestuften Tieren signifikant häufiger Begegnungen mit Männchen als mit Weibchen zu beobachten waren. Dazu sollen auch bleibende strukturelle Veränderungen des Gehirns eintreten, die eine Situation schaffen, wie sie beim normalen Weibchen vorliegt.

Dörner unterstreicht die oben zitierte Annahme mit dem Hinweis darauf, daß bei Frauen, das heißt Lebewesen mit feminin differenziertem Gehirn, Androgene das aktive sexuelle Verhalten eindeutig stärker anregen können als östrogene Stoffe. Die Übertragung dieses Phänomens auf die Homosexualität stützt er durch den Hinweis auf Beobachtungen anderer Autoren ab. Er zitiert *Klein*, 1952 und *Giese*, 1955. Diese Autoren hatten feststellen können, daß die Verabreichung von Androgenen zur Steigerung homosexuellen Verhaltens führe und daß orchidektomierte Homosexuelle auf diese Art Behandlung in besonderer Weise ansprechen. Unter Berücksichtigung von Beobachtungen von *Kind*, 1967, und von *Wenner*, 1968, aus denen hervorgeht, daß ovariektomierte und später androgenbehandelte Frauen besonders gesteigerte Libido verraten, kommt *Dörner* weiters zum Schluß, daß die männlichen Homosexuellen generell dieser Gruppe von Frauen gleichgesetzt werden könnten. *Dörner* findet den Beweis für seine Auffassung, daß das Gehirn männlicher Homosexueller vorwiegend weiblich differenziert sei, in der Auslösbarkeit eines positiven Hohlweg-Effektes bei den männlichen Homosexuellen.

Es würde zu weit führen, die weiteren endokrinologischen Darstellungen dieses Autors ausführlich darzustellen. Auf jeden Fall scheint es für ihn erwiesen, daß die Homosexualität des Erwachsenen aus einer embryonalen Störung der Differenzierung des Gehirns resultiert.

Er zählt weiters zu der kleinen Gruppe von Wissenschaftlern, die auch heute noch den Standpunkt vertreten, daß bei geschlechtsreifen männlichen Homosexuellen signifikant erniedrigte Werte biologisch aktiven Testosterons im Serum zu finden seien. Dies findet er in eigenen Untersuchungen.

Grundsätzlich sollte man aber, wenn man sich mit *Dörners* Auffassung auseinandersetzt, niemals die Einwände aus den Augen verlieren, die *Freund*, selbst Repräsentant einer biologistischen Interpretationsweise der Homosexualität, *Dörner* bereits 1969 entgegenstellte:

— das Tiermodell ist nur schwer auf menschliche Bedingungen übertragbar,
— das frühkastrierte Männchen müßte die Wahl zwischen Männchen und Weibchen haben,
— am fünften Lebenstag oder früher kastrierte Männchen besitzen ein unterentwickeltes Genitale und sind daher für eine regelrechte Kopulation ungeeignet.

Diese von *Freund* geäußerten Bedenken leiten zur Kritik über, die von einigen Autoren prinzipiell an der Annahme, die Homosexualität sei konstitutionell verankert, vorgebracht wird. Diese Kritik betrifft sowohl die Annahme selbst wie auch die Methoden, die zu ihrer Unterstützung eingesetzt werden.

2.1.3.1.4. Die Kritik an biologischen Erklärungsmodellen homosexuellen Empfindens und Verhaltens

Es fällt auf, daß von altersher sich die großen klinischen Psychiater gegen derartige Annahmen gewandt haben. In diesem Zusammenhang sind *Meynert* sowie *Kraepelin* zu erwähnen. Ersterer schreibt in seinen 1890 erschienenen Vorlesungen, daß es keinen Sinn ergebe, in dieser Hinsicht eine angeborene Tendenz anzunehmen und sie von irgendwelchen besonderen strukturellen Organisationen abhängig zu machen:

„Das kommt dann auf das Gefasel von männlichen Seelen in weiblichen Körpern und weiblichen Seelen in männlichen Körpern hinaus."

Kraepelin begegnet ätiologischen Überlegungen konstitutionstheoretischer Natur mit dem Hinweis auf die große kulturelle Verbreitung der Homosexualität. Auch habe er keine besondere Häufung des Auftretens von Homosexualität in bestimmten Familien finden können. Demnach sei direkte Heredität nicht anzunehmen. Andererseits steht für ihn fest, daß Homosexuelle generell hereditär belastet seien. Grundsätzlich handle es sich um „Degenerierte". Dabei muß allerdings der Begriff „Degeneration" im damals gebräuchlichen Sinn verstanden werden.

Kritik an den Modellvorstellungen biologisch orientierter Autoren kommt allerdings nicht nur von seiten der klinischen Psychiatrie, sondern auch von Soziologen, Psychologen, Sexologen. So früh wie 1897 äußert ein Autor namens *A. Cramer* kritische Bemerkungen, die genausogut heute geschrieben sein könnten:

„Gesetzt den Fall, daß im Gehirn bereits vor Differenzierung des Geschlechts im dritten Monat die entsprechenden Centren für beide Geschlechter präformiert sind, wofür jeder Beweis fehlt, ist es mir schwer verständlich, wie sich nun, nachdem ein Individuum bereits im dritten Schwangerschaftsmonat, soweit sein Geschlechtsapparat infrage kommt, einen bestimmten Charakter angenommen hat, ein zu diesem Geschlechtscharakter nicht passendes Gehirn entwickeln soll . . . Weshalb soll nun bei einem Mann mit normal ausgebildetem männlichem Geschlechtsapparat sich das Gehirn für die nur geringen Reste der ursprünglich auch vorhandenen weiblichen Anlage ausbilden? Das würde einem nicht zu bestreitenden pathologisch-anatomischen Gesetz durchaus widersprechen . . . Eine derartige Entwickelung wäre ohne anderweitige hochgradige Mißbildung nicht denkbar."

Auch *I. Bloch*, der erste Sexualforscher, der bemüht war, in diese wissenschaftliche Disziplin anthropologische Gedankengänge einfließen zu lassen, meint 1902, nachdem er obige Textstelle *Cramers* zitiert hat:

„Die angeborenen Fälle von Homosexualität existieren wohl überhaupt nicht. Die meisten so genannten Fälle sind solche, bei denen die sexuelle Perversion in frühester Kindheit auftrat, und auch diese sind sehr selten."

Auch andere Autoren aus der Frühzeit der Sexualwissenschaft stellten sich gegen die Lehre von der konstitutionellen Verankerung der „konträren Sexualempfindung": *Schrenck-Notzing, Eulenburg*.

A. Adler nimmt 1917 und erneut 1930 gegen diese Annahme Stellung. Die Auffassung dieses Autors ist bis ins Jahr 1910 zurückzuverfolgen, als er in der Wiener Psychoanalytischen Vereinigung über „Psychischen Hermaphroditismus" referierte.

Der wohl meistzitierte Sexologe der Zeit nach dem 2. Weltkrieg, *A. Kinsey*, zählt ebenfalls zu den Kritikern der Lehre von der „angeborenen Homosexualität", insbesondere jedoch der Methoden, mit denen sich die Verfechter dieser Auffassung abzusichern glauben. Bereits 1948 weist er darauf hin, daß die Ergebnisse von Tierversuchen keine Schlüsse darüber zulassen, daß die Geschlechtshormone imstande seien, das geschlechtliche Verhalten von Individuen in die hetero- oder die homosexuelle Richtung zu lenken. Nach *Kinsey* sind die Interpretationen klinischer Autoren in dieser Hinsicht fehlerhaft. Er selbst vertritt den Standpunkt, daß aufgrund seiner eigenen Untersuchungen und auch bei Betrachtung der Menschheitsgeschichte anzunehmen sei, daß die Fähigkeit eines Individuums, auf sexuelle Reize zu reagieren, unabhängig von welchem Geschlecht diese ausgehen, in der Spezies verankert sei. Von der Anziehungskraft, die ein bestimmtes Geschlecht ausübt, die biologische Geschlechtlichkeit dessen, der anspricht, abzuleiten, sei ein unzulässiges Vorgehen. 1953 formuliert *Kinsey* dann noch schärfer:

„Während die hier aufgeführten Tatsachen beweisen, daß die Hormone die Fähigkeit des ZNS auf sexuelle Reize zu reagieren, beeinflussen und dadurch auch einen Einfluß auf den Grad der sexuellen Reaktion ausüben können, gibt es keine Daten, die den Schluß zulassen, daß die Wahl des sexuellen Partners oder der sexuellen Betätigungsform durch die Hormone unmittelbar beeinflußt wird. Soweit es sich um sexuelle Betätigung handelt, ist es falsch, die endokrinen Organe als die „Persönlichkeitsdrüsen" zu bezeichnen. . . Es nimmt Wunder, daß die Psychologen und Psychiater, die am häufigsten die Wichtigkeit der psychologischen Prägung betonen, so oft nach hormonalen Erklärungen für jede sexuelle Verhaltensweise suchen, die von dem Kodex der Hethiter oder des Talmud abweicht. In der unbegründeten Annahme, daß die Homosexualität eine Art von Weiblichkeit eines anatomisch männlichen Wesens oder von Männlichkeit eines anatomisch weiblichen Wesens ist . . . groß, die Vorstellung, daß Hormone eine Modifikation im homosexuellen Verhalten herbeiführen können, hat durch die frühen Berichte über Hormoneinspritzungen an Versuchstieren eine gewisse Unterstützung erfahren. Leider machen diese Berichte einen falschen Gebrauch von dem Begriff „homosexuell". Wenn das Männchen beim Koitus eine kauernde Stellung einnimmt oder das Weibchen eine aufrechte Haltung, so wurde das in der früheren Literatur über tierisches Verhalten als „sexuelle Umkehrung" oder „Homosexualität" bezeichnet. Aber diese Verwendung des Ausdrucks stand in keiner Beziehung zu seiner Anwendung in der menschlichen Psychologie, wo mit Homosexualität die Wahl eines Partners von gleichem Geschlecht gemeint ist."

Hier wurde also frühzeitig fundierte Kritik am Tiermodell geäußert, die Schwierigkeit der Übertragung am Tier gewonnener experimenteller Ergebnisse auf menschliche Bedingungen und Verhältnisse grell beleuchtet. Wenn man diese Äußerungen *Kinseys* betrachtet, kann man nur zu dem Schluß gelangen, daß die Kriterien, die er für die Validität von Studien zur biologischen, genetischen Ätiologie der Homosexualität entwirft, von ihm rhetorisch gemeint sind und dementsprechend *Dörner* einem Trugschluß unterliegt, wenn er ausführt, daß seine Thesen dadurch gestützt werden, daß sie diesen Kinseyschen Kriterien entsprechen. *Dörner* scheint gar nicht erfaßt zu haben, wie tiefgreifend die Kritik des amerikanischen Forschers an den Aussagen der Tierexperimentatoren ist. Er scheint nicht zu begreifen, daß für *Kinsey* selbst die Verwendung des Begriffes Homosexualität, wie durch ihn, *Dörner*, geschieht, zweifelhaft bleibt. Sonst hätte es nicht geschehen können, daß *Dörner* in seinem 1976 erschienenen Hauptwerk meint, daß das Interesse an der Erforschung der hormonellen Ätiologie der Homosexualität deswegen in den Hintergrund getreten sei, weil der Nachweis des direkten Zusammenhanges zwischen Hormonausschüttung und sexueller Triebrichtung hetero- und homosexueller Männer nicht erbracht werden konnte. Dementsprechend meint *Dörner*:

„Anbetracht dieser Funde wird eine endokrinologische Erklärung männlicher Homosexualität nur dann möglich, wenn homosexuelles Verhalten durch physiologische Androgendosen in erwachsenen geno- und somato-phänotypischen männlichen Individuen verursacht werden kann. Solch ein „experimentelles Modell" konnte tatsächlich gefunden werden."

Das heißt aber, daß gerade der kritische Punkt des Kinseyschen Angriffs, die Bezeichnung eines bestimmten Verhaltens von männlichen Versuchstieren als „homosexuell", für dieses Modell als Stütze herangezogen wird.

Es scheint angezeigt, einen kleinen Exkurs zu ethologischen Autoren zu unternehmen, um darzustellen, was von dieser maßgeblichen Seite über geschlechtsrollentypisches Sexualverhalten im Tierreich ausgesagt wird. *Ford* und *Beach*, 1951, berichten das Vorkommen „homosexueller" Kontakte bei Primaten und niederen Säugetieren. Sie weisen darauf hin, daß viele Autoren den Standpunkt vertreten, daß die homosexuelle Beziehung unter männlichen Tieren weitgehend davon abhänge, in welchem Herrschaftsverhältnis die betreffenden Tiere zueinander stehen. Ein Männchen, das sich von einem Geschlechtsgenossen als Sexualobjekt benutzen läßt, erkennt damit, wie z.B. *Kempf* meint, an, daß es diesem unterlegen, körperlich schwach und biologisch impotent ist. Das kleinere, jüngere Männchen könne jedoch viele Vorteile erlangen, indem es sich einem mächtigeren Partner unterwerfe. Aggressive erwachsene Tiere schützen ihre sexuellen Günstlinge vor den Angriffen anderer und die so Begünstigten lernen es bald, diesen Schutz zu beanspruchen. Nimmt etwa in solch einer Beziehung der stärkere Partner dem Schwächeren Futter weg, bietet letzterer sich sexuell an und hat damit oft den Erfolg, daß ihm seine Nahrung bleibt. Andere Fachleute wieder sind der Meinung, daß die homosexuelle Betätigung mehr oder weniger zusätzlich zustande komme, während das Herrschaftsverhältnis das eigentlich Bedeutungsvolle sei. Nach Ansicht *Zuckermanns* ist das Besteigen, besonders bei noch nicht geschlechtsreifen Tieren, im Grund ein Ausdruck des Herrschaftsverhältnisses, wobei das Geschlecht des bestiegenen Tieres erst in zweiter Linie eine Rolle spiele. Nach *Maslow* ist das Sexualverhalten eines herrschenden Tieres immer „männlich"; diese „Männlichkeit" kann vom erbmäßig festgelegten Geschlecht des Tieres unabhängig sein. Tiere untergeordneter Stellung zeigen dagegen üblicherweise das weibliche Paarungsverhalten, – ebenfalls unabhängig von ihrem biologischen Geschlecht. Die herrschenden Angehörigen einer Gruppe sollen, – mit Ausnahme der brünstigen Weibchen –, nur selten die weibliche Paarungsstellung einnehmen.

Besonderes Interesse kommt naturgemäß den Beobachtungen zu, die über das Sexualverhalten der Ratten angestellt wurden, da ja die Modelle, die früher beschrieben wurden, an diesen Tieren entwickelt worden waren. *Ford* und *Beach* meinen nun, daß generell bei niedrigen Säugetiermännchen, die einander begatten wollen, zumeist nicht auf anderes geschlossen werden könne, als daß eine Unfähigkeit vorliege, das Geschlecht des in Aussicht genommenen Partners zu erkennen. Keineswegs könne man regelmäßig auf eine echte homosexuelle Anziehung schließen. Die Autoren führen an, daß sich eine Situation, in der ein Männchen versucht, sich mit einem anderen zu paaren, ziemlich häufig dann ergebe, wenn mehrere Männchen mit paarungsbereiten Weibchen zusammengebracht werden. Wenn männliche Ratten durch heterosexuellen Verkehr heftig erregt worden sind, besteigen sie gerne jede andere Ratte, die gerade zugänglich ist. Unter diesen Umständen kann es eben auch geschehen, daß ein Männchen ein anderes packt und Paarungsbewegungen durchführt. Wird einem Männchen ein Weibchen weggenommen, bei dem es in den Minuten unmittelbar davor mehrere Male die Immission durchgeführt hat, ohne jedoch zur Ejakulation gekommen zu sein, dann besteigt es manchmal ein anderes Männchen, auf dessen Rücken dann die Ejakulation erfolgt. Allerdings sollen sich die niedrigen Säugetiermännchen meistens dagegen wehren, daß andere Männchen versuchen, sich mit ihnen zu paaren. Es sind aber auch Fälle bekannt, in denen solche Männchen sich wie paarungsbereite Weibchen verhielten; allerdings sind auch diese Männchen nicht im üblichen Sinn des Wortes „verweiblicht". Sie erweisen sich vielmehr als potent, sobald man sie mit einem paarungsbereiten Weibchen zusammenbringt. Ja, es kann vorkommen, daß solche Männchen auf die Annäherung eines anderen Männchens auf weibliche Weise reagieren und sich dann innerhalb weniger Sekunden auf die männliche Verhaltensform umstellen und ihrerseits ein Weibchen begatten. *Ford* und *Beach* weisen darauf hin, daß man Verhalten dieser Art als „zweigeschlechtlich" bezeichnet habe, daß dies aber keine zutreffende Benennung sei. Vielmehr zeigen die Beobachtungen, daß in diesen Fällen eine Umkehr der üblichen Sexualrolle eintrete, die jedoch rasch reversibel sei. Die Autoren führen weiter an, daß man noch nicht genau wisse, auf welcher physiologischen Grundlage die Umkehrung der Paarungsreaktion bei den Männchen der niedrigen Säugetierarten beruhe, sie vermerken aber eindeutig, daß allem Anschein nach diese nichts mit hormonalen Regelwidrigkeiten zu tun haben. Sie belegen diese Auffassung mit folgender Beobachtung: Ein Rattenmännchen, das diese Art von Sexualbetätigung zeigte, wurde kastriert. Innerhalb weniger Tage nach der Operation waren die weiblichen Reaktionen verschwunden. Das männliche Paarungsverhalten hingegen schwand nur allmählich. Sobald es auf dem untersten Niveau angekommen war, wurde dem kastrierten Männchen täglich männliches Geschlechtshormon injiziert. Diese Androgenbehandlung hatte zur Folge, daß sowohl die männlichen wie auch die weiblichen Paarungsreaktionen wieder auftraten. Daraufhin wurden Eierstockhormone verabreicht. Diese Vorgangsweise löste ein gewisses Maß von weiblichem Verhalten aus, es waren aber diese Reaktionen geringer ausgeprägt als diejenigen, die unter dem Einfluß des männlichen Hormons zu beobachten gewesen waren. Aufgrund dieser Beobachtung war anzunehmen, daß die Fähigkeit zu weiblichem Verhalten, – wie die zu männlichen –, ursprünglich von den Hormonabsonderungen der Hoden abhängig ist. Die Eierstockhormone haben für ein kastriertes Männchen offenbar keine wesentliche Bedeutung für die Ausprägung weiblich imponierenden Verhaltens, demgemäß auch nicht für das gesunde Männchen.

Eine derartige „Umkehr des Geschlechtsverhaltens" läßt sich auch bei Weibchen erkennen. Des weiteren ist aber auch eine andere Art der Umkehrung der Geschlechtsrolle zu erwähnen, die dergestalt abläuft, daß ein Männchen und ein Weibchen den Koitus auf eine Weise durchführen, daß jedes Tier die Rolle des andern Geschlechts übernimmt. *Bräutigam*, 1967, zitiert in seinem Buch über „Formen der Homosexualität" die vorhin dargestellten Ergebnisse und vermerkt besonders, daß bei den meisten Tieren Rangfragen eine große Rolle spielen. Die männliche Sexualrolle sei an eine gewisse Ranghöhe und Entfaltung des Aggressionstriebes geknüpft. Ein Absinken der Ranghöhe und des Aggressionslevels führe dazu, daß die Tiere homosexuelle Bindungen eingehen. Rangtiefe Männchen erreichen es gewöhnlich nicht, stärkere Weibchen durch Imponiergehaben zu unterwerfen, sie lassen sich dafür von Männchen, ja sogar auch von Weibchen sexuell gebrauchen.

„Rangtiefe Tiere leisten es sich eben nicht, mit den anderen Männchen in Konkurrenz zu treten, um ein Weibchen zu werben und es zu erobern. Sie geben sich entweder den Männchen hin oder greifen auf noch rangtiefere Partner, z.B. auf Jungtiere zurück."

Eine genaue ethologische Studie dieser Verhältnisse legte 1969 *W. Wickler* vor. Er weist darauf hin, daß auch bei Säugetieren männliches und weibliches Verhalten nicht so scharf voneinander abgegrenzt sei, wie man üblicherweise denke. Man neige dazu, mit dem Konzept „männlich – weiblich" sehr definierte

2.1. Über die pränatale Ätiologie von Störungen der geschlechtlichen Identität 57

Rollen zu verbinden und das nicht nur für den Kopulationsakt, sondern für jede Facette des sozialen Lebens:

„Oftmals übernehmen wir die Idee von Rollen aus unserer eigenen kulturellen Sphäre und übertragen sie auf die Tierwelt, ohne diesen Vorgang zu realisieren. In Extremfällen führt das dazu, daß man von Perversitäten unter Tieren spricht, einzig und allein deshalb, weil das beobachtete Verhalten pervers genannt werden würde, würde es unter Menschen ablaufen."

Auch *Wickler* weist auf die große Bedeutung von Rangfragen hin, er beschreibt, wie sehr „männliches" Verhalten mit hoher, „weibliches" mit niedriger Ranghöhe oder mit Schwäche korreliert. Aggression, Rangverhalten und sexuelles Verhalten müßten in enger Beziehung zueinander gesehen werden. Das eine könne in das andere übergehen. Bei männlichen Tieren könne so aggressives Verhalten in Kopulation umschlagen. *Wickler* meint, daß die Fähigkeit, die Sexualrolle wechseln zu können, oft für ein Tier lebensrettende Bedeutung gewinnen könne.

All die angeführten Auffassungen und Beobachtungen sprechen dafür, daß man im Tierexperiment tatsächlich kaum von „homosexuellem Verhalten" sprechen kann.

Aufgrund dieser Expertenmeinungen ergibt sich eine ernsthafte Kritik der Dörnerschen Untersuchungen, die für eine saubere Beurteilung seiner und ähnlich gelagerten Experimente unerläßlich scheint: Autoren wie *Dörner* stellen nie die Überlegung an, daß es sich bei den Versuchstieren, die in der entsprechenden Phase kastriert wurden, wohl um schwache rangniedere Tiere handeln mußte, die dann aus sozialen Gründen und um zu überleben die weibliche Rolle übernehmen mußten.

Obwohl die Aussagen der biologisch orientierten Autoren auch heute noch nicht bestätigt sind, man immer noch bestenfalls von „wissenschaftlichen Annahmen" sprechen kann und innerhalb der Disziplin selbst widersprüchliche Meinungen geäußert werden — der biologistische Interpretationsmodus treibt auch weiterhin seltsame Blüten: So meint ein Autor namens *Gadpaille* noch 1972, daß die Annahme einer verschiedenen Struktur männlicher und weiblicher Gehirne zunehmend Bestätigung erfahre und daß man daraus schließen könne, daß es definierbare Unterschiede im männlichen und im weiblichen Verhalten, aber auch in Einstellungen und Vorlieben geben müsse, die sich alle auf das einfache biologische Faktum der Geschlechtlichkeit zurückführen lassen. Derartige Unterschiede seien keineswegs kulturell determiniert. Sie hätten zu tun mit: Energielevel und -auslaß, Mütterlichkeit, Aggressivität, Muster der sexuellen Erregung und anderen Mustern von Verhaltenspräferenzen, des Körperschemas und der sozialen Selbstdarstellung. Die differenten männlichen und weiblichen Strukturen des Gehirns entwickeln sich nach *Gadpaille* während kritischer Perioden im Fetalleben unter Präsenz oder Abwesenheit von Androgenen, um männliche bzw. weibliche physiologische Funktionen zu produzieren und freizusetzen, ebenso wie männliches oder weibliches Sexualverhalten. Des weitern meint dieser Autor, daß erhöhtes fetales Androgen auch zu einer höheren meßbaren Intelligenz führe. Die männliche Entwicklung verlaufe komplizierter, weswegen der Mann auch allgemein verletzlicher sei. Dafür stehe ihm kompensatorisch seine höhere Intelligenz zur Verfügung. *Gadpaille* meint bezüglich der

Homosexualität, daß sie gewiß das Resultat irgendeiner Störung innerhalb der normal programmierten Sequenz der psychosexuellen Differenzierung und Entwicklung sei, wie früh auch immer die Störung einsetze, und wie subtil sie auch sei. Man müsse annehmen, daß auch andere Formen von Störung der Geschlechtsidentität auf bisher unentdeckt gebliebenen embryonalen Störungen beruhen. So sei zum Beispiel oral-genitale Sexualität zwar nicht mit Homosexualität gleichzusetzen, sondern sei Quelle sowohl hetero-, wie auch homosexueller Lustempfindungen; die anatomische Nähe und funktional-neuronale Verbindung zwischen oralen und genitalen Erregungsarealen im limbischen System helfe jedoch zu klären, mit welcher Leichtigkeit Homosexuelle imstande seien, orale sexuelle Befriedigung für heterosexuelle genitale Lust zu substituieren.

Gadpailles Aufsatz wurde hier soviel Platz eingeräumt, weil ihm die Neigung der schlichten biologistischen Richtung, biologische Daten überzuinterpretieren, mit all den damit verbundenen Denkschwächen besonders deutlich zu entnehmen ist. Nur ein kleiner Hinweis auf die Paradoxien, in die sich *Gadpaille* verwickelt: Er behauptet bekanntlich, daß der Intelligenzquotient eines Individuums von der Höhe des pränatalen Androgenspiegels abhängt. Andererseits meint er, daß Homosexualität auf einer Störung der Androgenisierung des Gehirns beruhe. Logisch ergibt sich daraus der Schluß, daß Homosexuelle testmäßig ebenso dümmer sein müßten als heterosexuelle Männer, wie heterosexuelle Frauen. Wieso es dann dazu kommen konnte, daß sich gerade unter den Homosexuellen soviele schöpferische Naturen befanden und befinden, die auf künstlichem und wissenschaftlichem Gebiet Bedeutendes leisteten und leisten, ist nach dieser Auffassung ein Rätsel. *Gadpaille* scheint in dieser Hinsicht ad absurdum zu führen: anscheinend waren die später Homosexuellen in ihrem Fetalleben einem Überangebot von Androgenen ausgesetzt gewesen.

Eine weitere bizarre Schlußfolgerung aus dem biologischen Modell ist *Dörners* Vorschlag einer pränatalen Prophylaxe der sexuellen Deviationen. Eine Prophylaxe, die nach seinen Vorstellungen durchgeführt würde, könnte zwar vielleicht Aufschlüsse über die Art der sexuellen Entwicklung bringen, die möglicherweise paradox anmuten würden. Die Gläubigkeit in die Schicksalshaftigkeit der hormonellen Situation scheint auf alle Fälle seltsam. Die biologische Begründung der charakterlichen Dimorphie erscheint unlogisch, wenn man kulturvergleichende Gedankengänge einführt. Es gibt nun einmal passive, nur gering aggressive Männer und andererseits Amazonen. Derartige Spielarten der sexuellen Charaktere sind transkulturell und zu bestimmten historischen Zeitpunkten zu beobachten. Die Tragfähigkeit biologistischer Interpretationen diesen kulturellen Phänomenen gegenüber ist fragwürdig. Die biologistische Auffassung erweist sich als bemerkenswert fixiert auf die beobachtbare Differenz der Geschlechter, sie setzt den gerade vorherrschenden kulturellen Geschlechtstypus als absolut. Dieser Sachverhalt läßt es als verständlich erscheinen, daß die schärfste Kritik derartiger Vorstellungen, die man der rezenten Literatur zum Thema Homosexualität entnehmen kann, von soziologischen Autoren stammt. Im ersten Kapitel des 1977 erschienenen Seminarberichtes über „Gesellschaft und Homosexualität", herausgegeben von *R. Lautmann,* kann man in diesem Zusammenhang folgendes lesen:

2.1. Über die pränatale Ätiologie von Störungen der geschlechtlichen Identität

„Die Abnormitätsthese wird wissenschaftlich abzusichern gesucht. Zur Erklärung der Homosexualität bei Frauen wie bei Männern grassieren Hypothesen, die eine biologische, konstitutionelle oder physiologische Differenz zwischen Homosexuellen und nicht Homosexuellen annehmen. So glaubt eine Reihe (meist medizinischer) Forscher eine Art von physischer Doppelgeschlechtlichkeit bei Homosexuellen nachweisen zu können. Hierher gehört der (zu seiner Zeit sehr verdienstvolle) Arzt und Sexualforscher *Magnus Hirschfeld* (1868–1935), der die Homosexuellen in einem Kontinuum von Zwischenstufen zwischen Mann und Frau einordnete. Diese empirisch nicht belegte These wird heute kaum noch vertreten. Sie mag im Kopfe des Ostberliner Endokrinologen *G. Dörner* spuken, der die absurde Behauptung aufstellt, homosexuelle Männer besäßen ein vorwiegend weiblich differenziertes Gehirn. Die Laientheorie von der Abnormität und Effeminiertheit des Homosexuellen erfährt hier neue Nahrung."

2.1.3.2. Transvestismus

Der oben erwähnte *M. Hirschfeld*, der dieser sexuellen Abweichung den Namen gab, vertritt in seiner 1926 erschienenen „Geschlechtskunde" folgenden Standpunkt:

„Dieselben Gründe, die ich für den konstitutionellen Charakter der Homosexualität angeführt habe, beweisen auch, daß der Transvestitismus einen Sexualtypus für sich verkörpert. Je mehr Transvestiten ich kennenlernte, umso deutlicher ist es mir auch geworden, daß die Transvestiten physiognomisch und gestaltlich charakteristische Typen erkennen lassen, die nicht anders als glandulär erklärlich sind. Wie beim Geschlechtsdrüsenausfall und anderen intersexuellen und infantilistischen Gruppen, sind sich allerdings auch nicht die Transvestiten im Gesichtsschnitt und Körperbau sämtlich untereinander ähnlich, sondern es gibt verschiedene Untergruppen."

Hirschfeld ordnete demgemäß auch die Transvestiten in seine Klassifizierung innerhalb der „Sexuellen Zwischenstufen" ein.

In der Folge vertraten auch weitere Autoren die Auffassung, daß man für transvestitisches Verhalten biologische, konstitutionelle Ursachen annehmen müsse: *Moskovich,* 1929; *Binder,* 1932; *Dukor,* 1951; *Hamburger,* 1954; *Ancherson,* 1956; *Lammers,* 1959. Für all diese Autoren ist im allgemeinen die Goldschmidtsche Annahme der Existenz von „Umwandlungsmännchen" verbindlich. Mit dieser Auffassung verbunden war allerdings die Annahme, daß sich herausstellen werde, daß alle Formen intersexueller Männer, bei aller maskulinen Phänotypie, gametisch weiblich seien, das heißt, in ihren Körperzellen zwei X-Chromosome besitzen müßten. Diese Annahme wird von *Hamburger* explizit ausgeführt. Sie wurde allerdings durch Untersuchungen von *Moore* und *Barr,* 1953, *Moore, Graham* und *Barr,* 1953 und von *Barr* und *Hobbes,* 1954, widerlegt. Diese Untersuchungen erbrachten, daß der männliche Transvestit den männlichen XY-Sex-Chromosomenkomplex trägt und daß alle männlichen Pseudohermaphroditen typische männliche epidermale Kerne besitzen. 1956 wurden diese Ergebnisse von *Bleuler* und *Wiedemann* bestätigt. Diese beiden Autoren untersuchten 24 Homosexuelle und 9 Transvestiten auf ihre chromosomale Situation. Es ließ sich in allen untersuchten Fällen ein Chromosomengeschlecht finden, das den äußeren Genitalien entsprach und nicht der angegebenen Empfindensqualität, der psychischen Geschlechtlichkeit. Aufgrund dieser Ergebnisse, die nunmehr seit den 50er Jahren bestehen, gibt es heute kaum mehr ernstzunehmende Versuche, für den Transvestismus genetische oder hormonelle Ursachen anzuführen. *I. H. Schultz*, 1961, spricht davon, daß es bedauerlich sei, daß ohne zureichende Begründung von Konstitution gesprochen werde. Derartige Einordnungen seien vorschnell und irreführend, ebenso wie die an Transvestiten oft versuchte Einteilung in echt und unecht. Sie stellen eine reine petitio principii dar und finden sich, so *I. H. Schultz*, vorwiegend bei Autoren, die medizinisch-psychologischen, insbesondere analytischen Betrachtungen, meist ohne sie gründlich zu kennen, prinzipiell abgeneigt sind.

Ähnlich äußert sich *D. G. Brown* in seinem Artikel in *A. Ellis'* Enzyklopädie des Sexualverhaltens, die 1961 erschien.

Selbst *Dörner* nimmt keine direkte Auswirkung genetischer oder hormoneller Einflüsse auf die Entwicklung des Transvestismus an; lediglich für den homosexuellen Transvestiten wären entsprechende Verhältnisse wie für den Homosexuellen allgemein zu postulieren.

Weiters bestehen Spekulationen über das gehäufte Auftreten von Transvestismus im Rahmen des Klinefelter-Syndroms. Zu diesem Thema ist ein Aufsatz von *Money* und *Pollitt* aus dem Jahre 1964 zu erwähnen. Des weiteren existieren auch Studien über das gehäufte Auftreten von Transvestismus in bestimmten Familien, bzw. über mehrere Generationen (z.B.: *Liakos*, 1967).

2.1.3.3. Transsexualismus

Biologische Erklärungsmodelle über diese Störung laufen auf verschiedenen Ebenen und als Resultat von Bestrebungen auf verschiedenen theoretischen Gebieten ab.

Älteren Annahmen, die den Begriff des „Transsexualismus" noch nicht einsetzten und die auch Transvestiten, die den Wunsch nach Geschlechtsumwandlung äußerten, umfaßten, lag noch die alte Goldschmidtsche Hypothese vom „Umwandlungsmännchen" zugrunde. Auch in diesem Zusammenhang ist wieder *Hamburger* zu nennen, dessen „genuiner Transvestit" wohl heute als „Transsexueller" liefe. Zumindest stellte *Hamburger* diese Diagnose ja bei dem paradigmatischen Transsexuellen, dem amerikanischen GI, der später als Christine Jörgensen bekannt werden sollte. Diese älteren Überlegungen sind hier jedoch zu vernachlässigen. Wir wollen uns nur mit den neueren Annahmen auseinandersetzen, die entwickelt wurden, als das strittige klinische Phänomen bereits unter der Bezeichnung „Transsexuelles Syndrom" Objekt der Forschung geworden war.

Als erstes sollen wieder Ergebnisse des Tierexperimentes vorgestellt werden, die zur Überprüfung neuerer endokrinologischer Annahmen dienen. Der Autor, dem auf diesem Gebiet größte Beachtung zukommt, ist *Neumann*. Er vertrat bereits 1969 den Standpunkt, man könne die Ergebnisse der Forschung zur gestörten sexuellen Differenzierung im Fetalleben mit Vorsicht auf den Transsexualismus beim Menschen übertragen. *Dörner* trat dieser Interpretation damals entgegen und meinte, nur Homosexualität könne angeboren sein, der Transsexualismus sei „eine bewußtseinsabhängige Selbstidentifizierung als Individuum des konträren, somatisch heterotypischen Geschlechts". Es sei der Hinweis darauf gestattet, daß im Verlauf dieser Auseinandersetzung sowohl *Neumann* wie auch *Orthner* wiederum die Auffassung *Dörners* von der pränatalen Ätiologie der Homosexualität ablehnen.

1970 formuliert *Neumann* dann sehr vorsichtig: Er wisse, wie kompliziert die Verhältnisse beim Menschen seien und daß die vorliegenden Tiermodelle sehr einfach seien. Dennoch finde er es angezeigt, anzunehmen, daß Störungen der Differenzierung des Hypothalamus als ursächlich für Transsexualität gelten. Er wendet sich gegen *Dörner*, meint, daß dessen Auffassung der Ätiologie der menschlichen Homosexualität einer Überinterpretation tierexperimenteller Resultate entspringe. Ebenso greift er *Dörners* Auffassung an, daß Homosexualität und Transsexualität lediglich quantitativ voneinander verschieden seien. Für ihn handelt es sich um zwei völlig voneinander verschiedene „Motivationsstrukturen". Er führt Resultate der tierexperimentellen Forschung an, die in direktem Gegensatz zu *Dörners* Auffassung stünden. So legen nach *Neumann* frühzeitig kastrierte Ratten, die hormonell substituiert wurden, keineswegs ein eindeutig homosexuelles „weibliches" Verhalten an den Tag. Unter Berufung auf verschiedene Autoren (*Barraclough, Young,* 1961; *Whalen* und *Edwards,* 1966) stellt er dar, daß männliche Ratten, die nach der Geburt kastriert werden, im späteren Alter die Potenz sowohl zu männlichem, wie auch weiblichem Sexualverhalten besitzen:

„Wenn eine männliche Ratte zur Geburt kastriert und im Erwachsenenalter mit den entsprechenden Hormonen substituiert wird, so ist nach Substitution mit Östrogenen und Progesteron weibliches Verhalten, nach Gabe von Androgenen männliches Verhalten zu beobachten."

Weibliches Verhalten konnte *Neumann* selbst bei kastrierten Rattenböcken nur dann beobachten, wenn die Kastration spät erfolgte und Ovarien implantiert wurden. Dazu ist zu sagen, daß *Levine* und *Mullins,* 1967, darstellen konnten, daß neonatal kastrierte Ratten später einen gleich großen Lordose/Sprung-Quotienten aufweisen wie weibliche Kontrollen.

Die Gabe von Testosteronpropionat an weibliche Tiere führt dosisabhängig zu einer Senkung dieses Quotienten. Die Tiere lassen sich noch bespringen, reagieren aber nicht mit einer Lordose. Der Testosteronpropionateffekt ist bei männlichen Tieren stärker ausgeprägt, dies steht im Gegensatz zu *Dörners* Darstellung.

Neumann schreibt auch, daß die Rattenexperimente keineswegs einheitliche Ergebnisse brächten oder auch nur einheitlich interpretiert würden. Jeder, der selbst solche Arbeiten durchgeführt habe, wisse, wie komplex die Verhältnisse lägen, wie komplex die beobachteten Verhaltensmuster seien und wie schwierig es sei aus ihnen konkrete Aussagen zu extrahieren. So sachlich und objektiv diese Darstellung wirkt, so seltsam berührt es, wenn in derselben Arbeit zu lesen ist:

„....ähnlich wie wesentliche Schritte in der somatischen Geschlechtsdifferenzierung werden auch verschiedene Verhaltensweisen geprägt. Dies geschieht durch Einwirkung eines bestimmten Hormons auf bestimmte Gehirnzentren zu einem ganz bestimmten Zeitpunkt der Embryonalentwicklung oder bei einigen Spezies auch postnatal. Danach können diese Gehirnzentren nur noch ein ganz spezifisches Verhaltensmuster katalysieren. Im Gegensatz zu Störungen in der somatischen Geschlechtsdifferenzierung, die ganz offensichtlich ist, ist eine Störung in der Differenzierung von Gehirnzentren, die spätere Funktions- oder Verhaltensweisen katalysieren, nur schwer erkennbar, – einfach deshalb, weil im allgemeinen kein morphologisches Substrat dafür vorliegt. So lassen sich im Tierexperiment solche Störungen nur indirekt, mitunter nur deduktiv, erfassen.....Jene Zentren, die bestimmte Verhaltensweisen katalysieren, befinden sich in Arealen des Zwischenhirns (man spricht deshalb auch von einer Differenzierung des Hypothalamus). Nun sind Verhaltensweisen mitunter schwer erfaßbar, die Ergebnisse oft schwer objektivierbar. Wir möchten daher zunächst demonstrieren, daß auch die spätere Funktion der Hypophyse hormonal geprägt wird — und diese Funktion ist sehr wohl meß- und objektivierbar, wenngleich auch hier das morphologische Substrat fehlt."

Dieser Text wurde ausführlich zitiert, weil aus ihm hervorgeht, daß trotz aller verfeinerter Forschungsansätze wir in unserem Wissen über strukturelle Zusammenhänge noch nicht weit gekommen sind: „Das morphologische Substrat fehlt."

Wesentlich ist, daß man erkennt, daß auch unter den Experten der innersekretorischen Sexologie keine Einheit herrscht. *Neumann* meint, daß das, was *Dörner* für Homosexualität hält, Transsexualität sei; *Dörner* meint, Transsexualität könne sich nur auf dem Boden der Homosexualität entwickeln. *Neumann* hält *Dörners* Interpretation der Homosexualität für übersteuert.

1976 modifiziert *Dörner* seinen Standpunkt etwas. Er meint nun, daß auf der vierten Stufe der sexuellen Entwicklung, der Stufe der sexuellen Selbst-Identität, die dem postnatalen Leben entspricht, unter dem Einfluß früher psychosozialer Einflüsse sich Transvestismus oder auch Transsexualismus entwickeln könne; dies besonders dann, wenn eine Dissoziation zwischen somatischem und zentralnervösem Geschlecht bestehe. Er vertritt auch weiterhin den Standpunkt, daß Homosexualität eine angeborene Prädisposition für die Entwicklung einer Störung der Geschlechtsidentität bieten könne. In diesem Zusammenhang trägt er Ergebnisse der Untersuchung des Hohlweg-Paradigmas für diesen Sachverhalt vor. Homosexuelle Transsexuelle zeigen demnach ein verzögertes positives Feedback auf Östrogen-Injektion, heterosexuelle Transsexuelle hingegen nicht. Daraus schließt *Dörner*, daß ein weiblich differenziertes Gehirn zwar eine Grundlage für transsexuelle Entwicklungen sein könne, sie aber nicht in unerläßlicher Weise verkörpere. Andere isolierte organische Veränderungen spezifischer Hirnregionen, die für männliches Sexualverhalten verantwortlich sind, könnten ebenso zur Hypo- oder Asexualität und damit zur Transsexualität führen. Dennoch diesen Standpunkt verläßt *Dörner* nicht: Psychosoziale Einflüsse, wie vor allem heterotypische Erziehung, müssen dazutreten und in der frühen postnatalen Periode wirksam werden. Die wesentlichen Widersprüche zwischen *Neumann* und *Dörner* werden dementsprechend auch durch die Entwicklung, die *Dörners* theoretische Überlegungen durchmachen, nicht aufgehoben.

Aus der Erkenntnis des Zustandes der Theorie ergibt sich zwangsläufig der Schluß, daß die Ergebnisse der tierexperimentellen Forschung noch nicht so weit gediehen sind, daß ihnen generalisierbare Erkenntnisse entnommen werden könnten. Schon garnicht können sie als theoretische Grundlage der Praxis in Frage kommen. Es ist wichtig, dem experimentellen Standpunkt skeptisch zu begegnen, um nicht in voreilige Praxis zu verfallen. Kurzschlüsse zwischen unausgereiften und unüberprüften theoretischen Konzepten und medizinischer (vor allem chirurgischer) Praxis kennzeichnen, wie in der Folge noch genauer darzustellen ist, leider die Arbeit auf dem Gebiet des Transsexualismus in besonderer Weise. Als Belege für diese Behauptung soll eine Textstelle gelten, die

2.1. Über die pränatale Ätiologie von Störungen der geschlechtlichen Identität

besonders geeignet scheint, den Bezug, in dem heutiges Wissen um die Ätiologie der Transsexualität, theoretische Orientierung und ärztliche (problematische) Handlung stehen, zu beleuchten. *J. S. Hohmann* interviewt 1976 einen deutschen Endokrinologen, der nicht namentlich genannt wird, da angeblich das Direktorium der Klinik, in der dieser einen Lehrstuhl innehat, die Nennung untersagte:

Frage: Was meinen Sie wie Transsexualität entsteht?
Antwort: Das ist umstritten. Ich persönlich glaube, daß Transsexualität angeboren ist.
Frage: Also eine Art Geburtsfehler?
Antwort: Es ist ein bereits bei der Geburt vorhandenes, vorprogrammiertes Verhalten der Geschlechtsidentifizierung, das erst während der Pubertät manifest wird. Aber das kann man nicht beweisen....Wenn ich mit meiner Auffassung, daß es sich bei der Transsexualität um Anomalien der vorgeburtlichen Geschlechtsdetermination handelt, recht habe, dann bestünde juristisch die Möglichkeit einer Geschlechtsumwandlung. Wenn dagegen die Verfechter der Hypothese vom bestimmenden sozialen Einfluß richtig liegen, dann besteht juristisch keine Möglichkeit, das Geburtenregister zu korrigieren..... .

Dieser Stellungnahme ist wohl besonders deutlich zu entnehmen, wie sehr eine derartige „wissenschaftliche Auffassung" einer persönlichen Meinung entspricht – und wie sehr sie darüber hinaus mit einer bestimmten Praxis in Beziehung steht. Dieser spezifische Theorie-Praxis-Bezug wird einerseits bei der Lektüre des Autors deutlich, der den Begriff des Transsexualismus in seiner heute gebräuchlichen Verwendung für das entsprechende klinische Phänomen prägte, *H. Benjamin*. Dieser schrieb 1966, daß nicht auszuschließen sei, daß Transsexualismus als Ergebnis einer chromosomalen oder hormonalen Entwicklungsstörung entstünde. Bis zum Zeitpunkt des Erscheinens der Benjaminschen Monographie lag allerdings noch kein einziger evidenter Hinweis, daß diese Annahme berechtigt sei, vor.

Benjamin meinte, daß in vielen Fällen von Transsexualismus ein herabgesetzter Geschlechtstrieb zu beobachten sei, was er als eine bestimmte Art der sexuellen Unterentwicklung interpretierte. Auch er mußte jedoch einräumen, daß bei keinem einzigen transsexuellen Individuum die klinisch-endokrinologische Untersuchung abweichende Werte ergab.

Als maßgebliche Kritiker der Versuche, den Transsexualismus als biologisch-konstitutionspathologisch determiniertes Geschehen darzustellen, soll *J. Money* zu Wort kommen. Dieser Autor verweist 1974 derartige Annahmen in den Bereich der science fiction:

„Möglicherweise gibt es hier noch einiges zu lernen, indem man Analogien in Bezug auf Substanzen herstellt, die entweder von schwangeren menschlichen Müttern eingenommen werden oder auf andere Weise das hormonelle Equilibrium in der Schwangerschaft beeinflussen, die entweder das fetale männliche Gehirn demaskulinisieren oder im Gegensatz dazu das weibliche Gehirn im Fetalalter maskulinisieren. Alle solche Analogieschlüsse sind aber derzeit noch science fiction. Die empirischen Fakten kommen noch nicht ans Tageslicht, aber die Möglichkeit ihrer unentdeckten Evidenz sollte nicht übersehen werden, wenn man versucht, die Ätiologie des Transsexualismus oder anderer Störungen der Geschlechtsidentität zu verstehen....Als zweites Beispiel kann man das Faktum anführen, daß die Majorität der männlichen Transsexuellen, wie auch der extrem effiminierten Homosexuellen von Kindheit an der Selbstsicherheit entbehrt, derer es bedarf, eine Position in der Dominanzhierarchie heranwachsender Knaben zu etablieren. Dieses Defizit mag das Endprodukt eines fetalen Hormondefizits sein, das in einem inkomplett maskulinisierten Nervensystem resultiert. Allein würde allerdings ein derartiges Defizit nicht automatisch zu einer transsexuellen Entwicklung führen, – nicht mehr als die Umkehrung knabenhafter Energiedurchbrüche bei einem Mädchen. Wie auch immer, das männliche Kind mit geringer Selbstsicherheit könnte besonders geneigt sein, mit einem besonderen Typ von elterlichem Sozialmilieu zu interagieren, wobei das Ende dann eben der Transsexualismus wäre. Die Formel für eine Voraussage wurde bisher noch nicht gefunden. Es sieht so aus, als ob jede größere emotionelle Verwirrung im Familienleben, auch eine nichtsexuelle Verwirrung, wie Tod oder Sterben im Haushalt, ebenso wie offenkundig sexuelle Probleme, wie etwa emotionelle Distanz zwischen den Eltern, einen adversiven Effekt auf die Differenzierung der geschlechtlichen Identität der Kinder haben können."

Moneys Kritik hebt den Annahmecharakter der biologischen Interpretation deutlich hervor, gelangt jedoch seltsamerweise dann wieder in ein ähnliches Fahrwasser, wenn der Autor von „latenten Veranlagungen" spricht, denen letztlich sicher kein größerer Realitätswert zukommt als den alten unglücklichen Konstruktionen über „latente Homosexualität", etc.

Damit ist die kritische Revision der Hypothesen, die auf biologischer Basis erstellt wurden, um Licht in das Dunkel der Störungen der Geschlechtsidentität zu bringen, abzuschließen. Moneys Textstelle ist ein geeigneter Übergang zur Darstellung der Auffassung lerntheoretisch orientierter Autoren zum selben Problem. *Money* ist schließlich sicher einer der wichtigsten Vertreter einer zeitgenössischen „Umwelttheorie". Der Vollständigkeit halber soll jedoch noch erwähnt werden, daß auch von *Stoller* zunächst eine biologische Annahme zur Ätiologie der Transsexualität bestanden hat. Diese wurde jedoch in anderem Zusammenhang bereits ausführlich dargestellt, nämlich im Zusammenhang mit dem „Fall Agnes".

2.2. Interpretationsversuche der gestörten Geschlechtsidentität auf lerntheoretischer Grundlage

Oben wurde *J. Money* als einer der Hauptvertreter derartiger Forschung bezeichnet. Früher wurde dem Werk dieses Autors bereits breiter Platz eingeräumt, als seine Überlegungen zur Entwicklung der geschlechtlichen Identität und der Geschlechtsrolle referiert wurden.

Die an dieser Stelle und später im Zusammenhang mit der Intersexualität dargestellten Erkenntnisse lassen sich allerdings nicht so ohne weiteres auf die Verhältnisse, die bei somatisch normalen Individuen bestehen, übertragen. Die Schwierigkeiten, die in dieser Hinsicht bestehen, beleuchtet am besten eine Studie, die 1960 von *Green* und *Money* veröffentlicht wurde. Diese war zu dem Zweck durchgeführt worden, die an Hermaphroditen gewonnenen Annahmen zu überprüfen. 5 Knaben im Alter zwischen 5 und 10 Jahren wurden untersucht; sie hatten ein auffällig weibliches Verhalten an den Tag gelegt. Zum Teil hatten sie auch den Wunsch geäußert, Mädchen zu sein. Bei genauer Lektüre dieser Studie wird deutlich, daß sie in ihren Ergebnissen die „Prägungshypothese" widerlegt, obwohl diese in der Arbeit erneut verfochten wird. Die Autoren betonen:

„Welche verborgenen Wünsche die Eltern auch hatten, sie brachten ihre Söhne zur Untersuchung, — darauf muß man hinweisen —, weil es ihr explizites Begehren war, einen Sohn, der normal in seinem geschlechtlichen Verhalten und in seinem Stil ist, aufzuziehen."

Dieser Satz ist wohl nicht anders zu verstehen, als daß diese Knaben sowohl dem Zuweisungsgeschlecht nach von diesen Vätern als männlich klassifiziert wurden als auch als „männlich" für ihr Erziehungsgeschlecht feststanden. Dementsprechend kann das Ergebnis dieser Studie nicht als Unterstützung der an den Hermaphroditen gewonnenen Ergebnisse herangezogen werden, stellt eher einen Gegenbeweis dar. *Green* und *Money* schlagen aber in ihrer Interpretation dieser Ergebnisse einen Haken: Sie spekulieren, daß nach der Anamnese dieser Kinder man ihre Effimination als das Ergebnis ihrer Identifikation mit dem falschen Geschlecht und dem Versuch, dieses zu verkörpern, auffassen könne. Diese Auffassung wird nun mit der Prägungshypothese verknüpft:

„In diesem Fall kann man das Lorenzsche Prägungskonzept als Paradigma dafür anbieten, was mit Menschen geschieht, wenn sie ihre Geschlechtsrolle und -orientierung entwickeln. Prägung ist eine Art von Lernen, die nur in einer bestimmten und kritischen Phase des Lebenslaufes stattfinden kann. Sie wird durch einen spezifischen perzeptuellen Reiz ausgelöst, der verschieden sein kann, aber sich nur in bestimmten Grenzen entwickelt. Abweichungen in der Geschlechtsrolle könnten sozusagen Fehlprägungen repräsentieren, in denen ein mehr oder weniger normaler Respons, nämlich der, sich mit einem anderen spezifischen menschlichen Wesen zu identifizieren und es verkörpern zu wollen, mit dem falschen perzeptuellen Stimulus assoziiert wird. Bei Tieren kann man gute und schlechte Präger züchten. Vielleicht sind dementsprechend die menschlichen Fälle von Störung der Geschlechtsrolle, die uns auffällig werden, Beispiele für Leute, die besonders geeignet sind, einem bestimmten Environment zum Opfer zu fallen."

Immerhin sind die Autoren ehrlich genug, diese Ausführungen als „kurze Spekulation" zu bezeichnen. Es wäre dennoch besser gewesen, diese Spekulation bei sich zu behalten. Denn wenn man annehmen würde, daß Identifikation mit der Mutter in den ersten beiden Lebensjahren bei Knaben eine Art Fehlprägung bedingen könnte, die Unsicherheiten in der Geschlechtsrolle zur Folge haben könnte, und — nach dem Prägungskonzept — unlöschbar, „instinktiv verankert" sei, — falls das so wäre, dann gäbe es wohl überhaupt nur Transsexuelle. Auch wurde in der Rezeption das Selbsturteil der Autoren, daß sie spekulative Interpretationen bieten, kaum beachtet. Der Artikel galt als Paradebeispiel für die Bedeutung der Prägung für die menschliche Entwicklung.

Money selbst erkannte, daß der Übernahme des Prägungskonzeptes bedeutende Hindernisse im Wege stehen. Verfolgt man sein Werk, läßt sich feststellen, daß die Annahme einer geprägten geschlechtlichen Identität zunehmend verschwindet. Hingegen behält er die bereits früh (1956) entworfene Modellvorstellung bei, nach der die Entwicklung der Geschlechtsrolle und -orientierung mit der Etablierung der Muttersprache vergleichbar sei. Diese Analogie wird erweitert und das Prägungskonzept nicht mehr herangezogen, die Unlöschbarkeit der einmal erlernten Muttersprache zu erklären. In einem 1974 erschienenen Handbuch über Intersexualität und Transsexualität ist der geänderte Standpunkt deutlich zu erkennen. Nun nimmt *Money* an, daß die Differenzierung der geschlechtlichen Identität bei allen Menschen als Prozeß ablaufe, in dem sowohl das männliche wie auch das weibliche System der Geschlechtsrolle kodiert werden. Diese

Doppelkodierung erlaubt, daß ein System vom anderen negativ kodiert werden kann und daß dieses in der Folge nur aufgerufen wird, um als Bestätigung dafür zu dienen, was man aus dem positiv kodierten System ausschließen solle. In anderen Worten: ein Knabe weiß, was es heißt, ein Knabe zu sein, dadurch, daß er weiß, was es heißt, kein Mädchen zu sein. Dasselbe gilt vice versa für Mädchen. Das Sprachanalogon wird folgendermaßen erweitert: dieses doppelte System sei analog mit einem System aus zwei Muttersprachen. Ein Kind lerne diese wohl am besten, wenn die Träger beider Sprachen verschiedene Personen seien. Jede Sprache werde dann mit einer bestimmten Person in Beziehung gesetzt, wobei das Überlappen minimalisiert wird. Genauso seien die Verhältnisse für die geschlechtliche Identität und ihr Erlernen gelagert. Die Träger der beiden Systeme sind voneinander abgegrenzt. Die Analogie ist weiterzuführen: Ein Kind mit zwei Muttersprachen kann durchaus beide Sprachen ein Leben lang benützen, genausogut aber auch eine unterdrücken, weil es ihr gegenüber ein Gefühl von Scham entwickelt, wie man es etwa bei Kindern von Einwanderern sehen kann, die sich der Abstammung ihrer Eltern schämen.

Anomalien der Geschlechtsidentität wären nach dieser neuen Auffassung so zu verstehen, daß in der allgemein üblichen evaluierenden Systematisierung eine Störung der Balance eintritt. Wie diese Störung zustande kommt, kann noch nicht hinlänglich beantwortet werden; diese Frage ist Objekt von Forschungsbemühungen.

Im oben erwähnten Aufsatz ist *Money* bereits so weit vom Prägungskonzept entfernt, daß er selbst anführt, daß wir immer noch keine Erklärung dafür haben, warum Geschlechtsidentität, wenn sie einmal zur Entwicklung gekommen ist, auf unvergleichliche Weise unveränderbar sei; dabei spiele es keine Rolle, ob sie mit anderen Kriterien des Geschlechts kongruent oder inkongruent sei.

Vertreter klassischer lerntheoretischer Überlegungen können nur zu einem Aspekt des fraglichen Problemkreises Material beibringen. Die Identität eines Menschen ist etwas, das als Begriff wie auch als Phänomen den Untersuchungsmethoden, die auf der Basis der Lerntheorie bestehen, nicht zugänglich ist. Es bleiben Überlegungen zur Beobachtung der Repräsentation der gestörten geschlechtlichen Identität auf der Verhaltensebene. Eine gängige lerntheoretische Annahme ist es, daß der ersten sexuellen Erfahrung besondere Bedeutung zugeschrieben wird. Es wird angenommen, daß sie ein Muster von sexuellem Verhalten „prägen", nach sich ziehen könne. Ein erweitertes Modell der Ätiologie sexueller Abweichungen in lerntheoretischer Hinsicht legten 1965 *McGuire, Carlysle* und *Young* vor. Diese Autoren vertreten den Standpunkt, daß Fallstudien, die an sexuell abweichenden Personen durchgeführt wurden, nahelegen, daß die Lernprozesse, die an der Entwicklung dieser Abweichungen beteiligt waren, erst später als zur Zeit der ersten Erfahrung abgelaufen seien, man dementsprechend dieser ersten Erfahrung nicht die absolute Schlüsselposition zusprechen solle. Die erste Erfahrung, worunter man verstehen müsse, daß das Individuum irgend einer Form abnormaler Sexualität ausgesetzt gewesen sei, trage zur Entwicklung des sexuell abnormen Verhaltens lediglich das Material für eine Phantasie bei, die spätere masturbatorische Akte begleite. Werden nun in Gegenwart dieser Phantasie bei zahlreichen späteren Gelegenheiten sexuelle Aktivitäten ausgeübt, ver-

2.2. Interpretationsversuche der gestörten Geschlechtsidentität 67

stärkt sich die Anknüpfung. *McGuire* und seine Mitarbeiter legten großen Wert auf die Feststellung, daß die erste Erfahrung realistisch sei, im Gegensatz zu der „unrealistischen" Art von Geschichten, Witzen und anderen Formen eventueller sexueller Stimulation, denen ein Kind unter Umständen ausgesetzt sein kann, und daß dieser Realitätsaspekt der ersten Erfahrung erhöhten Wert als Masturbationsphantasie verleiht. Außerdem nehmen *McGuire* und seine Mitarbeiter an, daß man häufig feststellen könne, daß das abweichende Verhalten durch irgend welche frühen heterosexuell-aversiven Erfahrungen oder durch Gefühle von sozialer oder physischer Minderwertigkeit verstärkt und verfestigt wurde. Auf diese Weise glaubt dann der Patient, daß er nie zu einem „normalen" Geschlechtsleben kommen werde; dieser Gedanke wieder stößt ihn in Abnormitäten zurück, von denen er bereits die Erfahrung hat, daß sie ihm Befriedigung verschaffen können. Die erste Erfahrung und die Phantasien, die dann von so bedeutender Wirksamkeit werden, können bestimmten Modifikationen unterliegen. So können bestimmte Aspekte dieser Phantasie, warum auch immer, prävalent werden und häufiger als andere in Verbindung mit konkreten sexuellen Akten, zumeist solchen masturbatorischer Art, zum Einsatz gelangen. Durch diese selektiven Vorgänge kann sich ein sexuell abweichendes Verhalten entwickeln, das praktisch keine Ähnlichkeit mit der ersten Erfahrung mehr hat, sondern ganz im Gegenteil einzigartige Besonderheiten aufweist. Diese neue Theorie gemahnt an ähnliche Theorien, die in der Frühzeit der Sexologie entwickelt wurden. Man kann sich zumindest des Eindrucks nicht erwehren, daß der Umfang des gesicherten Wissens, das dieser Theorie zugrunde liegt, auch heute nicht größer ist als in der Frühzeit. Viel gesichertes Wissen ist über die Ätiologie der sexuellen Abweichungen bisher anscheinend nicht zusammengetragen worden. Die Ähnlichkeit der Auffassung von *McGuire* mit frühen Überlegungen zur Erworbenheit der konträren Sexualempfindung läßt sich am besten anhand eines Zitates aus *Molls* „Konträrer Sexualempfindung", erschienen 1899, belegen:

„Es wird behauptet, daß sich aus zufälligen Eindrücken gewisse Assoziationen bilden, die für die spätere Zeit die Art des Geschlechtstriebes bestimmen. Es wird gesagt, daß sich aus der mutuellen Onanie zwischen Knaben die konträre Sexualempfindung entwickle, und es wird angenommen, daß aus Anerziehung weiblicher Gewohnheiten bei Knaben gleichfalls konträre Sexualempfindung hervorgehe. Ich bin aber der Ansicht, daß, wenn diese äußeren Einwirkungen die genannten Folgen haben sollen, in den meisten Fällen eine angeborene Disposition hierzu vorliegen dürfte. Wäre dies nicht der Fall und würde die mutuelle Onanie zwischen Knaben wirklich das Wesentlichste sein, dann müßte die Homosexualität eine viel größere Ausdehnung haben, als es der Fall ist. Da die meisten Menschen den Geschlechtstrieb zuerst durch Onanie befriedigen, so müßten, wenn diese Assoziationstheorie richtig wäre, die meisten Menschen später den Trieb haben, durch eigene Onanie sich geschlechtlich zu befriedigen. Es müßte ferner bei anderen, die durch Reibung an Wäschegegenständen die Onanie ausüben, die Neigung zu Wäschegegenständen sehr häufig sein; es würde andererseits die Neigung zum Beischlaf etwas äußerst Seltenes sein müssen, wenn aus den ersten Eindrücken, die zur Befriedigung der Geschlechtstriebe führen, ohne bestehende Anlage dauernde Assoziationen erzeugt würden. Es müßten solche Behauptungen über Assoziationen und deren Einflüsse doch durch einige Beweise gestützt werden; man soll nicht bloß aufgrund theoretischer und bequemer Spekulationen derartige Meinungen aussprechen."

Diese Textstelle erweckt den Eindruck, hier wäre bereits vorwegnehmend Kritik an einer Entwicklung geübt worden, die wir auch heute noch als wirksam erkennen. *Moll* bezieht 1921 in einer Auseinandersetzung mit psychoanalytischen Annahmen erneut und schärfer einen Standpunkt, der den vorhin aufgezeigten Weg *McGuires* vorwegnimmt. Er kritisiert die psychoanalytische Theorie ob ihrer Bindung an die Annahme unbewußter Vorgänge. Die Homosexualität wie auch jede andere Perversion entwickle sich jedoch im „Oberbewußtsein", wie er formuliert, nicht im Unbewußten. Wenn nämlich einmal geschlechtliche Erregung durch einen gleichgeschlechtlichen Eindruck entstanden sei, werde weiterhin durch psychische Onanie oder durch genitale Masturbation mit perversen Phantasien sexuelle Erregung mit den perversen Vorgängen immer mehr verbunden, die Bahnen immer mehr ausgeschliffen, und zwar das alles im Oberbewußtsein. Die sogenannte neue Theorie *McGuires* und seiner Mitarbeiter ist also, wenn man es recht bedenkt, bereits zum Zeitpunkt des Erscheinens gerade in dem Aspekt, der sie fortschrittlich erscheinen läßt, mindestens 24 Jahre alt. Erneut erkennt man resignierend, wie sehr die Entwicklungen in der sexologischen Theoriebildung auf der Stelle treten. Bemerkenswert ist auf jeden Fall, mit welcher Selbstverständlichkeit „Innovationen" aufgebracht werden, die in Wirklichkeit uraltes Gedankengut sind, das oftmals bereits überprüft und unbestätigt oder widerlegt ist. Im speziellen Fall macht die McGuiresche Theorie in besonderer Weise zusätzlich auf Probleme der internationalen oder transkulturellen Wissensvermittlung und ihre Auswirkung aufmerksam. 1969 schreibt *Beech* über die McGuiresche Theorie und weist in diesem Zusammenhang darauf hin, daß „kürzlich" *Jaspers* erneut die Bedeutung der ersten Erfahrung für die Prägung eines bestimmten sexuellen Verhaltens betont habe. Das Jasperssche Werk, das er meint, ist die „Allgemeine Psychopathologie", die erstmals 1913 aufgelegt wurde. In englischer Übersetzung wurde sie anscheinend aber erst 1963 zugänglich. In diesem Zusammenhang muß betont werden, daß in späteren Auflagen des Werkes der Stand des Wissens über das Problem der Homosexualität nicht über den Stand der 30-er Jahre erweitert wurde. Daß es für den englischsprechenden Raum erst 1963 zugänglich wurde, mag englischsprachige Autoren dahingehend beeinflußt haben, daß sie meinten, in den Text sei auch neueres Wissen eingearbeitet worden. Andererseits hätten sie erkennen müssen, daß vieles, das *Jaspers* in diesem Zusammenhang vertritt, heillos veraltet ist, falls sie über den Stand der Forschung zu Homosexualität und zu Transsexualität informiert gewesen wären. Hier wird ein allgemeineres Problem deutlich: Ergebnisse der deutschen Sexualwissenschaftler, bzw. Hypothesen, die diese in der Zeit vor dem Zweiten Weltkrieg entwickelten und die dann durch die politischen Ereignisse verdrängt wurden, wurden im anglo-amerikanischen Raum praktisch nicht wahrgenommen, in ihm beginnt die Sexologie mit *Kinsey*. So kommt es dann eben zum Wiederauftauchen und zum Import von Gedankengängen, die ein Überblick über die einschlägige Literatur als längst obsolet ausweist.

2.2.1. *Transvestismus und Transsexualismus in lerntheoretischer Sicht*

Für den klassischen Transvestismus gilt in lerntheoretischer Hinsicht wohl das Erklärungsmodell, das *Rachmann* für den Fetischismus angeboten hat. Dieser Autor erbrachte 1966 in seiner Studie zu diesem sexualpathologischen Phänomen den Nachweis, daß sexuelle Abweichung als Folge konditionierender Einflüsse auftreten kann. Fetischismus konnte im Experiment produziert werden. Das Anlegen der Kleidung des konträren Geschlechts könnte analog diesem Experiment dadurch bedingt sein, daß dieses Verhalten irgendwann einmal mit einem sexuellen Reiz gekoppelt wurde und es auf diese Weise zu einem Prozeß von Selbstverstärkung kam. Auf den Transsexualismus hingegen scheint diese Modellvorstellung nicht ohne weiteres übertragbar. Bisher liegt auch kein Versuch vor, dieses klinische Syndrom nach lerntheoretischen Überlegungen zu interpretieren. *Money* entwarf 1968 ein Modell, das man zwar als lerntheoretisch orientiert einschätzen kann, das jedoch der Lerntheorie nicht so bruchlos entspricht wie das Fetischismusparadigma von *Rachmann*. *Moneys* Modell entspringt den Überlegungen dieses Autors, die vorhin dargestellt wurden. Entsprechend früherer Überlegungen dieses Autors hätte man den Transsexualismus als durch fehlerhafte Prägung bedingtes Verhalten aufgefaßt. Nach den späteren Aussagen hingegen läßt sich der Transsexualismus als Störung des Balanceverhältnisses zwischen dem positiven (somatisch homotypischen) und dem negativen (somatisch heterotypischen) Modell verstehen. Es sei daran erinnert, daß das negative Modell die Funktion besitzt, immer wieder in Erinnerung zu rufen, wie man sich nicht verhalten soll. *Money* meint, daß dieses Modell vom gegensätzlichen Geschlecht im Gehirn als neuro-kognitale Einheit existiert, die unter spezifischen entwicklungsmäßigen, experimentellen oder pathologischen Umständen möglicherweise die Herrschaft an sich reißt. Auf diese Weise kommt es zur Dissoziation zwischen körperlicher und psychischer Geschlechtlichkeit.

2.3. Psychoanalytische Überlegungen zur Genese gestörter geschlechtlicher Identität

Es wurde bereits ausführlich dargestellt, daß keine einheitliche Auffassung darüber besteht, wie sich geschlechtliche Identität normaliter entwickelt. Es ließen sich jedoch in der psychoanalytischen Literatur zwei Hauptströmungen unterscheiden: eine, nach der die schließlich konstituierte geschlechtliche Identität als Resultat der Verarbeitung von somatischen Erfahrungen, Umwelterfahrungen, identifikatorischen und desidentifikatorischen Vorgängen aufzufassen ist wobei der Lösung der infantilen Kernkonflikte besondere Bedeutung zukommt. Nach dieser Auffassung ist die geschlechtliche Identität erst in der Pubertät als gegeben zu betrachten. Als Vertreter der zweiten Hauptströmung haben wir vor allem *Stoller* kennengelernt. Nach ihm bilden sich bereits frühe Stadien einer geschlechtlichen Identität als Folge konfliktfreier Entwicklung aus. Aus diesen beiden theoretischen Richtungen kommen auch differierende Überlegungen zur Entwicklung von Störungen der geschlechtlichen Identität. Zunächst sollen Auffassungen und Beobachtungen aus der zuerst erwähnten Richtung zur Sprache kommen. Nach den Autoren, die sie vertreten, können Störungen der geschlechtlichen Identität im Kindesalter besonders in den Entwicklungsphasen beobachtet werden, die bereits früher als kritische bezeichnet wurden: der frühen genitalen Phase in der ersten Hälfte des zweiten Lebensjahres, der „testikulären" Phase nach *A. Bell*, die zeitlich in die späte anale und die frühe phallische Phase zu verlagern ist, schließlich der phallischen Phase mit ödipalem Konflikt und Kastrationsfurcht. In besonderer Weise ist schließlich die Adoleszenz von Erschütterungen auch der sexuellen Identität bedroht, bis sich schließlich ein konsolidierter Zustand herstellt. Im Kindesalter kann es allerdings recht große Schwierigkeiten bereiten, differentialdiagnostisch eine tatsächliche Störung des bereits erreichten Grades von geschlechtlicher Identität von einer entwicklungsbedingten Labilität dieser Identität abzugrenzen.

Die folgenden Ausführungen beziehen sich, wie schon gesagt, auf Annahmen der Autoren, die einen angenähert klassischen psychoanalytischen Standpunkt vertreten. Wenn man bedenkt, wie nach dieser Auffassung Aktivitäts- und Passivitätsschübe aufgrund der wechselhaften Identifikationen im normalen Ablauf einander ablösen, muß es als selbstverständlich erscheinen, daß bei Kindern in der Prägenitalität bisweilen phasenhaft Verhaltensmuster auftauchen, die mit dem somatischen Geschlecht des Kindes und mit der Geschlechtsrolle, die man von diesem ableiten würde, im Widerspruch stehen. Selbst *Stoller*, der Autor also, nach dem die geschlechtliche Polarisierung sehr früh bereits relative Stabilität erlangen soll, woraus für ihn auch eine frühzeitige Konstituierung der geschlechtlichen Identität resultiert, meinte 1967, daß für den Großteil der Knaben, die die Kleidung des weiblichen Geschlechts anlegen, keine Gefahr bestehe, in ihrer Reife unter irgendeiner Störung der Geschlechtsidentität zu leiden; nur eine Minderheit unter diesen Knaben werde an dieses Verhalten fixiert bleiben.

Es scheint notwendig, einen Exkurs über die psychoanalytische Auffassung von Störungen der geschlechtlichen Identität und des Sexualverhaltens im Kindesalter einzuschalten, um die oben dargestellte Auffassung verständlicher werden zu lassen.

2.3.1. Störungen des Sexualverhaltens und der geschlechtlichen Identität im Kindesalter

Auch dieser Exkurs stützt sich auf Texte von Autoren der eher klassischen psychoanalytischen Schule.

2.3.1.1. Störungen innerhalb der frühen genitalen Phase

Es liegen einige Arbeiten vor, die Beobachtungen über das frühe Auftreten von Kastrationsfurcht beinhalten. *L. Sachs* berichtet 1961 über einen Fall, in dem sie im 18. Lebensmonat aufgetreten war; *Galenson* und Mitarbeiter berichten 1975 von einem analogen Fall. Besonders der zuletzt erwähnte Fall reagierte auf diese spezifische Furcht mit einer schweren Verwirrung seiner Geschlechtsidentität und seines Realitätssinnes. Er versuchte sich in dieser Phase ungewöhnlich intensiv mit seiner Mutter zu identifizieren, die sich aber stark zurückzog.

2.3.1.2. Die testikuläre Phase

A. Bell, 1978, vertritt aufgrund ihrer Beobachtungen folgenden Standpunkt: In der testikulären Phase kann es geschehen, daß bei bestimmten Knaben die Identifikation mit der Frau von einer extremen Passivität begleitet ist, wobei es zur Libidinisierung der passiven Rolle kommt. Diese Knaben sollten unbedingt bereits früh behandelt werden, da ihre Entwicklung erfahrungsgemäß äußerst gefährdet verläuft.

M. Sperling berichtete 1964 über die Behandlung eines kindlichen Transvestiten. Da auch die Mutter dieses Kindes von ihr behandelt wurde, war die Autorin in der Lage, indirekt die Entwicklung des Knaben von seinem 6. Lebensmonat an zu verfolgen. Die konträrgeschlechtliche Identifizierung des Knaben wurde manifest, als er 3 Jahre und 4 Monate alt war. Dieser Fall wird im Zusammenhang mit dem oben erwähnten Fall von *Bell* referiert, weil das Alter, in dem die beiden Kinder zur Beobachtung kamen, ungefähr gleich war. *Sperling* kommt jedoch zu ganz anderen Schlußfolgerungen wie *Bell*.

Zur Fallgeschichte sei angeführt: Die Mutter hatte angegeben, daß die Entwicklung des Kindes bis ins zweite Lebensjahr unproblematisch verlief. Sie selbst war sich einer Neigung bewußt, bei sich selbst und bei ihren Kindern die Geschlechter paradox zu markieren. Der Knabe begann transvestitische Tendenzen zu entwickeln, nachdem eine Tante zu Besuch gekommen war, die ihre vor kurzem geborene Tochter mitgebracht hatte. Der Knabe war zuerst auf das Mädchen neugierig gewesen, schmollte aber dann und war eifersüchtig. Er äußerte sich: „Alle Menschen werden als Mädchen geboren." Weiters sagte er oft: „Als ich noch ein Mädchen war." Als er diese Phantasien äußerte, war er drei Jahre alt. Vier Monate später zog er sich die Kleider seiner älteren Schwester an. Die Analyse des kleinen Patienten erbrachte Material, das dafür sprach, daß das Kind den Anspruch erhob, bisexuell zu sein; es wollte die Charakteristika beider Geschlechter besitzen. *Sperling* konnte zwei genetische Faktoren dieser Entwicklung sehen:
— orale Fixierung bei ungelösten oralen Konflikten,
— Reaktion auf die Urszene, die als Verlassenwerden durch die Eltern erlebt wurde und Trennungsangst mobilisierte.
Außerdem war in diesem Fall das transvestitische Verhalten als Reaktion auf die Konfrontation mit der Tatsache, daß weibliche Säuglinge keinen Penis besitzen, zu interpretieren.
Die sexuelle Objektbesetzung des Kindes war heterosexuell.

Sperling schreibt weiters über ihre Eindrücke von der Objektbeziehung zwischen Mutter und Kind. Sie geht von der Auffassung aus, daß bei Kindern, bei denen Muster abweichenden Sexualverhaltens bestehen, „perverse Objektbeziehungen" vorliegen, die beim Kind zu einer spezifischen Pathologie des Über-Ich führen. Diese Auffassung bezog sie aus Beobachtungen an mehreren Patienten: So hatten die Mütter zweier Patienten hochbegabte Brüder gehabt, die sie beneideten und mit denen sie rivalisierten. Diese Frauen blieben in der Folge in einem Konkurrenzverhältnis zu Männern und zu Frauen und es war für sie gleich wichtig, klug und tüchtig (wie ein Mann) und sanft und anziehend (wie eine Frau) zu sein.

Diese Beobachtung, daß ein mütterlicher Konflikt von pathologischer Wirksamkeit für das Kind werden kann, indem er eine bestimmte Interaktion zwischen Mutter und Kind steuert, scheint eine gute Überleitung zur Darstellung der Beobachtungen anderer Autoren, die derartige Vorgänge ins Zentrum ihres Interesses gerückt haben. Sie sprechen derartigen Typen von Objektbeziehungen hohe Bedeutung für die Entwicklung sexuell devianten Verhaltens in der Kindheit zu.

2.3.1.3. Objekttheoretische Beobachtungen und Interpretationen

1956 beschreiben *Litin* und seine Mitarbeiter einen Fall von kindlichem Transvestismus. Sie vertraten den Standpunkt, daß die Störung des Kindes als Folge der Adaptation seiner Ich-Instanzen an verschleierte Einstellungen in der Familie aufzufassen war.

„Perverses sexuelles Ausagieren und auch manche unüblichen heterosexuellen Verhaltensmuster resultieren aus unbewußter Erlaubnis und subtilem Zwang von seiten der Erwachsenen."

Der Knabe, den diese Autoren beschreiben, begann im Alter von 2 1/2 Jahren zu transvestieren und kam im 5. Lebensjahr in Behandlung. Es lag ein interessanter Familienroman vor:

— Die Mutter war ambivalent und zeigte ihrem Mann gegenüber heftige Neidgefühle, sie erinnerte sich weiters daran, daß sie im Alter von 5 Jahren verlangt habe, man möge ihr einen Fußball und nicht eine Puppe schenken.

— Der Vater gab an, selbst in seiner Kindheit eine Phase von Verkleidungsaktivitäten durchgemacht zu haben.

Die Wünsche des Kindes wurden von der Mutter eine Zeitlang unterstützt, anderswo als zu Hause durfte der Knabe allerdings keine Mädchenkleidung tragen. Weiters legte die Mutter dem Sohn gegenüber ein verführerisches Verhalten an den Tag.

Als das Kind 5 Jahre alt war, imponierte es als transsexuell. Es ließ sich bei weiblichem Vornamen rufen, wollte Teller waschen, Haus putzen, phantasierte sich als Frau. Die Familie akzeptierte und förderte diese Phantasie; die Großmutter schenkte dem Knaben einen Brautschleier. Das Kind fragte die Mutter, ob sie sich nicht scheiden lassen könne. Es könne dann endlich den nunmehr freien Vater heiraten.

Johnson, 1953, berichtete über einen Fall von Einkoten und dem Wunsch, ein Mädchen zu sein, bei einem 4 1/2-jährigen Knaben. In diesem Fall ließ sich aufklären, daß die Mutter die 2 Jahre jüngere Schwester des Buben deutlich bevorzugte. Der Knabe erkannte selbst bald im Lauf der Behandlung, daß er in Wirklichkeit nicht ein Mädchen, sondern ein Baby sein wollte.

Sowohl *Litin* in der zuvor erwähnten Studie wie auch *Johnson* meinten, daß das sexuell abweichende Verhalten der von ihnen behandelten Kinder verborgenen Bedürfnissen der Eltern entsprang und diesen sozusagen Ausdruck verlieh. Diese Autoren behandelten die Eltern und die Kinder gemeinsam. *Litin* meint, daß die Eltern das Kind unbewußt verführen, ihm subtil ein bestimmtes Verhalten nahelegen und dieses dann bekräftigen. *Johnson* untersuchte den Prozeß genauer und richtete ihr besonderes Augenmerk auf die Ätiologie der Fixierung und der Symptomwahl. Sie konnte herausfinden, daß das Kind von den Eltern an einem bestimmten Fixierungspunkt oder einer bestimmten Symptomatologie gehalten wird. Dafür sind wieder zwei Ursachen zu erkennen:

— Ängste vor irgendetwas, vor dem regrediert wurde und das die Entwicklung stoppte.

— Eine elterliche Sanktion, die dem Kind Triebbefriedigung auf dem Level garantiert, das zur Ebene der Fixierung oder der Symptomwahl wird.

Durch diese Sanktion erreichen die Eltern eine schuldhafte Befriedigung der eigenen Triebwünsche. Das Kind ist schuldig, ob es nun dieser Befriedigung für die Eltern nachkommt oder nicht.

Pavenstedt beschreibt 1956 einen Fall, in dem die Eltern direkt unbewußt die geschlechtliche Identität des Kindes beeinträchtigten. Sie hatten sich ein Mädchen gewünscht, es kam jedoch ein Knabe zur Welt. Daraufhin zwangen die Eltern dieses Kind bereits äußerst frühzeitig zu einer unüblichen Passivität: Zum Beispiel fesselten die Eltern es im Alter von 11 Monaten, um es am Daumenlutschen zu hindern; als es 13 Monate alt war, legten sie ihm metallene Handschellen an. Bei diesem Kind entwickelten sich psychotische Verhaltensmuster. Darunter kam es auch zu der Phantasie, sich als hilfloses kleines Mädchen zu sehen.

Über die Störung der geschlechtlichen Identität bei psychotischen Kindern und Jugendlichen berichten *Bettelheim,* 1954, und *Mahler,* 1968. Nach *Mahler* wären die Symptombilder, in denen auch Störungen der geschlechtlichen Identität beobachtet werden, als „symbiotische Psychosen" zu bezeichnen, was besagt, daß die Kinder, die diese Art Erkrankung zeigen, auf einer Stufe der Prä-Objektbeziehung fixiert sind oder zu ihr regredierten, in der die seelische Repräsentanz der Mutter vermutlich mit der des Selbst vermengt ist.

Es bleibt noch *Greenson* zu erwähnen (1964, 1966), der aus der Behandlung eines transvestitischen Knaben die theoretischen Überlegungen entwickelte, die bereits in der Darstellung der normalen Verhältnisse in bezug auf die Entwicklung der geschlechtlichen Identität in psychoanalytischer Sicht Erwähnung fanden. *Greensons* Hypothese lautet bekanntlich, daß die gestörte geschlechtliche Identität eines Knaben darauf zurückzuführen ist, daß aufgrund einer bestimmten familiären Konstellation es dem Knaben nicht möglich wird, sich rechtzeitig aus der Identifikation mit der Mutter zu lösen. Dieser Sachverhalt kann durch ein bestimmtes Verhalten der Mutter gefördert werden, aber auch dadurch veranlaßt werden, daß der Vater kein geeignetes Objekt zur identifikatorischen Besetzung verkörpert, was die Lösung aus der Mutteridentifikation erleichtern würde.

Bei Revision des bislang Dargestellten ergibt es sich, daß zur Interpretation des Phänomens der Geschlechterrollenpathologie Hypothesen aus allen Entwicklungen der psychoanalytischen Theorie vorliegen, eine einheitlich Erklärung des Phänomens aber nicht besteht. Möglicherweise läßt sich daraus ableiten, daß auch die Ätiologie nicht einheitlich ist, dementsprechend Generalisierungen vermieden werden sollten.

Jetzt bleibt nur die abseitige und gleichzeitig elaborierteste Theorie, die zumindest teilweise auf psychoanalytischem Boden wuchs — allerdings unter Aufnahme einer Fülle analysenfremden Gedankengutes — zu besprechen: die Theorie von *Stoller.*

2.3.1.4. *Stoller* und sein Konzept vom „transsexuellen Experiment"

Bestimmte Auffassungen dieses Autors wurden bereits früher diskutiert und seine Position innerhalb der psychoanalytischen Theorie — zumindest wie sie mir erscheint – bestimmt. Ich habe darauf hingewiesen, daß *Stoller* libidotheoretische Überlegungen verwirft, und habe seine Bezugnahme auf Ich-theoretische und objekttheoretische Spekulationen beleuchtet. Ebenso habe ich bereits dargestellt, daß für *Stoller* sowohl der Regreß auf biologische Spekulationen wie auch die Übernahme lerntheoretisch fundierter Konzepte für die Errichtung seines theoretischen Gebäudes notwendig wurden. Der Verweis auf diese Inhalte ist notwendig, um die komplexe Theorie, die *Stoller* zum Verständnis der Störungen der geschlechtlichen Identität im Kindesalter beisteuert, verständlich werden zu lassen.

Wie bereits dargestellt, läuft für *Stoller* die Entwicklung der „geschlechtlichen Kernidentität" frühzeitig im konfliktfreien Feld ab. Er nimmt an, daß von Geburt ab Lernerfahrungen ablaufen, die auf undramatische und konfliktfreie Weise im Knaben Maskulinität produzieren. Diese Erfahrungen stammen aus der Namensgebung, der Farbe und dem Stil der Kleidung, der Art und Dauer des Gehalten- und Getragenwerdens etc., wie auch aus den Spielen; weiters aus dem Umstand, daß die Eltern ein als männlich empfundenes Verhalten verstärken und Anzeichen anderer Verhaltensweisen nicht unterstützen. Gegen Ende des ersten Jahres ist der kleine Knabe dann in irgendeiner Weise deutlich „männlich". Diese konfliktfreie Genese nimmt *Stoller* auch für das klinische Bild an, das die wohl gravierendste Ausprägung gestörter geschlechtlicher Identität darstellt: Den männlichen Transsexualismus.

Nach dieser Auffassung fördert die Mutter des transsexuellen Knaben bei diesem konfliktfrei „Weiblichkeit". Indem sie jedes Anzeichen von Zartheit, Delikatesse, Sanftmut und künstlerischer Sensibilität unterstützt wie auch sonst das Interesse an femininen Zügen, verstärkt die Mutter in gelassener Atmosphäre die Entwicklung ihres Sohnes zur Weiblichkeit. *Stoller* schreibt:

„Was die Mutter des Transsexuellen mit ihrem Körper tut, wenn sie ihr Kind hält, ist ein Beispiel für die Kommunikation einer Psyche (die motivierte Handlung der Mutter) mit widerstandsloser Neurophysiologie (Gehirn des Kindes)."

In den frühesten Entwicklungsphasen, in denen der Grundstein der geschlechtlichen Existenz gelegt wird, wäre demnach das Kind ein Spielplatz der elterlichen, insbesondere der mütterlichen Phantasien und diesen wehrlos ausgesetzt. Es sei nochmals daran erinnert, daß nach *Stoller* das Resultat dieses Vorganges praktisch unveränderbar ist, da es sich um Prägungsvorgänge innerhalb konfliktfreier Zonen handeln soll.

Dem später transsexuellen Sohn wird also „konfliktfrei Femininität imprägniert". Auch weiterhin kommt es bei ihm nicht zur Ausbildung der typischen Konfliktsituationen. Da der Sohn ja bereits feminin geprägt ist, kann sich keine ödipale Situation entwickeln; außerdem greift im idealtypischen Stollerschen Fall, wie vorwegnehmend zu sagen ist, ohnehin der Vater nicht in die Entwicklung des Sohnes oder in die symbiotische Beziehung zwischen Mutter und Sohn ein. Auf diese Weise unterbleibt auch die Kastrationsangst. Diese fortgesetzt konfliktfreie Entwicklung ist für *Stoller* das kritische Unterscheidungsmerkmal für den Transsexualismus gegenüber sonstigen perversen oder auch normalen Entwicklungsverläufen.

Fassen wir *Stollers* Auffassung von der Entwicklung zur Transsexualität in Verhalten, Empfinden und Identität zusammen, wobei Elemente aus dem „transsexuellen Familienroman", wie er später extensiv dargestellt werden wird, vorweggenommen werden müssen:

— Die Lösung vom mütterlichen Körper erfolgt nicht in richtiger Weise; der transsexuelle Knabe entwickelt daher kein Bedürfnis, den Körper des anderen Geschlechts (sexuell) zu besitzen. Anstatt dessen begehrt er, die Kluft zwischen ihm selbst und dem abwesenden Vater zu überbrücken.

— Es entwickelt sich kein Gefühl, „Mann zu sein" und später von „Männlichkeit" als permanentem, autonomem Anteil des Selbst, der geschützt und hochgeschätzt wird. Daher wird die genitale Kastration nicht als Bedrohung empfunden.

— Es existiert kein bedrohender, aber bewunderter Vater, der die Richtung der Entwicklung bestimmen und als Modell dienen kann; der Sohn wünscht also gar nicht maskulin zu werden.

— So gibt es keine ödipalen Konflikte, keine Kastrationsangst, da die Mutter nicht als Sexualobjekt begehrt wird und auch der Vater nicht als Identifikationsobjekt dient und außerdem dem Besitz der Mutter keine Barrieren entgegenstehen. So wie sie zu sein, ist noch mehr, als sie zu gewinnen. Das transsexuelle Empfinden stellt für *Stoller* eine äußerst seltene Sonderform unter den möglichen pathologischen Entwicklungen der geschlechtlichen Identität dar.

Die Klassifikation, die *Stoller* für die klinischen Ausprägungen dieser Störungen entwarf, wird später vorgestellt. Zunächst sollen die Bedingungen aufgezeigt werden, die von ihm als bestimmend für die Entwicklung des Transsexualismus beschrieben wurden.

Zunächst ist wichtig, daß auch bei der Mutter eine bestimmte pathologische Entwicklung vorliegen muß. Die familiäre Herkunftssituation eines transsexuellen Knaben ließe sich folgendermaßen umreißen: Eine chronisch depressive, bisexuell strukturierte Frau heiratet einen sich distanziert verhaltenden Mann. Gebiert diese Frau einen Sohn, hält sie ihn in einer „endlosen Umarmung", wobei diesem Verhalten zugrunde liegt, daß für sie das Kind ihren phantasierten Phallus verkörpert. Auch auf seiten des Kindes muß allerdings eine Bedingung erfüllt sein: Es muß von außerordentlicher Schönheit sein.

Auch weiterhin hält sich der Vater distant, kann daher nicht in diese pathoplastische Beziehung regelnd eingreifen. Er dient auch weiter nicht als maskulines Vorbild. Für das Kind ergibt sich als Folge daraus zunächst, daß es aufgrund dieser pathologischen Situation die Abgrenzung zwischen der Mutter und dem eigenen Selbst nicht empfinden lernt. Als Resultat läuft die psychosexuelle Entwicklung im vorhin beschriebenen Sinn ab.

Noch einmal: Die spezifische Konstellation, die aus einer praktisch komplexfreien psychosexuellen Entwicklung resultiert, produziert den Transsexuellen, wie ihn *Stoller* sieht. Alle anderen Individuen, die nach Geschlechtsumwandlung begehren und bei denen andere, eben konflikthafte Entwicklung aufzudecken ist, sind in diesem Verständnis nicht als Transsexuelle aufzufassen. Daraus erhellt auch die Phänomenologie dieser Patienten: Der echte Transsexuelle möchte nicht eine Frau sein, ahmt sie nicht nach, sondern ist eine. Er begeht kein Mimikry, sondern ist in all seinen Bewegungen natürlich.

Wie kompliziert und schwer reproduzierbar die Gedankengänge von *Stoller* sind, läßt sich daran ablesen, daß er meint, man müsse drei Generationen überblicken, um zum wahren Verständnis eines Falles von Transsexualismus zu kommen.

Er selbst hatte zum Zeitpunkt seiner wichtigsten Veröffentlichungen 12 Mütter transsexueller Knaben behandelt. Er konnte erkennen, daß diesen Frauen als genereller Zug zu eigen war, in der Kindheit maskuline Verhaltensmuster relativ ausgeprägt zur Schau gestellt zu haben. Sie alle hatten selbst einige Zeit von sich den Eindruck erweckt, weibliche Transsexuelle zu sein, da sie bewußt gewünscht hatten, ein Knabe zu sein und einen Penis zu besitzen. Sie alle waren jedoch mit der Menarche von diesen Wünschen abgekommen. Andererseits wurde ihre weibliche Identifikation nie sehr stark und heirateten sie lediglich, um nicht allein zu sein, ohne daß heterosexuelle Bedürfnisse als Triebfeder gedient hätten. Sie hatten sich in ihrer Kindheit als von den Müttern ungeliebt empfunden und hatten diese als kalt, distanziert, aber mächtig erlebt. Die Wünsche, die vorhin beschrieben wurden und die zur Entwicklung der konfliktfreien Weiblichkeit der Söhne führen, äußern sich auch im konkreten Verhalten den Kindern gegenüber. Die von *Stoller* untersuchten Mütter trugen ihre nackten oder auch bekleideten Söhne, selbst nackt oder bekleidet, solange, bis diese gehen konnten. Außerdem ließen sie die Söhne oft jahrelang bei sich im Bett liegen. *Stoller* meint nun, daß ein derartiges Verhalten dazu führe, daß die Differenzierung des Selbst von den anderen verhindert werde. Einige Mütter berichteten, daß sie ihr Baby zwischen den Beinen hielten, oft auch während sie beide nackt waren. Diese Frauen ließen einen außerordentlichen Penisneid erkennen und bewunderten den Penis ihres Sohnes, während sie alle anderen männlichen Glieder als häßlich ablehnten. Für solch eine Mutter ist der kindliche Sohn ihr hochgeschätzter Phallus, nach dem sie begehrt hat, die Kur für die einsame, hoffnungslose Traurigkeit der eigenen Kindheit. Auch wenn solche Mütter mehrere Kinder haben, ist es meistens ein einzelner Sohn, der diese Wünsche auf sich zieht und sie befriedigt. Es handelt sich um ein, wie schon gesagt, besonders schönes Kind mit großen Augen.

Noch einmal rekapitulieren wir: Für *Stoller* entwickelt sich der Transsexualismus als Resultat des seltenen Zusammentreffens von verschiedenen Faktoren, von denen jeder einzelne essentiell ist. Die Mutter muß bisexuell strukturiert sein, zwischen Mutter und Sohn muß eine symbiotische Beziehung aufrecht bleiben, wobei der Sohn besonders schön sein muß, und der Vater muß physisch und/oder psychisch abwesend sein und eine derartige pathologische Symbiose zulassen.

Die oben beschriebenen theoretischen Annahmen, die zunächst aus Beobachtungen und Behandlungen an Kindern, die bereits Anzeichen einer gestörten geschlechtlichen Identität erkennen ließen, und deren Müttern stammten, ließen sich durch die Erkenntnisse aus dem „Fall Agnes" bestätigen. Ein weiterer Versuch, diese Annahmen zu bestätigen, stammt von *H. J. Baker*, 1975. Dieser Autor schrieb über einen 27-jährigen Transsexuellen, der ein Adoptivkind war. *Baker* untersuchte die Adoptivmutter und fand, daß sie in allem den Kriterien entsprach, die *Stoller* als typisch für die Mütter männlicher Transsexueller festgesetzt hatte. *Bakers* Fall bricht dementsprechend mit allen Annahmen über genetische Verbindungen zwischen den Entwicklungen von Mutter und Sohn und betont die Bedeutung environmentaler Faktoren für die Genese des Transsexualismus.

Soweit die Transsexualimus-Theorie *Stollers*.

Als nächstes wollen wir die Überlegungen *Stollers* und seiner Mitarbeiter zu anderen sexuellen Abweichungen im Kindesalter, jenseits des Transsexualismus, vorstellen und anschließend zur Kritik, die diesen Annahmen entgegengebracht wird, übergehen.

2.3.1.5. Abweichungen von geschlechtsspezifischen Verhaltensmustern im Kindesalter; die Auffassung von *Stoller* und *Green*

Aus den Studien, die diese beiden Autoren veröffentlicht haben, bzw. aus den Artikeln von *Green* selbst wird klar, daß *Stollers* Ausführungen nicht als reine psychoanalytische Interpretationen angesehen werden können. Vielmehr handelt es sich weitgehend um Ergebnisse direkter Beobachtungen an Kindern ohne Einsatz von Methoden, die der psychoanalytischen Technik entsprechen würden, und die Interpretationen dieser Ergebnisse nach lerntheoretischen Prinzipien. *Stoller* räumt diesen Umstand selbst ein, wenn er schreibt, daß seine Ergebnisse nur in den seltensten Fällen aus der Durchführung einer Analyse resultieren.

Green führt 1974 verschiedene Ursachen dafür an, daß Knaben ein untypisches Geschlechtsrollenverhalten zeigen. Bestimmte frühe Lebenserfahrungen könne man bei diesen femininen Knaben immer wieder erheben:
— Sorglosigkeit der Eltern weiblichem Verhalten des Sohnes in den ersten Lebensjahren gegenüber, bzw. eine Bekräftigung desselben.
— Die psychologische Abtrennung des Knaben von seiner Mutter mißlingt. Unter den Faktoren, die dies bewirken, ist besonders darauf zu achten, daß die Mutter den Sohn in bestimmter Weise an sich drückt.
— Die Mutter verhält sich überbesorgt; sie verhindert, daß der Knabe rauft und sich mit männlichen Altersgenossen abgibt.
— In den ersten Jahren sind männliche Spielgefährten kaum zugänglich, im Gegensatz zu weiblichen, die reichlich vorhanden sind.
— Während der ersten Lebensjahre ist kein Mann vorhanden, der als männliches Modell dient.
— Der junge Knabe wird von seinem Vater zurückgewiesen.
— Außergewöhnliche Schönheit des Knaben verleitet die Umwelt, ihn so zu behandeln, als ob er ein Mädchen wäre.

Als wichtigsten dieser Faktoren bezeichnet *Green*, daß die Eltern das weibliche Verhalten des Knaben nicht verurteilen, sondern es als unbedeutend einschätzen oder sogar fördern. *Green* schreibt zwar einschränkend, daß viele Knaben im Vorschulalter von Zeit zu Zeit die Kleidung von Frauen oder Mädchen anlegen und auch von Zeit zu Zeit weibliche Spiele bevorzugen; ein derartiges Spielverhalten werde jedoch immer seltener, wenn die Kinder einmal in die

Schule gehen. Eine kleine Gruppe von Knaben zeige aber in bereits frühem Alter eine bleibende und sehr intensive Bevorzugung für Kleidung, Aktivität und Spielverhalten von Mädchen. Diese Knaben ziehen es auch vor, mit Mädchen zu spielen, und äußern den Wunsch, selbst Mädchen zu sein. Diesen Standpunkt hatte *Stoller* bereits 1967 bezogen. Diese Studie wurde bereits erwähnt, hier soll nur wiederholt werden, daß er meint, daß sich die Differentialdiagnose, ob es sich um ein gestörtes Verhalten oder lediglich um eine Durchgangsphase handle, aus der Intensität des Verhaltens ergebe. In all diesen Darstellungen fehlt jede Bezugnahme darauf, daß die psychischen Konflikte des Kindes in einem bestimmten Alter zu Unklarheiten im geschlechtsrollentypischen Verhalten führen können.

Der Standpunkt, der den Ausführungen dieser Autoren zugrunde liegt, ist am ehesten als ein präventiver zu verstehen. *Green* meint, daß die Sorglosigkeit der Eltern dazu führen könne, daß sich die Feminität der Knaben fixiere und diese dann in hohem Prozentsatz davon gefährdet sind, zu Homosexuellen, Transvestiten oder Transsexuellen zu werden. Ihre präventive Einstellung führt diese Autoren dazu, bestimmte kindliche Verhaltensweisen zu pathologisieren. So untersuchten zum Beispiel *Green* und *Money* 1966 Knaben, die eine starke Neigung zum Verkleiden und Theaterspielen aufwiesen, auf ihre Effeminiertheit. Sie äußerten die grundsätzliche Überlegung, daß zwischen Homosexualität und dem Schauspielerberuf gewisse Beziehungen gesehen werden könnten. Demgemäß wurde auch die Neigung der Kinder, sich zu verkleiden und Theater zu spielen, als „nicht-genitaler Ausdruck einer zweideutigen Geschlechtsrolle" interpretiert.

Die Frage, ob tatsächlich eine lineare Entwicklung in der Störung der geschlechtlichen Identität von Kindesbeinen an angenommen werden kann, wie sie früher bereits *Hirschfeld* (Das urnische, bzw. intersexuelle Kind) beschrieben hat, kommt besondere Bedeutung zu. Die von *Stoller* beschriebenen Beobachtungen scheinen derartige Annahmen zu bestätigen. Daneben liegen Untersuchungen vor, so von *Zuger*, 1966, und von *Lebowitz*, 1972, in denen wegen ihres gestörten Geschlechtsverhaltens in Behandlung gewesene Kinder später, in der Zeit der späteren Adoleszenz und im frühen Erwachsenenalter, nachuntersucht wurden. Dabei stellte sich heraus, daß tatsächlich eine relativ hohe Inzidenz von gestörtem Sexualverhalten in dieser Gruppe zum Zeitpunkt der Kontrolluntersuchung zu erheben war. Andererseits ist der Studie von *Lebowitz* zu entnehmen, daß an den 36 untersuchten Personen, die in ihrer Kindheit unter Krisen der geschlechtlichen Identität gelitten hatten, die immerhin stark genug ausgeprägt waren, daß sie zu psychiatrischer Intervention motivierten, zu erkennen war, daß der Zeitpunkt des Auftretens der kindlichen Störung wesentlichen Einfluß auf das weitere Geschick zu haben scheint. Es ergab sich deutlich eine Differenzierung, je nachdem, ob die Störung bereits vor dem sechsten Geburtstag oder erst im elften Lebensjahr aufgetreten war. Auch konnten nur 16 der 36 Patienten nachuntersucht werden. Acht dieser 16 hatten einen frühen Beginn ihrer Störung erlebt. Von diesen wieder hatten drei eine transsexuelle Entwicklung genommen, von den dreien war einer bereits operiert, zwei waren verheiratet, zeigten aber spielerisch Neigung zu femininem Gebaren, zwei lebten als Junggesellen, einer hatte überhaupt keine sexuellen Interessen. Bei den acht Fällen, bei denen das geschlechtsrolleninadäquate Verhalten erst nach dem 10. Lebensjahr begonnen hatte, war es in keinem Fall zu einer transsexuellen Entwicklung gekommen; zwei der Fälle waren homosexuell geworden, zwei waren verheiratet.

Die Problematik, die derartigen Untersuchungen eigen ist, führt zu unserem nächsten Thema, zur Darstellung der Kritik an der Stollerschen Theorie des Transsexualismus, wie auch zu anderen, zu problematisierenden Fragestellungen; darunter ist vor allem zu verstehen, ob es gerechtfertigt ist, die Angaben Erwachsener über ihre Kindheitserfahrungen als realistisch einzuschätzen, und inwieweit Verhaltensabweichungen im Kindesalter mit später auftretenden Abweichungen gleichzusetzen sind.

2.3.1.6. Die Kritik an *Stollers* Transsexualismus-Konzeption

Juliet Mitchell rezensiert 1976 im „International Journal of Psychoanalysis" *Stollers* 1975 erschienenes Buch „The Transsexual Experiment". In dieser Besprechung setzt sich die Autorin mit verschiedenen Aspekten der Stollerschen Auffassung auseinander. Sie meint, daß die Fragen, die in dem besprochenen Werk angerissen werden, zu zentralen Problemstellungen der Psychoanalyse führen. Gleichzeitig aber meint sie, daß die Konzepte dieses Autors tentativ und verwirrend und daher nur schwer diskutierbar seien. Besonders kritisiert sie die Aufnahme des Prägungskonzepts und stellt die Auffassung von der „Weiblichkeit" des Transsexuellen in Frage:

„Mir ist nicht klar, ob Stoller meint, daß der Prägungsvorgang nur für das Kind als nonmentaler Prozeß abläuft oder auch für die Mutter. Als Modell dient der Mensch, der die junge Gans in einer Weise zu sich prägt, daß sie später, als erwachsene Gans, nur mit Menschen verkehren möchte. Glaubt nun Stoller, daß der Prozeß für Mutter und Kind in gleicher Weise auf nonmentaler Ebene abläuft (möglicherweise gesteuert durch die geprägte „Kernidentität" der Mutter selbst) ? Wenn er so meint, dann ergeben sich für die Psychoanalyse daraus zwei Schwierigkeiten: Prägt der Mensch der Gans eine „Geschlechtsidentität" auf? Wenn nicht, warum sollte dann eine nonmentale Mutter Weiblichkeit im Gegensatz zu „Menschlichkeit" prägen.....Andererseits legen viele der Stollerschen Argumente nahe, daß die mütterliche Prägefigur in einen relevanten mentalen Prozeß verwickelt ist, in dem das Baby aktiv konditioniert wird. Die Analogie, die von der Prägung bei Tieren abgeleitet wird, müßte uns zu der Frage führen, ob im Experiment mit Gänsen der menschliche Präger unbewußt die Vermenschlichung der Gans anstrebt. Aber dies wieder stellt uns vor das weitere Problem: Wenn es sich um den unbewußten Wunsch der Mutter handelt, mit dem wir uns zu befassen haben, warum hat dieser eine Geschlechtsidentität? Das Unbewußte von Mann und Frau ist weder maskulin noch feminin, sondern bisexuell....Dies muß uns zur Frage führen, was unter der Weiblichkeit des Transsexuellen verstanden werden soll.....Für den Menschen kann es kein Geschlechtsempfinden ohne biologisches Geschlecht und ohne sexuelle Beziehungen geben. Männlich oder weiblich zu sein bedeutet, den Unterschied der Geschlechter wahrgenommen zu haben; man kann nicht eins ohne das andere haben — was aber in der Auffassung einer sexuellen Kernidentität enthalten wäre. Wenn Stoller mit seinen Annahmen richtig liegt, daß die Auffassung des Transsexuellen von seinem Geschlecht, die das biologische Geschlecht und den Geschlechtsunterschied ignoriert, nicht psychotisch ist und auf nonmentaler Prägung beruht, dann ist diese Weiblichkeit eine Rose, die einen anderen Namen tragen sollte."

Dieser klug und witzig formulierten Kritik ist nichts hinzuzufügen. Sie trifft exakt die schwachen Stellen des Stollerschen Theoriegebäudes.

Es bleibt lediglich darauf hinzuweisen, daß schon 1969 ähnliche Kritik laut wurde. Als *Stoller* seine Auffassung von der Entwicklung des transsexuellen Sohnes als „feminisierter Phallus der Mutter" im Rahmen eines Panels über die Entwicklung des Selbstgefühls von geschlechtlicher Identität beim Kind, während des Frühlingsmeeting der Amerikanischen Psychoanalytischen Gesellschaft vortrug, stieß er auf heftigen Widerspruch. *Salus* und *Neubauer* richteten an ihn die Frage, wie man es sich erklären solle, daß eine derart schwere Störung der geschlechtlichen Identität ohne andere Beeinträchtigung der Ich-Entwicklung entstehen könne. *Kohut* wies darauf hin, daß hier von geschlechtlicher Identität gesprochen werde, obwohl man besser von Vorläufern derselben, das heißt von Aktivität und Passivität, sprechen solle. Weiblichkeit solle erst dann als solche bezeichnet werden, wenn einmal bewußte oder unbewußte objektgerichtete Vorstellungen (das heißt, sexuelle Phantasien über Männer oder Knaben) dem Selbst des Kindes eine spezifisch weibliche Geschlechtsrolle zuweisen, die über die vorher bestehende narzißtische Passivität hinausgeht. Die Erwähnung dieser Diskussionsbeiträge soll als Hinweis darauf verstanden werden, daß *Stollers* Annahmen innerhalb der psychoanalytischen Diskussion gemischte Gefühle auslösten, als kontroversiell galten. Auch heute stellen sie innerhalb des psychoanalytischen Theoriegebäudes noch kein gesichertes Wissensgut dar. In diesem Zusammenhang muß auch darauf hingewiesen werden, daß von den anderen Autoren, die effeminierte Knaben untersuchten, keineswegs immer der von *Stoller* beschriebene Familienroman aufgedeckt werden konnte. So berichtet *Zuger* 1970 über eine Untersuchung, in der 25 Knaben, die effeminiertes Verhalten boten, mit 84 Kontrollen verglichen wurden. Folgende Verhaltensmuster wurden dabei als „effeminiert" klassifiziert: Anlegen weiblicher Kleidungsstücke und von Schmuck, Bevorzugung weiblicher Spielgefährten, der Wunsch, ein Mädchen zu sein, Gestik und Bewegung mädchenhaften Charakters, Spiel mit Puppen bei Ablehnung knabenhafter Spiele und sportlicher Aktivitäten. Bei 23 der 25 als effeminiert diagnostizierten Knaben waren die Symptome innerhalb der ersten 6 Lebensjahre aufgetreten und bestanden zum Zeitpunkt der Untersuchung bereits 2-3 Jahre. Die Untersuchung der Eltern ergab folgendes: Die Ehesituation wurde in 58% der effeminierten und in 53% der nicht effeminierten als „gut" bezeichnet. Auch die Angaben über eine „schlechte" eheliche Situation erbrachten keine statistisch gesicherte Differenz zwischen den beiden Gruppen. Weder Fragen nach dem dominanten Elternteil, noch Fragen nach der affektiven Zuwendung der Eltern zu den Kindern waren imstande, die beiden Gruppen voneinander zu differenzieren. *Zuger* schloß aus diesem Resultat, daß man den Beziehungen der Eltern zueinander und zum Sohn ebenso wie den Einstellungen der Eltern nicht die Hauptrolle für die Entstehung von Effemination bei Knaben zuschreiben solle. Er meint, daß eher anzunehmen sei, daß dieses Verhalten in den Knaben selbst entstehe und seine Entwicklung nehme. Zusätzlich sei noch eines kritisch vermerkt: *Stoller* hält noch in seiner später, 1975, erschienenen Publikation daran fest, daß die geschlechtliche Identität zu einem ganz frühen Zeitpunkt „geprägt" wird. Zu dieser Zeit hatte der Autor, auf den die Einführung des Prägungsparadigmas in die menschliche Entwicklungspsychologie zurückzuführen ist, *John Money*, dieses Konzept bereits längst fallengelassen. Damit bleibt

Stoller und mit ihm *Green* einer der wenigen Autoren, die meinen, daß der sexuelle Dimorphimus beim Menschen eine lineare Entwicklung aufweist, daß bei jedem Individuum eins von zwei Geschlechtern konfliktfrei, praktisch unlöschbar aufgeprägt wird. Diese rigide Auffassung über den menschlichen sexuellen Dimorphismus erleichtert das Verständnis der Art und Weise, wie diese Autoren kindliche Verhaltensweisen, die mit sexualrollentypischem Verhalten nicht korrespondieren, pathologisieren. Diese Thematik soll nun kritisch reflektiert werden.

2.4. Exkurs über die Beziehung zwischen „geschlechtsrollenatypischem" Verhalten im Kindesalter und sexueller Devianz

Die oben ausführlich dargestellte Auffassung *Stollers* und *Greens* zu dieser Thematik gemahnt an frühe Publikationen von *M. Hirschfeld*. Die Annahme, daß ein dem somatischen Phänotyp konträres Verhalten im Kindesalter der Ausgangspunkt einer linearen Entwicklung sei, die sich dann beim Erwachsenen als konträres Sexualverhalten manifestiere, war immer schon ein Hauptargument der Autoren, die den Standpunkt vertraten, daß sexuelle Abweichung konstitutionell verankert sei. *Hirschfeld* schrieb 1913:

„Eins kann jedenfalls als sicher gelten: Ist ein Kind urnisch, so entwickelt sich aus ihm ein homosexueller Mensch, und zwar mit derselben unabänderlichen Notwendigkeit, mit der sich aus dem „Normalkinde" ein heterosexueller Mensch entwickelt."

Im selben Zusammenhang meint *Hirschfeld*, daß wohl die der Homosexualität verwandten Übergangsformen wie Transvestiten, Passivisten, Succubisten und Masochisten in ihrer Kindheit ähnliche Vorstadien wie die Homosexuellen aufweisen, daß sie also schon als Knaben nicht sehr männlich, bzw. als Mädchen nicht sehr weiblich sein werden, dies unabhängig von ihrer späteren geschlechtlichen Objektwahl. Er beruft sich auf *Ulrichs*, der bereits frühzeitig davon sprach, wie sich ein später homosexuelles Kind bereits im Spiel ankündigt:

„Der Urning zeigt als Kind ganz unverkennbaren Hang zu mädchenhaften Beschäftigungen, zum Umgang mit Mädchen, zum Spiel mit Mädchenspielzeug, namentlich mit Puppen ...... Solches Kind zeigt Wohlgefallen am Nähen, Stricken, Häkeln, an den weich und sanft anzufühlenden Kleidern der Mädchen, die es am liebsten selbst tragen möchte, an farbigen seidenen Bändern und Tüchern, von denen es sich gerne einzelne Stücke aufbewahrt. Den Umgang mit Knaben, deren Beschäftigungen, deren Spiele scheut es. Das Steckenpferd ist ihm gleichgültig. Am Soldatenspiel, dem liebsten Zeitvertreib der Knaben, hat es keinen Gefallen. Es flieht der Knaben Raufereien, deren Schneeballwerfen. Am Ballspiel findet es wohl Gefallen, aber nur mit Mädchen. Auch wirft es den Ball mit der zarten und schwächlichen Armstellung der Mädchen, nicht mit dem kräftigen Armgriff des Knaben."

Diese Textstelle könnte, bis auf einige wenige Worte, auch von *Green* stammen.

A. Moll, der neben *Hirschfeld* wohl in diesen Fragen kompetenteste frühe Sexualwissenschaftler, teilte die Auffassung seines Kollegen allerdings nicht. So kam es schon ganz früh zu einer Kontroverse bezüglich des oben postulierten Zusammenhanges. 1899 schrieb *Moll*, daß man nicht genug davor warnen könne, jede Andeutung von weiblichem Wesen (beim Knaben und beim Mann; Einfügung des Autors) als Indiz für das Vorliegen von Homosexualität aufzufassen.

Man finde Männer, die diese oder jene etwas weibliche Gewohnheit haben, obwohl sie geschlechtlich völlig normal veranlagt sind. Er schreibt:

„Es gibt besonders eine Reihe von Männern, die sich in der Kindheit wie kleine Mädchen benehmen, mit Puppen spielen, von Soldaten und Kriegsspielen nichts wissen wollen, später aber zu normalen Männern heranreifen. Man beobachtet auch Knaben, die vor der Pubertät ein an Liebe grenzendes Interesse für andere Knaben spüren, die aber später ausschließlich zum weiblichen Geschlecht hinneigen, und bei denen auch nicht eine Spur homosexueller Empfindung zurückbleibt. Man berücksichtige hier wiederum das Stadium des undifferenzierten Geschlechtstriebes....Es sei deshalb darauf aufmerksam gemacht, daß erst mit dem Fortschreiten der Geschlechtsreife, die stärkeren Differenzierungen des männlichen und weiblichen Geschlechts, sowohl in Beziehung auf den Geschlechtstrieb als auch in Bezug auf andere Neigungen hervortreten. Kinder von verschiedenem Geschlecht sind sich viel ähnlicher als der erwachsene Mann dem Weib."

Moll stellt in diesem Zusammenhang einen interessanten Fall vor: Die Mutter dieses Herrn hatte sich lebhaft ein Mädchen gewünscht, als sie dem Knaben das Leben schenkte. Sie ließ ihm infolgedessen eine ganz weibliche Erziehung zukommen, ließ ihn mit Puppen spielen, Handarbeit verrichten etc. Trotzdem wurde dieser Knabe zum normalen, heterosexuell veranlagten Mann. Daneben zeigte er in mancher Beziehung Erscheinungen der Effemination; insbesondere konnte er auch als Erwachsener noch hervorragende Handarbeiten verfertigen.

Diese alte Kontroverse wurde aufgezeigt, um darauf hinzuweisen, daß die neuen Auffassungen, wie sie von *Green* oder *Stoller* zu dem Thema des „crossgender-behavior" im Kindesalter vorgebracht werden, auf eine lange Tradition zurückblicken. Natürlich sind die Publikationen aus den 60-er Jahren nicht völlig mit *Hirschfelds* Auffassung gleichzusetzen, da zum Beispiel *Green*, *Newman* und *Stoller* in einem 1972 erschienenen Artikel darauf hinweisen, daß man nur geringe Evidenz dafür besitze, inwieweit spätere homosexuelle Objektwahl aus einer Krise der geschlechtlichen Identität im Kindesalter abzuleiten sei. Genau wisse man noch nicht, inwieweit diese beiden Phänomene voneinander abhängig oder unabhängig seien. Andererseits kann man dem Werk *Stollers* genügend Evidenz dafür entnehmen, daß er meint, daß eine Störung der geschlechtlichen Identität, die im Kindesalter einsetzt, sich auch im Erwachsenenalter manifestieren und unter dem Bild des Transsexualimus ablaufen wird.

In Hinblick auf die oben gelieferte Darstellung der frühen Kontroverse zwischen *Hirschfeld* und *Moll* ist festzustellen, daß derzeit Theorien entwickelt werden, die in wesentlichen Zügen älteren, bereits ausformulierten theoretischen Konzepten entsprechen, und daß ihnen heute nicht mit der Kritik begegnet wird, die dem alten Konzept gegenüber bereits erhoben wurde und die dementsprechend auch heute am Platz sein müßte. Auf diese Weise können Theorien wieder auferstehen, die bereits vor Zeiten als obsolet galten. Grundsätzlich müßte man annehmen, daß die Beobachtungen, die *Moll* einst machte, heute noch gewisse Relevanz besitzen. Das heißt, daß entsprechende Beobachtungen auch heute zu machen wären; eine entsprechende Kontroverse bleibt heute in den USA jedoch weitgehend aus und die neu formulierten Annahmen werden in der Folge dorthin importiert, wo einst die Kontroverse ablief, heute jedoch ebenfalls ausbleibt.

Untersuchungen, wie die von *Zuger*, 1966 und 1970, und von *Lebowitz*, 1972, mittels derer versucht wird, einen kontrollierten Überblick über die

2.4. Exkurs über die Beziehung zwischen „geschlechtsrollenatypischem" Verhalten

Schicksale von Individuen zu erlangen, die im Kindesalter Symptome gestörter Geschlechtsidentität erkennen ließen, sind nur scheinbar beweiskräftig für die Annahme einer linearen Entwicklung zu sexuell konträrem Verhalten in das Erwachsenenalter hinein. Aus diesen Kontrolluntersuchungen und follow up-Studien geht zwar hervor, daß in bestimmtem und wohl auch relativ hohem Prozentsatz aus den Knaben, die sich feminisiert verhielten, später Homosexuelle, Transvestiten und Transsexuelle wurden, einen angenähert holistischen Zusammenhang bringen jedoch auch diese Studien nicht zutage. Außerdem besteht ein weiterer Bias: Es handelt sich um Knaben, die vorbehandelt waren. Wir wissen nichts darüber, auf welche Weise sie behandelt wurden; andere Autoren, die derartige Symptombilder bei Kindern behandelten, berichten bisweilen bessere Erfolge. Es wäre interessant zu wissen, ob die Autoren versuchten, einen Zusammenhang zwischen der früheren Behandlung und der späteren Entwicklung, die die kleinen Patienten genommen hatten, herzustellen. So ketzerisch es klingen mag: Bisweilen können therapeutische Interventionen auch zur Fixierung von Symptombildern führen, besonders dann, wenn es sich um Symptome oder Syndrome handelt, die als schwer oder gar nicht behandelbar gelten, weil dadurch die Erwartung des Therapeuten wie auch des Patienten auf die Prognose beeinträchtigt wird. Auch ist weiters die Selektion einer hochpathologischen Gruppe, wie sie von *Lebowitz* und von *Zuger* durchgeführt wurde, eine methodisch problematische Vorgangsweise, so verdienstvoll auch jede Untersuchung ist, deren Autoren die Mühe auf sich nehmen, ehemalige Patienten auszuforschen und nachzuuntersuchen. Es ist nur schwierig, aus derartigen Untersuchungen allgemeingültige Aussagen zu generalisieren; gesicherte Aussagen können derartige Studien lediglich über die Entwicklung, die bereits als pathologisch definierte Individuen genommen haben, beibringen. Unser Wissen darüber, wie häufig ein Verhalten im Kindesalter auftritt, das im Widerspruch zur somatischen Geschlechtlichkeit, bzw. dem dieser stereotyp zugeordneten Verhalten steht, wird dadurch nicht bereichert. Ebensowenig wird unsere Erkenntnis vertieft, inwieweit derartige Verhaltenweisen als pathologisch zu bezeichnen sind und inwieweit sie generell zu späteren Störungen des geschlechtlichen Empfindens und Verhaltens führen. Angaben, wie sie früher etwa *Moll* machte, oder theoretische Annahmen, wie sie heute von *Greenson* vertreten werden, der meint, daß eine derart gestaltete Durchgangsphase notwendig für die Entwicklung von Männlichkeit sein könnte, können durch Ergebnisse von derartigen Untersuchungen nicht entkräftet werden.

Aus *Zugers* Untersuchung könnte man den Schluß ziehen, daß man den Angaben Homosexueller über ihre Kindheit und über den frühen Beginn ihrer erotischen Orientierung nicht derartig skeptisch begegnen müßte, wie früher von *Moll* behauptet wurde und später von einer Reihe von Psychoanalytikern. Gewiß nimmt das konträre Verhalten bei einem gewissen Prozentsatz sexuell Abweichender bereits im Kindesalter seinen Anfang. Dafür spricht auch eine Untersuchung, die *Freund* 1963 durchführte. Dieser Autor meinte damals, man könne bestimmte Fragen, die er entwickelt hatte, sozusagen als Testinstrument einer „unauffälligen präliminären Orientierung bezüglich femininer Identifikation" verwenden, allerdings nur für einen bestimmten Prozentsatz dieser Patienten. Die

Verfälschung anamnestischer Daten durch sexualpathologische Individuen, sei sie nun bewußt oder unbewußt gesteuert, ist dennoch recht häufig zu beobachten. Dieses Problem wird in der Folge noch zu bearbeiten sein.

In diesem Zusammenhang seien einige weitere Fragen aufgeworfen, die relevant erscheinen. Die erste dieser Fragen bezieht sich auf die Einstellung des Beobachters, Therapeuten etc. den Kategorien „männlich" und „weiblich" gegenüber und die eigene Auffassung dieser Personen, wie rollenadäquates Verhalten zu erkennen und zu beurteilen ist. Das soll heißen, daß nicht anzunehmen ist, daß jeder Beobachter kindlichen Verhaltens die gleichen Kriterien für die Bewertung „männlichen" und „weiblichen" Spielverhaltens akzeptieren und zum Einsatz bringen würde. Zusätzlich zum subjektiven Faktor müssen wohl auch transkulturelle Diskrepanzen bedacht werden. Diese werden in der einschlägigen Literatur viel zu wenig beachtet. So ist zum Beispiel in der amerikanischen Literatur regelmäßig zu beobachten, daß der spätere (effeminierte) Homosexuelle oder Transsexuelle von seinen Spielgefährten oder irgendwelchen anderen Gleichaltrigen als „Sissy" bezeichnet worden sei. Nun kommt es wohl bei uns auch vor, daß ein Knabe, der sich auffällig mädchenhaft benimmt oder vor den wilden Spielen zurückschreckt, spöttisch oder höhnisch als „Mädi" oder als „Heulsuse" etc. bezeichnet wird, dies stellt aber kein völliges Analogon zu dem anscheinend stereotypen Einsatz des Begriffs „Sissy" unter amerikanischen Kindern. Um die ganze Bedeutung dieses Schimpfwortes zu erkennen, muß man wissen, daß in den USA „Sissy" nicht nur den effeminierten Knaben bezeichnet, sondern im Slang den effeminierten Mann ganz allgemein, wohl auch den Typ des Homosexuellen, der hierzulande Tunte oder Schwester heißt. Als Beispiel für diese Bedeutung des Begriffes „Sissy" sei der „Sissy Man Blues" angeführt, den ein farbiger Bluessänger etwa um 1930 kreierte:

"I woke up in the morning with my troubles in my hand
I woke up in the morning with my biz' ness in my hand
Lord, if you can' t send a woman
please send me a Sissy Man."

Ebenfalls transkulturelle Differenzen führen dazu, daß ein maskulines Stereotyp, das in der Kindheit aggressive Spiele bevorzugt ("rough and tumble play", um mit Green zu sprechen), nicht generalisierbar scheint. Es fällt auf, daß die Beschreibungen der amerikanischen Autoren aus den 60-er und 70-er Jahren unseres Jahrhunderts in grotesker Weise mit der Textstelle *Ulrichs* aus dem verflossenen Jahrhundert korrespondieren. Nun bestanden im 19.Jahrhundert sicher strengere Vorstellungen von der Dichotomie des geschlechtsspezifischen Verhaltens und standen für den Mann aggressive Ziele und vor allem die Entfaltung soldatischer Tugenden stärker im Vodergrund als heute, was wohl sicher auch auf das kindliche Spielverhalten abfärbt. In der amerikanischen Kultur hingegen besitzen körperliche (sportlich-aggressive) Leistungen heute einen wesentlich höheren Stellenwert als in unserer Kultur. Man denke nur daran, daß in den USA sportliche Leistungen einem Jugendlichen es ermöglichen, eine Schule zu besuchen, die ihm, seiner sozialen Herkunft nach, sonst verschlossen geblieben wäre. Es gibt Untersuchungen, aus denen hervorgeht, daß in den USA die Väter sich aktiv darum bemühen, daß sich in den Söhnen männliche Eigenschaften ent-

2.4. Exkurs über die Beziehung zwischen „geschlechtsrollenatypischem" Verhalten

wickeln und daß die Mütter in ähnlicher Weise um die Entfaltung der Feminität ihrer Töchter bemüht sind. Nach dieser Untersuchung sollen außerdem generell Väter bei Söhnen aggressives und bei Mädchen submissives Verhalten fördern, während die Mütter bei beiden Geschlechtern submissive Verhaltensweisen unterstützen (*Ratke*, 1946).

Besser auf unseren Kulturkreis übertragbar erscheint ein weiteres Phänomen, das ebenfalls in der zitierten Studie von *Ratke* aufscheint: Die Schichtspezifität von Einstellungen und Verhaltensmustern, die Stereotypen von Sexualrollen entsprechen.

Nach *Ratke* ist die strikte Befolgung der stereotypen Muster geschlechtlich dichotomen Verhaltens in niederen sozialen Schichten weit deutlicher ausgeprägt als in der Mittel- oder gar Oberschicht. Dieses Ergebnis wurde später von anderen Autoren bestätigt, so zum Beispiel von *Rabban*, 1950. Falls also, wie man nach diesen Untersuchungen wohl annehmen muß, die Verhältnisse auch in den USA so liegen, daß man nicht davon ausgehen kann, daß für alle Menschen in gleicher Weise feste Regeln dafür bestehen, wie sich Männer und Frauen von Kind an zu benehmen haben, wird es umso klarer, daß wir Auffassungen von *Green* und *Stoller* nicht kritiklos übernehmen können. Es ist fraglich, ob Untersuchungen, die in Mitteleuropa durchgeführt würden, ähnliche Familienverhältnisse zutage fördern würden, ebenso ist es fraglich, ob heute, in unserem Kulturkreis, das Ausleben der Aggressivität im Spiel der Knaben gewünscht und gefördert wird, man auch hierzulande aggressive Verhaltensmuster von Kaben als notwendiges Moment ihrer Mannwerdung erkennt und dementsprechend fördert. Es ist z. B. nicht gut vorstellbar, daß man in koedukativ geführten Kindergärten eine derartige Einstellung pflegen kann. Das bedeutet natürlich noch nicht, daß Knaben normalerweise häkeln und stricken und daß Mädchen unbedingt zu Raufern werden müssen. Ich möchte lediglich sagen, daß gerade aufgrund bestimmter Entwicklungen in der modernen Erziehungspraxis eine gewisse Nivellierung des kindlichen Spielverhaltens zu erwarten ist. Besonders als problematisch deutlich wird die Einstellung von *Stoller* und *Green*, wenn man die Bedingungen bedenkt, die diese Autoren für Therapeuten entwerfen, die in ihrer geschlechtlichen Identität gestörte Kinder behandeln wollen:

„Das Kind sollte von einer Person gleichen Geschlechts behandelt werden, die selbst keine Verwirrung der Geschlechtsidentität zeigt, die gerne mit Kindern arbeitet, Freude am Leben empfindet (nicht pessimistisch oder sonstwie chronisch depressiv ist) und auch in anderen Bereichen keine gravierenden Störungen zeigt."

Warum der Therapeut eines transsexuellen Knaben männlich sein soll, wird folgendermaßen begründet:

„Daß der Therapeut aufzeigt, welche Vorteile es mit sich bringe, ein Knabe zu sein, plus dem der Freude, die er an seinem eigenen Leben und seiner Arbeit zeigt, unterstreicht die Vorzüge der Männlichkeit und beeinflußt die ganze Beziehung. Wir sehen dies als notwendige Komponente eines umfassenden therapeutischen Anspruchs an."

Soweit, so gut. Und dies klingt auch überzeugend, wenn man eine konfliktfreie Genese der Verwirrung der geschlechtlichen Identität anzunehmen gewillt ist, wenn man also glaubt, daß die Behandlung derartiger Phänomene in einer Art „Umprägung" besteht. Andere Autoren, die diese Auffassung nicht teilen, erstellen keine derartigen Forderungen an den Therapeuten und so ist es wohl auch zu erklären, daß im allgemeinen von weiblichen Therapeuten über die Behandlung ähnlicher Störungen berichtet wird. Diese Autorinnen schreiben auch über durchaus erfolgreich verlaufende Behandlungen.

Besteht nun ein Zusammenhang zwischen Störungen der geschlechtlichen Identität im Kindesalter und Störungen des geschlechtlichen Empfindens und Verhaltens beim Erwachsenen?

Die Kernfrage in diesem Zusammenhang ist es, ob man annimmt, daß für das Kind die Kategorie „männlich" und „weiblich" bereits zumindest annähernd eine Bedeutung wie für die Erwachsenen besitzt und daß das Kind sich außerdem als geschlechtlich differenziert empfinden kann. Das heißt, bevor man daran geht, Bezüge entsprechend unserer Fragestellung herzustellen, sollte man reflektieren, wie sehr das Denken des kleinen Kindes von der Vorstellungswelt des Erwachsenen verschieden ist, welch andere Bedeutung es etwa für das Vierjährige haben kann, die Kleidung des anderen Geschlechts anzulegen, als für den Erwachsenen. Man könnte sagen: Was es für das Erlebnis des Kindes konkret bedeutet, bedeutet es für den Erwachsenen in symbolischer Weise. Darin liegt der Anlaß, zu postulieren, daß man zwischen kindlichen und erwachsenen Vorstellungen, Erwartungen und Verhaltensmuster streng unterscheiden muß und selbst zur Beschreibung als gleich imponierender Phänomene nicht dieselbe Terminologie einsetzen sollte.

Ein weiteres Problem bezieht sich ebenfalls auf die Vorstellungswelt des Patienten. Es soll problematisiert werden, wie weit man Berichten adoleszenter oder gar erwachsener Patienten über ihre Kindheitsentwicklung trauen darf, beziehungsweise, wie weit es gerechtfertigt ist, wie *Stoller* die Angaben eines Patienten, der doch dazu bereits vorher seine Anamnese in anderem Sinn gefälscht hatte, zur Überprüfung von Hypothesen über bestimmte pathologische Entwicklungen im Kindesalter heranzuziehen.

Der Familienroman des Homosexuellen und noch mehr des Transsexuellen ist heute bereits so zum populären Wissen geworden, hat solche Verbreitung in populären Medien gefunden, daß jeder Interessierte sich hinlänglich informieren kann. Innerhalb der sexuellen Subkultur ist dieses Wissen naturgemäß in besonderer Weise verbreitet, so daß anzunehmen ist, daß die Patienten selbst oftmals nicht mehr zwischen Phantasie und Wahrheit unterscheiden können. Es wurde bereits erwähnt, daß *Moll*, 1908, den Aussagen erwachsener Homosexueller gegenüber äußerste Skepsis empfahl und daß psychoanalytische Autoren immer wieder darauf hinweisen, daß bei diesen Patienten das Phänomen der „selektiven Erinnerung" bestünde. Andererseits mußte eingeräumt werden, daß in einem bestimmten Prozentsatz der Individuen, die im Erwachsenenalter sexuelle Devianz zeigen, frühe Vorstufen dieser Verhaltens- und Empfindungsmuster bereits im Kindesalter zutage treten.

Ein Fall, den *Harrison* und Mitarbeiter 1968 veröffentlichten, ist geeignet, die Problematik besonders scharf zu beleuchten und die kritische Distanz der skeptischen Autoren zu rechtfertigen: Der Patient war im Alter von 19 Jahren mit dem Wunsch nach geschlechtsumwandelnder Operation an die Autoren herangetreten. Er gab an, sich bis in sein sechstes Lebensjahr zurückerinnern zu

2.4. Exkurs über die Beziehung zwischen „geschlechtsrollenatypischem" Verhalten 87

können, und daß er sich zu jedem Zeitpunkt, an den er sich erinnern könne, gewünscht habe, ein Mädchen zu sein. Zu einem späteren Zeitpunkt der Behandlung gab er weiter an, als Kind zweimal stationär psychiatrisch behandelt worden zu sein; er konnte sich jedoch nicht daran erinnern, weshalb es zu den Aufnahmen gekommen war.

Die Autoren hatten Gelegenheit, die Berichte, die über die beiden Krankenhausaufenthalte vorlagen, einzusehen. Es stellte sich heraus, daß der Junge im Alter von 10 1/2 Jahren wegen durchbruchhaft aggressiven Verhaltens in der Schule in Behandlung genommen werden mußte. Zunächst wurde er 16 Monate lang in einer Child Guidance Klinik behandelt, von dort ohne Behandlungserfolg in ein anderes Krankenhaus überwiesen, wo er sechs Jahre lang interniert blieb.

Auch sonst erbrachte die Überprüfung des Falles interessante Ergebnisse. So ließ sich folgender Familienroman dieses „Transsexuellen" erheben: Die Mutter war inadäquat, infantil, abhängig, oberflächlich und unintelligent gewesen, der Vater war aggressiv bestrafend und selbst eine schwer pathologische Persönlichkeit. Er hatte die Familie verlassen, als der Sohn etwa 11 Jahre alt war. Der Patient hatte im Gegensatz dazu angegeben, daß dieser Vorfall in seinem 2. Lebensjahr stattgefunden habe. Der Vater verhielt sich dem Sohn gegenüber sadistisch, die Mutter hingegen verführerisch. Der Patient hatte außerdem noch eine eineinhalb Jahre ältere Halbschwester. Er war wegen seiner Aggressivität bereits als Dreijähriger auffällig geworden. Auch hatte er bereits im Alter von drei Monaten verweigert, sich von seiner Mutter auf den Arm nehmen zu lassen.

Klinisch fiel die feminine Inklination des Patienten auf, andererseits wurde jedoch auch das Verlangen deutlich, sich maskulin zu identifizieren. Dies schien aber durch die extrem quälerische Haltung des Vaters blockiert. Der Knabe fühlte sich dem Vater gegenüber als „Pest oder Nichtsnutz". Die feminine Identifikation hingegen war kaum von Strafe bedroht. Außerdem unterstützte die Mutter diese Identifikation, und sie wurde dadurch begünstigt, daß der Patient seine Schwester beneidete. Positive Zuwendung erlebte er nur von der Mutter und auch von ihr nur unter Preisgabe der männlichen Identität. In der therapeutischen Situation führte er weibliche Arbeiten aus. Weiblichkeit schien für ihn mit Kindlichkeit, Passivität, oraler Gratifikation, Hingabe verbunden zu sein; er verhielt sich dann als der „gute Knabe", der sich der Autorität unterwarf. Im Gegensatz dazu sah er Männlichkeit als aggressiv, phallisch, zerstörerisch. Er schien keine andere Art von Männlichkeit erleben oder sich vorstellen zu können, als die Reflexion des sadistischen Vaters. Der Therapeut, der ihn damals behandelte, nahm an, daß der kritische Punkt in der Entwicklung des Kindes in der Ambivalenz dem Vater gegenüber zu suchen war.

Weitere Details aus der Entwicklung dieses Falles sind zu vernachlässigen. Er ist wohl besonders geeignet zu erhellen, daß „transsexuelle Entwicklungen" nicht als ätiologisch einheitlich hingestellt werden können. Er vermittelt zweierlei Erkenntnisse, die vorhin erwähnte Auffassungen unterstützen:

– Die Angaben eines erwachsenen Transsexuellen können verfälscht sein, sei es als bewußte Fälschung oder als Resultat eines Gedächtnisdefektes bzw. einer selektiven Erinnerung. Auffällig im vorliegenden Fall ist, daß der Patient sich an die Schwierigkeiten, die aus seiner Aggressivität rührten, in keiner Weise erinnern konnte oder wollte.

— Die Entwicklung und der Familienroman entsprach in keiner Weise den als typisch bezeichneten Darstellungen *Stollers* und seines Teams.

Rekapitulieren wir:

Typische Entwicklung nach *Stoller*	*Harrisons* Fall
— Ungelöste Symbiose mit der Mutter, „unendliche Umarmung" durch die ersten zwei Lebensjahre	— Abwehr des Hautkontakts bereits nach drei Monaten
— Abwesender Vater	— Bestrafender, aggressiver, sadistischer Vater
— „Geprägte Feminität."	— Weibliche Gegenidentifikation
— Keine ödipale Konfliktsituation, kein Kastrationskomplex	— Heftigste Kastrationsängste

Harrison fügt seiner Darstellung noch hinzu, daß nach seinen Erfahrungen die Familiensituation, die er in diesem Fall beschrieb, im allgemeinen passive Männer produziere. Wie ich schon anhand von *Zugers* Darstellung bemerkte: *Stollers* Beobachtungen scheinen nicht gerade einer conditio sine qua non zu entsprechen

Mit der Wiedergabe dieser illustrativen Falldarstellung will ich meinen Exkurs in das Gebiet der Störungen der psychosexuellen Entwicklung des Kindesalters und der kausalen Bedingungen, die für diese angenommen werden, beenden. Als nächste Aufgabe besteht die Darstellung der Annahmen zur Ätiologie sexueller Abweichungen im Erwachsenenalter, soweit sie von psychoanalytischen Autoren stammen. Aus klinischer Erfahrung ist bekannt, daß eine ganze Reihe von Patienten, die an derartigen Aberrationen leiden, angeben, daß das strittige Verhalten erst im Erwachsenenalter manifest geworden sei. In diesem Zusammenhang muß uns besonders interessieren, inwieweit von einzelnen Autoren Bezüge zwischen gestörter Geschlechtsidentität und manifester sexueller Abweichung im Erwachsenenalter hergestellt werden.

Die genauere Darstellung der sexualpathologischen Phänomene selbst wird erst im Anschluß erfolgen. Innerhalb dieses Kapitels beschränke ich mich auf die Darstellung psychoanalytischer Überlegungen zu ihrer Ätiologie.

2.5. Homosexualität

Freud selbst nahm bekanntlich an, daß bei der Entstehung der Homosexualität ein organischer Faktor beteiligt sei. Er versprach sich einige Klärung der Verhältnisse aus dem Fortschritt der endokrinologischen Forschung. Als zweiten kausalen, biologisch determinierten Faktor sah er die konstitutionelle Bisexualität des Menschen. In den „Drei Abhandlungen...", 1905, vertritt er den Standpunkt, daß die Fortpflanzungsintentionalität auch bei ausgereifter Sexualität nicht als Sexualziel angenommen werden könne. In psychoanalytischer Auffassung besteht eine Unabhängigkeit vom Geschlecht des Objekts für die sexuelle Objektwahl. Anfänglich ist eine freie Verfügung über männliche und weibliche Objekte zu beobachten, die erst durch Einschränkung in hetero- oder homosexuelle Richtung gelenkt wird:

2.5. Homosexualität

„„...Im Sinne der Psychoanalyse ist also auch das ausschließliche Interesse des Mannes für das Weib ein der Aufklärung bedürftiges Problem und keine Selbstverständlichkeit, der eine im Grund chemische Anziehung zu unterlegen ist."

Diese Anerkennung eines organischen ätiologischen Faktors für die Genese der Homosexualität führte *Freud* zu seiner zugestanden skeptischen Einstellung zur Wirksamkeit der psychologischen Beeinflussung gegenüber dieser Art der Objektwahl. In dieser Hinsicht wurde ein Brief an die Mutter eines Homosexuellen aus dem Jahr 1935 berühmt. Aber er hatte 1922 in seiner Studie „Über einige neurotische Mechanismen bei Eifersucht, Paranoia und Homosexualität" geschrieben:

„Anerkennung des organischen Faktors der Homosexualität überhebt uns nicht der Verpflichtung, die psychischen Vorgänge bei ihrer Entstehung zu studieren."

In der erwähnten Studie befaßt er sich mit einer Darstellung der klinischen Beobachtungen und theoretischen Annahmen, die den damaligen Stand des psychoanalytischen Wissens und der theoretischen Vorstellungen dieser Disziplin repräsentierten. Eine Reihe von Autoren hatte damals bereits bedeutende Beiträge zu dieser Frage geleistet: *Ferenczi, Sadger, Abraham, Stekel, Federn* und schließlich *Freud* selbst. Letzterer stellte den als typisch angenommenen Vorgang kurz zusammengefaßt dar: Ein bis dahin intensiv an die Mutter fixierter junger Mann nimmt einige Jahre nach abgelaufener Pubertät eine Wendung vor, in der er sich selbst mit der Mutter identifiziert und nach Liebesobjekten Ausschau hält, in denen er sich selbst wiederfinden kann, die er dann lieben möchte, wie er selbst von der Mutter geliebt wurde. Als Merkzeichen für diesen Prozeß stellt sich gewöhnlich für viele Jahre die Liebesbedingung her, daß die männlichen Objekte das Alter haben müssen, in dem bei ihm die Umwandlung erfolgt ist. Verschiedene Faktoren tragen zu diesem Resultat bei: Mutterfixierung, die den Übergang zu einem anderen Weibobjekt erschwert; Identifizierung mit der Mutter als Ausgang dieser Objektbeziehung, die es zugleich ermöglicht, dem ersten Objekt in gewissem Sinne treu zu bleiben; die Neigung zu narzißtischer Objektwahl. Mit letzterer fällt vielleicht zusammen, daß das männliche Organ besonders hoch geschätzt wird und eine Unfähigkeit besteht, auf sein Vorhandensein beim Liebesobjekt zu verzichten. Daraus leite sich eine Geringschätzung des Weibes, die bis zum Gefühl des Abscheus gehen könne, her. Jedoch nicht nur die Beziehung zur Mutter ist von Bedeutung; Rücksicht auf den Vater, aber auch Angst vor ihm, sind mächtige Motive für die homosexuelle Objektwahl, da der Verzicht auf das Weib die Bedeutung hat, daß man der Konkurrenz zum Vater und zu allen männlichen Personen, die für ihn eintreten, ausweicht. Formelhaft könnte man also sagen, daß die Mutterbindung, Narzißmus und Kastrationsangst die bestimmenden Momente für die psychische Ätiologie der Homosexualität bilden. Dazu kommt nach der damaligen Auffassung von *Freud* noch der Einfluß der Verführung, der eine frühzeitige Fixierung der Libido verschuldet, sowie ein organischer Faktor, der die passive Rolle im Liebesleben begünstigt. *Freud* meint, daß diese Analyse der Entstehung der Homosexualität keinen Anspruch auf Vollständigkeit erheben könne und keineswegs andere Erklärungsmöglichkeiten, bzw. andere ätiologische Momente ausschließt. In diesem Zusammenhang weist er darauf hin, daß er einen neuen Mechanismus erkennen konnte, der als Resultat eifersüchtiger Regungen gegen Rivalen, insbesondere ältere Brüder, aufzufassen ist. Unter den Einflüssen der Erziehung, aber auch als Folge der Nutzlosigkeit derartiger Regungen, kommt es zur Verdrängung dieser feindseligen, oftmals bis zu Todeswünschen gesteigerten Einstellung und zu einer Gefühlswandlung, so daß die früheren Rivalen nunmehr die ersten homosexuellen Liebesobjekte werden. Läßt sich die homosexuelle Objektwahl auf diesen Mechanismus zurückführen, dann besteht eine homosexuelle Einstellung, welche die Heterosexualität nicht ausschließt und insbesondere keinen Abscheu vor dem Weib aufkommen läßt.

Eine frühe Einteilung der Homosexualität, die bereits Störungen der geschlechtlichen Identität berücksichtigt, stammt aus dem Jahr 1914 von *Ferenczi*.

Ein Aufsatz von *Hans Sachs* aus dem Jahr 1923 über die Genese der Perversionen soll hier deshalb Erwähnung finden, weil sich *Socarides* als ein neuer Autor, der sich mit der Homosexualität auseinandersetzt, deutlich auf ihn bezieht.

Hier können die psychoanalytischen Hypothesen zur Homosexualität nicht ausführlich referiert werden; dazu sind sie auch zu diffus und uneinheitlich, wie auch *Meyer*, 1976, betont. Hier interessieren jedoch in besonderer Weise theoretische Bezüge, die zwischen Störungen der geschlechtlichen Identität und offener Homosexualität hergestellt werden, bzw. die Funktion, die Störungen der geschlechtlichen Identität für Entwicklung und Verlauf dieser sexuellen Ausgestaltung zugewiesen wird. Auf den Standpunkt, den *Stoller* in dieser Frage einnimmt, wurde bereits eingegangen. Nach diesem Autor wäre ein effeminierter Homosexueller als ein Mann aufzufassen, der mit bestimmten erotischen und nicht-erotischen Aspekten der Frau identifiziert ist, sie aber gleichzeitig haßt und sich sein Gefühl von Männlichkeit erhält.

Stollers großer Antipode in der modernen psychoanalytischen Auseinandersetzung um die Theorie der Perversionen ist *Socarides*. Besser als in seiner Monographie zur Homosexualität (*Socarides*, 1968) kommt die Auffassung dieses Autors über die bestimmende Funktion von Störungen der geschlechtlichen Identität für homosexuelle Entwicklungen in seinem Beitrag zum American Handbook of Psychiatry (1975) zum Ausdruck. Hatte er zunächst nur geschrieben, daß es seiner Ansicht nach für alle Homosexuellen zuträfe, daß sie unfähig waren, von der Mutter-Kind Einheit des frühesten Säuglingsalters zur Individuation vorzuschreiten, explizierte er später die daraus resultierende Identitätsproblematik. Er differenziert einen „präödipalen Typus des Homosexuellen" von einem „ödipalen". Bei ersterem liegt eine hochgradige Störung der geschlechtlichen Identität vor: Beim Mann eine fehlerhaft ausgebildete und schwache männliche Identität, bei der Frau eine fehlerhafte, deformierte und unakzeptable weibliche Identität. Die Verwirrung der sexuellen Identität tritt als Folge des Bestehenbleibens der primären weiblichen Identität auf und resultiert aus der Unfähigkeit, die Phase der Abtrennung und Individuation zu durchlaufen und eine abgetrennte und von der Mutter unabhängige Identität zu bilden. Beim ödipalen Typus hingegen resultieren die Verwirrungen der geschlechtlichen Identität aus einer sekundären Identifikation mit einer Person (zumeist mit einem Elternteil) des anderen Geschlechts. Demgemäß gehört es zur Psychopathologie des Homosexuellen, daß er sein Lebtag lang aus der überdauernden primären Identifikation mit der Mutter heraus das Gefühl eines Defizits in Bezug auf seine eigene männliche Identität hat. Endlich resultiert daraus das ausdrückliche Gefühl, weiblich zu sein, oder zumindest ein reduziertes Erleben der eigenen Männlichkeit. Aus diesen Empfindungen wieder entstehen klinische Symptome, wie vor allem Angst, wenn von dem Individuum gefordert wird, sich seiner Geschlechtsrolle gemäß zu verhalten.

1964 hatte *Greenson* Überlegungen zum Thema „Homosexualität und geschlechtliche Identität" veröffentlicht. Sein Standpunkt ähnelt dem von *Stoller*, ist jedoch differenzierter und „analytischer". Auch er meint, daß der Homosexuelle sich seines tatsächlichen Geschlechts immer bewußt bleibe, jedoch bestehe bei ihm, als Unterschied zum Heterosexuellen wie auch zum Paranoiker, daß er in seiner geschlechtlichen Identität unabhängig vom Geschlecht des Sexualobjekts bleibe. Er sei der einzige Geschlechtstypus, der es nicht notwendig habe, daß er sich in seinem Geschlecht von dem des Sexualobjekts unterscheide. Nach seiner eigenen Schematik von der Entwicklung der geschlechtlichen Identität unterscheidet *Greenson* zwei Typen Homosexueller in Bezug auf ihre Geschlechtsidentität. Er nimmt an, daß die Entwicklung der geschlechtlichen Identität in drei Etappen vor sich gehe:
– „Ich bin ich, John."
– „Ich bin ich, John, ein Knabe."
– „Ich bin ich, John, ein Knabe, was bedeutet, daß ich gern sexuelle Sachen mit Mädchen treibe."

Wahrhaft Bisexuelle wären nach *Greenson* auf den zweiten Entwicklungsschritt fixiert und wären dementsprechend in ihrer geschlechtlichen Selbsterfahrung völlig unabhängig vom Geschlecht des Sexualobjekts und dementsprechend imstande, mit beiden Geschlechtern in sexuelle Beziehung zu treten.

Der zweite Typus Homosexueller hätte die dritte Entwicklungsstufe bereits erreicht gehabt, wäre dann aber schwer traumatisiert worden und reagiere nunmehr phobisch auf das heterosexuelle Objekt, sei „antiheterosexuell". Regression auf die zweite Entwicklungsstufe habe keine Bisexualität im obigen Sinne einleiten können, da die phobische Einstellung zur Heterosexualität bereits geprägt sei. Aus dieser Entwicklung leite sich die „rigide Homosexualität" ab, wie man sie recht häufig an den Patienten der analytischen Praxis beobachten könne. Auf jeden Fall bleibe die maskuline Identität des männlichen Homosexuellen erhalten; anders als *Socarides* kennt *Greenson* die Krisen der Geschlechtsidentität des männlichen Homosexuellen nicht.

2.6. Transvestismus

Es existiert keine extensive Literatur psychoanalytischer Provenienz, in der Bezüge zwischen geschlechtlicher Identität und der Perversion „Transvestismus" hergestellt werden. An anderer Stelle wurde bereits von *Stoller* zitiert; nach diesem Autor reagiert der Transvestit nach der Formel:

„Ich möchte eine Frau sein und gleichzeitig möchte ich aber nicht aufhören ich selbst, also ein Mann zu sein......"

Greenson, 1968, beschreibt die Schwierigkeiten eines von ihm behandelten 5 1/2 Jahre alten Knaben, sich von der Mutter zu des-identifizieren und mit dem Vater zu identifizieren, und sieht darin eine hypothetische Ursache tranvestitischen Verhaltens.

In der Psychoanalyse beschäftigen sich vor allem *Boehm* (1923) und *Fenichel* (1930, 1949) mit dem Phänomen des Transvestismus. Bereits von diesen Autoren, wie auch von *Sadger*, 1921, und späteren Autoren wie *Gillespie*, 1952, *Greenacre*, 1953, *Bak*, 1975, wird die Entstehung des Transvestismus nicht so sehr als Problem der geschlechtlichen Identität als vielmehr der Verarbeitung der Kastrationsfurcht gesehen. Demnach wäre Tranvestismus ein Versuch, die Kastrationsfurcht dadurch zu überwinden, daß eine imaginäre phallische Frau geschaffen wird, mit der sich das Individuum dann identifiziert.

Ein erster Hinweis auf Probleme der geschlechtlichen Identität im transvestitischen Symptom findet sich bei *Stekel*, 1923: Hier berichtet *Gutheil:*

„Nach eingehender Besprechung mit Dr. Stekel kommen wir in dieser Frage zu folgenden Resultaten: Beim Transvestiten ist die fetischistische Systembildung, die ungemein starke Verdichtung des Symbols und seine mehrfache Verwendung im Dienste einer bestimmten Tendenz nicht vorhanden. Das Kleid ist der Ausdruck eines starken Wunsches, einer überwertigen Idee: Ich möchte ein Mann (ein Weib) sein."

2.7. Transsexualismus

Stollers Auffassung von diesem klinischen Bild und seiner Entwicklung wurde bereits ausführlich abgehandelt, so daß nunmehr nur noch von *Stoller* abweichende Positionen anzuführen bleiben. *Person* und *Ovesey*, 1974, meinen, daß die geschlechtliche Identität männlicher Transsexueller nicht „weiblich" im Sinne *Stollers* sei, sie sei vielmehr „unbestimmt" (Ambiguity of Gender Identity).

Diese Ambiguität zeichne den „primären Transsexuellen" aus. Daneben gebe es auch noch den Typus des „sekundären Transsexuellen", bei dem der typische Wunsch nach Geschlechtsumwandlung erst spät als Folge von Stress und Krisen bei zunächst perversem Verlauf auftritt.

Andere psychoanalytische Autoren, wie *Kubie*, 1968, 1974, oder *Socarides*, 1969, lehnen es generell ab, dem transsexuellen Syndrom einen eigenständigen abgrenzbaren diagnostischen Stellenwert zu verleihen. *Kubie* meinte, daß die Verwendung des Begriffes den trügerischen Anschein bewirke, daß man glaube, daß bereits die grundlegenden Probleme, die mit Geschlechtsumwandlungen in Verbindung stehen, erkannt, studiert und gelöst sind, was jedoch nicht der Fall ist. *Socarides* meint, daß man den Wunsch eines Individuums, sich geschlechtlich umwandeln zu lassen, nicht als unabhängige diagnostische Kategorie verstehen dürfe. Den Wunsch könne man in Verbindung mit verschiedenen klinischen Zustandsbildern sehen und er sei eine Folgeerscheinung der Unfähigkeit eines Individuums, eine stimmige, mit der Anatomie übereinstimmende geschlechtliche Identität zu entwickeln. Es handle sich um ein psychiatrisches Syndrom, das durch folgende Symptome charakterisiert sei:

2.7. Transsexualismus

— Einen intensiven, beständigen und überwältigenden Wunsch oder die Begierde, sich in einen Menschen des konträren Geschlechts umwandeln zu lassen. Als Mittel zu diesem Zweck werden operative Maßnahmen und hormonelle Behandlung angestrebt.

— Die Überzeugung, seelisch grundsätzlich dem anderen Geschlecht anzugehören. Diese Idee kann angedeutete oder auch entwickelte wahnhafte Dimensionen annehmen.

— Ein diese Vorstellungen begleitendes Verhalten, mittels dessen das andere Geschlecht imitiert wird: Kleidung, Interessen, Einstellungen und Wahl des Sexualobjekts können davon betroffen sein.

— Die insistierende Suche nach derartigen Eingriffen, wobei auch Selbstverstümmelungen auftreten können.

Socarides betont, daß „Transsexualimus weder eine Diagnose sei, noch auch in der psychiatrischen Nomenklatur aufscheine". Der beschriebene pathologische Wunsch könne bei Patienten auftreten, die die verschiedensten psychischen Störungen aufweisen:

— Neurotiker, die ihre männliche oder weibliche Rolle fürchten.

— Homosexuelle, die mit ihrer biologisch-anatomischen Rolle nicht zurecht kommen.

— Transvestiten, die sich nicht damit zufrieden geben, lediglich die Kleidung des anderen Geschlechts anzulegen.

— Schizophrene

— Schizophrene Homosexuelle und Transvestiten

— Somatische Intersexe

Nach *Socarides* liegen dem Wunsch nach Geschlechtsumwandlung dieselben psychodynamischen Faktoren zu Grunde wie der Homosexualität und dem Transvestitismus.

Sigusch und Ma., 1979, ordnen transsexuelle Entwicklungen der „Borderline-Pathologie" zu. Sie glauben nicht, daß es eine für die Transsexualität typische Mutter-Kind- oder Eltern-Kind-Konstellation gibt. Auf jeden Fall müsse jedoch ein ungewöhnliches Maß an frühkindlicher Traumatisierung vorgelegen haben. Am ehesten gleiche die Transsexualität den Perversionen bei Borderline-Patienten, wo die Perversion als Phantasie und als Verhaltensmodus schon zur Zeit des Ödipuskomplexes voll ausgebildet sei, die gesamte Latenzzeit überstehe und bewußt bleibe und in der Pubertät mit der gereiften Sexualfunktion verknüpft werde. Auch entspreche der Transsexualismus in vielem der süchtig-perversen Entwicklung, die die phänomenologische Sexualforschung beschrieb.

Völlig vernachlässigt scheinen in der Überblicksliteratur bisher die aufschlußreichen Veröffentlichungen aus der Payne Whitney Psychiatric Clinic in New York (*Weitzman, Shamoian* und *Golosow*, 1970, und *Golosow* und *Weitzman*, 1969). Dabei kann man gerade diesen Arbeiten Information über die diagnostische Praxis der New Yorker Experten entnehmen, für die derart komplizierte Gedankengänge diagnostischer Natur, wie wir sie bei *Stoller*, auch *Kirkpatrick* finden können, nicht in Frage kommen dürften. Außerdem liefern die Autoren aus der Payne Whitney Clinic auch noch interessante Interpretationen des transsexuellen Phänomens. Sie meinen, daß der männliche Transsexuelle in seiner

Kindheit in enger Symbiose mit der Mutter lebe, so daß ihm die Trennung nahezu unmöglich werde und er keine regelrecht männliche, geschlechtliche Identität entwickeln könne. Diese Knaben werden effeminiert, ohne jedoch eine „weibliche" Geschlechtsidentität zu entwickeln. Die Störung auf dem prägenitalen Entwicklungslevel verunmögliche es dem Knaben, sich in der Folge regelrecht zu entwickeln. Solche Individuen entwickeln tief regressive Abwehrstrategien, sowohl in ihren Ich-Funktionen, als auch in psychosexuellen Lösungsversuchen. In einem besonderen Fall wird ein regressiver Adaptionsmechanismus beschrieben, der in einer primitiven Form von Identifizierung abläuft: Bei zunehmender Fragmentierung der Identität wird der frühe Mechanismus regressiv wiederbelebt, in dem das Kind, indem es die Mutter imitiert, glaubt, sie zu sein. Nach *Jacobson*, 1964, handelt es sich bei dieser Form von Identifikation um die früheste, archaischste Mutteridentifikation, die auf primitiven Mechanismen von Introjektion und Projektion aufbaut und Verschmelzungen von Selbst- und Objektbildern entspricht, die die realistischen Unterschiede zwischen dem Selbst und dem Objekt vernachlässigen.

Zusätzlich spielt die schwache Position des Vater dynamisch für diese Entwicklungen eine bedeutsame Rolle. Vor allem ist jedoch bemerkenswert, daß *Weitzman* und *Golosow* über die präödipale Verankerung des Syndroms hinaus, die von praktisch allen psychoanalytisch orientierten Autoren für den Transsexualismus angenommen wird, auch den Stellenwert der Aggression vor allem für den Wunsch nach Geschlechtsumwandlung bestimmen. Für den Erkrankten kann der Wunsch nach der genitalkorrigierenden Operation die Phantasie der teilweisen Zerstörung des gehaßten Selbst und der gehaßten internalisierten Person, aber auch eine Art von „focalem Selbstmord" bedeuten.

3. Störungen der geschlechtlichen Identität in ihrer Beziehung zu psychiatrischen Krankheitsbildern

Bereits der Schöpfer des Begriffs „Transvestismus", *M. Hirschfeld*, wies in seiner 1910 erschienenen Monographie über „Die Transvestiten" auf die Beziehungen hin, die zwischen verschiedenen sexualpathologischen Entwicklungen bestehen. Er zeigte sie vor allem in Hinblick auf Transvestismus, Fetischismus und Masochismus auf. Gesetz- oder Regelmäßigkeiten konnte er jedoch in dieser Hinsicht keine erkennen. *Hirschfeld* betonte, daß der Transvestit wisse, welchem physischen Geschlecht er angehöre. In seltenen Fällen komme es zu einem „Geschlechtsverwandlungswahn". Dies bedeute, daß das betroffene Individuum seine Realitätserkenntnis so weit einbüße, daß es wahnhaft überzeugt sei, dem konträren Geschlecht zuzugehören. *Hirschfeld* schreibt:

„So sehr sich die transvestitischen Männer in ihrer Verkleidung als Frauen, die Frauen als Männer fühlen, so bleiben sie sich doch stets bewußt, daß sie es in Wirklichkeit nicht sind. Wohl bilden sich manche von ihnen ein, — wenn je, dann ist hier der Wunsch der Vater des Gedankens —, daß ihre Haut zarter, ihre Formen runder, ihre Bewegungen graziöser seien wie die gewöhnlicher Männer, aber sie wissen ganz genau und sind oft deprimiert darüber, daß sie körperlich nicht dem von ihnen geliebten und begehrten Geschlecht angehören. Würden sie sich, ob verkleidet oder nicht, tatsächlich für Frauen halten, wie sich ein von Größenwahn Befallener für einen Messias oder Milliardär oder auch „für Kaiser und Papst in einer Person" hält, dann wären es wahnhafte Vorstellungen und der Zustand müßte als Geisteskrankheit, als Verrücktsein, als Paranoia angesprochen werden. Solche Fälle von Geschlechtsverwandlungswahn — Metamorphosis sexualis paranoica — kommen auch vor, wenngleich im Verhältnis zu anderen Wahnideen selten. Krafft-Ebing hat fünf gesehen, von denen er zwei beschrieben hat, außerdem publiziert er einen in der Anstalt Illenau beobachteten; außer diesen sind je einer von Arndt und Serieux, zwei von Esquirol veröffentlicht; ich selbst kenne zwei hierher gehörige Personen, einen körperlich völlig normal gebauten Mann, der mich aufsuchte, damit ich bestätige, daß er vagina et mammae habe, einen anderen, von dem ich sehr eingehende Aufzeichnungen habe, die ich aber zur Zeit leider nicht publizieren kann."

Des weiteren stellt *Hirschfeld* Gemeinsamkeiten mit der Zwangskrankheit und mit Impulshandlungen fest:

„Am nächsten steht der Verkleidungstrieb der großen Gruppe von Erscheinungen, welche in der modernen Psychiatrie als Zwangszustände beschrieben sind. Es kann keinem Zweifel unterliegen, daß dem seltsamen Drang, womöglich bis in die kleinste Kleinigkeit die Gestalt des anderen Geschlechts anzunehmen, ein ähnlich obsedierender Charakter innewohnt wie etwa dem pathologischen Wandertrieb (Dromomanie), der Sammelwut, Spielwut, Kaufsucht, der Dipsomanie, Pyromanie, Kleptomanie und ähnlichen, abgesehen von der Art des Impulses untereinander im übrigen sehr verschiedene Erscheinungen. Es handelt sich im Sinne der bekannten Formulierung Westphals um ein psychisches Element, das sich bei intakter Intelligenz und Einsicht in den Vordergrund des Bewußtseins drängt und sich trotz Gegenstrebens nicht aus dem Geist des Individuums verscheuchen läßt und den normalen Ablauf der Vorstellungen durchkreuzt."

In der Folge wird ein Überblick über Beiträge psychiatrischer und psychotherapeutisch orientierter Autoren zum Thema dieses Kapitels gegeben. Ihnen ist als wesentliche Aussage der Hinweis auf die außerordentliche ätiologische Vielfalt des transvestitisch/transsexuellen Phänomens zu entnehmen. Eine umfassende Studie über „Schizophrenie und Sexualität" veröffentlichte *Erichsen* 1975 Ihr sind auch für die Problematik des Transsexualismus relevante Gedanken zu entnehmen.

3.1. Transsexuelle/transvestitische Entwicklungen innerhalb hirnpathologischer (zumeist hirnlokaler) Syndrome

Auf das gemeinsame Auftreten von Anfallsleiden und psychosexueller Pathologie wird immer wieder hingewiesen. Schon einer der beiden ersten Fälle von „conträrer Sexualempfindung", die *Westphal* 1870 beschrieb, litt an einer derartigen Kobination.

Im neueren Schrifttum stammen Veröffentlichungen zu dieser Problematik von *Petritzer* und *Forster*, 1955, *Davies* und *Morgenstern*, 1960, *Taylor* und *Mc Lachlan*,1962, *Hunter*, *Logue* und *McMenemy*, 1963. Unter den 43 Transsexuellen, die *Walinder*, 1967, beschrieb, ließ sich bei einem anamnestisch eine Epilepsie fassen, ein weiterer erlitt während der EEG-Untersuchung unter Flackerlichtbelastung einen Grand Mal-Anfall. *Walinder* hatte bereits in einer früheren Publikation (1965) einen Fall beschrieben, bei dem in der Folge eines schweren Schädel-Hirn-Traumas ein transsexuelles Bedürfnis aufgetreten war. Ich selbst konnte einen ähnlich gelagerten Fall beobachten; dieser wird noch genauer referiert werden. *Walinders* Fall ist jedoch insofern besonders interessant, als bei ihm das transsexuelle Empfinden unter antiepileptischer Medikation sistierte und nach deren Absetzen wieder auftrat.

Von den Autoren, die sich mit diesem Aspekt der Problematik der gestörten geschlechtlichen Identität befassen, wird gerne auf die relativ große Häufigkeit hingewiesen, mit der bei Transvestiten und Transsexuellen ein abweichendes Hirnstrombild abzuleiten ist. Überwiegend werden temporale Herde beobachtet. *Walinder*, 1967, fand unter seinen 43 Fällen 12 abnorme und 9 grenzpathologische Kurven. *Bleuler*, 1954, beschrieb das Auftreten von Transvestismus bei hormonproduzierenden tumorösen Prozessen.

3.2. Störungen der geschlechtlichen Identität nach akuter oder chronischer Intoxikation mittels psychotroper Substanzen

Die wohl erste Beschreibung eines derart gelagerten Falles findet sich bei *Krafft-Ebing*. Es handelt sich um den Fall 134 der 15. Auflage der „Psychopathia sexualis". Der dort beschriebene Patient berichtet, daß er schon seit seinem 12.-13. Lebensjahr das Gefühl gehabt habe, eine Frau sein zu wollen. Diese

Empfindung schwand aber nicht, obwohl er heiratete und 5 Söhne zeugte. Nach einer Haschischintoxikation — er hatte in suicidaler Absicht eine hohe Dosis dieser Substanz eingenommen — fühlte er sich zu einer Frau gewandelt. Er hatte beim Stehen und Gehen die Empfindung von Vulva und von Brüsten. Laut *Krafft-Ebing* blieb dieser Zustand 13 Jahre lang unverändert. Der Patient war in anderen Lebensbereichen so wenig beeinträchtigt, daß er imstande war, in dieser Zeit seinem Arztberuf nachzugehen. Die Diagnose lautete in diesem Fall: „Übergangsstufe zur Metamorphosis sexualis paranoica".

Interessant ist, wie dieser Patient seine Empfindungen darstellte. Er beobachtete folgende Veränderungen:
— Das stete Gefühl, Weib zu sein, vom Scheitel bis zur Sohle.
— Das stete Gefühl, weibliche Genitalien zu besitzen.
— Eine Periodizität vierwöchentlicher Molimina.
— Regelmäßig eintretende weibliche Begehrlichkeit, aber ohne Lust auf einen bestimmten Mann.
— Beim Koitus weibliches, passives Gefühl.
— Nach dem Koitus das Gefühl der futuierten Partei.
— Beim Anblick von Frauenzimmern das Gefühl der Zusammengehörigkeit und weibliches Interesse daran.
— Beim Anblick von Herren weibliches Interesse daran,
— ebenso beim Anblick von Kindern, und schließlich:
— ein verändertes Gemüt, vor allem viel mehr Geduld.

Soweit ein berühmter Fall, bei dem die Empfindung des Geschlechtswandels durch Cannabismißbrauch bewirkt wurde.

Maier, 1926, beschreibt die Geschlechtsumwandlungsgefühle der Kokainisten:
„Der Kranke fühlt sich als seine eigene Geliebte, ist vom Mann in eine Frau verwandelt und empfindet deutlich, wie er als Frau zum sexuellen Verkehr benutzt wird."

Eine entsprechende Falldarstellung findet sich in der Maierschen Monographie z. B. als Fall 5. Möglicherweise sind Erschütterungen der geschlechtlichen Identität als Folge fortgesetzter Kokain-Einnahme auch an der beschriebenen Häufigkeit homosexueller Entwicklungen bei Kokainisten ätiologisch beteiligt. Zu diesem Phänomen schrieben *Marx*, 1923, *Joel*, 1925, *Maier*, 1926, *Hartmann*, 1928. Amphetamine scheinen sich in dieser Hinsicht ähnlich auszuwirken. Darüber schrieb 1958 im Rahmen seiner Studie über die Amphetaminpsychose *Connell*.

Auch Halluzinogene scheinen in Richtung einer Störung der geschlechtlichen Identität wirksam werden zu können. So berichtete uns *Wittchen* über einen Fall der nach der Ingestion von LSD längere Zeit in dem Empfinden lebte, zur Frau gewandelt zu sein, zu menstruieren vermeinte etc.

3.3. Krisen und Störungen der geschlechtlichen Identität im Rahmen psychotischer Manifestationen oder als Wahnbildung

Eingangs wurde bereits darauf hingewiesen, daß schon *Hirschfeld* in seiner Transvestismus-Monographie auf die Möglichkeit einer wahnhaften Ätiologie des „Verkleidungstriebes" hinwies.

Es ist bemerkenswert, daß seit den Anfängen der klinischen Psychiatrie im bürgerlichen Zeitalter, immer wieder gerade solche psychotischen Verläufe beschrieben wurden und ihnen ein besonderes Interesse zukam, bei denen als psychotischer Inhalt ein geschlechtsmetamorphotisches Geschehen deutlich wurde. *Westphal*, 1870, rechnete die beiden Fälle von „conträr-sexueller Empfindung", die er beschrieb, dem „moralischen Schwachsinn" und der „folie circulaire" zu. 1875 beschrieb *Gock* den Fall eines 22-jährigen Mannes, der unter anderen psychotischen Phänomenen auch die Empfindung, zum Weib gewandelt zu sein, erkennen ließ. Weitere ähnlich gelagerte Fälle veröffentlichten *Servaes*, 1876, *Magnan*, 1885, *Tarnowski*, 1886, *Laurent*, 1894 und schließlich *Krafft-Ebing*. Das Interesse an sexualpathologischen Inhalten von Psychosen dürfte in dieser Frühzeit der Psychiatrie wohl aus der Bedeutung, die man der Onanie als ätiologischem Faktor zuschrieb, resultieren. So schreibt *Krafft-Ebing*, 1892, in der siebenten Auflage seiner „Psychopathia sexualis":

„Abnorme Erscheinungen seitens des Sexuallebens sind in den verschiedenen Formen der primären Verrücktheit nichts Seltenes. Entwickeln sich jedoch manche derselben auf der Grundlage sexuellen Abusus (masturbatorische Paranoia) oder sexueller Erregungsvorgänge.."

Dieser Satz des klinischen Psychiaters *Krafft-Ebing* kann als Hinweis darauf verstanden werden, daß die Position der frühen Psychoanalyse, bzw. die Bedeutsamkeit, die *Freud* und seine Mitarbeiter der sexuellen Sphäre zuerkannten, gar nicht so abwegig und isoliert war, wie heute gerne behauptet wird. Daß auch die Psychoanalyse bedeutsame Beziehungen zwischen geschlechtlicher Identität, Homosexualität und Wahn bzw. Psychose annimmt, ist bekannt. Der wohl berühmteste Fall, der in dieser Hinsicht abgehandelt wurde, ist der „Fall Schreber", an dem *Freud* seine Paranoia-Theorie entwickelte (*Freud*, 1911, 1922). *Ferenczi* stellte zur Problematik weitere Überlegungen und Untersuchungen an (1911, 1927). Der Fall Schreber dient auch heute noch der philosophisch-psychologischen Spekulation; dazu paradigmatisch: *Guattari-Deleuze*, 1974.

In der Folge muß zwischen Ausführungen von Autoren, die Manifestationen geschlechtlicher Identitätsstörungen, wie den Transvestismus und den Transsexualismus, als psychopathologische Phänomene klassifizieren, und solchen, die das Auftreten derartiger Manifestationen im Verlauf von Psychosen beschreiben, differenziert werden.

3.3.1. Transvestismus/Transsexualismus als psychopathologisches Geschehen

Kronfeld, 1923, erkannte hinter der transvestitischen Neigung einen „überwertigen Wunsch", *Binder*, 1933, sprach von einer „überwertigen Idee". *Bürger-Prinz* und *Weigel* diagnostizierten in dem Fall, den sie 1940 veröffentlichten, eine „affektive Überwertigkeit". *Delay*, 1954, 1956, spricht von einer systematisierten überwertigen Idee, noch 1975 schreibt *T. Benedek* in ihrem Artikel "On the Psychobiology of Gender Identity":

„......Ich glaube, daß das Symptom (Transsexualismus, d. Verf.) das Ergebnis einer systematisierten überwertigen Psychose ist, wie sie C. Wernicke als „überwertige Idee" beschrieb."

Pauly analysierte 1965 100 Fallbeschreibungen „Transsexueller" und konnte feststellen, daß 19% dieser Fälle von den jeweiligen Autoren als psychotisch eingeschätzt worden waren. 1970 veröffentlichten *Hoenig* und Mitarbeiter eine ausführliche Erhebung des sozialen, ökonomischen und des psychopathologischen Status von 60 Transsexuellen. Die Autoren kamen zum Schluß, daß 70% dieser Patienten auch unter anderen psychischen Störungen als nur dem transsexuellen Phänomen litten. Zwei der 60 waren an Schizophrenie erkrankt, 6 an einer affektiven Psychose, zwei waren unterbegabt, 11 wiesen andere Persönlichkeitsstörungen auf, bei 21 war anamnestisch eine abnorme psychogene Reaktion nachweisbar. Außerdem waren die Patienten bezüglich ihrer sozialen Integration hochgradig gestört, wobei *Hoenig* betont, daß diese Störung in gesichert 25% nicht lediglich aus der Situation der Transsexualität resultiere. Er vertrat die Auffassung, daß die Störung der Sozialbezüge wohl vor allem von der hohen Inzidenz psychischer Störungen in dieser Population bedingt sei, zumindest aber von der erhöhten Anfälligkeit gegenüber psychischen Erkrankungen. Diese Tatsache müsse von der Störung, die die psychosexuelle Problematik mit sich bringe, abgesondert in Betracht gezogen werden. Weiters zeigte die Hälfte der von *Hoenig* beschriebenen Fälle auch ein problematisches Arbeitsverhalten. Auch verhielt sich nahezu die Hälfte (47%) antisozial oder offen delinquent.

3.3.2. Transvestismus/Transsexualismus und psychiatrische faßbare Grundstörung

Guiraud, 1922, *Fortneau* und Mitarbeiter, 1939, *Liebman*, 1944 und *Reimer*, 1965, beschrieben Empfindungen von Geschlechtswandel bei schizophrenen Prozeßverläufen. *Lukianowicz*, 1959, berichtete über 15 Fälle, in denen Psychose und Transvestismus gekoppelt zu beobachten waren. 4 dieser Patienten wurden als Schizophrene diagnostiziert, 2 als schizo-affektiv gestört. *Gittleson* und *Dawson-Butterworth* untersuchten 1967 männliche und weibliche schizophrene Patienten auf ihre subjektiven Empfindungen von sexuellen Veränderungen und konnten feststellen, daß bei beiden Geschlechtern in etwa 25% derartige Sensationen bestanden. Darin unterschieden sich die Schizophrenen signifikant von einer Kontrollgruppe, die sich aus Affektpsychotischen, reaktiv Depressiven und an einer Persönlichkeitsstörung laborierenden Patienten zusammensetzte.

1971 stellten dann *Connolly* und *Gittleson* den Zusammenhang von Geruchs- und Geschmackshalluzinationen mit Geschlechtsveränderungswahrnehmungen dar. Sie fanden diese Kombination bei 56% der Frauen und bei 33% der Männer in der von ihnen untersuchten schizophrenen Population.

Die bislang ausführlichste Studie zu dieser Problemstellung stammt von *Erichsen*. Ihm dienten 525 schizophrene Patienten (259 Männer und 266 Frauen) als Beobachtungsmaterial. Von diesen hatten 43 Männer (16,6%) und 4 Frauen (1,5%) homosexuelle Auffälligkeiten zu bieten. Unter diesen Begriff fallen auch transvestitische/transsexuelle Entwicklungen (zum Beispiel der Fall 93). Alle von *Erichsen* in diesem Zusammenhang beschriebenen Fälle hatten manifeste homosexuelle Erfahrungen gemacht. Sogenannt „latente Homosexualität" ließ der Autor unberücksichtigt.

Obwohl Störungen der geschlechtlichen Identität eher im Rahmen schizophrener Psychosen aufzutreten scheinen, weshalb diesem Zusammenhang höheres Interesse zukommt, existieren doch auch vereinzelt Berichte über das Auftreten sexualpathologischer Manifestationen aus dem Bereich des Transvestismus /Transsexualismus im Rahmen affektiver Psychosen. So berichtet *Ward*, 1975, über einen Fall, in dem transvestitisches Verhalten im Verlauf manischer Schübe auftrat und durch entsprechende Behandlung mittels Lithiumsalzen wieder zum Verschwinden gebracht werden konnte. In diesem Zusammenhang müssen auch die Fälle erwähnt werden, bei denen zunächst lediglich ein transsexuelles Zustandsbild besteht, die jedoch bei recht raschem Verlauf in eine psychotische Entwicklung auslaufen. Derartige Verläufe werden sowohl nach „Geschlechtskorrektur" als auch unabhängig von dieser Maßnahme beschrieben.

Kraus, 1971, beobachtete zwei derartig verlaufende Fälle. Mir selbst sind drei Fälle dieser Art bekannt. Psychotische Entwicklungen nach „Geschlechtskorrektur" beschrieben *Bieber*, 1972, *Golosow* und *Weitzmann*, 1969, und *Weitzmann, Shamoian* und *Golosow*, 1970. Bei diesen operierten Patienten kam es zu affektiven Psychosen; der Patient von *Bieber* beging Selbstmord.

Schließlich wird der Zusammenhang von Problemen aus dem Feld der geschlechtlichen Identität mit psychotischen Reaktionen oder Prozessen aus der Literatur über Selbstverstümmelung, insbesondere solche, die den Genitalbereich betrifft, deutlich. Mit dieser besonderen Fragestellung werden wir uns später noch genauer auseinandersetzen. Hier soll nur vorweggenommen werden, daß ich die Literatur auf diesen Zusammenhang untersucht habe und feststellte, daß in der Mehrzahl der Fälle die genitale Selbstverstümmelung einem psychotischen Zustand entsprang, oftmals Ausdruck einer akuten Panikreaktion war.

Diese Beobachtung leitet zum nächsten psychopathologischen Phänomen, mit dem wir uns befassen müssen, über: Der im deutschen Schrifttum nahezu unbekannten akuten homosexuellen Panik.

3.3.3. Die akute homosexuelle Panik oder die Kempfsche Krankheit

Diese Krankheitseinheit wurde von *Kempf*, 1920, in die psychiatrische Literatur eingeführt. Der Autor beschrieb in diesem Zusammenhang eine psychotisch verlaufende Panikreaktion, die auf den Druck, den unkontrollierbare perverse sexuelle Bedürfnisse ausüben, zurückzuführen ist. Laut *Kempf* treten derartige Zustandsbilder besonders häufig in Situationen auf, wo Männer oder Frauen für längere Perioden zum Zusammenleben in Gruppen gezwungen sind, wie in Gefängnissen, Militärlagern, Schulen etc. Als Ursache der Furcht und der Panikreaktion sieht *Kempf* den Kampf zwischen den unkontrollierbaren perversen Begierden und den sozialisierten Bedürfnissen in einer Person, in deren Ich.

„Wenn die sexuellen Begierden nicht kontrolliert werden können, dann werden sie vom Ich als fremde Einflüsse abgesondert und die Gedanken, Trugbilder oder Sensationen, die sie bewirken, werden so behandelt, als ob sie von einer fremden Macht beeinflußt würden."

Kempf beschreibt hier den Vorgang der Projektion. Er setzt fort:

„Die perverse affektive Begierde erzeugt Wahnstimmung und Halluzinationen von Situationen, Objekten und Personen, die diese Begierde befriedigen wollen. Entsetzt verliert der Patient den Boden unter den Füssen und wird in eine Hölle halluzinierter Versuchungen voll von zerstörerischen Dämonen gestürzt.....Wenn die erotische Halluzination als äußere Realität empfunden wird und keine Abwehr möglich wird, tritt die Panikreaktion ein."

Das perverse sexuelle Bedürfnis, von dem *Kempf* spricht, besteht vor allem darin, daß das betroffene Individuum sich als erotisches und sexuelles Objekt anbieten möchte, sich triebhaft dazu gezwungen fühlt. Das Hauptsymptom, das darin besteht, daß Wahnideen auftreten, des Inhalts, daß das betroffene Individuum beeinflußt und kontrolliert, auf verschiedene Weise mißbraucht, auf jeden Fall aber willenlos den dunklen Begierden bestimmter anderer, die es brutalisieren, ausgesetzt wird, kann sich verschiedengestaltig äußern; *Kempfs* Fälle gaben an, unter Drogen gesetzt zu werden, hypnotisiert zu werden, gefoltert, vergiftet, elektrisiert zu werden. Sie fühlten sich am Leben bedroht, sexuellen Angriffen ausgesetzt. Manche hatten das Empfinden, daß man ihnen ihre Männlichkeit entrissen oder ihre Genitale verändert hätte. In einzelnen Fällen wurde das homosexuelle Element der Wahnbildung offen deutlich, in anderen symbolisch ausgedrückt.

Zu diesem Krankheitsbild existiert nur wenig Literatur, obwohl es in den USA als diagnostische Einheit offiziell registriert war. (*Karpman*, 1943, *Glick*, 1959).

Mir scheint es insofern von Bedeutung, als die akute homosexuelle Panikreaktion in bestimmten Fällen von Selbstverstümmelung eine bedeutsame Rolle zu spielen scheint und ich, wie später noch explizit ausgeführt werden soll, in der Ätiologie des transsexuellen Phänomens einen ähnlichen Prozeß zu erkennen glaube.

4. Homosexualität, Transvestismus, Transsexualität und geschlechtliche Identität: Das diagnostische Dilemma

„Anima muliebris virili corpore inclusa"; mit dieser Formel wurde im vorigen Jahrhundert der Grundstein für die wissenschaftliche Bearbeitung des Rätsels der gleichgeschlechtlichen Anziehung und der psychischen und sozialen Phänomene, die mit dieser Empfindung in Verbindung stehen, gelegt.

Die Formel stammte von einem Laien, dem Hannoveraner Amtsassessor *C. H. Ulrichs*, der, selbst homosexuell orientiert, das Rätsel seiner eigenen Existenz zu lösen versuchte und gleichzeitig dadurch der Forschung Impulse gab und ihre Zielrichtung festlegte. *Ulrichs*, der unter dem Pseudonym „Numa Numantius" schrieb, bezweckte mit seiner Theorie die Aufhebung der gesellschaftlichen Ächtung und der juridischen Verfolgung seiner Schicksalsgenossen.

Die Ulrichssche Formel scheint auch heute noch recht lebenskräftig und insbesondere der heute gültigen Theorie der „Transsexualität" immanent. Hier soll der Weg nachgezeichnet werden, den diese Formel durch die Entwicklung der Sexualwissenschaft ging. Ursprünglich zur Erklärung der Homosexualität eingesetzt, dient sie heute, wie schon gesagt, eher zur Interpretation des Transsexualismus. Dies scheint darin begründet zu sein, daß frühe Autoren, wie eben *Ulrichs* als Laie und vor allem *Krafft-Ebing* als Wissenschaftler, die Unsicherheit der geschlechtlichen Identität als pathogomonisches Faktum der Homosexualität erkannten.

Berücksichtigt man diese Auffassung, die sinnvoll erscheint, werden bereits erste diagnostische und klassifikatorische Probleme deutlich, die in der Folge vertieft und bearbeitet werden sollen. Man muß versuchen, die drei sexualpathologischen Phänomene, effeminierte Homosexualität, Transvestismus und Transsexualismus, von einander abzugrenzen, bzw. untersuchen, ob eine derartige Abgrenzung, wie sie von verschiedenen Autoren, die in der Folge zu Wort kommen werden, gefordert wird, möglich ist. Zu diesem Zweck wird es notwendig sein, die drei Phänomene ausreichend zu definieren.

Da das transsexuelle Phänomen das jüngste und in seiner Definiertheit unschärfste und auch umstrittenste sexualpathologische Krankheitsbild darstellt, wie bereits in Kapitel 2 beschrieben wurde, wird die Theorie der Transsexualität ins Zentrum der kritischen Revision zu rücken sein.

4.1. Der Begriff „Transsexualismus" und sein diagnostischer Inhalt und Wert

Allgemein wird der Begriff auf seine Verwendung in Veröffentlichungen *Cauldwells* („Psychopathia Transsexualis", 1949) und *Benjamins* („Transvestism

4.1. Der Begriff „Transsexualismus" und sein diagnostischer Inhalt und Wert

and Transsexualism", 1953) zurückgeführt. Es ist mir gelungen, den Terminus bereits in einer früheren Publikation, u. zw. bei *M. Hirschfeld* („Die Intersexuelle Konstitution", 1923), aufzufinden. In dieser Studie dürfte der Begriff tatsächlich erstmals aufscheinen. Dies ist insofern von Bedeutung, als die Erscheinungform, die *Hirschfeld* meint, den Raum absteckt, in dem der Terminus zur Anwendung gelangt. Für diesen Autor stellt der „seelische Transsexualismus" die Stufe innerhalb des intersexuellen Konstitutions- und Variationsschemas (im Sinne der Hirschfeldschen „Theorie der Zwischenstufen") dar, die der Homosexualität am nächsten steht. Hier muß gleich im voraus bemerkt werden, daß *Hirschfeld* die Abgrenzung der beiden Ausprägungen voneinander keineswegs klar gegeben erscheint.

In der Annahme, daß „Transsexualismus" als nosologische Einheit verstanden werden könne, die vor allem auf die Publikationen *Moneys, Greens* und *Paulys* zurückzuführen ist, definieren *Feighner* und Ma., 1972, in einer Untersuchung der diagnostischen Kriterien, die in der psychiatrischen Forschung benützt werden sollten, das transsexuelle Syndrom wie folgt:

Mindestens vier der folgenden Kriterien müßten erfüllt sein, wobei eines zumindest vor dem 12. Lebensjahr manifest und beobachtbar sein müsse:

– Ein anhaltendes Verlangen, dem entgegengesetzten Geschlecht anzugehören, begleitet vom Gefühl, in das falsche Geschlecht geboren zu sein;

– Ein ausgeprägtes Verlangen, sich physisch dem entgegengesetzten Geschlecht mittels aller vorhandenen Möglichkeiten, d. h. mittels Kleidung, Verhalten, hormoneller Behandlung und genitalverändernder Operation, anzugleichen;

– Ein starkes Verlangen, von der Gesellschaft als dem konträren Geschlecht zugehörig akzeptiert zu werden;

– Ein negatives Empfinden den eigenen Geschlechtsmerkmalen gegenüber, wobei Versuche der Selbstverstümmelung und Begehren nach Operation inkludiert sind;

– Ein negatives Gefühl gegenüber heterosexueller Aktivität und das anhaltende Empfinden, daß die physische Zuneigung zu Personen des gleichen Geschlechts keine homosexuelle Empfindung sei.

Die Diagnose, daß es sich mit Wahrscheinlichkeit um einen Fall von Transsexualismus handle, könne gestellt werden, wenn drei dieser Merkmale erfüllt seien und eines davon bereits vor dem 12. Lebensjahr zur Beobachtung gekommen sei.

Einerseits scheint der Begriff gut eingeführt und im Sinne der oben zitierten Autoren hinlänglich definiert zu sein, so daß er weiteste Verbreitung gefunden hat und auch bereits in verschiedenen Lehr- und Handbüchern aufscheint, andererseits ist er immer noch äußerst umstritten.

Bereits 1968 forderte *Kubie*, man möge den Terminus fallenlassen, da seine Verwendung impliziere, daß man die Probleme, die um die Geschlechtsinversion bestünden, hinreichend gelöst habe, was nach Meinung dieses Autors nicht der Fall ist.

Auch von seiten anderer Autoren wird Unbehagen an dem Begriff und seiner diagnostischen Wertigkeit geäußert. Dies vor allem deshalb, weil er unzulässig popularisiert wurde, die Patienten zumeist selbst die Diagnose bereits gestellt hätten, bevor sie den Arzt konsultiert hätten, und generell eigentlich nur mehr ein diagnostisches Kriterium zum Einsatz komme, nämlich der Wunsch nach operativer „Geschlechtsumwandlung". Zur Behebung dieses Dilemmas werden von verschiedenen Autoren verschiedene Strategien vorgeschlagen. So fordert *Stoller* (1973, 1974) eine exakte Abgrenzung anderen sexuellen Abweichungen gegenüber und die Einengung der als transsexuell bezeichneten Patientenpopulation, andere Autoren, wie *Fisk* (1973) und *Meyer* (1974, 1974a), wollen den Begriff lieber durch einen anderen, wie „Verstimmung der Geschlechtsidentität" (gender dysphoria syndrome), ersetzt haben, um der Vielzahl klinischer Bilder, die gemeinsam durch das Verlangen nach Geschlechtswandel charakterisiert sind, besser entsprechen zu können.

Dieser Standpunkt entspringt einer Wandlung in der theoretischen Auffassung des strittigen Phänomens, das zunehmend nicht mehr als klinische Einheit wie in den 50er und 60er Jahren beschrieben wird.

Dies leitet über zu nosologischen und klassifikatorischen Überlegungen.

4.2. Transsexualismus und andere sexuelle Deviationen

Um den Transsexuellen zu diagnostizieren, wird allgemein verlangt, ihn in der Symptomatik von
- Transvestiten und
- effeminierten Homosexuellen

abzugrenzen, wobei der Standpunkt vertreten wird, daß diese Diskriminierung relativ leicht durchführbar und praktikabel sei. Diese Auffassung wird vor allem von Autoren vertreten, die der Meinung sind, es handle sich beim Transsexualismus um ein nosologisch und auch ätiologisch einheitliches Geschehen (*Walinder*, 1967, *Stoller*, 1971, *Schorsch*, 1974).

Auch mir scheint die Kernfrage jeder wissenschaftlichen Auseinandersetzung mit einem bestimmten Problem darin zu bestehen, daß das Problem genügend operationalisiert ist und mit einem Begriff eine Kommunikation über das Problem ermöglicht wird, unter dem die Interessierten ein konventionelles Muster verstehen können.

Inwiefern erfüllt nun die unter 2. dargestellte Definition des Transsexualimus diese Anforderungen?

Um dies zu überprüfen, muß man zunächst die sexualpathologischen Ausformungen, von denen sich der Transsexualismus abgrenzen lassen soll, definieren und auf Diskriminierbarkeit untersuchen.

4.2.1. Transvestismus

Der Terminus selbst geht auf *Hirschfeld*, 1910, zurück. Dieser Autor verstand darunter „den instinktiven Drang, ganz oder teilweise in der Kleidung des anderen Geschlechts zu gehen". Er unterscheidet:
- heterosexuelle Transvestiten. Bei diesen ist der Verkleidungsdrang als primäre selbständige Ausdrucksform ihres Seelenlebens anzusehen;

— homosexuelle Transvestiten. Bei diesen ist der Verkleidungsdrang eine sekundäre Folgeerscheinung der sexuellen Triebrichtung;
— bisexuelle Transvestiten;
— anscheinend asexuelle Transvestiten;
— automonosexuelle Transvestiten. Bei diesen erregt sich nach *Hirschfeld* der männliche Teil der Psyche am weiblichen Teil. In diese Gruppe fielen die Transvestiten, die angeben, daß ihr eigenes Spiegelbild Erregungsqualität für sie besäße, bzw. von autokohabitatorischen Phantasien sprechen.

Hirschfeld vertrat den Standpunkt, daß der Transvestismus unter Homosexuellen ungleich häufiger auftrete als unter Heterosexuellen; dies, obwohl seine Monographie über „Die Transvestiten" die heterosexuelle Spielart zum Objekt hatte. Darauf hinzuweisen ist wichtig, da von verschiedenen Autoren (z.B. Schorsch, 1974), zum Teil unter Hinweis auf *Hirschfeld*, behauptet wird, der Transvestismus sei ein Phänomen der Heterosexualität und man könne diese Ausformung der psychosexuellen Entwicklung von der Homosexualität abgrenzen.

Stekel, 1912, meint, Transvestismus sei immer als „Maske der Homosexualität" aufzufassen. Später, 1923, weist er zusammen mit *Gutheil* auf die Beziehung zwischen Fetischismus und Transvestismus hin. Er lehnt jedoch eine Gleichstellung dieser beiden Deviationen ab, meint, der Transvestismus stehe der Zwangsneurose nahe. Die fetischistische Systembildung, die ungemein starke Verdichtung des Symbols und seine mehrfache Verwendung im Dienste einer bestimmten Tendenz sei nicht vorhanden. Das Kleid sei aber der Ausdruck eines starken Wunsches, einer überwertigen Idee: „Ich möchte ein Mann (bzw. ein Weib) sein."

H. Ellis, 1913, kritisierte *Hirschfelds* Begriff. Er meinte, mit Transvestismus werde nur ein Teilaspekt eines Zustandsbildes erfaßt, das daraus bestehe, daß Neigungen und Triebe einer Person so geändert seien, daß sie, wenn diese ein Mann sei, die Charakterzüge des Weibes annehme, ja sogar in übertriebener Form zum Ausdruck bringe, besondere Lust daran empfinde, weibliche Eigenschaften zu zeigen und besondere Befriedigung darin, sich wie ein Weib zu kleiden und wie ein solches aufzutreten. *Ellis* meinte, daß bei derartigen Personen normale heterosexuelle Neigungen vorhanden seien, wenn sich auch in manchen Fällen die Inversion stufenweise auf die sexuellen Triebe ausdehnen könne.

Ellis reiht dementsprechend unter diese erweiterte Auffassung vom transvestitischen Empfinden auch Fälle, bei denen somatische Veränderungen auftreten, bei denen der Wunsch nach Geschlechtswandel nicht an der körperlichen Grenze halt macht.

Als Benennung derartiger Entwicklungen schlägt *Ellis* den Begriff „Sexoästhetische Inversion" vor. Diese Fälle seien schwer in die Reihe sexueller Zwischenstufen einzugliedern. Sie gingen in ihrer bisexuellen Komponente, was homosexuelle Neigung beträfe, nicht in Richtung der Homosexualität, was das sonstige psychische Verhalten beträfe, jedoch viel weiter als die sexuell Invertierten selbst Es handle sich anscheinend um zwei Zustände, die sich nur schlecht miteinander vertragen. Während die Mehrzahl der Invertierten (= Homosexuellen, Begriff nach *Ellis*) anscheinend keine deutlich ausgeprägten femininen Züge besäße, habe anderseits die Mehrzahl der sexo-ästhetisch Invertierten Abscheu vor homosexuellem Verhalten. Die sexo-ästhetische Inversion müsse demnach als Modifikation der Heterosexualität betrachtet werden. Sie trete dort auf, wo bei einem Mann die männlich-aktive Komponente seiner Sexualität unterentwickelt sei, und beinhalte eine vollständige emotionelle Identifizierung mit dem konträren Geschlecht. Derartige Männer fühlen sich nicht nur in ihre Geliebte ein, sondern werden auch durch sie in ihrem Nachahmungstrieb angeregt. Für diese Entwicklung sei auch der Begriff „Eonismus" angezeigt, eine Begriffsbildung nach dem Namen einer bekannten historischen Persönlichkeit, analog der Begriffe „Sadismus" und „Masochismus".

Binder, 1932, wieder gliedert die Transvestiten nach ihrer erotischen Objektwahl. Bei seinen Fällen handelt es sich um Personen, die den Wunsch nach Geschlechtswandel aufweisen. Er spricht von:

– heterosexuellen Typen. Diese würden nicht nur, – das ist als Kritik an *H. Ellis* aufzufassen –, „einfühlen", auch nicht „nacherleben", sondern sich tatsächlich mit dem anderen Geschlecht „einsfühlen", voll identifiziert sein. An sich sei diese Einsfühlung jedoch immer inkomplett, so daß aus der Diskrepanz zwischen männlich gearteter Sexualität, männlicher Geistigkeit und weiblich gefärbten Gefühlen, dann die verschiedensten Schicksale dieser Empfindung resultieren können:

– Der Versuch, die Identifikation zu überwinden, wieder zu sich zu kommen

– Die Betonung der Spaltung, die Demonstration der Zweiseelennatur;

– Die Umstellung auf die vollzogene Identifikation mittels des Versuches, das ganze Wesen derselben anzugleichen, so daß das Weibsein zur überwertigen Idee werde. Bei der männlichen Transvestie spiele fast immer auch ein hysterisches Moment eine bedeutsame Rolle. Dementsprechend stehe hinter dem Wunsch nach Geschlechtswandel zumeist kein ernster und konsequenter Impuls nach Verwirklichung.

Zu all diesen Mechanismen komme in bestimmten Fällen noch das von *H. Ellis* beschriebene Überwiegen des Faktors „F" hinzu, der passiv-femininen Einstellung. Möglicherweise handle es sich dann um „echte Transvestiten":

– autosexuelle Typen. Bei diesen sei der Transvestismus selbst die sexuelle Handlung. Dementsprechend liege bei diesen Fällen eine echte Perversion vor. Die ursprüngliche Heterosexualität wendet sich auf den eigenen Körper, wird zu echtem Narzißmus. Das Charakteristikum solcher Fälle wäre eine Spaltung zwischen Ich und Köperlichkeit. Dem eigenen Körper gegenüber wird eine Art von Fremdheitskomponente deutlich, er erscheint bei Männern als „anderes, weibliches Selbst", dem sich die narzißtische Sexualität in männlicher Intention zuwendet. Der Körper wird als Partnerin empfunden, wobei das Anlegen der Kleider den Ausdruck der Weiblichkeit möglichst steigern soll und daher als sexuell erregendes Moment empfunden wird. Es besteht also keine Identifikation mit dem anderen Geschlecht, sondern lediglich der Körper steht für dieses stellvertretend. In diesen Fällen sei eine starke fetischistische Komponente anzunehmen

– bisexuelle und homosexuelle Typen. Bei diesen sei die homosexuelle Komponente passiv-weiblich geartet. Wie bei den heterosexuellen Transvestiten bestehe eine gefühlsmäßige Identifikation mit dem anderen Geschlecht. Es tritt jedoch in der homosexuellen Ausprägung ein anderes Motiv in den Vordergrund: Das in der Sexualität erlebte „Anderssein" auch auf nicht geschlechtlichem Gebiet auszuleben, um so zu einer neuen Harmonie der Person zu gelangen. Wo nunmehr ein konstitutionell verwurzeltes, triebhaftes Entgegenkommen die Grundlage dieser Gefühlsidentifikation bietet, wird das Geschlechtsumwandlungsverlangen mit voller Macht nach Realisierung drängen. Im Transvestismus werden in diesen Fällen „die Kleider mit dem Erlebnis eigener Weiblichkeit erfüllt und durchdrungen, werden als Ausdruck eigensten Wesens betrachtet". Die Kleider sind jedoch kein Sexualobjekt und es besteht keine Spaltung zwischen Ich und Körperlichkeit.

Hamburger, 1953, differenziert zwischen wahrem Transvestismus oder Eonismus und dem symptomatischen Transvestismus. Mit dieser Begriffsbildung, die auf theoretischen Spekulationen beruht, die wir später noch ausführlich aufzeigen wollen, beginnt die Verwischung der Definitionen. In späteren Publikationen anderer Autoren wird der „wahre Transvestit" zum Transsexuellen.

Allerdings vollziehen nicht alle Autoren, die sich mit dem Phänomen des Wunsches nach Geschlechtswandel befassen, die Differenzierung in Transvestiten und Transsexuelle. So berichten etwa *Hertz* und Ma., 1961, über fünf hormonell und chirurgisch behandelte Fälle von „Transvestismus". Auch *Glaus*, 1952, *Hofer*, 1960, *Schwöbel*, 1960, *Lukianowicz*, 1959, bleiben z. B. beim Begriff des Transvestismus und erfassen unter diesem auch Personen, die den Wunsch nach Geschlechtswandel äußern. Auch *Schultz*, 1961, *Burchard*, 1961, *Bräutigam*, 1967, *Freund*, 1969 vollziehen keine scharfe Grenzziehung zwischen Transvestismus und Transsexualismus. Für *Schultz* wie für *Burchard* sind Transsexuelle Spielarten transvestitischer Persönlichkeiten, wobei sich nach *Burchard* die transsexuelle Entwicklung als Radikallösung und Erfüllung des Transvestismus verstehen ließe. *Bräutigam* meint, der Transsexuelle sei ein Transvestit, der die Überzeugung, von Natur aus dem anderen Geschlecht anzugehören, mit wahnhafter Gewißheit vertrete, *Freund*, es handle sich um Transvestiten, die sich besonders schlecht mit ihrer Geschlechtsrolle abfinden können und daher die operative Umgestaltung verlangen. Die Abgrenzung der beiden Erscheinungsformen sei unklar und es sei fraglich, ob sie überhaupt durchführbar sei.

Der Begriff „Transsexualismus" findet jedoch dennoch seit einem Artikel *Paulys* (1965) und *Benjamins* Buch (1967) weitere Verwendung.

Es muß betont werden, daß von *Pauly* retrospektiv Fälle erfaßt wurden, die in den Originalpublikationen als Transvestiten bezeichnet und auch als solche behandelt worden waren, bzw. als „echte Transvestiten", wie z. B. *Hamburgers* „Fall Jörgensen". *Pauly* führte den Begriff für diese Fälle also erst ein und diese Publikation ist dementsprechend nicht als paradigmatisch für die Abgrenzbarkeit der Phänomene anzusehen, sondern bestenfalls dafür, daß als Transsexueller eben jeder bezeichnet wird, der den Wunsch nach genitalverändernder Operation äußert.

4.2.1.1. Transvestismus/Transsexualismus differenzierbar ?

Versucht man aus den Meinungen, die zum Transvestismus bestehen, ein Resümee zu gewinnen, wird klar, daß die Abgrenzbarkeit des Transsexualismus vom

Transvestismus nur schwer vollziehbar ist. Auf alle Fälle ist eine transvestitische Komponente beim Transsexuellen nahezu regelmäßig vorhanden. Es scheint nur von der Einstellung des Autors abzuhängen, ob er meint, ein Transvestit habe auch transsexuelle Komponenten bzw. zeige eine transsexuelle Entwicklung, oder umgekehrt, ein Transsexueller zeige transvestitisches Verhalten.

Die Differenzierung nach Verhalten und Identität, die zunächst als Möglichkeit erscheint und die später gesondert bearbeitet wird, scheint ebenfalls nicht hinlänglich gesichert. Fast alle älteren Autoren meinen, daß eben auch der Transvestismus besonders durch Störungen des Empfindens und der Identifikation gekennzeichnet sei und nicht ausschließlich eine Störung des Verhaltens darstelle, ebenso wie aus der älteren Literatur zu ersehen ist, daß die Abgrenzung nach der erotischen Objektwahl, wie sie *Schorsch*, 1974, vornimmt, nicht schlüssig ist.

Schließlich bleibt noch der Begriff des „Eonismus" zu kritisieren. Er wird immer wieder als Vorläufer des Begriffes „Transsexualismus" zitiert, (*Pauly*, 1965). Liest man jedoch die entsprechende Ausführung von *H. Ellis*, zeigt sich, daß hier keine Entsprechung zu finden ist. Die Kriterien, die *Ellis* angibt: Spielart der Heterosexualität, Abneigung der Homosexualität gegenüber, sind in den meisten Fällen der beschriebenen Transsexuellen nicht gegeben. Man sollte Abwehr der Homosexualität bei gleichzeitiger gleichgeschlechtlicher Objektwahl, wie sie für die Transsexuellen zutrifft, nicht mit den Kriterien des Eonismus verwechseln. Geschieht dies, verlöre die Ableitung des Begriffes „Eonismus" von der Gestalt des Marschalls d'Eon jeden Sinn. Aus dessen Biographie geht eindeutig die heterosexuelle Objektwahl hervor. Ganz abgesehen davon: Die Analogie scheint, wenn man die Biographie dieser historischen Persönlichkeit kennt, ohnehin nur mäßig geeignet. Die totale Identifikation des Marschalls mit dem weiblichen Geschlecht ist dieser eigentlich nicht zu entnehmen; daß er die meiste Zeit seines Lebens in Frauenkleidern verbrachte, war eine Folge politischer Interessen.

4.2.2. Homosexualität

Die ersten verfolgbaren Äußerungen zum Problem der gleichgeschlechtlichen Zuneigung lassen einen Standpunkt erkennen, daß man aus heutiger Sicht meinen würde, nicht über Homo-, sondern über Transsexuelle zu lesen.

Eingangs wurde *Ulrichs* zitiert. Nun soll genaueres über diesen viel erwähnten Autor und sein Werk nachgetragen werden. Er veröffentlichte in den Jahren 1864–1869 eine Reihe von Broschüren, in denen er den Standpunkt vertrat, die mannliebenden Männer seien als eine abgesonderte Existenzform zu sehen, in ihren „männlichen Körper sei eine weibliche Seele eingeschlossen." *Ulrichs* nannte den Gleichgeschlechtlichen „Urning" (eine Umformung des Platonischen Begriffes „Uranier") und meinte, es handle sich bei diesem um folgendes:

„Er ist ein Spott der Natur; seine physische Organisation ist die eines Mannes, aber seine Instinkte sind die einer Frau. Die männlichen Manieren sind uns künstlich gegeben, wir spielen bloß den Mann, wie ihn die Frauen auf der Bühne spielen."

1875 erschien dann eine Broschüre eines Autors namens *Marx*, der die These aufstellte, die Öffentlichkeit betrachte die Urninge nur deshalb mit Abscheu, weil sie sie als Männer ansehe; man sollte sich daran gewöhnen, daß diese Menschen in Wirklichkeit weiblich seien; auf diese Weise sei das Vorurteil, das ihnen gegenüber bestehe, zu beseitigen. Der Urning leide ohnehin darunter, daß die Natur ihn „mit einem ihn schändenden und völlig unbrauchbaren Organ" versehen habe:

„Würde er dieses Organ benutzen, um mit einer Frau Lust zu empfinden, dann wäre er als verworfen zu bezeichnen."

Marx vertritt aus dieser Überlegung heraus eine auch heute noch radikal anmutende Auffassung: Man sollte vom Gesetz her die Ehe zwischen gleichgeschlechtlichen Personen gestatten.

Die Schriften dieser Autoren sind im wahrsten Sinne des Wortes als „vorwissenschaftlich" zu bezeichnen, da sie der wissenschaftlichen Auseinandersetzung mit dem Problem voranschreiten. Sie beeinflußten in bedeutsamer Weise die später einsetzende Forschungsaktivität, die zunächst aus der klinischen Psychiatrie hervorging.

Der erste psychiatrische Autor, der sich im deutschen Sprachraum mit dem strittigen Phänomen befaßte, war *Westphal* (1870). Anhand einer Fallbeobachtung prägte dieser Autor den Begriff der „konträren Sexualempfindung". Darunter verstand er, daß sich ein Mensch völlig seinem eigenen körperlichen Geschlecht entfremdet fühle und einstellungs- und in hohem Maße auch handlungsmäßig das ihm entgegengesetzte Geschlecht verkörpere, wobei er sich des Krankhaften dieses Zustandes bewußt sei. Später wurde der zweite Teil dieser Definition, das Krankheitsbewußtsein also, fallengelassen. Sonst taucht diese Definition jedoch auch bei späteren Autoren immer wieder — in diagnostischer Hinsicht verfeinert und im Namen verändert — auf. *Westphal* selbst grenzte diese „konträre Sexualempfindung" von den geschlechtlichen Verirrungen ab, meinte, es handle sich um ein eigenständiges psychopathologisches Geschehen.

Krafft-Ebing, der Autor, dem wir neben *Moll* (1897) die umfassendste Darstellung klinischer Natur der konträren Sexualempfindung, wie man sie im 19. Jh. sah, verdanken, differenziert innerhalb des Phänomens, das er bereits „Homosexualität" nannte, zwischen angeborenen und erworbenen Formen. (*Krafft-Ebing*, 1892).

Für beide dieser Grundtypen wieder nimmt er je 4 Schweregrade an.

Für die angeborenen Formen:

— 1. Grad: Psychosexueller Hermaphroditismus: Bei vorwiegend homosexualer Empfindung bestehen Spuren heterosexueller Gefühle.

— 2. Grad: Homosexualität: Es bestehe keine andere Neigung als die zum eigenen Geschlecht.

— 3. Grad: Effeminatio und Viraginität: Das ganze physische Sein paßt sich der abnormen Geschlechtsempfindung an.

— 4. Grad: Die Körperform nähert sich derjenigen an, welche der abnormen Geschlechtsempfindung entspricht.

Charakterisiert ist die angeborene Form dadurch, daß das Geschlechtsorgan zwar voll entwickelt ist, jedoch die Empfindung von Apathie oder gar Abneigung dem anderen Geschlecht gegenüber vorherrscht. Gleichzeitig besteht Zuneigung zum eigenen Geschlecht. Eventuell ahmt der Kranke das andere Geschlecht in Kleidung und Beschäftigung nach.

Die erworbenen Formen der Homosexualität gliedern sich in folgende Schweregrade:

— 1. Grad: Einfache konträre Sexualempfindung: Der Erkrankte vertritt die Auffassung, seine Neigung stelle eine Verirrung dar und widerspreche seinem eigenen Geschlecht.

— 2. Grad: Eviratio: Der Erkrankte hat das Gefühl, er habe sein Geschlecht geändert. Er fühlt sich während des Geschlechtsaktes als Weib.

— 3. Grad: Übergang zur „Paranoia erotica metamorphotica".

— 4. Grad: Paranoische Geschlechtsverwandlung: Diese Kranken sind zunächst paranoisch in Hinblick auf ihre Geschlechtsorgane. Dann generalisiert die Neurasthenie, wird zu einer psychischen Krankheit, die zur Paranoia fortschreitet. Dann besteht der monomane Gedanke, das Geschlecht gewechselt zu haben.

Auf dieser frühesten Entwicklungsetappe der wissenschaftlichen Beschäftigung mit dem Problem der Homosexualität wird also bereits deutlich, daß Homosexualität nur insofern sinnvoll definiert erscheint, wenn man die Geschlechtsidentität des Betroffenen problematisiert. In diesem Sinne wurde bereits damals der überwiegende Anteil der Homosexuellen als in ihrer geschlechtlichen Zugehörigkeit gestört, bzw. unsicher beschrieben. Diese Störung des Empfindens gilt als das pathognomonische Kriterium, nicht die gleichgeschlechtliche Aktivität, deren Bedeutung als Symptom eher gering veranschlagt wird.

Diese Grundeinstellung läßt sich auch weiteren Versuchen, mittels einer Typologie der Homosexualität eine gewisse Schematisierung der vielfältigen Erscheinungsbilder dieses Phänomens erzielen, entnehmen. Die Gedanken, die sich zwei weitere frühe Autoren über eine derartige Klassifizierung machten, sind erwähnenswert: *Hans Blüher* und *Sandor Ferenczi*

Blühers Ausführungen sind insbesondere dort für uns von Interesse, wo er den Typus des „invertierten Weiblings" beschreibt. In solchen Fällen liege eine Vergesellschaftung der Homosexualität mit einem starken Einschlag ins andere Geschlecht vor. Das soll heißen, daß das Affektleben weiblich geartet ist, tatsächlich eine „weibliche Seele" vorliegt. Daraus resultiert das Bedürfnis, von dem Geschlecht, das üblicherweise Frauen liebt und begehrt, begehrt und geliebt zu werden. Von diesem Geschlecht wird dann erwartet, daß es imstande ist, die passive Art der Lustempfindung und aller daran anschließenden Glücksempfindungen durch stärkere Aktivität besser zu befriedigen. Dieser Prozeß kann sich nach zwei Richtungen entwickeln: Entweder bleibt die Triebrichtung zum Weib, woraus dann Transvestismus entsteht, oder es kommt während der Phase der geschlechtlichen Reifung zu einer Verstärkung der homosexuellen Triebrichtung. Dann arrangiert sich der Invertierte ein invertiertes Liebesmilieu, das allein für ihn tauglich ist. „Feminität" wäre in diesen Fällen tatsächlich eine Ursache für Homosexualität. Eine theoretische Zusammengehörigkeit liege jedoch nicht vor, da zwischen feminin geartet — und homosexuell sein sowohl Zeit liege als auch ein mehr oder weniger fester Willensakt, der die feste Inversion erst hervorrufe.

„Weiblichkeit" werde ferner noch arrangiert durch einen psychologischen Prozeß: „Ich liebe Männer, bin also ein halbes Weib; ich bin nicht lasterhaft, son-

dern meine angeborene Weiblichkeit zwingt mich Männer zu lieben. Daher ist es ganz meiner Natur angemessen, wenn ich noch weiter weibliche Züge markiere."
Diese Formen imponieren posiert; *Blüher* richtet in diesem Zusammenhang an die Sexologen den Vorwurf, diesen Umstand allzuoft zu übersehen.

„Ich glaube, hier hat doch die Pose die Wissenschaft manchmal recht sehr überrumpelt. Die Arrangeure benutzen ihre Weiblichkeit doch lediglich zur Entschuldigung ihrer Homosexualität."

Interessant ist, welchen Wert *Blüher* dieser Erscheinungsform für die Kultur beimißt. Sie übernehme die sexuelle Vermittlungsaktion zwischen den Geschlechtern; der Mann, der den Mann in weiblicher Art liebt, hat die Gefühle des Weibes, aber er hat die sexuelle Offenheit des Mannes, und so wird er zum Kommentator des Weiblichen.

„Er hilft zum Todkampf der beiden Geschlechter, die gegenseitige Aufreibung des Vollmannes und des Vollweibes im Begehrungskriege gegeneinander durch seine Existenz mildern."

Dieser Typus wäre dann „transsexuell" im wahrsten Sinne des Wortes, wenn man „trans" — „sexus" als „über den Geschlechtern" definiert.

Dennoch ist es für *Blüher* nicht rechtfertigbar, allein aus dem Begehren des Mannes dem Mann gegenüber Weiblichkeit abzuleiten. Dies werde erst möglich, wenn ein Mann einen Mann in passiver Form lieben wolle. Die Liebe zum Mann sei kein Monopol der Frau; es sei dies lediglich eine Häufigkeitsschätzung, sei konventionell. Diese Auffassung wurde bekanntlich durch Ergebnisse *Kinseys* bestätigt.

Dies über *Blüher*. *Ferenczi* faßt sexuelle Beziehungen zum gleichen Geschlecht lediglich als Symptom auf. Für ihn besteht dementsprechend Homosexualität nicht als klinische Einheit. Um zu zeigen, welche Verwirrung auch in der wissenschaftlichen Literatur zum Thema Homosexualität vorherrscht und daß man die verschiedenartigsten Zustände unter diesen Sammelbegriff zusammenfaßt, differenziert er, grob, wie er selbst zugibt, in zwei Kategorien:
— die Subjekthomoerotiker und
— die Objekthomoerotiker

Erstere faßt er als Konstitutionsanomalie auf, als tatsächliche sexuelle Zwischenstufe, deren Empfinden und Gefühlsleben davon gekennzeichnet ist, daß sie sich als Weib fühlen und vom Mann geliebt werden wollen. Ein Mann nun, der sich im Verkehr mit Männern als Weib fühlt, ist in Bezug auf sein Ich invertiert, — eben ein „Subjekthomoerotiker" —, er fühlt sich als Weib nicht nur während des genitalen Verkehrs, sondern in allen Lebenssituationen. Er fühlt sich zu reiferen Männern hingezogen und kann mit Frauen freundschaftlich verkehren. Seine Liebe ist bis in die feinsten Züge weiblich. Diese Entwicklung ist bei derart gelagerten Fällen bereits in der frühen Kindheit vorgezeichnet, die Individuen sind bereits als Kind abnorm weibisch. Dynamisch ist zu bemerken, daß ein „invertierter Ödipuskomplex" besteht. Das männliche Kind wünscht den Tod der Mutter, um ihre Stellung neben dem Vater einnehmen zu können, es sehnt sich nach ihren Kleidern, ihrem Schmuck, ihrer Schönheit, träumt vom Kinderkriegen, spielt mit Puppen, kleidet sich gern weibisch, beansprucht die Zärtlichkeit des Vaters, bewundert die Mutter als etwas beneidenswert Schönes. Der Mann, der eine derartige Entwicklung durchlaufen hat, fühlt sich im allgemeinen in seiner Rolle wohl und kommt fast nie zum Arzt. Er wäre auch unbehandelbar.

4.2.2.1. Transsexualismus und Homosexualität

Die Auffassung, daß sich eine langsame Entwicklung zum Gefühl des Geschlechtswandels oder dem Wunsch nach einem solchen aus der homosexuellen Empfindung ergeben kann, wurde in der älteren Literatur immer wieder thematisiert. Als pathognomonisch galt, daß sich in derart gelagerten Fällen das Bewußtsein von der Krankhaftigkeit des Zustandes verlor, das *Westphal* als kennzeichnend für die „konträre Sexualempfindung" angesehen hatte. *Eulenburg* (1895) meint, daß sich dabei ein innerlich bereits längst vollzogener Umwandlungsprozeß nunmehr auch im Bewußtsein besiegle, sanktioniert werde und es zu ausgebildeten geschlechtlichen Wahnvorstellungen komme. Er beschreibt in diesem Zusammenhang den Fall eines 37-jährigen Mannes, der als Gatte und Vater sich plötzlich zum Weibe verwandelt fühlte. *Eulenburg* betont, daß diese Person sonst völlig klar, geordnet und intelligent erschien. Damit ähnelt diese Falldarstellung äußerst stark der zeitgenössischen Darstellung transsexueller Fälle.

Als grundsätzliches Kriterium für die alte Definition der Homosexualität galt das Empfinden der sexuellen Anziehung durch Personen gleichen Geschlechts. Handlungen gleichgeschlechtlicher Art galten nicht im selben Maß als pathognomonisch. Zitieren wir aus *Kronfelds* Handbuchartikel (1923):

„Die konträre Sexualempfindung (*Westphal*), Homosexualität (*Krafft-Ebing*), sexuelle Inversion, neuerlich auch vielfach als Homoerotismus bezeichnet.....ist eine abnorme Art geschlechtlicher und liebender Zuwendungen, welche das eine gemeinsam haben, daß ihr Ziel ein Mensch des gleichen Geschlechts ist, wie der Träger dieser Empfindungen...Seit es eine wissenschaftliche medizinische Forschung über dieses Problem gibt (*Westphal, Casper, Krafft-Ebing, M. Hirschfeld*) steht es fest, daß diese abweichenden Gemeinsamkeiten sexueller und erotischer Eigenart im Fühlen, Getriebenwerden und Streben es sind, welche das Wesen der Homosexualität ausmachen. Nicht die Handlungen, sondern diese psychische Eigenart stempeln den Homosexuellen zu dem, was er ist. Sexuelle Handlungen mit dem gleichen Geschlecht (mutuelle Masturbation) kommen nicht selten im Pubertätsalter und im Stadium des undifferenzierten Triebes (Dessoir) auch bei solchen Menschen vor, die später heterosexuell ausdifferenzieren. Sie finden sich auch zwischen Männern, denen das Weib fehlt (Matrosen auf See, in Kriegsgefangenenlagern), ohne daß von einer Homosexualität der Handelnden gesprochen werden könnte."

Nach dieser Auffassung konnte auch jemand als homosexuell gelten, der in seinem Leben noch niemals einen gleichgeschlechtlichen Akt durchgeführt hatte, wenn anzunehmen war, daß er an der Durchführung eines solchen lediglich durch seine Furcht oder andere Abwehrformen gehindert war.

Späteren Autoren erschien diese Definition unscharf. Unter dem Einfluß des Behaviorismus und der Forschungen *Kinseys* wurden Beobachtungen und Angaben über offenes Verhalten zentrales Forschungsinteresse. Nunmehr wurde Homosexualität als Verhalten definiert und auf den entsprechenden, von *Kinsey* entworfenen Skalen quantitativ markiert. Homosexualität im älteren und, wie wir betonen müssen, auch heute noch im psychologischen Sinn, kann die *Kinsey*-Skala unseres Erachtens nicht erfassen. Demgemäß sind die Angaben zur Inzidenz homosexuellen Verhaltens durchaus brauchbar, spiegeln jedoch in keiner Weise die Problematik der gesellschaftlichen Bedeutung der Homosexualität wieder und vernachlässigen die Differenzierung zwischen gleichgeschlechtlicher Handlung und gleichgeschlechtlicher Existenz.

4.2. Transsexualismus und andere sexuelle Deviationen

Die Problematik dieser neueren Auffassung von Homosexualität wird auch im Bezug auf die Transsexualität deutlich. Nur aus ihr, bzw. der ihr zugrunde liegenden Einstellung, daß einzig und allein der stattgehabte homosexuelle Verkehr als homosexuelles Indiz gewertet werden kann, ist es zu verstehen, daß die Angabe Transsexueller, zwar Personen des gleichen Geschlechts zu begehren, aber dennoch nicht homosexuell zu sein, als objektiv gültige Wahrheit akzeptiert wird.

Es ist wohl akzeptabel, daß der Transsexuelle selbst das Empfinden entwickelt, heterosexuell zu fühlen, wenn er gleichgeschlechtlich begehrt; wie er jedoch imstande ist, dieses Empfinden zur wissenschaftlich akzeptierten Tatsache zu machen, scheint unbegreiflich.

Fragwürdig erscheint weiters, wie es zur Herauslösung des transsexuellen Syndroms aus dem weiteren Gebiet der Homosexualität und der sexuellen Abweichungen kommen konnte. Um diesem klassifikatorischen Problem näher zu kommen, sollen nun die bisher vorliegenden Abgrenzungsversuche revidiert werden.

Einer der ersten Autoren, die versuchten, klare Grenzen zwischen Homosexualität und Transsexualität zu ziehen, war *Armstrong* (1958). Er wählte als Terminus zur Bezeichnung des Transsexualismus den Begriff des „Eonismus". Nach ihm stellt sich die Differenzierung folgendermaßen dar:

Homosexueller	Transsexueller (Eonist)
Begehren nach physischem Sexualkontakt mit Personen gleichen Geschlechts	Abscheu vor dem physischen Aspekt homosexueller Beziehungen
Kein Verlangen nach Wechsel der Identität und des Geschlechts	Verlangen nach derartigem Wechsel
Nicht häufig	Weibliche Erscheinungsform, lebenslange Präferenz für weibliche Spiele und Aktivitäten sehr häufig
	Präferenz der weiblichen Rolle seit früher Kindheit
	Schwangerschaftsphantasien und das ausgeprägte Verlangen nach Mutterschaft zusammen mit dem Begehren nach Kastration, um sich äußerlich der Frau anzugleichen

Als zweites Beispiel ist eine Darstellung *Schorschs* aus dem Jahr 1974 anzuführen. Dieser Autor erklärt zunächst rundweg, daß der Transsexualismus nicht zu den sexuellen Abweichungen gezählt werden dürfe, und trennt dann zwischen effeminierten Homosexuellen, Transvestiten und Transsexuellen. Hier will ich mich auf die Wiedergabe der Differenzierung zwischen Homo- und Transsexuellen beschränken.

Überprüft man diese Gegenüberstellungen, stellt sich heraus, daß die Abgrenzung der beiden Phänomene voneinander nicht so klar gegeben scheint, wie man bei oberflächlichem Ansehen vielleicht meinen könnte.

Effeminierter Homosexueller	Transsexueller
Darstellung der Weiblichkeit und Verstellung. „So tun als ob man Frau sei"	Fühlt sich dem weiblichen Geschlecht zugehörig. Intendiert soziales Leben als Frau
Vollständige homosexuelle Identität	Weibliche Identifikation
Wunsch nach Geschlechtsumwandlung nur bei Ablehnung der eigenen Homosexualität. Er möchte Frau werden	Wunsch nach Geschlechtsumwandlung, um körperlich dem gefühlten Geschlecht angeglichen zu werden

Zuletzt sei schließlich *Stoller* (1971) erwähnt:

Effeminierter Homosexueller	Transsexueller
Nicht feminin sondern effeminiert	Der „femininste aller Männer"
Trägt Frauenkleidung nur sporadisch und kurze Zeit	Immer in Frauenkleidung
Bekennt sich selbst und der Öffentlichkeit gegenüber zur Homosexualität, schätzt seinen Penis hoch und sucht den Partner, der ihn ebenfalls hochschätzt	Kein Gefühl männlich zu sein, keine Wertschätzung des Penis. Suche nach gleichgeschlechtlichem, aber heterosexuellem Partner, der dem Penis kein Interesse entgegenbringt

Zunächst scheint es notwendig, die Definition zu berücksichtigen, die die jeweiligen Autoren von Homosexualität haben. Daß etwa bei *Armstrong* der Wunsch nach Geschlechtsumwandlung als trennendes Kriterium auftritt, ist tautologisch. Schließlich ist dieser Wunsch doch in irgendeiner Weise pathognomonisch für das transsexuelle Phänomen, gibt diesem den Namen.

Die psychosexuelle Entwicklung hingegen, die *Armstrong* für den Transsexuellen postuliert, gleicht der Entwicklung, die *Ferenczi* als typisch für den „Subjekthomoerotiker" fand und die auch die älteren Autoren als typisch bei Homosexuellen beschrieben (*Hirschfeld, Moll*).

Bei *Schorsch* bestehen Unklarheiten in der Abgrenzung, da er einräumt, daß auch effeminierte Homosexuelle, v. a. wenn sie die Homosexualität ablehnen, einen Wunsch nach Genitalkorrektur äußern können. Nun stellt aber gerade für *Schorsch* die Fähigkeit zur Akzeptierung der Homosexualität, bzw. die homosexuelle Identität eines der Kriterien für die Abgrenzung dar, bzw. würde das Vorliegen einer derartigen „homosexuellen Identität" erst den effeminierten Homosexuellen definieren. Diese Kritik bezieht sich auf das Stollersche Konzept. Den Umstand, daß ein Partner, der Interesse am Penis zeigt, vom Transsexuellen abgelehnt wird, als kritisches Merkmal der Differenzierung zwischen Homosexuellen und Transsexuellen zu etikettieren, scheint kühn. Bei dieser Interpretation spielt wohl der Mythos von der Phallozentrizität des Homosexuellen eine wesentliche Rolle. Aus der Praxis sind mir Fälle bekannt, bei denen eindeutig homosexuelle Männer, die sexuell funktionsgestört sind, ihrem eigenem Glied keine besondere Wertschätzung entgegenbringen. Auch vom Partner wird das Glied kaum begehrt. Diese Männer begehren jedoch nichtsdestoweniger nach passivem sexuellem Vollzug und finden entsprechende Partner. Es ist nicht klar, inwieweit es sich nicht bei den „typischen transsexuellen" Verhältnissen *Stollers* um derartige Beziehungen handelt. Auf jeden Fall scheinen die beiden Beziehungsmodi schwer voneinander abzugrenzen.

Schließlich und endlich ist die klare Linie zwischen „homosexueller Identität" bei Effeminiertheit und der Transsexualität nicht so gradlinig anzunehmen, wie sie bei den oben zitierten Autoren imponiert. Dies wird sowohl bei der Beobachtung entsprechender Fälle deutlich, als es auch aus der Aussage eines hoch begabten und verbalisierungsfähigen Homosexuellen, wie es *Jean Genet* ist, hervorgeht. Dieser Dichter schreibt in „Notre Dame des Fleurs":

„Indem ich mein Leben neu erlebe, indem ich seinen Ablauf zurückverfolge, will ich meine Zelle erfüllen mit der Wollust zu sein, was ich einer Kleinigkeit wegen zu sein verfehlte; .....ich werde euch von Divine erzählen, indem ich, je nach meiner Stimmung, männliche und weibliche Formen vermische.....".

Jene Divine ist bekanntlich ein homosexueller Strichjunge.

Hier stellt sich also gerade die homosexuelle Identität als eine solche dar, die die weibliche Existenzform verfehlt hat, um diesen Umstand aber weiß und nunmehr spielerisch mit drei Existenzformen: der weiblichen, der männlichen und der homosexuellen, umzugehen weiß. Ein kritisches Moment der Abgrenzung zwischen Homosexuellen und Transsexuellen scheint damit angesprochen: Der Transsexuelle ist zu diesem Spiel nicht fähig. Wütend verficht er die Polarität und unvereinbare Gesondertheit der Geschlechter voneinander und orientiert sich in seiner Selbst-Interpretation an seinem eigenen „konträrsexuellen Empfinden", seiner Interpretation von weiblicher Rolle und Existenz.

4.2.2.2. Lerntheoretische Beiträge zum Thema „Transsexualismus und Homosexualität"

Barr (1973) untersuchte den sexuellen Respons auf erotische Stimuli bei homosexuellen und transsexuellen Männern entsprechend der Methode von *Freund*. Er konnte finden, daß Transsexuelle auf die Darbietung von Abbildungen nackter Männer eine stärkere Penisreaktion zeigten als Homosexuelle. Außerdem trat jedoch im Zusammenhang mit der Darbietung von weiblichen Aktdarstellungen eine heftige Reaktion des PGR auf. Der Autor interpretierte diese Verhältnisse dahingehend, daß beide untersuchten Gruppen eine starke positive Reaktion im Sinne einer Zunahme des Penisvolumens auf die Darbietung des sexuell präferierten Geschlechts zeigten, daß jedoch andererseits „Transsexuelle", entsprechend ihrem Interesse an bestimmten Aspekten der Weiblichkeit, die Darbietung der weiblichen Akte mit einer Erhöhung des Hautwiderstandes beantworteten. Wie auch immer man dieses Phänomen interpretiert, ob man sich der von *Barr* geäußerten Auffassung anschließt, oder ob man eher dazu neigt anzunehmen, daß die Transsexuellen psychosexuell hermaphroditisch reagieren, gesichert bleibt eines: Nach dem Ergebnis der Penisplethysmographie reagierten die Transsexuellen homosexuell. Diese Untersuchungstechnik scheint also keine Differenzierung zwischen den beiden Phänomenen zu ermöglichen.

In diesem Sinne vertreten auch die Autoren des Standardwerkes über den Einsatz verhaltenstherapeutischer Methoden in der Behandlung der Homosexualität, *Feldman* und *MacCulloch* (1971), den Standpunkt, daß die Transsexuellen zu den Homosexuellen gerechnet werden müßten:

„Wir betrachten Transsexuelle definitionsgemäß als Homosexuelle...Als Problem besteht, eine Erklärung dafür zu finden, warum eine Minderheit unter primär homosexuellen Individuen (die man Transsexuelle nennt) nicht nur ein unpassendes sexuelles Verhalten zeigt, sondern zusätzlich die körperliche Erscheinung zu verändern wünscht, so daß Morphologie und Verhalten dann eine Einheit verkörpern würden. Bis jetzt bietet sich keine offenkundige Antwort an, aber wir fühlen, daß die Konstellation von primärer Homosexualität, Transsexualismus und homosexuellem Transvestismus heuristischen Wert besitzt. Für unser Vorhaben ist es uns bedeutsam, unsere Anschauung zu unterstreichen, daß primäre Homosexuelle wesentlich stärker Transsexuellen ähneln als sekundären Homosexuellen."

4.2.2.3. Psychoanalytische Beiträge zum Problemkreis „Transsexualismus und Homosexualität"

Stollers Auffassung vom Transsexualismus wurde als elaborierteste Hypothese zu diesem Zustandsbild bereits mehrfach erwähnt. Hier sei zunächst der Familienroman rekapituliert, den dieser Autor als Voraussetzung für die Entwicklung dieses Syndroms zu erkennen glaubt:

— Eine chronisch depressive Mutter empfindet sich selbst als wertlos, ist bisexuell strukturiert und heiratet einen passiven Mann.

— Dieser Mann hält sich als Vater distant.

— Die Mutter hält den Sohn in „endloser Umarmung". Das Kind lernt daher die Grenze zwischen dem eigenen Leib und dem Leib der Mutter nicht kennen. Der Sohn wird von der Mutter als ihr eigener „schöner, grazilerer, idealisierter, feminisierter Phallus" behandelt.

— Auf seiten des Sohnes muß als Grundvoraussetzung erfüllt werden, daß er von besonderer Schönheit ist.

Stoller meinte, als er diesen „Familienroman" 1971 erstmals vorstellte, daß diese ätiologischen Faktoren bei anderen „Cross-Dressern", seien sie nun fetischistisch, transvestitisch oder effeminiert homosexuell, noch nie beschrieben worden seien. Daß er eine derartige einheitliche Struktur der ätiologischen Fakten erkennen konnte, bestärkte ihn in seiner Auffassung, daß der Transsexualismus ein einheitliches, deutlich abgrenzbares Geschehen sei.

Anscheinend war ihm entgangen, daß *Frances Pasche* während eines Panels über Homosexualität im Rahmen des 23. Internationalen Kongresses für Psychoanalyse bereits im Jahre 1963 folgende immer wieder beobachtbare Faktoren des Familienromans der Homosexuellen beschrieben hatte:

— Die Mutter akzeptiert die Autorität des Vaters nicht und wird zum Identifikationsobjekt.

— Der Vater zeigt dem Sohn gegenüber sinnliche Zärtlichkeit, die durch erzieherische Notwendigkeit oder durch den Tod abrupt beendet wird. Der Vater kann aber auch absent sein.

— Die Mutter betrachtet den Sohn als Phallus, benutzt ihn, um sich komplett zu fühlen.

— Die Mutter-Kind-Dyade bildet die phallische Mutter, von der der Sohn sich nicht lösen kann, da die Mutter als kastriert zurückbleiben würde, was wieder Kastrationsängste des Sohnes bewirkt.

Diese beiden Vorstellungen über ätiologisch wirksame Familiensituationen sind zwar nicht bis ins kleinste Detail identisch, einander in ihrem Muster jedoch sehr ähnlich. Es ist nun auffällig, welch völlig differente Schlüsse zwei Autoren aus der Beobachtung einer bestimmten, als pathogen interpretierten Familiensituation ziehen. Für *Pasche* resultiert aus der beschriebenen Art der Mutter-Sohn-Beziehung (der Sohn als Phallus der Mutter) Kastrationsangst des Sohnes, während *Stoller* meint, daß diese Beziehungsstruktur das Auftreten der beiden Grundkomplexe — also des Ödipuskomplexes selbst, wie auch dessen Untergang im Kastrationskomplex — verhindere.

Für zwei Vertreter der psychoanalytischen Auffassung stellen sich demnach die ätiologischen Faktoren, die zur Homo- oder zur Transsexualität führen, recht ähnlich dar; es bestehen lediglich Differenzen in der Interpretation der Folgen dieser spezifischen Konstellation.

Zu diesem wissenschaftstheoretischen Problemkreis ist auch *Greensons* Falldarstellung aus dem Jahr 1964 zu zählen, die in anderem Zusammenhang bereits erwähnt wurde. In dieser Darstellung beschrieb der Autor die Zusammenhänge zwischen Homosexualität, geschlechtlicher Identität und dem Wunsch nach Geschlechtsumwandlung. Der beschriebene Fall ähnelte dem Fall Jörgensen, der selbst wieder die transsexuelle Euphorie der 60-er Jahre ausgelöst hatte, äußerst stark.

Andere psychoanalytische Autoren verwerfen prinzipiell die Möglichkeit, Transsexualismus und Homosexualität voneinander abzugrenzen. So stellte etwa *Kubie*, 1968, zur Diskussion, ob es gerechtfertigt sei, für anatomisch männliche, jedoch konträrsexuell identifizierte Personen, den Begriff „transsexuell" einzusetzen. Eine präzise Unterscheidung zur Homosexualität sei ohnehin nicht zu treffen; der Begriff selbst stamme lediglich aus dem Impuls, das Stigma, das Homosexualität bedeutet, zu reduzieren. Auch für *Socarides*, 1969, stellt „Transsexualismus" keine abgrenzbare Diagnose dar, sondern lediglich einen pathologischen Wunsch, „der bei Transvestiten, Homosexuellen und bei Schizophrenen" auftreten kann.

Aus tiefenpsychologischer Sicht scheinen die beiden Phänomene demnach nicht voneinander abgrenzbar zu sein.

Es scheint wichtig, einmal zu revidieren, inwieweit und wie in der Praxis eine solche Differenzierung durchgeführt wird. Zu diesem Zweck werde ich nun bisher zugängliche Falldarstellungen „transsexueller Individuen" auf diesen Sachverhalt hin überprüfen. Besonderes Augenmerk werde ich dabei den Fällen zukommen lassen, bei denen die Diagnose des Transsexualismus so weit abgesichert schien, daß bei ihnen tatsächlich eine „Geschlechtskorrektur" durchgeführt wurde.

4.3. Revision der Diagnostik des Transsexualismus anhand von 664 in der Literatur beschriebenen Fällen von geschlechtsmetamorphotischen Bedürfnissen

Zum Zweck dieser Überprüfung sollen die Untersuchungen, denen Angaben über Fälle entnommen werden, zunächst einzeln vorgestellt werden:

Binder, 1933: Drei von 4 Fällen von genuinem Transvestismus mit Wunsch nach Geschlechtsumwandlung sind homosexuell.

Hamburger, 1953: Der Autor erhält 465 Briefe von Personen, die nach Umwandlung des sexuellen Phänotyps begehren. Davon sind 357 männlichen Geschlechtes. Homosexuelle Tendenzen oder Verhaltensweisen werden von 65% der Männer, die über ihr Geschlechtsleben schreiben, angegeben, wobei dieser Prozentsatz dadurch reduziert ist, daß nur 40% der transvestitischen Männer, die ebenfalls Schreiben an *Hamburger* gerichtet hatten, homosexuelle Neigungen angaben. Rechnet man die Transvestiten ab, ergibt sich bei den Transsexuellen eine homosexuelle Orientierung in 87% und eine heterosexuelle mit relativer Gewißheit in lediglich 7%. Alle Frauen, die geschrieben hatten, waren homosexuell. In diesem Zusammenhang ist es notwendig, erneut auf den Fall Jörgensen hinzuweisen. Auch dieser erkannte zunächst an sich homosexuelle Neigungen, erlaubte sich es nicht, diese als solche zu interpretieren und zu akzeptieren, und entwickelte aus ihnen heraus seinen Umwandlungswunsch.

Glaus, 1959: 1 Fall eines homosexuellen Transvestiten, der operiert wurde. Der Fall war bereits früher als „femininer konstitutioneller Homosexueller mit Transvestismus" beschrieben worden (*Thürliman*, 1945).

Randell, 1959: Der Autor schreibt über 37 männliche Transvestiten, von denen 20 wegen des bei ihnen zutage tretenden Umwandlungswunsches als Transsexuelle eingestuft werden. Kein einziger von diesen 20 zeichnet auf der Kinseyschen SOS nicht. *Randell* kommt zum Schluß, daß innerhalb der untersuchten Population zwei Typen vorliegen:

– Typus 1: Homosexuelle Männer, die fast alle zur Transsexualität neigen. Sie scheinen primär homosexuell zu sein; der Drang zur Travestie imponiert als Modifikation des homosexuellen Triebes. Der Autor machte die Beobachtung, daß Patienten, die diesem Typus zuzuordnen waren, ihre homosexuellen Neigungen damit rationalisierten, daß sie angaben, eine physische Metamorphose durchzumachen, die ihnen anzeige, daß ihr Geschlecht sich verändere.

– Typus 2: Ist für diese Darstellung irrelevant. Es handelt sich um heterosexuelle Transvestiten, die kein Verlangen nach Geschlechtsumwandlung äußern. Der Autor hält diese Personen für grundsätzlich zwanghaft.

Northrup, 1959: Der Autor schreibt über einen Fall, der bereits operiert wurde. Der Darstellung läßt sich entnehmen, daß der Patient bereits im Alter von 12 Jahren erste homosexuelle Erfahrungen machte. Später ging er der homosexuellen Prostitution nach. In der Folge lebte er mit einem älteren Mann zusammen, pflegte daneben jedoch promiskure Beziehungen. Er bevorzugte passive Pädikatio.

Solms, 1961: 5 männliche Transvestiten mit Geschlechtsumwandlungswunsch werden beschrieben. Der Autor schreibt: „Bei den männlichen Transvestiten, die zwar zur weiblichen Rolle tendieren, finden wir homosexuelle Tendenzen, die jedoch bewußt abgelehnt werden."

Hertz, 1961: „Die beiden männlichen Fälle, die bereits operiert waren, zeigten homosexuelle Tendenzen; der eine der beiden war ausschließlich homosexuell orientiert."

Janner, 1963: Ein Fall findet Darstellung. Dieser war seit dem 20. Lebensjahr in homosexueller Weise aktiv. Es trat zunächst eine transvestitische Phase ein, die schließlich, als der Patient 27 Jahre alt war, in eine transsexuelle Entwicklung auslief. Der Mann versuchte mehrmals, sich selbst zu verstümmeln.

Don, 1963: Dieser Autor stellt drei Fälle vor. Bei allen läßt sich eine stark ausgeprägte homosexuelle Tendenz erkennen.

Greenson, 1964, beschreibt den Fall eines bereits operierten „homosexuellen Transsexuellen". Wir haben ihn bereits früher kennengelernt.

Walinder, 1967: Der Autor gibt an, daß 53% der von ihm beobachteten 30 männlichen Transsexuellen hauptsächlich oder ausschließlich homosexuelle Kontakte hatten. Bei Durchsicht der veröffentlichten Falldarstellungen läßt sich allerdings erkennen, daß dieser Prozentsatz nur dann stimmt, wenn man die Kinseysche Auffassung übernimmt, daß Homosexualität nur am stattgehabten Kontakt zu diagnostizieren sei. Bezieht man sich nämlich auf präferierte Phantasie, ergibt sich, daß 23 der 30 Männer als homosexuell orientiert bezeichnet werden müßten, 4 in beschränktem Maß, und daß lediglich zwei der Patienten ein ausschließlich heterosexuelles Leben geführt hatten, bevor der Umwandlungswunsch aufgetreten war.

Money und *Primrose*, 1968: Es werden 14 Fälle beschrieben, von denen 12 operiert sind. Nur 4 dieser Patienten waren präoperativ nicht vorwiegend homosexuell aktiv gewesen. (Diese Wiedergabe der Ergebnisse bezieht sich auf die interpretative Darstellung. Nach der tabellarischen Übersicht hätten 5 der Patienten noch keine sexuellen Erfahrungen mit Männern gehabt.) Acht der homosexuellen Transsexuellen hatten ausschließlich passive Pädikatio geübt, zwei weitere fungierten als der passive Partner bei Coitus inter fermora. Die Autoren kommen zu folgendem Schluß:

„Der männliche Transsexuelle, die extreme Spielart des Homosexuellen, die er ist, ist imstande als Frau zu leben, zu arbeiten, zu denken und zu lieben."

Weitzmann und Ma., 1970: Beschrieben wird der problematische postoperative Verlauf eines Patienten, der zumindest passager als Homosexueller gelebt hatte, bevor an ihm eine „Geschlechtskorrektur" durchgeführt worden war.

Hoenig und Ma., 1970: Die Autoren berichten über 46 Männer, von denen 72% eine komplette Geschlechtsumwandlung begehrten. 74% der Gesamtgruppe waren ausschließlich homosexuell, nur 16% heterosexuell orientiert. Leider gehen die Autoren nicht weiter darauf ein, wie weit der Wunsch nach kompletter Transformation mit der sexuellen Orientierung korreliert. Sie bemerken aber, daß es erstaunlich sei, daß dem Aspekt der homosexuellen Orientierung transsexueller Personen allgemein wenig Beachtung gezollt werde.

Freund, 1974: Diese Studie handelt von 52 transsexuellen Homosexuellen. Der Autor schreibt in der Einleitung:

„Nach der Definition repräsentiert der homosexuelle Transsexuelle ein Extrem in weiblicher Geschlechtsidentität. Dieses Charakteristikum ist allerdings zu einem geringeren Grad auch bei vielen nicht transsexuellen homosexuellen Männern zu finden. De facto könnte der Grad der weiblichen Geschlechtsidentität die einzige basale Differenz zwischen diesen beiden Gruppen bilden."

Freund konnte finden, daß die transsexuellen Homosexuellen weder auffällig narzißtisch noch auch masochistisch waren, daß sie auch keineswegs alle ihren eigenen Penis ablehnten. Die von ihnen bevorzugten Geschlechtspartner waren reifere Männer, die bevorzugt heterosexuell orientiert waren. Sie zeigten ein früheres Einsetzen exklusiv homosexuellen Interesses und weniger heterosexuelle Erfahrung als vergleichbare nicht transsexuelle androphile Männer. Der Autor meint, daß an sich das Argument naheliege, daß die Bevorzugung heterosexueller Männer und der Wunsch, einen weiblichen Körper zu besitzen, bedeute, daß diese Personen es ablehnen, homosexuell zu sein. Dieses Argument werde jedoch dadurch erschwert, daß die transsexuelle Entwicklung in früher Kindheit einsetze, zu einer Zeit also, wo derartige mentale Prozesse noch keine Rolle spielen.

Baker, 1975: Der Autor berichtet über einen Fall, anhand dessen er *Stollers* Hypothese über die Ätiologie der Transsexualität bestätigen möchte. Es handelt sich dabei um einen 27-jährigen Mann, der bereits 9 Jahre mit einem anderen Mann zusammenlebt, dessen sexuelle Aktivität als aufnehmender Part beim Coitus per anum abläuft und dessen bevorzugte erotische Fantasie es ist, als Frau von einem Mann koitiert zu werden.

Aus dieser Anamnese wird nicht ersichtlich, warum es sich in diesem Fall diagnostisch um einen „echten Transsexuellen" und nicht eher um einen „homosexuellen Transsexuellen" handelt. Dies scheint besonders betonenswert, da *Baker* schließlich dem Forschungsteam um *Stoller* angehört und sich demnach erkennen läßt, daß nicht einmal in dieser Gruppe Einigkeit bezüglich der Diagnostik und definitorischer Probleme bestehe. Der Terminus „homosexueller Transsexueller" stammt aus einer Veröffentlichung von *Newman* und *Stoller* aus dem Jahr 1974. Dort wird die entsprechende Persönlichkeit, den „nicht-transsexuellen Männern, die nach Geschlechtsumwandlung verlangen" zugezählt. Sie wird dadurch gekennzeichnet, daß sie zwar den eigenen Penis gebraucht, jedoch Abwehr dagegen entwickelt, ihn berühren zu lassen; dies scheint als kritisches Detail zu gelten. Dieser Sachverhalt trifft auf *Bakers* Fall zu.

Es ist ohnehin problematisch, auf einem derartigen Phänomen die Berechtigung zur Abgrenzung eines gesonderten Zustandsbildes aufzubauen. Diese könnte wohl nur dadurch erhärtet werden, daß es gelingt, an einer großen Gruppe homosexueller Männer ohne Umwandlungswunsch nachzuweisen, daß bei ihnen diese Art Berührungsangst oder -verweigerung regelmäßig nicht vorliegt. Darüber hinaus erscheint das Kriterium auch deshalb unscharf, weil geschlechtliche Befriedigung, so sie eintritt, doch wieder am Penis spürbar wird, auch wenn dieser nicht vom Partner manipuliert wird.

Zuletzt sind noch Überblicksuntersuchungen oder allgemeinere Stellungnahmen zu erwähnen:

Bättig, 1952, meinte, daß „Echter Transvestismus" − (=Transsexualismus, wenn man *Hamburger* berücksichtigt) besonders häufig bei Homosexuellen zu beobachten sei.

Lukianowicz, 1959, schreibt wörtlich:

4.3. Revision der Diagnostik des Transsexualismus

„Alles, das über den Transvestismus gesagt werden kann, trifft auch auf den Transsexualismus zu, wobei folgende Einschränkungen zu machen sind: 1. Es scheint so zu sein, daß alle Transsexuellen homosexuell sind........".

Hofmann, 1968:
„Die Untersuchung von Transsexuellen hat ziemlich eindeutig ergeben, daß wenigstens einige von ihnen einzig deshalb Transsexuelle sind, weil sie den Gedanken, selbst homosexuell zu sein, nicht ertragen können. Es handelt sich in der Tat um Männer, die Verkehr mit anderen Männern wünschen, aber hartnäckig ihre Homosexualität bestreiten. Sie behaupten, deshalb keine Homosexuellen zu sein, weil sie in Wahrheit gar keine Männer seien......Ein sonderbarer Umweg um das Verbot der Homosexualität, aber offenbar ein gangbarer."

4.3.1. Zusammenfassung

Offenkundig sind Homosexualität und Transsexualität nicht voneinander zu trennen. Zumindest ergibt sich aus dem Literaturstudium, daß homosexuelles Empfinden nahezu allen Fällen, die als Transsexuelle beschrieben wurden, eignet. Die Diagnose „Transsexualität" ergibt sich zumeist aus dem Umstand, daß ein Homosexueller den Wunsch äußert, sich zur Frau umgestalten zu lassen. Das heißt aber, daß die Auffassung, die *Socarides* vertritt und nach der die Diagnose Transsexualismus einen Wunsch und nicht einen Zustand beschreibt, gerechtfertigt ist. Man könnte sagen, daß der Begriff der Transsexualität eine bestimmte Problematik bestimmter Homosexueller erfasse, die diese mit ihrer geschlechtlichen Identität haben. In gewisser Weise sind die beiden Begriffe demnach Synonyma.

Die Unklarheit, die über die beiden Termini herrscht, läßt sich ebenfalls aus der Literatur belegen. So meint *Bräutigam,* 1967, daß das subjektive Erleben der Transvestiten nach der Ulrichschen Formel von der weiblichen Seele im männlichen Körper zu verstehen sei und behauptet, daß die Formel „unglücklicherweise und ganz zu Unrecht auch auf die Homosexuellen angewendet worden sei". In ähnlicher Weise meint *Johnson,* 1973, daß *Krafft-Ebing* das Syndrom des Transsexualismus fälschlich als eine Form der Homosexualität beschrieben habe. Damit will er wohl die frühe Auffassung angreifen, daß bei der Homosexualität eine konträrgeschlechtliche Identifikation vorliege, die, einer Entwicklungslinie folgend, quantitativ different ausgeprägt sein könne.

Mit der Wiedergabe der Auffassung der beiden letztgenannten Autoren steht man erneut am Ausgangspunkt der Überlegungen zur Problematik der Diagnostik in der Pathologie der geschlechtlichen Empfindung, bei der Ulrichschen Formel. Die Kritik, die *Bräutigam* und *Johnson* aussprechen, scheint symptomatisch für den Auffassungswandel, der in der Sexualwissenschaft bezüglich der Homosexualität besteht. Die Kritik scheint an sich unangebracht: Man kann nicht gut Autoren vorwerfen, daß sie Begriffe mißachten, die sie nicht kennen können, da sie zum fraglichen Zeitpunkt noch gar nicht formuliert waren. Darüber hinaus sollte auch nicht vergessen werden, daß mit der Ulrichschen Formel und mit der Auffassung von *Krafft-Ebing* die damals gültige Bestimmung von Homosexualität als Konstitutionsanomalie getroffen war. An und für sich hat sich recht wenig geändert, lediglich die Bezeichnungen klingen anders. Homosexualität im Krafft-Ebingschen Sinne und Transsexualität scheinen tatsächlich Synonyma zu sein, die unter dem Oberbegriff der „Konträren Sexualempfindung" zusammengefaßt werden könnten.

Daß heute Homosexualität generell nicht als konträre Sexualempfindung gesehen wird, hängt meines Erachtens mit dem Einfluß zusammen, den *Kinseys* Forschungen und damit die Betonung des Verhaltensaspektes gewonnen haben. Nun kann man andererseits nicht an der Tatsache vorübergehen, daß die alte Definition der „konträren Sexualempfindung" eine psychiatrische Definition war, die Homosexualität in ihrer krankhaften Ausprägung erfaßte. Ich habe bereits mehrmals darauf hingewiesen, daß ältere Autoren immer wieder den Standpunkt vertraten, daß man von einer Krankheit Homosexualität nur dann sprechen könne, wenn das beobachtbare Verhalten von einer entsprechenden Störung des Empfindens begleitet sei. Die anthropologische Dimension, die als Fähigkeit zur Reaktion auf gleichgeschlechtliche Reize beschrieben wird, erfaßt naturgemäß eine weit größere Population. Die Differenzierung, die ich vornehme scheint mir wesentlich, da damit das bestehende Vorurteil, die psychiatrische Theorie etikettiere homosexuelles Verhalten generell als krankhaft, als überzogen deutlich wird. Wie schon gesagt: Seit den Anfängen der psychiatrischen Sexualwissenschaft besteht die Bestrebung, den Anteil Homosexueller therapeutisch zu erfassen, der im obigen Sinn als krank gelten kann. Darüber hinaus empfanden die frühen Sexualforscher, *Krafft-Ebing* an der Spitze, bestimmte Präferenzen hinsichtlich der sexuellen Praxis als abstoßend und/oder krankhaft; diese Einstellung bezog sich vor allem auf den Analverkehr. Bereits *Krafft-Ebing* legte jedoch andererseits Wert auf die Feststellung, daß diese „Krankheit" keineswegs ausschließlich, ja nicht einmal überwiegend bei Homosexuellen zu beobachten sei. Auch in dieser Hinsicht wurde also nicht der Homosexuelle per se als „krank" etikettiert und stigmatisiert. Von der Stigmatisierung war das Individuum betroffen, das ein bestimmtes, mit dem Moralkodex unvereinbares Verhalten an den Tag legte, ungeachtet des Geschlechts des Sexualobjekts. Homosexualität galt als Neigung, nicht als Verhalten.

Das heißt jedoch, daß im Zug der historischen Entwicklung der Sexologie der Begriff „Homosexualität" seine Bedeutung änderte, insbesondere seine klinische Konnotation verlor. Damit wurde jedoch ein neuer Terminus notwendig, der den Zustand bezeichnen sollte, der zunächst im klinischen Sinn Homosexualität repräsentierte. Verfolgt man dementsprechend den Weg der Ulrichschen Formel durch die 100 Jahre ihres Bestehens, wird deutlich, daß sie zunächst jenen Typ der Homosexualität in seinem Wesen zu beschreiben versuchte, der in seiner geschlechtlichen Empfindung „konträr" gestimmt war, den später *Ferenczi* als Subjekt-Homoerotiker, *Blüher* als invertierten Weibling beschrieb, der aber heute zwangsläufig als Transsexueller erfaßt wird. Somit wäre Transsexualität als der neue Begriff aufzufassen, unter dem „kranke Homosexualität" erfaßt wird.

Es würden also Patienten erfaßt, die früher klinisch als konträrsexuell Empfindende, Homosexuelle eingestuft wurden. Es ist anzunehmen, daß das Zustandsbild dieser Patienten sich in seiner psycho- und sexualpathologischen Ausgestaltung kaum wesentlich geändert hat. Der Wunsch nach Geschlechtsumwandlung kann heute mehr ins Zentrum rücken, von den Erkrankten heftiger und fordernder ausgesprochen werden, da die Berichte über die Fortschritte der chirurgischen Möglichkeiten auf diesem speziellen Gebiet den Wunsch heute, oberflächlich betrachtet, nicht mehr derartig irreal und unerfüllbar scheinen lassen wie etwa zu Zeiten Neros, Heliogabals oder auch noch des ausklingenden 19. Jahrhunderts. Das klinische Bild ist in diesem Sinne kulturell überformt. Die ursprünglich von *Westphal* für die konträre Sexualempfindung geforderte Krankheitseinsicht fällt ebenfalls diesem kulturellen Faktor zumindest teilweise zum Opfer. Die so empfindenden Menschen haben gelernt, an „alchemistische Möglichkeiten" zu glauben, wie *Kubie* meint, und können gar nicht anders, als ihren Wunsch als berechtigt und realisierbar und keineswegs pathologisch zu verstehen.

Auch im theoretischen Zugang zu diesem klinischen Phänomen hat sich keine bedeutsame Veränderung ergeben. Wie sich einst die Annahme einer „angeborenen Anomalie" auf die konträre Sexualempfindung bezog, so will man heute die biologische Determinante des Transsexualimus erkennen.

Transsexualität und Homosexualität bedeuten demnach für viele Autoren praktisch eine Einheit; für die meisten gilt der Wunsch nach Geschlechtsumwandlung als bestimmendes Charakteristikum für die Diagnose des Transsexualismus.

Genauer differenzierende Autoren beziehungsweise solche, die tiefenpsychologische Konzepte verwenden, sprechen von Transsexualität, wenn sie zu erkennen glauben, daß eine Störung der geschlechtlichen Identität die führende Struktur in der Pathologie des Patienten ist, von Homosexualität hingegen, wenn ihnen die Art der sexuellen Objektwahl und der erotischen Anziehung und Empfindung als Leitsymptom imponiert.

Andererseits ist auch einem Autor, der sonst um die exakte Differenzierung der strittigen Phänomene bemüht ist, nämlich *Stoller*, zu entnehmen, daß in gewisser Hinsicht auch für ihn Homo- und Transsexualität Synonyma sind. 1976 schreibt er, daß eine minimale Tendenz zum Transsexualismus zu jeder männlichen Existenz gehöre. Diesen Standpunkt vertrat *Kubie* bereits viele Jahre vorher. *Stoller* beruft sich jedoch nicht auf ihn, sondern auf *Freud* selbst. Er setzt seine eigene Auffassung mit der Freudschen Annahme, daß Bisexualität (Homosexualität, männlicher Protest, Angst vor Frauen) Teil der Ausstattung des Mannes sei, gleich. Er schreibt:

„Der einzige Unterschied ist der, daß er für das, was wir heute transsexuell nennen, die Bezeichnung „homosexuell" gebraucht hat."

Mir ist nicht klar, was damit gewonnen werden soll, daß man den Begriff „homosexuell" generell durch den Begriff „transsexuell" ersetzt. Sicher: Ersterer ist belastet, wirkt stigmatisierend. Jedoch kann diese Belastung kaum durch die Verwendung eines Begriffes reduziert werden, der mit einer schweren Pathologie und dem Verlangen nach körperlicher Beschädigung assoziiert ist.

Auch scheint dieser Aspekt der ubiquitären Transsexualität, den *Stoller* damit anspricht, eher dem psychischen Phänomen zu entsprechen, das in einem analogen Gedankenexperiment *M. Hirschfeld* als „Metatropismus" in die Literatur einführte.

5. Kasuistik; Darstellung der eigenen Beobachtungen

Bislang überblicke ich 25 Fälle von konträrer Geschlechtsidentifikation, die mit dem Begehren an mich herantraten, ihren Wunsch nach operativer Umgestaltung des äußeren geschlechtlichen Erscheinungsbildes zu unterstützen.

Es handelt sich um 12 Personen männlichen und 13 weiblichen Geschlechts. Sie wurden alle auf ihr Kern-, Keimdrüsen- und ihr Hormongeschlecht untersucht, alle entsprachen in diesen Parametern ihrem äußeren somatischen Erscheinungsbild. Bei den weiblichen Individuen hatte in der Regel die Menarche zeitgerecht eingesetzt und bestand in der Folge ein normaler Zyklus.

5.1. Äußere Erscheinung

Es ließ sich kein überwiegender Phänotyp erkennen. Drei der Männer kamen in Frauenkleidern zur Untersuchung, alle Frauen waren in einer Weise gekleidet, die dem männlichen Habitus möglichst angenähert war. Ein transvestitisches Moment war also deutlich zu beobachten.

Auffällig war, daß die männlichen Patienten in keiner Weise auffällige körperliche Merkmale boten. Sie waren zumeist recht kräftig entwickelt, eher grobknochig und breit gebaut, der Gesichtsschnitt wies eindeutig maskuline Züge auf.

5.2. Der psychische Status

Alle Untersuchten wurden psychiatrisch exploriert und einer psychologischen Testuntersuchung zugeführt.

Klinisch imponierte ein weibliches Individuum als schizophrener Defektzustand. Als grenzbegabt in intellektueller Hinsicht wirkten ein weiblicher und ein männlicher Patient. Bei einem männlichen Fall ließ sich ein paranoides Syndrom explorieren. Ein weiteres männliches Individuum ließ ausgeprägt masochistische Neigungen erkennen. Transvestitische Neigungen gehörten, wie schon gesagt, de facto zur Persönlichkeit der Patienten.

Stimmungsmäßig lagen alle Patienten im negativen Skalenbereich; überwiegend wurde die Verstimmung als exogen bedingt geschildert. Als Ursache wurde die prekäre sexuelle Situation angegeben. Einige der Untersuchten äußerten Suicidabsichten; es kam jedoch nur in einem Fall, der noch genauer dargestellt wird, zu einem SMV, während er mit mir in Kontakt war. 5 der Fälle, drei weibliche und zwei männliche, waren als Adoleszenzkrisen aufzufassen.

5.3. Psychologische Testergebnisse

In allen Fällen wurde ein Rorschachscher Formdeuteversuch, ein MMPI sowie eine Erfassung des Intelligenzniveaus durchgeführt. Nach klinischen Erfordernissen wurde in bestimmten Fällen die Testbatterie erweitert. Zur Erfassung der geschlechtsspezifischen Interessensbildung wurde weiters in bestimmten Fällen zusätzlich zum MMPI auch ein FPI vorgegeben. Die Selbsteinschätzung wurde mittels eines eigens entworfenen Fragebogens, der es auch ermöglichte, das Interview strukturiert zu gestalten, erhoben.

Die Testergebnisse erbrachten keine einheitlichen Verhältnisse. Auffällig war, daß in etwa 80% der Fälle die Ergebnisse für das Vorliegen einer konflikthaften und gestörten Lebenslerngeschichte sprachen, so daß Störungen der psychosozialen Adaptation vorlagen. Bei den weiblichen Patienten stand in dieser Hinsicht das hysterisch-hypochondrische, bei den männlichen das ängstlich-anakastische Syndrom im Vordergrund. In vielen Fällen war im Rorschach ein Sexualstupor zu beobachten. Im Rahmen der genaueren Falldarstellungen werden auch einzelne interessante Testprotokolle wiedergegeben werden.

5.4. Zeitpunkt des Einsetzens der paradoxen geschlechtlichen Identifikation

Die Mehrheit der Patienten gab an, sich bereits seit der Kindheit seelisch dem anderen Geschlecht zugehörig zu fühlen. Diese Angaben bezogen sich vorwiegend auf bestimmte Präferenzen im Spielverhalten und im Umgang mit Spielgefährten. Bei etwa 80% hatte sich dieses Empfinden während der Adoleszenz verstärkt. 14 der Patienten waren jünger als 25 Jahre, als sie sich mit dem Begehren nach Geschlechtsumwandlung an uns wandten. Ein Patient war genau 25 Jahre alt, die verbleibenden 10 waren älter als 25 Jahre. Einer aus der letzten Gruppe war allerdings seit seinem 15. Lebensjahr als Homo-/Transsexueller klinikbekannt.

In nahezu allen Fällen war der Wunsch nach genitalverändernden operativen Maßnahmen durch die Lektüre populären Schrifttums, bisweilen auch pornographischen Materials, oder auch das Ansehen bestimmter Filme verstärkt worden. Bisweilen wirkten sich auch wissenschaftliche Darstellungen in diesem Sinn aus. Einzelne Patienten meinten, ihr Begehren sei durch diese Medien überhaupt erst geweckt worden.

Für einzelne Patienten diente der Umstand, daß sie in der BRD bereits operierte Transsexuelle kennengelernt hatten, als Verstärker ihres Wunsches.

Bei drei der Patienten hatte sich das Begehren während des Absitzens längerer Haftstrafen entwickelt und verstärkt.

5.5. Sexuelle Orientierung

4 der männlichen Patienten waren als offene Homosexuelle aktiv; drei davon lebten in relativ stabilen Gemeinschaften mit einem Partner, einer war gerade in Haft. Einer der Patienten gab an, in gleicher Weise Männern wie Frauen gegen-

über empfinden zu können, jedoch überwog bei ihm anamnestisch das homosexuelle Element. Von den weiblichen Patienten lebten nur zwei in einem offenen homosexuellen Verhältnis. Andererseits gaben jedoch alle Frauen an, nur von Geschlechtsgenossinnen erotisch angezogen zu werden. Dieses Phänomen bewerteten die Patientinnen jedoch nicht als „Homosexualität", sondern als die logische Auswirkung und demnach auch Bestätigung ihrer psychosexuellen Maskulinität. Dementsprechend wollten sie auch keine Verhältnisse eingehen, bevor sie operativ umgestaltet waren. Kennzeichnend für diese Art der Wahrnehmung und kognitiven Verarbeitung der Triebrichtung ist folgendes Detail eines Gespräches, das ich mit einer dieser Patientinnen führte, die ohnehin bereits in der Beziehung zu einer anderen Frau lebte. Als sie angab, daß sie mit dieser Frau auch sexuellen Umgang pflege, vertrat ich den Standpunkt, daß es sich dann eben um ein lesbisches Verhältnis handle. Daraufhin veränderte sich die Patientin in ihrem Kontaktverhalten, wurde abweisend, meinte, daß sie und ihre Freundin diesen Begriff vermeiden:

„Meine Freundin ist eine ganz normale Frau, die mich als Mann anerkennt. Sie würde nie ein lesbisches Verhältnis eingehen."

Heterosexuell aktiv waren 5 der männlichen und einer der weiblichen Patienten. Dabei handelte es sich um solche Fälle, bei denen das transvestitische Element im Vordergrund stand.

13 der 25 Patienten hatten zum Zeitpunkt der Untersuchung noch keinen irgendwie gearteten sexuellen Partnerkontakt gehabt.

Vier der heterosexuell aktiven Männer waren verheiratet, zwei davon hatten auch bereits Kinder gezeugt. Drei dieser vier Patienten bevorzugten passive Attituden, hatten kühle abweisende Frauen geheiratet, die ihrem Wunsch nach Zärtlichkeit nicht entgegenkamen. Sie waren jedoch zum heterosexuellen Koitus imstande und auch dabei orgasmisch. Zwei dieser Patienten lebten in einer Art metatropen Gemeinschaft im Sinn *M. Hirschfelds*.

5.6. Zielvorstellungen

Den Zielvorstellungen, die transsexuelle Patienten im Zusammenhang mit dem Verlangen nach operativer Umgestaltung äußern, wurde in der Literatur bisher wenig Beachtung geschenkt. Die von meinen Patienten geäußerten Vorstellungen sind so aufschlußreich, daß sie mitgeteilt werden sollen. Von besonderem Interesse ist dabei, in welch hohem Maß in diese Zielvorstellungen irrationale Wünsche einfließen. So vermeinten zwei der Männer, daß die Umwandlungsoperation sie zu in jeder Hinsicht vollwertigen Frauen umgestalten könne, daß sie postoperativ menstruieren und empfängnisfähig sein würden. Alle Frauen glaubten, man könne einen voll funktionstüchtigen Penis konstruieren.

Anhand dieser und ähnlicher Annahmen seitens der Patienten wurde deutlich, wie berechtigt *Kubies* Aussage aus dem Jahr 1974 ist, daß der Trend zur Durchführung derartiger Operationen dazu führt, daß die Patienten an alchimistische Lösungsmöglichkeiten zu glauben beginnen, und daß dadurch ihre pathologische Struktur noch verstärkt wird.

Vordergründig wurden zumeist ästhetische Zielvorstellungen angegeben. Vor allem für die Männer verband sich mit der Geschlechtsumwandlung die Vorstellung, Schönheit zu gewinnen. Daneben vermeinten aber auch viele der männlichen Patienten, daß sie als Frauen besser sozial integriert sein würden, eher Kontakte finden würden; in diesem Zusammenhang wurde oftmals Neid auf das weibliche Geschlecht deutlich, dem es viel besser gehe, das umworben werde, das man bevorzugt behandle etc.

Bei den weiblichen Patienten stand der direkte sexuelle Aspekt mehr im Zentrum der Wunschvorstellungen. Dementsprechend war der Besitz eines voll funktionierenden Penis häufigst geäußertes Wunschziel. Außerdem meinten sie jedoch auch, – und hier wird der groteske Gegensatz deutlich, in dem Transsexuelle verschiedenen Geschlechts zueinander stehen –, daß sie nach der Operation dem priviligierten Geschlecht angehören würden, und gaben diese feministische Argumentation als Motivation ihres Wunsches an.

Die Homosexuellen gaben an, daß sie erreichen wollten, endlich die ihnen adäquaten heterosexuellen Partner zu finden.

Auch die heterosexuell lebenden Männer meinten, daß sie nach durchgeführter Operation als Frauen mit Männern leben wollten.

Klare Vorstellungen über realistische Aspekte der Existenz nach Geschlechtsumwandlung bestanden in den meisten Fällen nicht. Es wurde zwar geäußert, daß anzunehmen sei, daß bestimmte Schwierigkeiten auftreten würden, daß dies jedoch nicht ausreiche, den Wunsch abzuschwächen. Die Art dieser erwarteten Schwierigkeiten konnte von den meisten Patienten nicht bezeichnet werden. Lediglich legistische Probleme, wie etwa das der Namensänderung oder des Ausstellens veränderter Dokumente, waren allgemein bekannt.

Auffällig war auch, daß die Patienten im allgemeinen nicht in der Lage waren, über das Wesen von Männlichkeit und Weiblichkeit zu reflektieren. Versuche, der Aufforderung nach derartiger Reflexion nachzukommen, blieben zumeist in der Beschreibung von Äußerlichkeiten stecken. Auch dieser Sachverhalt macht es klar, daß von der postoperativen Existenz als Mann oder Frau keine klaren Vorstellungen bestehen können.

5.7. Versuch einer klinischen Kategorisierung der erfaßten Fälle

Tabelle 1. *Klinische Kategorisierung*

	männlich	weiblich
alternde Transvestiten	2	1
junge Transvestiten	2	6
Masochisten	1	
stigmatisierte Homosexuelle	3	10
polymorph Perverse	3	
Schizoide	1	2
Eonisten	1	
geistig Retardierte	1	1
Zwangssyndrom	3	
Paranoides Syndrom	1	1
Häftlinge	2	

5.8. Kasuistik

Fall 1: Student, 25 Jahre. Der Patient kommt mit der selbstgestellten Diagnose „Transsexualismus", die ihm allerdings eine deutsche Ärztin, die selbst ein transformierter Mann ist, nahegelegt hatte, in die Ambulanz und fordert, daß man seinen Umwandlungswunsch unterstütze und verstehe.

Er gibt an, daß er seit seiner Adoleszenz in Frauenkleidung vor dem Spiegel onaniere und sich während dieses Aktes als Frau erlebe. Bereits seit seiner Kindheit habe er das Gefühl, nicht männlich zu sein.

Außer diesen sexualpathologischen Empfindungen und Verhaltensweisen gibt der Patient eine Fülle anderer Symptome an: Hypochondrische Besorgtheit, die Angst, ein Intersex in somatisch-chromosomaler Hinsicht zu sein, was nach seinem Verständnis bedeuten würde, eine Mißgeburt zu sein, Lernschwierigkeiten, Stimmungsschwankungen in den negativen Skalenbereich, aus denen heraus dann ein als quälend erlebtes Verlangen nach masturbatorischer Tätigkeit spürbar wird. Dann folgen heftige masturbatorische Akte, die kurzfristig die Stimmungslage wieder einebnen.

Der klinische Eindruck einer hochgradig neurotischen Persönlichkeitsentwicklung wurde auch in der psychologischen Testung bestätigt. Im MMPI imponierte der Patient hypochondrisch-depressiv mit hysteriformen und psychoasthenischen Zügen. Im FPI wurden Irritierbarkeit, Gehemmtheit sowie Introversion faßbar, im Rorschachschen Formdeuteversuch war der Patient deutlich labil gehemmt, ließ ängstliche Züge erkennen.

Der Patient kam zu drei Gesprächen in die Ambulanz. Im Verlauf dieser Gespräche wurde es ihm selbst klar, daß seine ursprüngliche Selbstinterpretation bzw. die Diagnose der deutschen Ärztin irrig war. Er akzeptierte, daß er an seinem Glied Lust empfand und schon deshalb die Durchführung der zunächst von ihm angestrebten operativen Maßnahme nicht indiziert war. Seine Einsicht reichte soweit, daß er sich einverstanden erklärte, sich einer Psychotherapie zu unterziehen. Sein Chromosomenstatus und seine somatische Lage wurden überprüft und er auch in dieser Hinsicht beruhigt. Leider gelang es nicht, den Patienten, der nicht in Wien lebte, einer Psychotherapie zuzuführen. Trotz der berichteten Vorgeschichte befindet er sich derzeit als Patient in einem „Geschlechtsumwandlungsprogramm" in der BRD.

Fall 2: Student, 22 Jahre alt. Er kommt in die Ambulanz und meint, aufgrund der Lektüre eines populären Magazins zum Schluß gekommen zu sein, ihm könne nur eine Geschlechtsumwandlung helfen. Seit seiner Jugend habe er das Gefühl, „seelisch weiblich" zu sein. Seit damals besteht auch die Masturbationsphantasie, als Frau von einem Mann koitiert zu werden. Diese Vorstellung und die Masturbation werden bis zum Zeitpunkt der Untersuchung lustvoll erlebt. Bislang bestand kein sexueller Partnerkontakt. Der Patient empfindet Männer als erotisch anziehend, wagt jedoch nicht, ihnen seine Reaktion zu eröffnen. Er meint, daß ihm das viel leichter fallen würde, wäre er umgewandelt. Seit er gelesen habe, daß es solche Operationen gebe, fühle er sich sehr erleichtert. Er gebärde sich im Freundeskreis nunmehr immer „weiblicher". Dies gelinge ihm und bereite ihm Spaß. Allerdings sei es dann immer wieder äußerst deprimierend, wenn er, sein Spiegelbild betrachtend, erkennen müsse, wie weit er sich vom Ziel seiner Wünsche befinde. Er sei fast immer traurig gestimmt, leide unter Minderwertigkeitsgefühlen, könne sich niemanden zumuten. Seine Lern- und Arbeitsfähigkeit sei gestört.

5.8. Kasuistik

Der Patient wird in dem Sinn beraten, daß er aufmerksam gemacht wird, daß möglicherweise sein Wunsch die Folge einer von ihm selbst nicht akzeptierten homoerotischen Einstellung sei und daß selbst in Ländern, wo die operative Maßnahme durchgeführt wird, die präsumptiven Kanditaten für dieselbe zunächst sowohl in psychologische Betreuung kämen, als sie auch versuchen müßten, einige Zeit „als Frau zu leben" und Kontakte zu Männern aufzunehmen.

Bei der nächsten Besprechung wirkte der Patient gelöster. Er gab an, daß die Möglichkeit der homosexuellen Objektwahl ihm zu denken gegeben habe und daß er die Anziehung, die von Männern auf ihn ausstrahle, bewußter auf sich wirken habe lassen. Zu einem Kontakt sei es allerdings „noch", – wie er betont –, nicht gekommen. Im Gespräch bringt er auch nebenbei zur Sprache, daß er das Verlangen nach genitalverändernder Operation fallenlassen würde, falls sich herausstellen sollte, daß er in somatischer Hinsicht kein Intersex sei. Diese Information kann ihm anhand seines Befundes gegeben werden (Karyotyp XY). Dann wird mit ihm das Ergebnis des psychologischen Tests besprochen, das später wiedergegeben wird. Darauf reagiert der Patient spontan in der Weise, daß er sagt, ohnehin zu wissen, unter den verschiedensten Zwängen zu leiden, und daß die geschlechtliche Identitätsproblematik nur eine von vielen sei. Er zeigt sich motiviert, sich einer Psychotherapie zu unterziehen, die eingeleitet wird und erfolgreich verläuft.

Im psychologischen Test bestätigte sich auch in diesem Fall der Eindruck einer hochgradig neurotischen Entwicklung. Im MMPI ergab sich eine leichte Dissimulationstendenz. Die Skalen Hysterie, Psychasthenie und die Maskulin-Feminin-Interessensskala waren signifikant erhöht, letztere im Sinne einer sexuellen Inversion. Alle anderen Dimensionen waren im Streubereich der Norm. Im Projektionsverfahren nach Rorschach zeigte sich ein deutlich anankastisches Bild mit erheblich gesteigertem Assoziationstrieb (113 Antworten), vermehrten Kleindetailantworten, Zwischenfigurdeutungen, einem nach D und Dd verschobenen Erfassungstypus bei einer insgesamt eher zykloiden Persönlichkeitsstruktur (vermehrte Bewegungsantworten), die jedoch im Affektbereich wenig resonant und flach wirkt (es werden nur 4 Farbanworten geboten, davon nur eine labile). Zahlreiche Infantilismen weisen vom Inhalt her auf unbewältigte infantile Ängste hin. Gleichzeitig finden sich Verbergungstendenzen und massiv phobisch-paranoide Züge. Die auffallende Anzahl von weiblichen und männlichen Genitaldeutungen zeigt deutlich neurotische Besetzung dieses Bereiches im Sinne einer Sexualangst. Aufgrund der Fixierung auf phobisch-paranoide Inhalte und der Sexualantworten ergibt sich ein signifikant hoher Perseverationsprozentsatz (62%). Nach den Formalkriterien Rorschachs erhebt sich der Verdacht auf eine organische Komponente. Insgesamt entspricht dieses Protokoll jedoch nicht dem typischen eines Organikers nach Pietrowski. Der hohe Prozentsatz dürfte eher in Zusammenhang mit der neurotischen Fixierung des Patienten zu interpretieren sein. (Besonders häufig projizierte Inhalte sind: Kopf, Penis, Frauenbrüste). Der Perseverationsprozentsatz von nicht neurotischen Inhalten beträgt lediglich etwa 10%!

Fall 3: Arbeiter, 22 Jahre alt. Dieser Patient kommt in bizarrer Aufmachung in die Ambulanz. Er trägt weibliche Kleidung, das heißt einen ganz kurzen glattledernen Rock über blauen Netzstrümpfen, unter denen sich männliche Unterwäsche abzeichnet. Er äußert den Wunsch nach genitalverändernder Operation. Der Weg, auf dem er zu diesem Wunsch kam, wird von ihm folgendermaßen dargestellt: Er sei verheiratet, das Eheleben mache ihm jedoch keinen Spaß, da seine Frau immer traurig sei, immer nur arbeite und auch in ihrem sexuellen Verhalten einiges zu wünschen übrig lasse. Zufällig sei er an zwei pornographische Magazine geraten, in denen Liebesspiele lesbischer Mädchen dargestellt waren. Ihn habe es äußerst beeindruckt, daß Frauen imstande seien, sich sowohl koitieren zu lassen, wie auch mittels eines umgeschnallten Kunstgliedes aktiv zu koitieren. Die Magazine zeigten sowohl orale wie auch vaginale wie auch anale Praktiken. Besonders letztere Darstellungen erregten ihn heftig und er verlangte zunächst von seiner Frau, ihn anal zu stimulieren. Diese weigerte sich jedoch. Daraufhin versuchte er Prostituierte ausfindig zu machen, die ihn mittels eines umgeschnallten Kunstgliedes anal koitieren würden. Auch bei dieser Suche blieb er erfolglos. In der Folge wurde die Begierde, sich all die Möglichkeiten sexuellen Genusses zu verschaffen, die er in den Magazinen abgebildet gesehen hatte, immer stärker und führte ihn schließlich zu der Überlegung, sich zur Frau umgestalten zu lassen. Dabei bestand die Vorstellung, daß die Operation an seinem männlichen Empfinden nichts ändern würde, daß er jedoch zusätzlich weibliche Empfindungsqualitäten gewinnen würde. Nun kam es auch zum Durchbruch transvestitischer Bedürfnisse, der Patient kleidete sich in der oben beschriebenen Weise.

Es wurde versucht, die Gattin des Patienten, eine chronisch depressive Frau, in die Behandlung einzubauen, diese verweigerte jedoch die Mitarbeit. Zum Patienten selbst blieb eine Zeitlang ein guter Kontakt aufrecht, es gelang, einige Probleme aufzuwerfen und durchzuarbeiten, schließlich kam es jedoch zu einem ernstzunehmenden Selbstmordversuch. Auch in der Folge hielt der Patient zunächst brieflichen Kontakt aufrecht, geriet jedoch nach einiger Zeit aus den Augen.

So unangepaßt sein Verhalten und seine Vorstellungen auch erschienen, zunächst bestand kein Anlaß für die Diagnose einer psychotischen oder wahnhaften Entwicklung. Besonders in diesem Fall könnte man jedoch annehmen, daß hier ein exogen ausgelöster Durchbruch passiver sexueller Wünsche, die wohl homosexuell untermauert waren, zu einer suchthaften Entwicklung des Trieblebens führte, die äußerst rasch vonstattenging.

Dem psychologischen Test hatten sich keinerlei Hinweise auf psychotische Manifestationen entnehmen lassen.

Fall 4: Weiblich, ohne Beruf, 18 Jahre alt. Die Patientin kommt in „Lausbubenaufmachung" in die Ambulanz und fordert in heftiger Weise, man möge ihrem Wunsch nach geschlechtverändernder Operation nachkommen. Anamnestisch sind folgende Daten zu erheben: Die Patientin stammt aus ungünstigen sozialen Verhältnissen. Der leibliche Vater kümmert sich nicht um sie, die Mutter hatte wechselnde Beziehungen zu verschiedenen Männern. Sie wuchs zusammen mit ihren beiden Geschwistern, einem älteren Bruder und einer jüngeren Schwester, auf.

Bereits frühzeitig verspürte sie den Wunsch, ein Knabe zu sein. Der genaue Zeitpunkt des Auftretens dieses Wunsches war ihr nicht mehr erinnerlich, auf jeden Fall sei sie aber noch ein Kind gewesen. Während der Pubertät habe sich der Wunsch verstärkt. Wegen aggressiver Äußerungen und wegen Selbstmorddrohungen wurde sie längere Zeit psychiatrisch stationär behandelt. Dem Psychiater, der sie damals behandelte, erzählte sie nichts über ihr sexuelles Dilemma. Während des Krankenhausaufenthaltes freundete sie sich mit mehreren Frauen an; besonders bevorzugte sie eine Mitpatientin, mit der sie sich auch noch nach der Entlassung oftmals traf und die sie als ihre Freundin erlebte. Zu sexuellen Kontakten mit dieser Frau kam es nicht, obwohl die Patientin heftig danach begehrte. Sie glaubte aber sicher zu wissen, daß die Freundin von derartigen Experimenten nichts wissen wollte. Diese traf sich auch in Gegenwart der Patientin mit Männern und letztere litt stark darunter, wenn sie mitansehen mußte, daß die Freundin mit diesen Männern auch Zärtlichkeiten tauschte. Die Patientin selbst empfand sich, wenn sie mit der Freundin ausging, als „ihr Mann". Sie wünscht, zum Mann umgestaltet zu werden, weil ihr dann solche Erfahrungen erspart blieben und sie ihre eigene sexuelle Begierde äußern dürfte.

Nach einer Beratung und der Besprechung der homosexuellen Möglichkeiten findet die Patientin rasch zur Fähigkeit, sich homosexuell zu identifizieren, findet eine Partnerin und gibt den Umwandlungswunsch auf. Nach drei Jahren sucht sie die Ambulanz erneut auf. Der Umwandlungswunsch ist nicht mehr aufgetreten. Sie lebt jedoch wieder mit ihrer Mutter, nachdem ihr die homosexuelle Beziehung „zu erschöpfend" war. Ihre Aufmachung ist weiter angenähert transvestitisch, sie arbeitet als Gärtner. In der weiteren Folge entwickelt sich bei ihr ein manisches Zustandsbild, in dem erneut sexuelle Inhalte das psychotische Geschehen färben.

Fall 5: Männlich, ohne Beruf, 17 Jahre alt. Der Patient kommt mit seiner Mutter zur Beratung. Er gibt an, schon seit seiner Kindheit als Mädchen zu empfinden. In letzter Zeit komme es zu monatlichen Blutungen aus dem Unterleib. Mädchen üben auf ihn keinen sexuellen Reiz aus, wohl aber Männer. Er wolle jedoch nicht als junger Mann Kontakt zu einem anderen Mann aufnehmen, sondern als Mädchen. Er sei nicht homosexuell, sondern seelisch eine Frau, die danach begehre, auch körperlich ihrem Geschlecht zu entsprechen. Die Mutter bestätigt die Angaben ihres Sohnes und fordert ebenfalls, man möge ihm die Geschlechtsumwandlung ermöglichen.

Der Patient macht während des Gespräches den Eindruck einer infantilen hysterischen Persönlichkeit. Als die Mutter darauf aufmerksam gemacht wird, daß ihr Sohn möglicherweise homosexuelle Neigungen habe und daß die Geschlechtsumwandlungsoperation eventuell gar keine notwendige Voraussetzung dafür sei, daß er zu einem halbwegs befriedigenden Geschlechtsleben komme, reagiert sie äußerst abweisend.

Der Patient wurde psychologisch und urologisch-andrologisch untersucht. Zur Abklärung der monatlichen Blutungen wurde er stationär auf eine urologische Abteilung aufgenommen. Dort ließ sich kein somatischer Grund für dieses Phänomen aufdecken, so daß der Verdacht, der junge Mann verletze sich allmonatlich im Genitalbereich, um das Auftreten einer „Regelblutung" vorzutäuschen, erhärtet war.

Es ergab sich die Diagnose einer infantil-hysterischen Persönlichkeit mit homosexueller Triebrichtung und masochistischen Tendenzen. Dem Patienten wurde psychotherapeutische Behandlung nahegelegt. Zu dieser kam der Patient allerdings nur wenige Stunden. Die Mutter trat immer wieder als intervenierende Variable auf. Schließlich suchte er einen anderen Arzt auf, der seinen Wünschen und den Vorstellungen seiner Mutter mehr entgegenkam. Ich verlor ihn aus den Augen, bis ich erfuhr, er sei im Ausland operiert worden. In der Folge wandte er sich wieder an mich, um in Sachen Namensänderung beraten zu werden. Er gab an, sich in seiner veränderten Gestalt wohl zu fühlen. In der Zeit, die der Operation voranging, hatte er eine fixe Beziehung zu einem anderen Mann, wobei es jedoch nicht zum sexuellen Vollzug kam. Auf diese Weise war eine Art fiktiver Heterosexualität in dieser Beziehung möglich gewesen.

Fall 6: Weiblich, 15 Jahre alt. Dieser Fall war ähnlich gelagert wie der vorige. Auch hier wurde das Umwandlungsbegehren von den Eltern stark unterstützt und von diesen die Forderung an die Ärzte herangetragen. Schließlich wurde die Adoleszente im Ausland zuerst mamma-amputiert und später am Genitale operiert.

Fall 7: Männlich, ohne Beruf, 27 Jahre alt. Der Patient kommt, nachdem er bereits längere Zeit gegengeschlechtliches Hormon injiziert bekommen hatte, in die Ambulanz und fordert die Weiterführung dieser Behandlung.

Es handelt sich um einen Fall, der bereits seit seiner Kindheit fetischistische Tendenzen erkennen ließ. Die fetischistische Neigung bezog sich auf Damenunterwäsche. Diese Leidenschaft führte dazu, daß er mehrmals wegen Diebstahls derartiger Artikel straffällig wurde. Bereits als Jugendlicher ging er mehrmals homosexuelle Beziehungen ein. Als er schließlich als Folge seiner Diebstähle eine längere Haftstrafe absitzen mußte, entwickelte sich der Wunsch, sich zu einer Frau umoperieren zu lassen. Nach der Entlassung aus der Haft strebte er die Verwirklichung dieses Wunsches an. Er transvestierte, arbeitete als Serviermädchen. Andererseits lebte er mit einer Frau zusammen, die selbst danach begehrte, zum Mann operiert zu werden. Die Beziehung der beiden war metatrop im Sinne *Hirschfelds*.

Der Patient behauptete von sich selbst, bisexuell zu empfinden. Sowohl Frauen wie auch

Männer seien imstande, ihn sexuell zu stimulieren. Er sei auch durchaus fähig, mit Vertretern beider Geschlechter sexuell zu verkehren und daran Lust zu haben.

Fall 8: Weiblich, Angestellte, 28 Jahre alt. Die Patientin wurde von einer anderen Klinik zugewiesen, wo sie ihren Wunsch nach Geschlechtsumwandlung geäußert hatte.

Sie gab an, daß sie bei ihrer Mutter aufgewachsen sei. Der Vater sei während des 2. Weltkrieges ums Leben gekommen. Bereits als Kind habe sie sich zu knabenhaften Betätigungen hingezogen gefühlt; am Spiel mit Puppen habe sie nie Gefallen finden können. Etwa um das 15. Lebensjahr herum sei der Wunsch aufgetreten, ein Mann zu sein. Sie zeigte sich zu dieser Zeit musikalisch interessiert und begabt und studierte Klavier. Als sie 19 Jahre alt war, trat ein Ulcus cruris auf. Gleichzeitig ließ sich ein Leistungsknick beobachten. Dazu kamen Beziehungsideen, die sich auf das erkrankte Bein richteten (dieses sei schuld daran, daß die Patientin nicht mehr imstande sei, Akkorde zu greifen etc.), sowie Schlafstörungen. Daraufhin gab sie das Musikstudium auf.

Bis zu diesem Zeitpunkt hatte sie noch keinerlei geschlechtliche Kontakte aufgenommen, hatte sich auch nie zu Männern hingezogen gefühlt. In letzter Zeit vor der Untersuchung waren auf Frauen gerichtete sexuelle Wünsche aufgetreten. Außerdem verspürte die Patientin mehrmals wöchentlich ein triebhaftes Verlangen zu verreisen, dies aber nur, wenn sie sich zu Hause befand. Sie hatte andauernd das Gefühl, daß ihr Körper sich verändere, litt unter Verfolgungs- und Beachtungsideen. Mit dem Auftreten der homosexuellen Wünsche verschlechterte sich ihr Zustand und wurde ihr Begehren nach genitalverändernden Maßnahmen immer drängender.

Die Anamnese sprach dafür, daß hier ein schizophrener Defektzustand nach einer manifesten psychotischen Episode vorlag. Diese Diagnose erbrachte auch der psychologische Test: Im FPI finden sich hohe Werte in den Skalen Nervosität, Depressivität und emotionelle Labilität. Die MF-Skala ist unauffällig, der Wert liegt im Normbereich, keine Hinweise auf maskuline Selbstschilderung. Global handelt es sich um eine deutlich depressive, emotional unreife, labile und unsichere Persönlichkeit.

In der Persönlichkeitsuntersuchung nach Rorschach findet sich das Bild eines schizophrenen Defektzustandes mit auffälliger Besetzung des eigenen Körperschemas, deutlichen konversionsneurotischen und hypochondrischen Mechanismen. Keine Projektionen aus der Sexualsphäre, leichter Sexualsymbolstupor bei den Tafeln mit weiblichen Sexualsymbolen. Keine akuten psychotischen Radikale und keine evidenten organischen Testhinweise.

Fall 9: Weiblich, Angestellte, 32 Jahre alt. Die Patientin kommt in männlichem Habitus möglichst angenäherter Aufmachung zur Untersuchung. Sie gibt an, schon seit ihrer Adoleszenz praktisch „wie ein Mann" zu empfinden. Beziehungen, auch sexueller Natur, bestehen zu Frauen ebenfalls seit der Adoleszenz. Derzeit ist sie deprimiert, da gerade eine mehrjährige Beziehung in die Brüche gegangen ist und sie in eine heterosexuell empfindende Frau verliebt ist. Da ihr derartige Situationen immer wieder zustoßen, habe sie auch früher bereits den Wunsch verspürt, ein Mann zu sein, um nicht neuerlich derartigen Geschehnissen ausgesetzt zu sein. Sie sei fest entschlossen, nun einen genitalverändernden Eingriff durchführen zu lassen.

Fall 10: Weiblich, Angestellte, 19 Jahre alt. Auch diese Patientin hat sich in ihrem äußeren Habitus möglichst der männlichen Erscheinungsform angeglichen. Auch sie gibt an, immer schon „wie ein Mann" empfunden zu haben, von Frauen erotisch angezogen zu werden und an männlichen Berufen interessiert zu sein. Derzeit arbeitet sie als Chauffeur.

In diesem Fall liegen massive Hoffnungen vor, die durch ein aufklärendes Gespräch zerstört werden: Die Patientin glaubt, daß es der plastischen Chirurgie bereits möglich sei, einen in jeder Hinsicht funktionstüchtigen Penis zu gestalten. Als sie über die tatsächlichen Verhältnisse aufgeklärt wird, reagiert sie spontan deprimiert und erklärt, über diese Information nachdenken und sich ihren Wunsch noch einmal überlegen zu müssen.

5.8. Kasuistik

Fall 11: Männlich, Angestellter, 23 Jahre alt. Der Patient ist vom äußeren Erscheinungsbild her äußerst maskulin. Er ist grobknochig, hat ein großflächiges Gesicht, seine Handgelenke sind breit, seine Hände derb.

Er gibt an, schon seit seiner Kindheit „als Mädchen" zu empfinden. Er trägt weibliche Unterwäsche und ist derzeit vom Verlangen beseelt, mit weiblichen Geschlechtshormonen „behandelt" zu werden. Damit sei sein Drang fürs erste zu stillen. Er denke zwar auch an eine Umwandlungsoperation, wisse jedoch, daß eine solche nur im Ausland möglich sei. Wegen der Hormonbehandlung habe er sich bereits an einen Gynäkologen gewandt, der ihn zu mir geschickt habe. Der Patient wehrt jeden Versuch, sein Begehren nach Hormonbehandlung in Frage zu stellen, vehement ab.

Er wirkt zum Zeitpunkt der Exploration geordnet. Auch ein psychologischer Test erbringt keinerlei Hinweise auf das Vorliegen psychotischer Mechanismen. In der Folge entwickelt sich jedoch relativ rasch ein paranoides Zustandsbild. Der Patient läßt sich zwar nicht mehr bei mir blicken, schreibt mir jedoch mehrere Briefe. In diesen bezichtigt er seine Arbeitskollegen, insbesondere eine bestimmte Frau, sich seinen Plänen in den Weg zu stellen und auch auf mich und den Gynäkologen Druck auszuüben. Er fühle sich verpflichtet, mir zu helfen. Wenn ich ihn brauche, solle ich mich unter bestimmten Geheimkodices an ihn wenden. In weiteren Briefen spricht er davon, daß er sich sein Recht auf Hormonbehandlung erzwingen werde, auch wenn die Umwelt noch so starke Barrieren errichte. Er bezeichnet sich selbst als selbstmordgefährdet, droht damit, daß er in Hungerstreik treten werde, sollte man ihn in eine Anstalt bringen. Die Beschuldigungen bestimmter Personen werden wiederholt, Geheimnummern, unter denen er mit mir verkehrt, werden in allen Schreiben benutzt. Schließlich umfaßt sein System auch die Transsexuellen. Sie zwingen ihn, sich umwandeln zu lassen. Wenn man seinem Begehren nicht endlich nachkomme, würden sie ihn töten. Dieses Zustandsbild entwickelte sich trotz intermittierender psychiatrischer Behandlung, die zum Teil stationär durchgeführt wurde.

Fall 12: Männlich, Angestellter, 23 Jahre alt. Auch dieser Patient wird mir über die Ambulanz bekannt. Auch er ist typisch maskulin gebildet, grobknochig, kräftig. Auch er spricht davon, daß er, soweit er sich zurückerinnern könne, immer schon gefühlsmäßig weiblich geartet gewesen sei. Er transvestiert seit der Adoleszenz zu Hause, untertags legt er unter maskuliner Kleidung weibliche Unterwäsche an. Er erkannte seine Bestrebungen und versuchte sie durch Verehelichung abzuschwächen. Er heiratete im Alter von etwa 20 Jahren und zeugte Kinder. Dieses Verhalten erwies sich jedoch als nutzlos. Er transvestiert weiter zu Hause, die Ehe gestaltet sich für ihn zur chronischen Qual. Bereits seit langem kommt es nur mehr selten zum ehelichen Verkehr; der letzte liegt zum Zeitpunkt der Untersuchung mehr als ein Jahr zurück.

Bereits früher habe er oftmals daran gedacht, daß ihm geholfen wäre, wenn er sich geschlechtlich umwandeln lassen könnte. Vor einiger Zeit traf es sich, daß er einen Film sah, in dem der Lebenslauf eines Transsexuellen genau nachgezeichnet wurde. Dieser Film habe auch die medizinischen Interventionen aufgezeigt, die zur schließlichen „Verweiblichung" des Filmhelden führten. Man habe gesehen, daß er zuerst mit Hormoninjektionen behandelt und später operiert worden sei. Seit er diesen Film gesehen hatte, begehrte er nichts sehnlicher, als auf dieselbe Art und Weise behandelt zu werden wie der Transsexuelle im Film.

Er kennt nach seinen Angaben die rechtliche Situation. Er meint, daß es ihm fürs erste genügen würde, hormonell behandelt zu werden, das Brustwachstum zu spüren. Derzeit stopfe er sich immer aus, wenn er transvestiere, und das sei ihm unangenehm. Er gibt an, einzusehen, daß er aufgrund seines äußeren Erscheinungsbildes kaum Chancen habe, als Frau zu leben. Dennoch komme er nicht gegen seinen Wunsch an.

Der Patient wirkte im Gespräch gehemmt, scheu, zurückgezogen. Nach seinen Vorstellungen befragt, wie der denn als Frau leben würde, kann der Patient keine konkreten Angaben machen. Als Traumberuf schwebt ihm ein weiblicher Sozialberuf vor. In sexueller Hinsicht könne er sich schon vorstellen, mit einem Mann Geschlechtsverkehr zu haben. Diese Vorstellung sei auch bereits jetzt erregend. Zum Vollzug fühlt er sich allerdings nicht bereit. Dafür müßte er umgewandelt sein. Sein Penis kann ihm Lustgefühle vermitteln, er lehnt ihn aber trotzdem ab.

Die somatische Untersuchung erbringt, daß der Patient eindeutig männlichen Geschlechts ist. Im psychologischen Test erweist er sich als überdurchschnittlich intelligent. Es kommen phobische und anankastische Zeichen ebenso zur Darstellung, wie eine deutlich ausgeprägte sexuelle Konfliktbereitschaft.

Fall 13: Weiblich, Studentin, 20 Jahre alt. In diesem Fall war es möglich, Information sowohl von der Patientin selbst wie auch von ihren Eltern zu erhalten.

Die Patientin selbst teilte nicht viel über sich mit. Sie ist eine ungemein attraktive junge Frau, die äußerst knabenhaft hergerichtet ist. Sie äußert den Wunsch, zunächst mit männlichem Hormon, später auch operativ im Sinne einer Phalloplastik behandelt zu werden. Zu weiteren Gesprächen, zu denen sie eingeladen wird, erscheint die Patientin nicht.

Später kontaktieren mich die Eltern. Sie gaben an, daß ihre Tochter bis weit ins Adoleszenzalter das Leben eines ganz normalen Mädchens geführt habe. Sie habe Bälle besucht, sei von jungen Männern begehrt gewesen und mit ihnen ausgegangen.

Noch während der Schulzeit sei es zu einer intensiven Beziehung zu einer Mitschülerin gekommen. Man habe vermutet, daß diese die Patientin zu homosexuellen Handlungen verleitet habe und ihr den weiteren Kontakt untersagt. Daraufhin habe sich die sexualpathologische Entwicklung der Patientin ergeben. Sie sei später, nach dem ersten Kontakt, den sie mit mir aufgenommen hatte, in Psychotherapie gewesen. Diese habe auch insofern Erfolg gehabt, als die Patientin derzeit nicht mehr den Wunsch nach operativer Umgestaltung äußere. Sie schnüre sich jedoch die Brüste fest an den Thorax und wolle weiterhin nicht als weiblich angesehen werden. Sie verhalte sich den Eltern gegenüber aggressiv, gebe ihnen an allem die Schuld. Daneben sei jedoch ihre Stimmungslage beängstigend. Sie sei grundsätzlich depressiv gestimmt, negativistisch.

Fall 14: Männlich, Hilfsarbeiter, 24 Jahre alt. Dieser Patient kommt männlich gekleidet, aber sonst deutlich feminines Verhalten imitierend, zur Untersuchung in die Ambulanz. Er gibt an, soweit er sich zurückerinnern könne, immer schon wie ein Mädchen empfunden zu haben. Er sagt wörtlich, daß bei ihm eine weibliche Seele in einem männlichen Körper gefangen sei. Man könne ihm nur durch eine Geschlechtsumwandlung in körperlicher Hinsicht helfen.

Er arbeitet als Tierpfleger. Nach seinem Geschlechtsleben befragt, gibt er an, daß er derzeit zum ersten Mal in seinem Leben ein Verhältnis zu einem Mann pflege. Außerdem treibe er Selbstbefriedigung, diese so exzessiv, daß er darunter leide. Auch dies sei einer der Gründe, aus denen er sich operieren lassen wolle. Er lehnt jede Diskussion darüber ab, daß in seinem Fall, wo er doch sein männliches Glied nicht ablehne, sondern es im Gegenteil recht heftig als lustspendendes Organ aktiviere, eine Penisamputation nicht indiziert erscheine. Wenn man seinem Wunsch hierzulande nicht nachkommen könne, müsse er eben ins Ausland gehen.

Die somatische Untersuchung erbringt unbestreitbare Maskulinität. Im psychologischen Test zeigt sich folgende Situation (ich zitiere auszugsweise): Die intellektuellen Leistungen entsprechen in der reduzierten Form des Hamburg-Wechsler-Intelligenztestes einer leichten Debilität, es wird ein Gesamt-IQ von 75 erreicht....Insgesamt ergibt sich ein eher besseres Abschneiden der praktischen gegenüber der verbalen Intelligenz....Zum Ergebnis des MMPI: Die Interpretation der Testergebnisse ist nur begrenzt verwertbar; es wurden praktisch alle Fragen beantwortet, die Kontrollskalen liegen noch im Normbereich (Lügen- und Validitätsskala re-

5.8. Kasuistik

lativ hoch), keine signifikante Simulation oder Dissimulation. Bei den klinischen Skalen zeigte sich eher eine Aquieszenztendenz, signifikant erhöht lädt die Psychopathieskala, der Wert für Schizoidie liegt an der oberen Normgrenze. Innerhalb des Normbereiches sind die Werte für Hypochondrie, Depression, Hysterie und Paranoia erhöht, am niedrigsten lädt allerdings neben der Hypomanieskala die Maskulinitäts- Femininitätsinteressensskala (T = 44), was man als eher ‚zwanghafte Männlichkeitsbeschreibung' des Patienten sehen könnte. Ganz anders dagegen (hinsichtlich der Kooperation), zeigt sich das Verhalten des Patienten im Rorschachversuch: Nach drei Tierdeutungen zu Tafel I, blockt der Patient bei Tafel II (Rotschock) völlig ab, wird massiv unsicher und ängstlich (‚I kann da nix sagn, i was des von anderen, da kummt ma glei nach Gugging....'). Weitere Versager noch zu den Tafeln III, VI und X. Dazwischen werden bei starker Deutungsunsicherheit perseverierend und teils formunscharf Tierdeutungen geboten. Kein affektives Mitgehen. Das Rorschachprotokoll läßt sich eigentlich den Formkriterien nach nicht interpretieren, am ehesten undifferenziertes, affektiv flaches Bild einer massiv verunsicherten Persönlichkeit mit erhöhter Perseverationstendenz und einem Hängenbleiben am Grundthema (IQ!).

Ich glaube, anhand der bislang dargestellten Fälle zur Genüge aufgezeigt zu haben, wie different die psychopathologischen Entwicklungen und/oder Zustandsbilder sind, die letztlich zur Intensivierung des Geschlechtsumwandlungswunsches und damit zum Kontakt mit unserer Institution führten.

Es wurde wohl auch deutlich, daß kaum einer der Fälle, die sich mit dem Begehren nach Geschlechtsumwandlung an mich wandten, voll den Kriterien entsprach, die *Stoller* für den Transsexualismus postulierte. Bei kaum einem der männlichen Patienten war die Ablehnung des männlichen Gliedes in der vom kalifornischen Team postulierten Intensität gegeben, meine Fälle litten viel mehr unter den ihnen möglichen, aber gleichzeitig abgelehnten Formen sexueller Aktivität, vor allem der Homosexualität und der Masturbation. Diese Problematik war für einzelne Patienten Anlaß genug, ihr Glied abzulehnen, das sie als Wurzel allen ihres Übels ansahen. Diese Ablehnung war aber eben sekundär, reaktiv, und nicht eine primäre, verankerte Einstellung. Das Phänomen des „passing", des unentdeckt in der konträren Geschlechtsrolle Existierens, konnte ich nur in einem Fall beobachten, der jedoch wieder aus anderen Gründen nicht als „Transsexueller" im Stollerschen Sinn gelten kann. Auf diesen Fall komme ich im Behandlungskapitel ausführlich zurück.

6. Versuch einer Interpretation des Zusammenhanges zwischen gestörter geschlechtlicher Identität und sexualpathologischer Klinik; ein psychiatrisches und psycho-sozio-dynamisches Transsexualismuskonzept

Um meine Ausführungen möglichst übersichtlich zu halten, stelle ich meinen Überlegungen ein Schaubild voran:

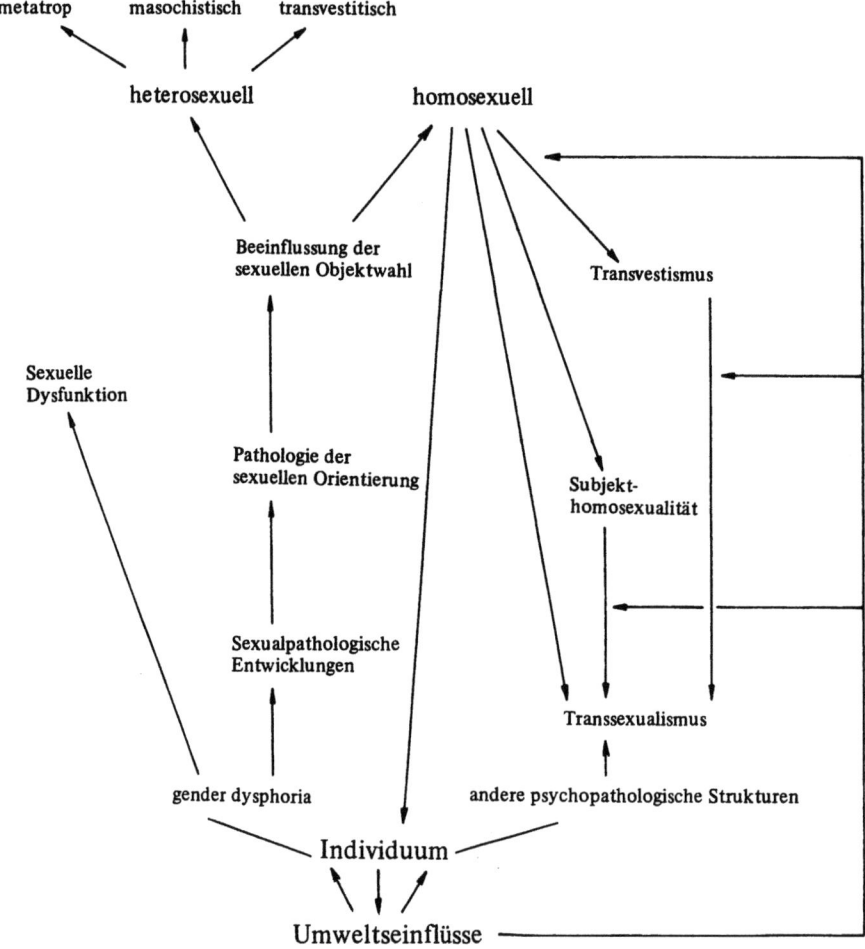

Abb. 3. Individuum, Umwelt und Sexualpathologie

Zur Interpretation des Schaubildes:
Geschlechtliche Identität ist als Element der Identität eines Individuums zu betrachten, das neben anderen Elementen, von diesen untrennbar, zum Empfinden beiträgt, eine einzigartige, abgegrenzte Einheit darzustellen. Die Identität eines Individuums entwickelt sich in Abtrennung und Auseinandersetzung mit Instanzen der Umwelt. Wenn ich oben „Umwelteinflüsse" schrieb, so verstehe ich darunter die Summe der Einstellungen, Reaktionen etc. die auf das Individuum treffen. Unter bestimmten Umständen, gegebenen Bedingungen und zu bestimmten Zeitpunkten der Individuation können Störungen auftreten, die mehr oder weniger spezifisch auch den geschlechtlichen Anteil der Identität betreffen.

Die Störung der geschlechtlichen Identität, die wir als Unsicherheit im Empfinden, zu einem von zwei Geschlechtern zu gehören, bezeichnen wollen, beziehungsweise auch der Geschlechtsrolle — das heißt bestimmten Klischeevorstellungen nicht entsprechen zu können —, kann zu differenten Ausgestaltungen sexualpathologischer Bilder führen. Auch diese Entwicklung geht unter dem Einfluß enviromentaler Faktoren vor sich, die einerseits bereits vom Individuum verinnerlicht sind, andererseits ihm neu zukommen. Ich möchte nunmehr die im Bild aufgezeigten Bezüge erläutern und die theoretischen Schlüsse, die daraus gezogen werden können, darstellen.

6.1. Geschlechtliche Identität und sexuelle Dysfunktion

Bereits *A. Adler*, 1913, erkannte die Phänomene des psychischen Hermaphroditismus und des „männlichen Protestes" als Folge einer Unsicherheit in der geschlechtlichen Identität als Kausalfaktoren für erektive und ejakulative Störungen. Später, 1931, schrieb *Steiner* über den ätiologischen Stellenwert einer „femininen Identifikation" für bestimmte Störungen der männlichen Sexualfunktion. Er trennte in diesem Zusammenhang zwischen einer „physiologischen" derartigen Identifikation, die sich darin äußert, daß für den Mann die Frau nicht lediglich als Sexualobjekt von Interesse sei, sondern auch im weiteren Sinne — die er als bedeutsam für den zivilisatorischen Fortschritt erachtet —, und einer pathologischen femininen Identifikation des Mannes, die zumeist einer Flucht aus Anforderungen an eine Männlichkeit entspricht, die als auf dem eigenen maskulinen Niveau unerfüllbar erlebt werden. Auch *Bergler* kannte derart gelagerte Fälle. Ihn und *Eidelberg* brachten derartige Beobachtungen und ihre analytische Bearbeitung zur theoretischen Annahme eines „Mammakomplexes" des Mannes.

Von einem Extremfall, der mir für unser Thema besonders bedeutsam erscheint, berichtet *Sandler*, 1958. In der Analyse eines Mannes, der an Ejaculatio präcox litt, ließ sich aufdecken, daß einerseits eine heftige Angst davor bestand, zu erigieren, andererseits ein Wunsch, den Penis zu verlieren. Hinter diesen Vorstellungen stand der Wunsch, eine Frau zu sein. Den Kastrationswunsch repräsentierte in diesem Fall die Abwehr der Erektion und letztlich der sexuellen Erregung generell. Ich möchte nicht länger bei diesem Fall verweilen; er ist aber wichtig für meine Interpretation, weil an ihm deutlich wird, daß Vorstellungen, wie sie von „Transsexuellen" angegeben werden und bei ihnen pathognomonische

Bedeutung haben sollen, bei anderen Krankheitszuständen ebenfalls, wenn auch anders ausgeprägt und anders repräsentiert, als pathoplastisches Agens vorliegen. Ich konnte selbst einen entsprechenden dynamischen Hintergrund bei einer gar nicht so kleinen Zahl sexuell funktionsgestörter Männer beobachten. Ich möchte diese Konstellation allerdings hier nicht weiter besprechen.

Auch hinter der sexuellen Dysfunktion der Frau, handle es sich nun um Dyspareunie, Vaginismus oder Anästhesie, läßt sich als bedingender Faktor oftmals eine Störung der geschlechtlichen Identität fassen. Diese führt dazu, daß Reize, die das Geschlechtsorgan betreffen, beziehungsweise Sensationen, die von der Genitalregion ausgehen, fehlinterpretiert oder unterdrückt werden, daß eine Unfähigkeit, diese Stimuli zu integrieren und zu beantworten, entsteht.

6.2. Geschlechtliche Identität und sexuelle Objektwahl

Eine Störung der geschlechtlichen Identität kann sowohl bei sonst heterosexueller Entwicklung als auch im Sinne der Entwicklung zur Homosexualität die sexuelle Objektwahl beeinflussen.

6.2.1. Beeinflussung der heterosexuellen Objektwahl

Bei heterosexueller Entwicklung bleibt ein Mann, dessen geschlechtliches Selbstgefühl gestört ist, zwar in seiner Reaktion an die Geschlechtsdifferenz gebunden und sucht das gegengeschlechtliche Objekt, wird jedoch dann in der heterosexuellen Beziehung versuchen, die Rolle der Frau zu übernehmen. Dementsprechend sind für ihn Partnerinnen besonders interessant, wenn sie nicht nach außen hin betont feminin auftreten und eher Männlichkeit signalisierende Symbole einsetzen. Beziehungen, in denen eine derartige „heterosexuelle Umkehr" vor sich geht, nennen wir seit *Hirschfeld* „metatrop". Dieser Autor lieferte über diesen Beziehungstyp eine recht reichhaltige Kasuistik und vor allem reiches Bildmaterial (*Hirschfeld*, 1917, 1926). Er meinte, daß derartige Empfindens- und Verhaltensmodi eine dem Masochismus ähnliche Phänomenologie bieten.

Es kann jedoch der masochistische Beziehungstypus auch rein einen Ausgang der Identitätskrise repräsentieren. Ein weiterer möglicher Ausgang der Störung der geschlechtlichen Identität bei heterosexueller Triebrichtung wäre der exklusiv heterosexuell orientierte Transvestit.

Überschneidungen dieser drei Ausgestaltungen abweichenden geschlechtlichen Verhaltens und Empfindens kommen vor. So beschreibt schon *Hirschfeld* den „metatropen Transvestiten" oder „transvestitischen Metatropen", von dem er meint, daß er auf spezifische Weise Erniedrigung im Geschlecht suche. Allerdings sollen bei den meisten Metatropen masochistische Neigungen aufzufinden sein. Metatropismus und Masochismus können auf verschiedenartige Weise miteinander kombiniert auftreten. Daß in entsprechenden Fällen die metatrope Lust nicht davor Halt macht, die Grenze der Integrität des Leibes zu überschreiten, daß Selbstverstümmelung und Verstümmelung auf Verlangen vorkommen können, dafür mag als historisches Beispiel der Ritter Ulrich von Lichtenstein gelten. Er ließ sich bekanntlich einen Finger abhauen und schickte ihn seiner „Fraue", die diese Tat verlangt hatte, um sich ihre „Minne" zu erwerben. Auch die Koppelung mit dem transvestitischen Element ist in diesem historischen Fall zu finden. Ulrich unternahm eine „Venusfahrt" als Frau Venus in weiblicher Kleidung, um der Weiblichkeit zu dienen und in ihrem Sinn zu kämpfen.

6.2.2. Beeinflussung der homosexuellen Objektwahl und Schicksale der homosexuellen Entwicklung

Die Beziehungen, die allgemein zwischen gestörter geschlechtlicher Identität und homosexueller Entwicklung angenommen werden, wurden bereits dargestellt. Nachzutragen sind noch Überlegungen zu differenten Ausgestaltungen des homosexuellen Empfindens und verschiedenen Modi homosexueller Objektwahl.

Im Transvestismus scheint eine Entwicklung vorzuliegen, mittels derer Probleme der geschlechtlichen Identität und der sozialen geschlechtlichen Zuordnung auf vielschichtige Weise einer Lösung zugeführt werden sollen. Der Transvestit kann in seiner Objektwahl homo- oder heterosexuell eingestellt sein; er kann aber auch auf den eigenen Leib beschränkt bleibend versuchen, die polare Geschlechtlichkeit in der eigenen Person hermaphroditisch zu leben. Im Transvestismus „wird die Verbindlichkeit der Geschlechtsrolle negiert" (von *Hofer*, 1961), andererseits aber das homosexuelle Element abgewehrt. Im Falle des automonosexuellen Transvestiten wird die „homosexuelle" Komponente, die jeder einsamen Onanie immanent ist, verleugnet, indem der Mann sich als phallustragende Frau befriedigt. Im homosexuellen Transvestismus wird äußerlich die Differenz der Geschlechter hergestellt und Heterosexualität arrangiert, in der heterosexuellen Travestie schließlich wird die Begrenztheit der polaren Geschlechtlichkeit in Frage gestellt: Der heterosexuelle Vollzug imponiert als phallisch-lesbische Szene. Beispiele für letzteren Vorgang finden sich in der Selbst-Darstellung *P. Moliniers* mit *Hanel* in *Gorsen/Molinier*, 1972.

Wo es jedoch keinen Geschlechtsunterschied mehr gibt, beziehungsweise, wo er auf der ästhetischen Ebene aufgehoben erscheint, verlieren Bezeichnungen wie Homo- oder Heterosexualität ohnehin jeden Sinn. Indem der Transvestit als Mann unter Beibehaltung seiner körperlichen Ausstattung das weibliche Prinzip symbolisiert, verleugnet er die Unterschiedlichkeit der Geschlechter und die Existenz differierender Triebrichtungen. Aus der Erkenntnis und Analyse dieses Sachverhaltes beziehe ich meine Interpretation des Transvestismus als möglichen Ausgang einer homosexuellen Entwicklung unter Einflüssen von seiten der Umwelt, insbesondere von Einstellungsfaktoren.

Die beste Erklärung der Entwicklung der Subjekthomosexualität scheint *Greenson*, 1964, anhand seines bereits erwähnten Falles von einem Soldaten, der sich zur Frau umgestalten ließ, gegeben zu haben.

Demnach wird für den Subjekthomosexuellen die Einstellung zum Sexualobjekt bestimmend für die Selbstzuschreibung der Geschlechtlichkeit:

„Wenn ich einen Mann liebe, dann muß ich eine Frau sein."

Auch für ihn spielen somit soziale Bezeichnungen der Geschlechtlichkeit, überformte Kognitionen von Geschlechtlichkeit und eine Abwehr der Homosexualität aus dem Empfinden, daß Sexualität nur zwischen Individuen verschiedenen Geschlechts ablaufen dürfe, eine bestimmende Rolle.

Die phobische Reaktion, die in der vorhin aufgezeigten vergleichsweise leichten Form somit bereits beim Subjekthomosexuellen zu beobachten ist, scheint in wesentlich gravierenderer Intensität kausal an der Entwicklung des transsexuellen Phänomens beteiligt.

6.3. Ein alternatives Transsexualismus-Konzept

An anderer Stelle habe ich kritisiert, daß *Bräutigam*, 1967, meinte, daß die Ulrichssche Formel zu Unrecht auf die Homosexuellen angewandt worden sei, wo sie doch in Wirklichkeit das Erleben der männlichen Transvestiten beschreibe Diese Kritik schien mir anachronistisch. Für die nun folgende Transsexualismus-Konzeption muß sie allerdings aufgegriffen und vertieft werden.

Mir scheint das Unglück nicht darin zu liegen, daß eine vom späteren Standpunkt unzulängliche Diagnostik entstand, sondern darin, daß diese Selbstinterpretation des homosexuellen Empfindens, die der Psychologie nach *Freud* recht eindeutig als rationalisierende und idealisierende Abwehr erscheint, überhaupt von der Sexualwissenschaft aufgegriffen wurde und zur Ausgangshypothese der Forschungsaktivität auf dem Feld der „konträren Sexualempfindung" werden konnte.

Der Aussagewert der Sentenz „weibliche Seele im männlichen Leib" wurde niemals ausreichend überprüft und reflektiert; niemals wurde hinterfragt, was wohl essentiell den Unterschied zwischen „weiblicher und männlicher Seele" ausmache. Demgemäß handelt es sich bei dem Satz um eine Leerformel, die von jedem mit der gerade gültigen und vorherrschenden Interpretation von Weiblichkeit und Männlichkeit aufgefüllt werden kann. Überraschender Weise unterliegen die Kriterien, nach denen die Geschlechtsbestimmungen durchgeführt werden, in unserer Fragestellung kaum dem kulturellen Wandel. Ich habe an anderer Stelle darauf hingewiesen, daß die Interpretation geschlechtstypischen Spielverhaltens im Kindesalter, wie sie heute bei *Green* zu finden ist, bei *Ulrichs* bereits vorgezeichnet ist. Das Weiblichkeitsbild der Transvestiten und der Transsexuellen, wie auch mancher der Forscher, die sich mit diesem Phänomenen befassen, scheint recht konservativ und in seiner Zeitlosigkeit mythologisch. Bereits in der Frühzeit der Sexualwissenschaft erhoben manche Autoren kritische Stimmen. *Meynert*, 1898, schrieb vom „Gefasel von weiblichen Seelen in männlichen Körpern" und *Kind*, 1908, über die zur Zeit der Jahrhundertwende gängigen Bisexualitätstheorien:

„Sie stellen zum Teil metaphysisches Geschwafel dar, alchymistische M + W-Rezepte, geeignet, den Stein der Weisen in der Zwischenstufenretorte zu destillieren, wofern man nur selbst herausgebracht hat, was denn M und was W ist. Diesen Wiener Philosophastereien über eine Gleichung mit lauter Unbekannten steht der Versuch von Magnus Hirschfeld gegenüber, die Ergebnisse der neueren Embryologie mit den Ulrichsschen Urningshypothesen zusammenzuschweißen....Über den Wert dieses Hypothesengebäudes sind die Meinungen sehr geteilt; es fehlt jedenfalls noch sehr viel zur wissenschaftlichen Erhärtung des Ganzen."

Wieder einmal lassen sich Entsprechungen zwischen der Frühzeit der Wissenschaft von den sexuellen Verhältnissen und dem derzeitigen Zustand dieser Diszi-

6.3. Ein alternatives Transsexualismus-Konzept

plin erkennen. Den Vorwurf, alchymistische Tendenzen zu vertreten und zu fördern, erhob bekanntlich bereits vor einigen Jahren *Kubie* den Wissenschaftlern gegenüber, die die Durchführung von „Geschlechtskorrekturen" für gerechtfertigt hielten und sie propagierten.

Obwohl also bereits frühzeitig Kritik am Konzept des „psychischen Hermaphroditismus" geäußert wurde, deren Berechtigung bis heute noch nicht schlüssig widerlegt werden konnte, nehmen auch heute noch Forscher und Therapeuten die Aussage bestimmter Patienten, „sich weiblich zu fühlen", „immer schon wie eine Frau empfunden zu haben" etc., für bare Münze. Und so wie früher die Beschreibung der Empfindung des sexuellen Selbst von den Homosexuellen übernommen wurde und die Ulrichssche Formel dann wissenschaftlichen Spekulationen als Basis zugrundegelegt wurde, geschieht derzeit anhand faktisch derselben Formel dasselbe in der Problematik der Transsexualität. Heute wie damals wird dann von der Wissenschaft in recht schlicht-materialistischer Denkungsart die „Seele" in bestimmte Hirnareale projiziert oder dort gesucht. Auch heute wird die Aussage des Patienten nicht an einem tragfähigen Modell von Weiblichkeit vs. Männlichkeit gewertet, sondern die Selbstinterpretation des Transsexuellen, „weiblich" zu sein, übernommen und darüber hinaus für die Entwicklung neuer Konzepte über die Geschlechtlichkeit generalisiert.

Dabei wird meines Erachtens vernachlässigt, daß für die Empfindung eines sich als „konträr-geschlechtlich" bezeichnenden Individuums nur die soziale und die ästhetische Dimension des anderen Geschlechts zugänglich sein können. Die biologische, die psychologische und die funktionale Dimension des anderen Geschlechts, in allen Wechselbeziehungen und Wirkungen, kann der konträr Identifizierte an sich niemals erfahren haben.

Ich möchte diese Feststellung anhand der „Weiblichkeit" des männlichen Transsexuellen erläutern, von der *J. Mitchell*, 1976, meinte, daß sie eine „Rose sei, die einen anderen Namen tragen sollte". Zunächst ist es dazu notwendig, die Entwicklung der oben angeführten Dimensionen der Weiblichkeit bei der biologischen Frau darzustellen.

Sicherlich entwickelt sich ein Aspekt der Geschlechtlichkeit nach dem Prinzip, das *Money*, 1974, aufgezeigt hat, als Folge sozialer Lernprozesse und deren kognitiver Verarbeitung, dahingehend, daß bestimmte Verhaltensweisen mit den Konnotationen „maskulin" und „feminin" besetzt werden und daß dann aus der Negation der Zugehörigkeit zum anderen Geschlecht die Zugehörigkeit zum eigenen abgeleitet wird. Aber bei diesem Vorgang handelt es sich vorwiegend um soziale Lernprozesse und um Kognitionen von sozialen Bezeichnungen der Geschlechtlichkeit. Demgemäß handelt es sich bei dem Inhalt, der erlernt wird, um die soziale Dimension der Geschlechtlichkeit: um die Geschlechtsrolle.

Auf diese Weise wird das Mädchen erstes Wissen um die Bedeutung und Funktion der Weiblichkeit im sozio-kulturellen Raum sammeln; von der Umwelt werden ihm weiterhin im Sinne aktiver Beeinflussung bestimmte spielerische Aktivitäten nahegelegt, von denen ihm bedeutet wird, daß sie für es wichtig seien da sie in gewissem Zusammenhang mit dem Erlernen der weiblichen Rolle stehen. Ebenso wird es lernen, daß ihm als Mädchen bestimmte Ausdrucksmöglichkeiten zugestanden werden, es sich in bestimmter Weise verhalten und bestimmte Reaktionen zeigen soll und darf.

Diesem Prozeß unterliegt auch der spätere männliche Transsexuelle und in ihm können bestimmte Unregelmäßigkeiten eintreten und in der Kognition der eigenen Geschlechterrolle eine paradoxe Entwicklung eingeleitet werden.

Der Prozeß selbst sollte sicherlich in seiner Effizienz für die Entwicklung des Bewußtseins, zu einem von zwei Geschlechtern zu gehören, – in dem uns beschäftigenden Fall zum weiblichen –, nicht unterschätzt werden. Es ist jedoch sehr fraglich, ob die Bedeutung des Umstandes, daß es zwei Geschlechter gibt, und die Konsequenzen, die sich daraus ergeben, daß man zu einem davon gehört, überhaupt erfaßt werden können, bevor der Geschlechtsunterschied wahrgenommen, das heißt, die biologische Dimension des Geschlechtes sichtbar, erkennbar und in weiterer Folge für die psychosexuelle Entwicklung von einschneidender Bedeutung werden konnte.

In der weiteren Entwicklung zur reifen Frau wird diese erste Konfrontation mit der somatischen Geschlechtlichkeit auf verschiedenen Erfahrungsebenen erweitert. Die körperlichen Umgestaltungen der Pubertät rücken die biologisch-somatische Dimension des Sexus ins Zentrum der erlebten Geschlechtlichkeit. „Weiblichkeit" als psychologische Kategorie bedeutet nach den Erfahrungen der Pubertät, gefühlt zu haben, daß die Brüste wachsen, die Menarche erlebt zu haben und die monatliche Regelblutung zu kennen, den weiblichen sexuellen Reaktionsablauf erfahren zu haben und die Funktionalität all dieser Vorgänge und Sensationen in ihrem Zusammenhang mit Lust und Fortpflanzung zu fühlen. In der Entwicklung der Weiblichkeit wurde demnach eine Fülle von Sensationen spürbar, die vom eigenen Körper her kamen, und außerdem die Erfahrung all der psychischen und sozialen Prozesse gemacht, die rund um die somatische Veränderung ablaufen.

Daß diese Weiblichkeit, nachdem sie sich einmal konstituiert hat, durch den Blick und die Begierde des Mannes bekräftigt und vertieft spürbar wird, wodurch sich wieder das Gefühl der Frau, weiblich zu sein, verstärkt, ist ein wichtiger, aber später Entwicklungsschritt. Auf welche Weise all diese Veränderungen wahrgenommen werden, ob sie positiv oder negativ bewertet werden, spielt hier keine Rolle. Wichtig ist jedoch, daß sie aus der Entwicklung zur reifen geschlechtlichen Identität nicht ausgeklammert werden können.

Beim Knaben laufen natürlich analoge Vorgänge ab, die zur Reifung der männlichen Geschlechtsidentität beitragen.

Die Entwicklungen, Vorgänge, Sensationen, Umgestaltungen körperlicher, geistiger und sozialer Natur, die biologisch determiniert zur psychosexuellen Reifung der beiden Geschlechter beitragen, sind den Vertretern dieser Geschlechter eigen und können niemals von einem Vertreter des anderen Geschlechts in gleicher Weise empfunden werden.

Wenn daher ein männlicher transsexueller Patient meint, immer schon wie eine Frau empfunden zu haben und eine „weibliche seelische Entwicklung" durchgemacht zu haben, so kann diese Angabe aus den oben angeführten Gründen nicht stimmen. Auch er mußte die somatische Entwicklung zum Mann erleben; er reagierte jedoch mit Ablehnung auf die Sensationen und Umgestaltungen, die sich auf allen Ebenen aus der biologischen Veränderung ergaben. Daß er aber ablehnend darauf reagierte, ein Mann zu werden, keine männliche Geschlechtsidentität entwickeln konnte, das kann die Empfindungen, die er dennoch hatte und die seine Abwehr erst einleiteten, nicht ungeschehen machen und die Erfahrung der Sensationen, die Weiblichkeit signalisieren, nicht ersetzen. Nicht Mann sein wollen bedeutet nicht Weiblichkeit. Demgemäß sollte die „Weiblichkeit" des männlichen Transsexuellen tatsächlich eher als „Nicht-Männlichkeit" bezeichnet werden.

Der transsexuelle Mann scheint im Lauf seiner Entwicklung seine leibliche Empfindung von Männlichkeit nicht mit anderen Kognitionen des Selbst, insbesondere solchen von emotionellen Reaktionen und sozialen Verhaltensweisen, zur Deckung zu bringen imstande gewesen zu sein. Dieser Prozeß einer Spaltung innerhalb der Empfindungen, die dem eigenen Selbst entspringen, löst zunächst die Empfindung einer grundlegenden Unsicherheit in der Zugehörigkeit zu einem der beiden Geschlechter aus oder verstärkt eine bereits vorhandene Störung der geschlechtlichen Identität in ihren Entwicklungsstufen. Treten nunmehr homoerotische Bedürfnisse hinzu, bietet sich die Selbstzuschreibung der „Weiblichkeit" als Lösung an, analog der Verstärkung des Gefühles bei der Frau, weiblich zu sein, wenn der Blick eines Mannes auf sie trifft.

Wie im Fall des Subjekt-Homoerotikers wird dementsprechend die Art der erotischen Objektwahl und -beziehung bestimmend für das Erleben der geschlechtlichen Zugehörigkeit, nur daß die „Weiblichkeit" des Homosexuellen in diesem Zustand verharrt; der Homosexuelle ist es imstande, als „Hermaphrodit aus körperlicher Organisation und psychischer Selbsterfahrung und -interpretation" zu leben, wobei er zur Symbolisierung des Konflikts mittels der Travestie Zuflucht nehmen kann. Dazu ist der Transsexuelle nicht imstande. Im Sinne einer magischen Geste erklärt er sich zur Frau, so wie bei bestimmten Naturvölkern sich männliche Homosexuelle „zur Frau verwandeln", zu Männern ziehen und weibliche Arbeiten verrichten (*Karsch-Haack*, 1911).

Dennoch bestehen Bezüge zwischen anderen sexuellen Abweichungen und dem Transsexualismus, entsprechend der gemeinsamen Matrix der gestörten geschlechtlichen Identität. Sowohl die Subjekthomosexualität wie auch der (homosexuelle) Transvestismus können in Transsexualität auslaufen. Jedoch müssen sich mehrere Determinanten in ihrer Wirksamkeit vereinen, um eine derartige Entwicklung zu fördern. Diese Determinanten sollen in der Folge beschrieben werden.

Kernhaft besteht auch für die transsexuelle Entwicklung wie für die anderen bereits besprochenen geschlechtlichen Abweichungen und Funktionsstörungen eine Störung der geschlechtlichen Identität, die zunächst zur pathologischen Entwicklung der sexuellen Orientierung und in weiterer Fortführung dieser Entwicklungslinie in die Richtung der homosexuellen Objektwahl führt. In der graphischen Darstellung wurde aufgezeigt, daß das transsexuelle Syndrom mehrfach determiniert unter dem Einfluß von Reaktionen seitens des Individuums selbst, psychopathologischer Faktoren, die es bereitstellt, und Reaktionen seitens der Umwelt entsteht.

Zu den psychopathologischen Merkmalen, die eine transsexuelle Entwicklung begünstigen, zählen: Zwänge, phobische Züge, insbesondere (homo-)sexueller Art, Depression, Suicidalität, Autotomietendenz, polychirurgische Bedürfnisse im Sinne Mennigers sowie die Neigung zu magischen Lösungen und wahnhafter Verarbeitung, Störungen des Körperschemas und Depersonalisationsphänomene. An der Grenze der gesunden Anteile des Selbst des Individuums tragen ebenfalls bestimmte Strukturen, Mechanismen und Reaktionen dazu bei, daß sich die transsexuelle Neigung als Verarbeitung der Krise der geschlechtlichen Identität ergibt: Ein bestimmter kognitiver Stil, Abwehrvorgänge in Form von Verleugnung und Rationalisierung, in besonderer Weise jedoch Außengesteuertheit und autoplastische Tendenz.

Dies leitet über zur Bearbeitung der dritten Determinante, die in der Problemstellung der Transsexualität als besonders bedeutsam imponiert: Der sozialen Regulierung der Geschlechtsverhältnisse.

Liest man *Ulrichs* genau, läßt sich erkennen, daß bereits die erste Formulierung über „weibliche Seelen im männlichen Leib" in diesem Autor als Rechtfertigung seiner sexuellen Neigung entstand und daß er versucht, mittels dieser seiner Überlegungen im sozialen und auch religiösen Sinn akzeptabel zu werden. Um dies zu verdeutlichen, zitiere ich aus Briefen, die *Ulrichs* an Verwandte richtete:

„Du meinst, eine uranische Neigung müsse im Keim bekämpft werden. Warum denn aber eigentlich. Ich sehe es nicht ein, halte es vielmehr umgekehrt gerade für Sünde an Gottes Werk, durch Bekämpfung desselben sich zu vergreifen. Denn das Empfinden von Liebe ist gerade so gut ein Werk Gottes wie mein Arm oder mein Bein, nur daß es ein geistiges Stück des Menschen ist, das Bein aber ein körperliches. Du antwortest, weil die uranische Neigung eine ‚verkehrte, unnatürliche oder sündliche' sei. Allein das Empfinden einer Neigung ist niemals sündlich, nur das sich-ihr-hingeben und das ins-Werk-Setzen. Das ins-Werk-Setzen der uranischen Neigung aber soll ja erst deshalb sündlich sein, weil die uranische Neigung ‚verkehrt oder widernatürlich' sein soll......Ich sagte: ‚Wir sind geistig Weib', d. i. geschlechtlich, nämlich in der Richtung unserer geschlechtlichen Liebe. Wir enthalten übrigens in mehrfacher Hinsicht ein entschieden weibliches Element....Wir sind gar nicht Männer im gewöhnlichen Begriff. Sind wir aber überall nicht Männer im gewöhnlichen Begriff, so habt Ihr auch kein Recht, den Maßstab gewöhnlicher Männer uns aufzuzwängen! Dieser Maßstab geht uns überall nichts an: So wenig der Maßstab des Mannes gültig ist für das Weib. Wir bilden ein drittes Geschlecht...Daß Uranismus allerdings angeboren ist... in dem Maße, daß dem Uranier eine bis in die Wurzeln hinein weibliche Natur vom Mutterleibe an innewohnt, daß er also mit Unrecht Mann genannt wird. Es hat mich viel inneren Kampf gekostet, mich zu dieser Überzeugung zu erheben. Aber ich kann mich ihr nicht länger verschließen. Der Uranier ist eine Species von Mannweib. Uranismus ist eine Anomalie der Natur, ein Naturspiel, wie es deren in der Natur tausend gibt.... Uranismus ist eine Species von Hermaphroditismus oder auch eine koordinierte Nebenform von ihm.

Uranismus und Hermaphroditismus sind nicht etwa Krankheitserscheinungen. Ebensogut wie Ihr blühen Uranier und Hermaphroditen wie die Rosen und sind gesund wie die Fische im Wasser....Für das Vorhandensein der weiblichen Natur in den Uraniern habe ich neuerdings Beweismittel entdeckt, welche Ihr schwerlich imstande sein werdet, zu negieren....Ein Novum: Die weibliche Natur des Uraniers besteht keineswegs bloß in der Richtung seiner geschlechtlichen Liebe zu Männern und seines geschlechtlichen Abscheus vor Weibern. Ihm ist vielmehr auch noch ein sogenannter weiblicher Habitus eigen, von Kindesbeinen an, der sich dokumentiert in Hang zu mädchenhaften Beschäftigungen, in Scheu vor den Beschäftigungen, Spielen, Raufereien, Schneeballwerfen der Knaben, in Manieren, in Gesten, in einer gewissen Weichheit des Charakters etc......Die Moralvorschrift der Römer I bezieht sich, ihren klaren Worten nach, ausdrücklich nur auf Männer, die ihre Natur verlassen haben.....Sie bezieht sich also nicht auf Halbmänner, auf uranische Hermaphroditen, welche ihrem geschlechtlichen Liebestriebe nach überall nicht Männer sind, sondern Weiber: Weiber in männlich gestalteten Körpern.....Ob Euch vor Hermaphroditen, die doch Gottes Werk sind, graut? Weiß ich nicht. Ich gebe aber anheim, zu bedenken, daß Euch dann auch vor Schnecken, Austern und unzähligen anderen Geschöpfen Gottes ein unheimliches Gefühl ankommen muß, da diese sämtlich Hermaphroditen sind.

Graut Euch vor Hermaphroditen, so kann ich übrigens nicht dagegen haben, bitte aber, dann doch wenigstens einsehen zu wollen, daß zwischen solchem Grauen und dem Grauen vor einer ‚greulichen Sünde' denn doch ein himmelweiter Unterschied ist."

In diesen Sätzen ist komprimiert die ganze Ulrichssche Zwitterlehre enthalten. Ebenso ist ihnen klar zu entnehmen, daß die auf sie folgende wissenschaftliche Beschäftigung mit dem Problem eigentlich nichts anderes tat, als diese Ausführungen zu Hypothesen umzufunktionieren und diese zu bestätigen, daß dies auch heute noch geschieht und daß fehlerhafte Auffassungen, wie etwa die Beobachtung sozialer Verhaltensabläufe als Grundlage biologischer Spekulation, ebenfalls bereits bei *Ulrichs* vorgezeichnet sind.

Ganz deutlich ist den Briefen jedoch zu entnehmen, unter welch gewaltigem sozialen und ethischen Druck *Ulrichs* gestanden haben muß und wie dieser Druck ihm seine Ideen eingab. Dieser Druck ist aber letztlich nichts anderes als das Resultat der Moralsynthesen und der kulturellen Regelung und Einschätzung der Geschlechtlichkeit, die damals bestanden und denen *Ulrichs* ausgesetzt war.

6.3.1. Transsexualismus als sozio-ideogenes Syndrom

Aus der Beschäftigung mit Wahnkranken wissen wir, daß in bestimmten Fällen aktualpolitische oder auch andersartig an gesellschaftliche Verhältnisse und Einstellungen gebundene Inhalte in das System der Erkrankten eingebaut sein können. *J. Gabel* (1952, 1962) widmete der Untersuchung des Zusammenhanges zwischen Ideologie, — falschem Bewußtsein —, Wahn und Psychose extensive Studien. Daß die kulturelle Einstellung zu bestimmten Formen des Sexualverhaltens sich in der Produktion Wahnkranker und psychotischer Individuen niederschlägt, ist ebenfalls lange schon bekannt und wurde auch hier bereits früher erwähnt und als für unser Thema relevantes Faktum dargestellt. In diesem Zusammenhang fand das Krankheitsbild der „homosexuellen Panik" Darstellung, für das die Angstreaktion auf die Erfahrung homosexueller Bedürfnisse ätiologischen Wert besitzt. Diese Angstreaktion wieder erscheint eindeutig sozio-kulturell determiniert.

Kretschmer, 1950, meint in seiner Monographie über den „Sensitiven Beziehungswahn", daß insbesondere sexualethische Konflikte bei sensitiven Persönlichkeiten krankheitserzeugende Kraft besitzen, und handelt diesen Mechanismus anhand des „Masturbantenwahns" ab. Nach *Kretschmers* Auffassung stellt beim sensitiven Beziehungswahn die psychologische Wechselwirkung zwischen Charakter und Erlebnis die wesentliche Krankheitsursache dar. Das Erlebnis nun, das nach *Kretschmer* den Masturbantenwahn auslöst, ist das immer erneute Gefühl beschämender Insuffizienzen, wie es der vergebliche Kampf einer skrupulösen Ethik gegen den unüberwindlichen Naturtrieb bedingt.

Dieser Konflikt sei jedoch im Fall des Masturbantenwahns nicht rein individual-ethisch entstanden zu denken, sondern das Unglück werde dadurch herbeigeführt, daß feststehende moralische Anschauungen der Gesellschaft als fertige Fremdsuggestionen aufgenommen werden. Jedesmal löse bei dem Masturbanten die populäre Aufklärungsbroschüre die psychische Entgleisung aus. *Kretschmer* schreibt sehr schön:

„Hier zeigt uns die Entgleisung des sensitiven Seelenlebens den Punkt an, wo an dem Bau unserer herrschenden Ethik eine Härte geblieben ist, eine unausgeglichene Ecke, an der der gewöhnliche Mensch hundertmal vorbeigleitet, während der empfindliche sich beim ersten Mal daran stößt."

Walker und *Fletcher*, 1955, vertreten bezüglich des Transvestismus eine These, nach der die Bedürfnisse der Transvestiten in besonderem Maße davon gesteuert sind, daß sie Repressionen ausgesetzt werden, die den „völlig künstlichen Unterscheidungen" entspringen, die in unserer Kultur zwischen Mann und Frau getroffen werden. Die Autoren schließen ihre Überlegungen mit folgender Sentenz:

„Wenn wir alle emotionell reif genug wären, uns als Menschen und nicht als ‚Männer' oder ‚Frauen' wahrzunehmen und zu behandeln, dann würde diese ‚Abweichung' wohl nur sehr selten zu beobachten sein. Alles in allem ist sie nämlich eine Abweichung von einer sehr abnormen ‚Norm'."

Diese Aussage trifft meines Erachtens ein Kernproblem des Transsexualismus Der Transsexuelle scheint in besonderer Weise an das Prinzip polarer Gechlechtlichkeit gebunden zu sein; für ihn scheint nur die Möglichkeit zu bestehen, ganz und gar einem von zwei Geschlechtern anzugehören. Dabei ergibt sich für ihn die Zugehörigkeit aus der Vorliebe für bestimmte Verhaltensweisen und bestimmte fetischistische Objekte, die traditionsgemäß als „feminin", beziehungsweise der Weiblichkeit zugehörig, angesehen werden, sowie aus der Art der erotischen Zuwendung und sexuellen Begierde.

Dadurch werden kulturelle Normen und Bewertungen ausschlaggebend für die Selbstdiagnose des Transsexualismus. Diese kulturellen Inhalte sind teils vom betroffenen Individuum bereits internalisiert, teils stoßen sie jedoch auch als immer neue Bewertungen aus dem Environment hinzu. Der Transsexuelle erweist sich als an verschiedenartige kulturelle Mythen gebunden: Der Einstellung zu und der differenten Bewertung von den Geschlechtern, der kulturell verankerten phobischen Angst vor Homosexualität und dem Anus als sexueller Leitzone. Die mythologische Auffassung von Weiblichkeit, die aus den Aussagen transsexueller Personen hervorsticht, wurde bereits erwähnt. Weiblichkeit wird als zeitlose Idee von der Frau deutlich und nicht als realistische Einschätzung der sozialen und psychischen Situation der Frau unserer Zeit. Das bestimmende Moment und der gesellschaftliche Komplex, der sich im transsexuellen Individuum wiederspiegelt, scheint die Flucht aus der homosexuellen Empfindung zu sein. Die autoplastische Übernahme der phobischen Einstellungen gegenüber der Homosexualität führt dazu, daß der Transsexuelle, ganz so wie der heterosexuelle Mann, nur ungleich intensiver, jedes Anzeichen von Nicht-Maskulinität und von homoerotischer Neigung, das er an sich beobachtet, mit massiver Angst beantwortet und kurzschlüssig dahingehend interpretiert, daß er eine Frau sei. Die Intensität der Abwehr entspricht der Intensität des (homosexuellen) Bedürfnisses.

Diese extreme Einstellung der Homosexualität gegenüber, die er gegen sich selbst richtet, macht es dem Transsexuellen unmöglich, seine Identitätsproblematik symbolisch zu lösen. Selbst dies würde ihn zu nahe an homosexuelles Ausagieren heran und damit in Konflikt mit den Normen bringen, denen er sein Realitätsgefühl und schließlich – zumindest wunschhaft – seine Leiblichkeit opfert. Steigt das homosexuelle Bedürfnis, so daß der sexuelle Kontakt nicht mehr aufzuschieben ist, kann die daraus resultierende Situation nur unter der Aufgabe des realen Empfindens ertragen werden, es tritt nunmehr eine angenähert wahnhafte Verarbeitung ein.

Nur aus einem so gerichteten theoretischen Zugang zum Phänomen ist es zu verstehen, daß der Transsexuelle unter Verleugnung seines Wissens um seine eigene körperliche Ausstattung hartnäckig den Standpunkt vertritt, nicht homosexuell zu sein, wenn er ein vom Phänotyp her gleich ausgestattetes Indivduum liebt und begehrt und sich wiederum von diesem lieben und begehren läßt.

Den oben beschriebenen Mechanismus habe ich an meinen Patienten ablaufen sehen und berichte an geeigneter Stelle darüber. Als Beleg dafür, daß sich in dieser Hinsicht meine Patienten nicht von denen unterscheiden, die von anderen Autoren beschrieben und als Transsexuelle diagnostiziert werden und ev. selbst zur „Geschlechtskorrektur" freigegeben werden, möchte ich aus *R. Greens* 1974 erschienener Monographie über den Konflikt der geschlechtlichen Identität entsprechende Darstellungen zitieren. Im Zusammenhang mit einer Überschau über die charakteristischen Symptome des transsexuellen Syndroms führt dieser Autor auch die frühzeitig auftretende erotische Zuneigung zu Männern bei gleichzeitiger Selbstbeschreibung, nicht homosexuell zu sein, an. Er gibt Ausschnitte aus Interviews wörtlich wieder. So antwortet zum Beispiel ein Patient auf die Frage, ob er sich als homosexuell empfinde:

„Nicht als homosexuell. Ich habe gefühlt, daß es mich zu Männern hinzog. Ich konnte nie an mich selbst als Mann denken."

Einem anderen Interview ist die Abwehr der Homosexualität und die kulturelle Verankerung dieser Abwehr besonders deutlich zu entnehmen:

„Transsexueller (TS): Eine Weile lang glaubte ich, daß das Leben als Homosexueller die Antwort sei, sie war's aber nicht.
Dr.: Warum war's nicht geeignet?
TS.: Ich habe es ekelerregend gefunden. Der Gedanke an zwei Männer miteinander im Bett macht mich ganz krank. Während es ganz natürlich ist, daß ein Mann und eine Frau zueinanderkommen.
Dr.: Inwieweit unterscheidet sich das von der Beziehung, in der Sie jetzt leben?
TS.: Ich bin eine Frau. Ich habe ein Problem, ein Wachstumsproblem, aber ich bin eine Frau. Ich bin in keiner Weise ein Mann.
Dr.: Bis auf den Umstand, daß sie einen Penis und Hoden besitzen und keine Gebärmutter und keine Eierstöcke.
TS.: Ja.
Dr.: Anatomisch also......
TS.: Anatomisch bin ich weiblich und diese Dinger stecken an mir dran.

Dr.: Warum eigentlich glauben Sie, daß homosexuelle Paare nicht richtig verheiratet sein können?
TS.: Nun, zum Beispiel in den Augen Gottes. Gott hat nicht einen Mann für einen anderen Mann geschaffen. Er schuf die Frau für den Mann."

Diese Verarbeitung der homosexuellen Komponente rechtfertigt es, daß man davon spricht, daß zwischen der psychotischen Reaktion der „homosexuellen Panik" und dem transsexuellen Syndrom gewisse Zusammenhänge bestehen. Die Unfähigkeit, die eigenen homosexuellen Bedürfnisse zu ertragen, führt im einen Fall zur durchbruchhaften psychotischen Veränderung der Realität, wobei entweder die Umwelt durch den psychotischen Wahrnehmungsmodus verändert wird oder auch, im Fall der psychotischen Selbstkastration im Rahmen einer akuten homosexuellen Panik, der eigene Leib.

Im Fall des Transsexualismus verläuft der Realitätsverlust und die Angstreaktion weniger dramatisch, imponiert daher auch nicht in gleicher Weise als psychotisch. Die homosexuelle Phobie gestaltet jedoch nichtsdestoweniger den Verlauf der Erkrankung, die dann chronisch, schleichend verläuft, in manchen Fällen jedoch panikartige Durchbrüche erkennen läßt, die dann dazu führen, daß der Patient selbstgefährlich werden kann.

6.3.2. Der nosologische Stellenwert des transsexuellen Syndroms

Ich schließe mich in meiner Auffassung Autoren wie *Kubie, Socarides* und *Meyer* an, die das transsexuelle Syndrom nicht als klinische Einheit werten. Allerdings ist einzuräumen, daß bestimmte pathognomonische Elemente des Syndroms regelmäßig bei transsexuellen Patienten, einmal abgesehen von dem Wunsch nach Geschlechtsumwandlung, zu beobachten sind: Eine Störung der geschlechtlichen Identität, eine homoerotische, zu phobischen und/oder panikartigen Reaktionen veranlassende Orientierung, andere sexualpathologische Phänomene, wie transvestitische Tendenzen und fetischistische Neigungen.

Jedoch ist das Auftreten des Syndroms nicht an eine bestimmte Grundkonstellation gebunden und kann einer Reihe von anderen psychischen Störungen aufgepfropft oder beigeordnet sein.

Von Fall zu Fall verschieden ist letztlich sicherlich die Gewichtung der mehrfachen Determination durchzuführen, wenngleich meines Erachtens alle aufgezeigten Determinanten zum Tragen kommen müssen, damit es zum Vollbild der Transsexualität kommen kann.

Zuletzt noch Überlegungen zur psychiatrisch relevanten Frage, ob das transsexuelle Syndrom eigenständigen „psychotischen" Stellenwert besitzt, auch dort, wo es nicht im Rahmen einer endogenen oder exogenen Psychose oder als eindeutiger Wahninhalt im Sinne eines „Geschlechtsumwandlungswahns" auftritt Diese Fragestellung ist mit größter Vorsicht zu behandeln. Die Unkorrigierbarkeit der Vorstellung, dem somatisch heterotypischen Geschlecht anzugehören, sowie des Wunsches, sich operativ umgestalten zu lassen, könnte als Indiz dafür dienen, daß tatsächlich in jedem derart gelagerten Fall ein gut abgegrenztes Wahnsystem wirksam sei. Die Autoren, die ein derartiges Geschehen annehmen, wurden erwähnt; zu ihnen zählen Vertreter der klinischen Psychiatrie ebenso, wie solche der psychoanalytischen Lehre: *Delay, Bürger-Prinz, Benedek, Greenson* etc.

Andererseits ist aber auch zu bedenken, daß auch Ideen nicht psychotischer Art sich als ungemein resistent gegenüber Beeinflussungen erweisen können. Auf diesen Umstand wies z. B. besonders *Hartmann*, 1953, hin. Zur Differenzierung dieser beiden Möglichkeiten der Unbeeinflußbarkeit kann folgende Überlegung dienen: Der psychotische Anteil der Persönlichkeit kann durch Einflüsse seitens der Außenwelt nicht angegriffen werden, da er die Bezüge zur Realität abgebrochen hat. Der nicht-psychotischen Unbeeinflußbarkeit liegt zugrunde, daß das Ich des Erkrankten seine Abwehrleistung in Form einer extremen Verneinung ablaufen läßt und die Berechtigung jeden Gegenbeweises von sich abschirmt.

Ich selbst neige dazu, das transsexuelle Syndrom zumindest als „Borderline-Geschehen", wenn nicht als psychotischen Prozeß aufzufassen. Diese Einschätzung ergibt sich aus der Autoplastizität und dem zumindest partiellen Realitätsverlust des transsexuellen Patienten. In jedem Fall, der mir bekannt wurde, traten Elemente wahnhafter Verarbeitung, wahnhaften Erlebens und die Tendenz, die körperliche Repräsentanz des Selbst zu zerstören, in den Vordergrund, wenn auch kein kompletter Realitätsverlust und auch keine psychotische Umgestaltung der Welterfahrung eintrat. Gerade in dieser Hinsicht muß man sich jedoch die Frage stellen, ob man nicht einen Zerfall der Realitätserkenntnis, die den eigenen Leib betrifft und sich auf körperliche Sensationen und Gefühlsempfindungen bezieht, als ebenso psychotisch interpretieren müßte, wie man es bei Umgestaltungen äußerer Gegebenheiten außerhalb des Leibes zweifellos tun würde. Niemand würde daran zweifeln, daß ein psychotischer Prozeß oder eine wahnhafte Entwicklung vorliegt, wenn der Patient angeben würde, daß er fühle, als Mann eine Frau zu sein, und ganz in dieser Rolle leben würde, wie etwa der „Fall Schreber". Die Differentialdiagnose zwischen Psychose und Wahnsyndrom ergäbe sich nach den geläufigen klinischen Unterscheidungskriterien. Nun, der Transsexuelle, der mit seinem Wunsch an uns herantritt, gestaltet zwar sein Selbst in der Welt nicht halluzinatorisch oder illusionär um (zumindest nicht offen), die realen Gegebenheiten werden nicht in psychotischer Weise umerlebt, andererseits versucht er jedoch, die Inhalte, die der Realitätserfahrung widersprechen, zu realisieren, Hilfe in Anspruch zu nehmen, daß seine innere Realität zur äußeren Realität werde. Der Unterschied scheint also weniger in der inneren Realität der betroffenen Individuen zu liegen, die ja als bestimmend für den psychotischen Prozeß betrachtet werden sollte, als vielmehr darin, daß im Fall der eindeutig psychotischen Verarbeitung der äußere Leib unverändert bleibt, während er im Fall des Transsexualismus als Instrument einer verzweifelten Versuchssituation, Realität zu bewahren, im Dienste der inneren Realität umgestaltet werden soll. Ob dieser Unterschied wesentlich für die Diagnose ist, sei dahingestellt.

Ich teile *Mitchells* Kritik an *Stoller*. Letzterer meint, daß der Transsexuelle nicht psychotisch sei, da er keinem Wahn unterliege: Er wisse, daß er einen Penis besitze. *Mitchell* führt dagegen an, daß der Transsexuelle die Realität in einer Weise einsetzt, daß sie eine Struktur gewinnt, die einer Halluzination entspricht, ohne daß er deshalb halluzinieren müsse. Er wisse wohl, daß er einen Penis besitze, nicht aber, daß dieser ihn zum Knaben mache und daß dieses Faktum den Unterschied der Geschlechter bestimme. Der männliche Transsexuelle sei demnach bereits als Knabe unfähig, den Penis als Symbol zu erfassen. Beim Kind müsse man aber die Zurückweisung der Symbolisierung, unter Einsatz der Realität als Abwehr, als pathologisch auffassen. Als Resultat derartiger Prozesse müsse man nach *Mitchell* den Transsexuellen in dieser Hinsicht als psychotisch bezeichnen.

Unter Berücksichtigung der psychiatrischen Syndromlehre (*Berner*, 1977) ließe sich das transsexuelle Syndrom am ehesten als intermediäre Entwicklung zwischen (anankastisch-) phobischem Syndrom, wobei die Nähe zur Sachverhaltsphobie nicht zu übersehen ist, und Wahnsyndrom (beziehungsweise Entwicklung ähnlich dem sensitiven Beziehungswahn) klassifizieren. Eine lineare Entwicklung des Zustandsbildes vom phobischen Zustand zum Wahnsyndrom wurde mir an einigen Fällen deutlich. Persönlichkeitsmäßig-charakterologisch lassen sich Entsprechungen zwischen der „sensitiven Persönlichkeit" im Sinne *Kretschmers* und der Persönlichkeit des Transsexuellen feststellen: Schüchternheit, Tiefe und Weichheit des Gemüts, Verschlossenheit des Gefühlslebens, Innenbezogenheit mit stark ethisch gefärbter Gefühlswelt, wobei die ethischen Anschauungen bisweilen pedantisch-solid imponieren. All dies sind unter anderem Charakterzüge, die vom transsexuellen Individuum eventuell als Ausdruck der „grundsätzlichen Feminität" erfahren werden.

Aus dieser Betrachtungsweise ergibt sich weiterhin, daß die konstitutionelle Determinante des Syndroms nicht in einer anlagemäßigen Störung geschlechtlicher Identität gesucht werden sollte, sondern sich aus der Nähe der sensitiven Persönlichkeit zur depressiven ergibt, wobei jedoch aufgrund fehlender charakteristischer Störungen des Biorhythmus die Zuordnung zum endomorph-zyklothymen Achsensyndrom im Sinne *Berners* nicht ohne weiteres möglich ist. So sind die Transsexuellen in dieser Hinsicht wohl am ehesten der Gruppe der uncharakteristischen antriebsverminderten Depressionen zuzuordnen, beziehungsweise in bestimmten Fällen auch dem dysphorischen Zustand. Dazu ist weiters zu bemerken, daß Entwicklungen von Wahn bei Zyklothymien gerne in ihrer Thematik von Elementen der persönlichen Lebensgeschichte und sozio-kulturellen Einflüssen mitbestimmt werden (*Berner*, 1977).

Daß Bezüge zu endogenen oder auch exogenen Psychosen bestehen können, wurde bereits früher dargestellt. Daß auch primäre Störungen des Substrates an der Entwicklung des transsexuellen Phänomens beteiligt sein können, wird aus der relativen Häufigkeit, in der vor allem temporal lokalisierte Störungen des Hirnstrombildes aufzufinden sind, deutlich.

Aus all diesen Gründen ist es angezeigt, den Transsexualismus nicht als sexuelle Deviation zu klassifizieren. Demgemäß sind auch Versuche, dieses Phänomen von anderen sexuellen Verhaltensausformungen abzugrenzen nicht rechtfertigbar. Die sexuellen Verhaltensbesonderheiten können lediglich ebenfalls Bestandteil des Krankheitsbildes sein. Ebenfalls aus diesem Grund kann auch nicht angenommen werden, daß eine lineare Entwicklung vom geschlechtsrollen-inadäquaten Verhalten in der Kindheit über die Adoleszenz bis zum Transsexualismus des erwachsenen Mannes abläuft. Die Entwicklungsstörungen im Kindesalter nehmen wohl einen anderen Stellenwert ein als das Krankheitsbild im Erwachsenenalter.

Auch strukturdiagnostisch scheint das Bild des Transsexualismus nicht mit den anderen Deviationen und pathologischen Entwicklungen der Geschlechtlichkeit in Bezug zu stehen (abgesehen davon, daß bestimmte Entsprechungen daraus resultieren, daß eben eine Vergesellschaftung mit der sexuellen Abweichung besteht). Wesentlich näher als zu den sexuellen Abweichungen scheint der Transsexualismus zu Sucht und zu anorektischen Entwicklungen zu stehen. Es scheint fast angebracht, die transsexuelle Entwicklung des adoleszenten Mannes als Entsprechung der anorektischen Entwicklung junger Frauen anzusehen. Bei beiden Krankheitsbildern richtet sich die Aggression gegen den eigenen Geschlechtsleib, der beim Mann wesentlich stärker durch das Geschlechtsorgan repräsentiert ist, und wird versucht, autonome Regungen des Körpers zu unterdrücken, auf selbstzerstörerische Weise Macht über die körperlichen Funktionen zu gewinnen. Im Kapitel über die Entwicklung der geschlechtlichen Identität und ihrer Störungen im Kindes- und Jugendalter habe ich die Grundlagen dieser Interpretation zur Darstellung gebracht.

Auch scheint all diesen schweren Störungen, die recht altersspezifisch in der Phase der Adoleszenz aufzutreten scheinen, ein pathologischer Wunsch zugrunde zu liegen, beziehungsweise den Inhalt des klinischen Bildes zu beeinflussen. Im anorektischen Syndrom wird ein Entwicklungsstop gewünscht und bis zur Autodestruktion zu verwirklichen versucht, im transsexuellen Syndrom scheint der ontogenetisch archaische Bezug zwischen Wunsch und Realität aufrechterhalten zu werden. Das transsexuelle Individuum scheint jenes Element der kindlichen Erlebensweise, daß nämlich Gewünschtes reale Konturen annimmt, Zauberei möglich ist, nicht entbehren zu können. In diesem Sinn ist es auch zu verstehen, daß für ein derart betroffenes Individuum die Erinnerung daran, gewünscht zu haben ein Mädchen zu sein, bedeutet, ein Mädchen gewesen zu sein, und daß der aufrechte Wunsch bedeutet, immer noch eins zu sein.

7. Behandlung

Da wir feststellen konnten, daß die Abgrenzung diagnostischer Einheiten aus dem Spektrum der Erscheinungsformen und Symptombilder, die aus der Matrix der gestörten geschlechtlichen Identität abzuleiten sind, keineswegs hinlänglich durchführbar und auch nicht sinnvoll erscheint, wird in der Folge das Problem der Behandlung dieser Phänomene zusammenfassend dargestellt. Es wird lediglich immer wieder darauf hingewiesen werden, welche Behandlungsmethoden oder -möglichkeiten nach heutiger Auffassung angenommenen Krankheitseinheiten offen stehen.

Für all diese Erscheinungen, die im Rahmen bestimmter Grundkrankheiten beobachtbar werden, ergibt sich als selbstverständlich, daß zunächst die Grundkrankheit mittels der zu ihrer Bekämpfung üblichen Methode behandelt werden muß und sich dadurch auch die Identitätsproblematik sekundär beruhigt.

Es versteht sich von selbst, daß sexualpathologische Erscheinungen innerhalb von Anfallsleiden durch entsprechende antikonvulsive Therapie beeinflußt werden müssen. In vergleichbarer Weise wird auch über Erfolge in der Behandlung derartiger Phänomene im Rahmen eines MDK berichtet: *Ward*, 1975, beschreibt die erfolgreiche Behandlung eines Patienten, der an einem MDK litt und in den manischen Perioden transvestierte, mittels Lithiumsalzen.

Hier ist jedoch vorwiegend die Behandlung der Patienten interessant, bei denen die sexualpathologische Phänomenologie das Zentrum und auch den beobachtbaren Vordergrund des psychopathologischen Geschehens bildet.

Dieses Thema ist von den Anfängen der Sexologie her kontrovers, ebenso kontrovers wie die Frage der Ätiologie sexualpathologischen Empfindens und Verhaltens, mit der die Einstellung zur therapeutischen Möglichkeit notwendig verbunden ist.

Schließlich galt von alters her die Erkenntnis, daß „konträre Sexualität" einer therapeutischen Beeinflussung zugänglich war, als Hauptwaffe der Sexologen, die den Standpunkt vertraten, daß derartige sexualpathologische Phänomene nicht konstitutionell verankert seien, sondern als Entwicklungsstörungen oder umweltbedingte Krankheitsformen anzusehen seien. Es besteht der Standpunkt, daß behandelt nur dort werden könne, wo eine Krankheit vorliege; daraus wieder wird der Rückschluß gezogen: Wo Behandlung möglich und, nach ihren Ergebnissen, auch sinnvoll ist, muß eine Krankheit vorliegen und kein schicksalhaftes Naturgeschehen.

Diese Kontroverse brach gegen Ende des vorigen Jahrhunderts in der Frage der „konträren Sexualempfindung" aus. *Schrenck-Notzing* behandelte Personen, die an dieser Störung litten, mittels seiner Suggestivmethode. Da diese sich oftmals als erfolgreich erwies, schloß der Autor daraus, daß den konstitutionellen, vererblichen Faktoren allzu große Bedeutung zuerkannt werde, während man die akzidentellen wieder allzu sehr vernachlässige. Damit stellte er sich in Gegensatz zu führenden Theoretikern der „konträren Sexualempfindung", wie vor allem *Hirschfeld* und *Krafft-Ebing*. Auch *Moll*, der die entsprechenden Patienten mit seiner „Assoziationstherapie" behandelte, kam bekanntlich zu ähnlichen Schlüssen, wie *Schrenck-Notzing*.

Für die Hauptverfechter der Theorie der konstitutionellen Bedingtheit konträrsexuellen Empfindens und/oder Verhaltens, die Vertreter einer „Zwischenstufentheorie", kam allerdings eine Behandlung, die es sich zur Aufgabe stellte, die Triebrichtung zu beeinflussen, nicht in Frage. Allzu sehr widersprach eine derartige Möglichkeit ihrer Auffassung. *Hirschfeld*, 1914, schreibt in diesem Zusammenhang:

„Unter Behandlung der Homosexualität begreifen wir zunächst alle Maßnahmen der Heilkunde, welche die Beseitigung (Unterdrückung) homosexueller Handlungen und Empfindungen bezwecken. Die Voraussetzung, von der die Anhänger einer therapeutischen oder auch prophylaktischen Beeinflussung der Homosexualität ausgehen, ist, daß hier ein krankhafter Zustand vorliegt, der heilungsbedürftig und vor allem heilbar ist. Trifft allerdings zu....., daß die echte Homosexualität überhaupt keine Krankheit, sondern eine angeborene, mit der individuellen Konstitution untrennbar verknüpfte, sexuelle Varietät ist, dann fallen die Prämissen, auf die sich jedes ärztliche Bemühen zu ihrer Ausrottung in der Hauptsache stützt."

Auch *Rohleder*, 1907, weist darauf hin, daß für den, der die homosexuelle Empfindung für eine angeborene hält, damit gleichzeitig auch der Wegfall jeglicher therapeutischer Beeinflussung dieses Gefühls gegeben sei, da, was eingeboren ist, nie und nimmer durch eine Behandlung weggebracht werden könne.

„Man könne ja auch angeborene Heterosexualität nicht durch Behandlung zur Homosexualität machen."

Hirschfeld selbst schlug 1914, nachdem er auf die Sinnlosigkeit, Ungerechtfertigtheit und Nutzlosigkeit all der zu seiner Zeit gängigen Therapieversuche bei Homosexuellen hingewiesen hatte, seine eigene Form der Behandlung dieser Patientenpopulation vor: Die Adaptions- oder Anpassungsbehandlung. Darunter verstand er, daß man den Homosexuellen nicht zurückweisen, ihm die ärztliche Zuwendung nicht versagen dürfe, jedoch nicht versuchen solle, seine Triebrichtung zu problematisieren. Man solle ihm Aussprache ermöglichen und ihn dann darüber aufklären, daß es sich um eine angeborene, unverschuldete Triebrichtung handle, die nicht als solche, sondern durch die ungerechte Behandlung, die sie erfährt, ein Unglück darstellt. Man müsse den Patienten beruhigen. Er solle erfahren, daß auch sittlich hochstehende, was nicht bedeutet, voll abstinente, Homosexuelle mehr Unrecht erleiden als sie anrichten. Weiterhin solle man dem Homosexuellen auseinandersetzen, daß das Unglück, homosexuell zu sein, überschätzt werde, daß viele existierten, die dies nicht so empfänden und daß die Homosexualität niemanden daran hindere, ein tüchtiger Mensch, ein nützliches Mitglied der menschlichen Gemeinschaft zu werden. Man solle dem Patienten raten, falls dies notwendig sei, die deprimierenden Kohabitationsversuche mit Frauen aufzugeben und auch, falls vorhanden, den Gedanken an eine Ehe fallen zu lassen. Sublimierende Neigungen solle man unterstützen. Daß der Arzt direkt dazu raten solle, daß der Patient seine homosexuellen Neigungen aktiv auslebe, fand *Hirschfeld* für die damalige Situation nicht als gegeben.

Trotz dieser Einstellung auf seiten der Autoritäten wurden die verschiedensten Behandlungstechniken an den entsprechenden Patienten ausprobiert.

Diese Kontroverse besteht eigentlich, wie nunmehr dargestellt werden soll, bis heute praktisch unverändert fort, nur daß die Verfechter der konstitutionell verankerten Sexualpathologie heute einen anderen Standpunkt als *Hirschfeld* einnehmen.

Auch sie würden heute eher behaupten, daß die konträr entwickelte Geschlechtlichkeit beim Erwachsenen unbeeinflußbar sei, würden aber daraus nicht schließen, daß man die betroffenen Individuen in Ruhe lassen solle und die Existenz von Zwischenstufen akzeptieren müsse, sondern eher, wie *Dörner* damit spekulieren, daß man bereits in die embryonale Entwicklung eingreifen müsse.

Nach dieser vorweggenommenen Behauptung sollen die therapeutischen Möglichkeiten besprochen werden:

Grundsätzlich müssen zwei Grundtypen dieser Möglichkeiten unterschieden werden:

– Somatische Behandlungsmethoden
– Psychologische Behandlungsmethoden

Die Bedeutung und Problematik, die einzelne therapeutische Maßnahmen heute für bestimmte Empfindungs- und Verhaltensabweichungen im Problembereich der Geschlechtsidentität besitzen, sollen in der Folge diskutiert werden.

7.1. Somatische Methoden

Diese gliedern sich in vier Möglichkeiten der therapeutischen Intervention,
– den Einsatz von zentral wirksamen Substanzen (Psychopharmaka)
– hormonelle Behandlung
– chirurgische Maßnahmen
– andere somatische Behandlungsmethoden (Elektroschock).

7.1.1. Beeinflussung mittels zentral wirksamer Substanzen

Ich konnte nur eine Arbeit finden, in der explizit behauptet wird, daß mittels Psychopharmaka ein Störsyndrom der Geschlechtsidentität in therapeutischem Sinn spezifisch beeinflußbar sei; dabei handelt es sich um *Penningtons* "Treatment in Transvestism" aus dem Jahr 1960. Ich zitiere aus der Falldarstellung dieser Autorin, weil diese schön aufzeigt, wie sinnlos es ist, in unserer Fragestellung Behandlungsversuche an bestimmten Krankheitsbildern abgegrenzt abzuhandeln. Dieser Fall hatte angegeben, seit seinem 6. Lebensjahr gewünscht zu haben, ein Mädchen zu sein, sich vom Kontakt mit Gleichaltrigen zurückgezogen und nur mehr seiner Phantasie gelebt zu haben. In der Folge habe er dann transvestiert. Dieses Problemverhalten habe seine Adoleszenz begleitet und sei auch während der Militärzeit nicht verschwunden. Mit 23 Jahren heiratete er, auch diese Handlung konnte jedoch seine konträrsexuellen Impulse nicht dauerhaft unterdrücken. Er litt unter Suicidgedanken, illusionierte sich Ovarien und zyklisch auftretende „menstruelle Verstimmungen", versuchte mehrfach, sich das Glied zu amputieren.

Die Aufnahme des Patienten erfolgte wegen eines schweren pathologischen Affektzustandes. Er forderte die Durchführung einer genitalverändernden Operation. Dieser „Fall von Transvestismus" wäre von anderen Autoren wohl als „Fall von Transsexualismus" beschrieben worden. Wie auch immer: Ich glaube, daß bereits der kurze Abriß aus der Falldarstellung, den ich gegeben habe, deutlich macht, daß eine hochpathologische Persönlichkeit vorlag.

Pennington behandelte den Patienten mit Nialamid, Meprobamat und Chlorpromazin. Unter dieser Medikation schwanden alle Symptome und der Patient bezeichnete später, bei einer Kontrolluntersuchung, seinen früheren Wunsch, eine Frau zu sein, als bösen Traum.

R. Gilman reagierte in einem Brief an den Herausgeber auf diese Arbeit. Er meinte, daß ihn dieser Fall an einen 40-jährigen Transvestiten erinnere, den er behandelt habe. Dieser Mann, der angegeben hatte, seit seinem 12. Lebensjahr zu transvestieren, hatte nach 4 psychotherapeutischen Sitzungen geheiratet und war bei Kontrollen nach 4 Jahren völlig frei von jeder sexualpathologischen Symptomatik. *Gilman* meinte, daß derartige Therapieergebnisse lediglich Beispiele dafür seien, daß man das wirksame Agens psychiatrischer Intervention noch nicht kenne.

Zusätzlich ist zum Fall *Penningtons* aber wohl zu bemerken, daß aus der Fallgeschichte doch ernste Anhaltspunkte für das Vorliegen einer psychotischen Erkrankung zu entnehmen sind und daß dementsprechend die Reaktion des Patienten einem Ansprechen auf die antipsychotische Wirkung der Medikation entsprach.

7.1.2. Hormonelle Behandlung

Hierbei muß zwischen der Behandlung mit homologen und mit heterologen Geschlechtshormonen unterschieden werden. Erstere Form fand zunächst Anwendung in therapeutischen Experimenten bei Homosexuellen, mit heterologen Geschlechtshormonen werden heute von verschiedenen Autoren Transsexuelle „behandelt". Heute müßte noch eine weitere Form der hormonellen Therapie Erwähnung finden, die Anwendung der antiandrogenen Substanzen. Auch diese kommen vorwiegend bei Transsexuellen, bisweilen jedoch auch bei pädophilen Homosexuellen zum Einsatz.

Ich stelle diese verschiedenen Therapieansätze kurz vor, auch die heute als verlassen zu bezeichnende Behandlung der Homosexuellen mit homologem Geschlechtshormon.

Als grundsätzlicher Unterschied zwischen der Behandlung mit homo- bzw. heterologen Geschlechtshormonen ist vor allem die Zielsetzung, die mit dem Einsatz der Substanzen verbunden ist, herauszustreichen. Homologe Hormone sollten den Patienten umstimmen, seine „Seele an seinen Körper" anpassen, die heterologen Hormone werden eingesetzt, um den Wunsch des Patienten, daß „sein Körper seiner Seele" angepaßt werde, zu befriedigen.

7.1.2.1. Behandlung männlicher Personen mit Störungen der Geschlechtsidentität mittels homologer Geschlechtshormone

Die ersten Versuche auf diesem Gebiet unternahmen *Steinach* und *Lichtenstern* 1918. Ich habe über diese therapeutische Experimente bereits berichtet, als ich die somatischen Bedingungen der geschlechtlichen Identität abhandelte. Dabei habe ich bereits erwähnt, daß sich die zunächst behauptete Heilung = Umstimmung Homosexueller durch Drüsenimplantation später nicht mehr reproduzieren ließ und demnach als unbestätigt gilt.

Dennoch wurden später Behandlungsversuche mit Androgenen durchgeführt.

Auch diese Behandlungsversuche erbrachten keineswegs einheitliche positive Ergebnisse. Während frühe Berichte über Behandlungsergebnisse positive Resultate brachten, optimistisch getönt waren, konnten spätere Versuche keine Beeinflussung Homosexueller zur Heterosexualität als Folge der Behandlung mit Androgenen bewirken. Ganz im Gegenteil: Nun wurde die Auffassung vertreten, daß die homologe Behandlung den Zustand des Patienten verschlimmere, da sie die Triebrichtung unbeeinflußt lasse und die sexuelle Appetenz steigere. *Giese* vertrat in seinem 1958 erschienenen Hauptwerk zur Homosexualität den Standpunkt, daß es eine weitverbreitete Unsitte sei, homosexuelle Männer mit Androgenen zu behandeln, und weist darauf hin, daß Psychotherapeuten die Beobachtung machen konnten, daß „der oft ohnehin in seiner Libido gesteigerte homosexuelle Mann nun unter der Androgenbehandlung seinen Phantasieinhalten gänzlich ausgeliefert wird". *Giese* lehnt in diesem Zusammenhang auch die im Anschluß an *Niehans* vorgeschlagenen Frisch- oder Trockenzelltherapien ab. Seither ist es um diese Methodik der Behandlung Homosexueller still geworden. Die „Unsitte" dürfte allerdings tatsächlich weit verbreitet gewesen sein und auch noch fortgewirkt haben: *Benjamin*, 1966, schreibt, daß ein Großteil der von ihm untersuchten Transsexuellen früher mit Androgenen behandelt worden war.

7.1.2.2. Behandlung mit heterologen Geschlechtshormonen

Gegengeschlechtliche Hormone kommen in zwei verschiedenen Indikationen in der Behandlung sexualpathologischer Phänomene zum Einsatz: Einmal im Sinne der „hormonalen Kastration", bei Hypersexualität bzw. insbesonders bei homosexuellen Pädophilen, sowie im Sinne eines „biologischen Tranquilizers" (*Benjamin*) bei Transsexuellen. Natürlich wird jedoch auch für die Transsexuellen vom kastrierenden Effekt der Östrogene Gebrauch gemacht.

Eine Libidoreduktion mittels östrogener Substanzen wurde erstmals 1940 von *Dunn* beschrieben; dieser Autor stellte sowohl die Reduktion der sexuellen Appetenz als eine Verkleinerung des Penis und der Testes auf 2/3 der ursprünglichen Größe fest. 1949 empfahlen *Golla* und *Hodge* die hormonale Unterdrükkung der sexuellen Appetenz bei Sexualverbrechern. 1952 berichtet *Friedemann* im Rahmen des 2. Kongresses der Deutschen Gesellschaft für Sexualforschung in Königstein über seine Erfahrungen mit der hormonellen Kastration und stellt sie den Ergebnissen der chirurgischen Kastration entgegen. Er meint, daß die hormonellen Erfolge eher sogar als besser einzuschätzen wären als die chirurgischen; durch die Verabreichung von Stilboestrol könne man eine Dämpfung der sexuellen Appetenz erzielen, die bis zur völligen Ausschaltung gehen könne, aber dabei voll reversibel sei.

Über den Einsatz weiblicher Geschlechtshormone bei männlichen Transvestiten/Transsexuellen berichtete zunächst *Hamburger*, 1953. Genau setzt sich *Benjamin*, 1966, mit diesem Indikationsbereich auseinander. Er meint, daß die Östrogene im männlichen Organismus zwei Wirkungen entfalten: Eine hormonal kastrierende und eine feminisierende. Die Medikation übe zumeist auf den transsexuellen Patienten eine beruhigende Wirkung aus, die man nicht nur als psychologischen Effekt betrachten solle; es handle sich dabei auch um eine spezifisch endokrinologische Wirkung. Die durch das Östrogen eingeleitete hormonelle Kastration reduziere den Androgenoutput und die Androgenaktivität. Daraus resultiere die Reduktion der sexuellen Appetenz und die allgemeine Beruhigung des Patienten.

Als Folge der Medikation kommt es bei den Patienten zu Brustwachstum, Vergrößerung der Mamillen, Schwinden der Körperbehaarung. Der Bartwuchs bleibt allerdings erhalten. Der Fettpolster wird umverteilt, dadurch die äußere Erscheinung „weiblicher". Das Geschlechtsleben wird ebenfalls zumeist drastisch reduziert. Nach *Benjamin* kommt es zu einer merklichen Atrophie der Hoden und einer Verkleinerung des Penis erst nach relativ langzeitiger Behandlung; eine Schrumpfung der Prostata allerdings entwickle sich bereits frühzeitig. Die Häufigkeit der spontanen Erektionen nimmt ab, auch willentlich herbeigeführte Erektionen kommen nur mehr seltener zustande, die Ejakulation sistiert oftmals rasch. Die meisten Patienten geben an, daß ihr Masturbationsbedürfnis ebenfalls reduziert sei.

Als Kontraindikation für die Behandlung führt *Benjamin* nur Leberschäden an. Daß nach längerer Behandlung von Männern mit Östrogenen sich Karzinome entwickeln könnten, lehnt er im Gegensatz zu anderen Autoren ab.

7.1.2.3. Behandlung mit Antiandrogenen

Diese Methode will ich hier nur der Vollständigkeit halber erwähnen. Im wesentlichen handelt es sich dabei ja um eine Weiterentwicklung der Östrogenbehandlung. Die Indikationsbereiche und auch das Behandlungsziel sind praktisch gleich wie vorhin beschrieben. Antiandrogene kommen zwar hauptsächlich zur Dämpfung des Sexualtriebes zur Anwendung, werden jedoch mancherorts auch Transsexuellen als Unterstützung der Östrogenwirkung verordnet.

7.1.3. Chirurgische Maßnahmen

Auch hier müssen wieder drei verschiedene Techniken der Intervention abgegrenzt werden:
— Die chirurgische Kastration
— Eingriffe im Zentralnervensystem, dem „Sexualzentrum" (Psychochirurgie)
— Genitalverändernde Maßnahmen (Plastische Chirurgie)

7.1.3.1. Die chirurgische Kastration

Diese Maßnahme muß hier Erwähnung finden, da sie von alters her zur Bekämpfung der Homosexualität gefordert wurde. Auch heute noch wird bisweilen der Ruf laut, besonders im Zusammenhang mit Sittlichkeitsdelikten, und hier wieder insbesondere homosexuellen Pädophilen gegenüber. Auch für die genitalverändernde Operation beim männlichen Transsexuellen stellt sie außerdem ein integriertes Bestandteil der erforderlichen chirurgischen Maßnahmen dar.

Wieder einmal sollen ältere Autoren zu Wort kommen: Nach *Hirschfeld*, 1914, geht die Überlegung, Homosexuelle mittels Kastration zu behandeln, bereits auf das 19. Jahrhundert zurück. 1892 wurde diese Maßnahme von *Rieger* vorgeschlagen.

Hirschfeld selbst bezieht gegen derartige Forderungen scharf Stellung und weist vor allem darauf hin, daß die Befürworter der Kastration von der vollkommen falschen Voraussetzung ausgehen, daß der Sitz der konträren Sexualempfindung im Genitalbereich zu suchen sei. Außerdem, führt *Hirschfeld* an, wisse man mit Sicherheit, daß Kastration auf die Richtung des Geschlechtstriebes gar keinen, nach der Pubertät vorgenommen, auch auf die Stärke des Triebes einen nur unwesentlichen Einfluß habe. *Rohleder* hatte bereits 1907 geschrieben:

„Wer einem Konträrsexuellen die Kastration als Heilmittel gegen seinen Zustand anrät, handelt entweder ganz gewissenlos oder er hat keine Ahnung von dem wahren Zustand, dem wirklichen Wesen des Homosexualismus, und in diesem Fall soll er von jeglicher Raterteilung absehen. Einen derartigen Rat dann aber zu erteilen, halte ich eben für ein Verbrechen."

Hirschfeld meint, wenn man auf chirurgischem Weg die schadhafte Stelle entfernen wolle, müsse man schon den Kopf beseitigen, in dem sie sich in Wirklichkeit befindet. Ironisch sagt er, daß es sich dabei um eine Operation handle, die in früheren Zeiten, als auf homosexuelle Akte noch Todesstrafe stand, tatsächlich durchgeführt worden sei.

Obwohl demnach bereits zu Beginn unseres Jahrhunderts maßgebliche Autoren ihre Stimme gegen die Durchführung der Kastration erhoben und vor allem darauf hinwiesen, daß sie relativ nutzlos sei, begann man sich in den 60-er Jahren erneut mit dieser Möglichkeit auseinanderzusetzen. (*Langelüdekke*, 1963; *Krause*, 1964). Auffallend war, daß nunmehr großartige Erfolge berichtet wurden, die mit den Ausführungen der älteren Autoren nicht in Einklang zu bringen sind. An der Operation selbst hat sich in diesem Fall schließlich nichts geändert.

Es wurde jedoch im selben Zeitraum auch an der Erarbeitung alternativer chirurgischer Maßnahmen gewerkt und diese gingen genau in die Richtung, die *Hirschfeld* vor Zeiten, allerdings ironisch, wies: Unser nächstes Thema ist die Psychochirurgie sexualpathologischer Phänomene.

7.1.3.2. Psychochirurgische Maßnahmen

Zunächst noch einmal *Hirschfeld*. Er schreibt 1914:

„Es kann nach allem bisherigen nicht Wunder nehmen, daß, nachdem man erkannt hatte, daß der Sitz der Homosexualität im Gehirn zu suchen sei, man auch diese Stelle zu exstirpieren trachtet. In einer Diskussion über die Behandlung der Homosexuellen meinte Dr. Bodländer allen Ernstes, man müsse vor allem die Gehirnregion ermitteln, in welcher der homosexuelle Trieb lokalisiert sei, dann könnte man nach Trepanation des Schädels leicht durch Zerstörung dieses Zentrums die Homosexualität beseitigen."

Und er schreibt weiter:

„Hoffen wir angesichts dieses gutgemeinten Vorschlages, daß das circumskripte psychische Zentrum der Homosexualität erst aufgefunden wird, wenn man sich durch die richtige Beurteilung der Homosexuellen von der Überflüssigkeit solcher Operationen überzeugt hat."

Hirschfelds Hoffnung sollte sich nicht erfüllen. Man glaubt heute das Sexualzentrum zu kennen und auch bereits zu wissen, daß Homosexualität eine Neuroendokrinopathie sei, und man versucht heute tatsächlich, durch Eingriffe in diesem Zentrum sexualpathologische Phänomene zu beseitigen; die seinerzeit von Dr. *Bodländer* geforderte Maßnahme ist also Realität geworden.

Seit 1969 berichtet *Roeder* mehrmals über seine Methode der stereotaktischen Hypothalamotomie bei Triebtätern. Seither führen in Deutschland immer mehr Operateure derartige Eingriffe durch, die sonst nur in der CSSR durchgeführt werden. Die Umpolung eines Homosexuellen zur Heterosexualität durch elektrische Stimulierungsexperimente des Gehirns mittels implanierter Elektroden berichtete *Heath*, 1972. 1976 bezogen die deutschen Sexualwissenschaftler zu der Entwicklung der Psychochirurgie kritisch Stellung. (*Schorsch* und Ma., 1976).

Die Thalamotomie führt wohl nicht zu einer Umpolung konträr-sexuellen Empfindens und Verhaltens, sondern eher zu einer allgemeineren Abstumpfung. Der Sexualtrieb wird „gelöscht", ein Effekt, der auch bei der stereotaktischen Behandlung von Süchtigen, dort allerdings als „Nebeneffekt", zu beobachten ist, und der so häufig ist, daß „alle Patienten ohne Ausnahme vor der Psycho-Operation darauf hingewiesen werden". (Zit. nach *E. R. Koch*, 1976).

Die psychochirurgischen Methoden sind äußerst umstritten. Ethische und legistische Einwände werden geltend gemacht, von medizinischer Seite bestehen insbesondere wegen der Möglichkeit gravierender Nebeneffekte der Behandlung Bedenken. Diese sollten auch tatsächlich nicht in ihrer Bedeutsamkeit heruntergespielt werden. Zu bedenken ist ferner, daß auch andere als nur die erwünschten Veränderungen des sozialen Verhaltens des derart behandelten Patienten zu erwarten sind. Dies gilt für ihn ebenso wie für den chirurgisch Kastrierten.

Die Operateure, die die stereotaktische Thalamotomie durchführen, können andererseits darauf hinweisen, daß ihre Behandlungsmethode wie bisher keine andere die Rückfallsneigung sexuell abweichender Triebtäter einschränken könne. Die 10% Rückfälle, die auch von dieser Technik gegenüber kritischen Autoren, wie *Koch*, angegeben werden, sind tatsächlich nach bisherigem Verständnis dieser Problematik als äußerst niedrige Quote anzusehen. Allerdings muß man einkalkulieren, daß andere Behandlungspraktiken bisher kaum entsprechend eingesetzt wurden. Wie auch immer: Aus diesem statistischen Resultat beziehen die Operateure ihre Rechtfertigung.

Sie können immerhin darauf hinweisen, daß diese Behandlung, wenn sie auch in gewissem Maße als verstümmelnd gelten müsse, dennoch im Interesse des einzelnen, der damit seine Freiheit erlangen könne, wie auch der Gemeinschaft wirksam werde. Mit Defektheilungen muß das chirurgische Behandlungsverständnis ja aus Gewohnheit rechnen.

Juridische Probleme freilich bleiben bestehen. Sie beziehen sich vor allem auf die Art der „Freiwilligkeit", die vorliegt, wenn ein inhaftierter Triebtäter sich dazu entschließt, den Eingriff an sich vornehmen zu lassen.

Die oben angeführte Möglichkeit der Rechtfertigung des psychochirurgischen Eingriffs, kann *Heath* für sein therapeutisches Experiment wohl kaum beanspruchen. Die von ihm gewählte und überprüfte Technik ist allerdings weniger deshalb anfechtbar, daß es um eine therapeutische Zerstörung von Gehirngewebe geht. Diese ist bei der Implantation tiefer Elektroden wohl kaum in dem Ausmaß gegeben wie bei der stereotaktischen Thalamotomie. Die Einwände, die gegen *Heath* und sein Team vorzubringen sind, sind allgemein humanistischer Art, beziehen sich vor allem ablehnend auf die extrem manipulative Orientierung dieses Forschers. Seine Berichte über das therapeutische Experiment, bestimmte Regionen des Gehirns als „belohnende" Zentren in ein Konditionierungsprogramm einzubauen und so mittels Selbststimulation eine Umpolung der geschlechtlichen Orientierung von Homo- zu Heterosexualität zu bewirken, stieß auf heftiges und auch geäußertes Mißbehagen.

Koch, 1976, behauptet, daß nach der Veröffentlichung dieses Experimentes „ein Sturm der Entrüstung durch die medizinische Welt" gegangen sei. Das British Medical Journal habe davon gesprochen, daß die Menschenwürde durch derartige Versuche auf allen Ebenen angegriffen werde.

Da das deutschsprachige Schrifttum diesen „Entrüstungssturm" vermissen ließ und ihm auch sonst keine Information bezüglich dieser Experimente zu entnehmen ist, will ich hier diesen Beitrag zum „Frankenstein-Syndrom", wie ich Tendenzen extrem manipulativer Art in der Medizin, die sich außerdem anmaßen, grundsätzliche Probleme des menschlichen Zusammenlebens mittels medizinischer Techniken beheben zu können, bezeichnen möchte, liefern. Tatsächlich scheint das Heathsche Experiment den derzeit extremsten Pol zu bezeichnen, zu dem sich die Behandlungswut Störungen der geschlechtlichen Identität gegenüber versteigen kann.

7.1.3.2.1. Das Heathsche Experiment

In zwei Veröffentlichungen wurde 1972 über dieses Experiment berichtet:

Heath: Pleasure and Brain Activity in Man, sowie *Moan* und *Heath*: Septal Stimulation for the Initiation of Heterosexual Behavior in a Homosexual Male

Der Patient, um den es sich handelte, war ein 24-jähriger Farbiger, der an einer Temporallappenepilepsie litt. Seine Anamnese erbrachte, daß seine Adoleszenz äußerst schwierig verlaufen war. Er hatte bis zum Zeitpunkt der Untersuchung als praktizierender Homosexueller gelebt, seine Homosexualität war, wie *Heath* vermerkt, „durch Analkoitus gekennzeichnet". Heterosexuelle Erfahrungen hatte er bis zu diesem Zeitpunkt keine. Seit drei Jahren bestand Medikamenten- und Drogenmißbrauch. Er war abhängig von Sedativa und Stimulantien und konsumierte regelmäßig Cannabis und LSD. Mehrmals war es zu erfolglosen Suizidhandlungen gekommen. Psychiatrische Internierungen waren ebenfalls bereits mehrmals erfolgt. *Heath* beschreibt den Patienten als chronisch deprimiert und unfähig, Lust zu empfinden. Die Behandlung erfolgte in mehreren Phasen. Man könnte sie als Kombination von psychochirurgischen Methoden mit auf

7.1. Somatische Methoden

lerntheoretischen Überlegungen aufgebauten Praktiken der Modifizierung des Verhaltens beschreiben, einer Art Perversion des Gedankens der Modifikation des Verhaltens durch selbstverstärkende und von außen als Verstärker wirksam werdende, konditionierende Techniken.

In der ersten Phase der Behandlung wurde dem Patienten eine Reihe von Tiefenelektroden implantiert, entsprechend dem Tiermodell von *Olds* und Ma., 1954 und 1964 und früheren therapeutischen Experimenten von *Heath* selbst, 1963.

In der zweiten Phase wurden von seiten der Behandler, also im Sinne einer Fremdstimulierung, an allen Plätzen, an denen Elektroden gesetzt worden waren, Reizversuche durchgeführt. Lustvolle Reaktionen waren mittels dieser Stimulationsversuche nur dann zu erhalten, wenn die Reizung im Septum erfolgte. Die Reaktionen auf elektrische Stimulation anderer Regionen war entweder neutral oder aversiv.

In der nächsten Phase der Behandlung wurde der Patient mit einem transistorierten Selbst-Stimulator ausgestattet, den er jeweils für drei Stunden benutzen durfte. Dieses Gerät war bereits 1963 von *Heath* beschrieben worden. Durch Betätigung dreier Druckknöpfe kann die Person mittels dieses Gerätes verschiedene Regionen des Gehirns, an denen die Elektroden eingesetzt wurden, selbst stimulieren.

Es war zu beobachten, daß dieser Patient vorwiegend die septische Region reizte. In den drei Stunden, die er den Apparat benutzen durfte, führte er einmal 1500, einmal 1200 und einmal 900 derartiger Reizungen am Septum durch. Wenn ihm der Apparat weggenommen wurde, wehrte er sich meistens und verlangte, daß man ihn noch wenigstens einigemale stimulieren lasse. Die Knöpfe, von denen aus Reize an andere Hirnregionen gebracht werden konnten, betätigte er nur selten. Sowohl bei passiver elektrischer Reizung (also Fremdstimulierung) wie auch Selbststimulierung der septischen Region gab der Patient an, daß er Lustgefühle empfinde, sexuelle Erregung und den Drang zu masturbieren verspüre.

Die Umpolung der geschlechtlichen Orientierung geschah unter Ausnutzung dieser durch Reizung erzeugbaren Lustgefühle und sexuellen Erregung.

Bereits bevor mit den Reizversuchen begonnen wurde, hatte man dem Patienten einen pornographischen Streifen vorgeführt, der heterosexuelles Verhalten zeigte. Zu diesem frühen Zeitpunkt reagierte der Patient angewidert.

10 Tage später, als der Patient bereits den Selbst-Stimulator benutzte, Lustgefühle, sexuelle Erregung und den Drang zu masturbieren angab, wurde ihm erneut ein derartiger Film vorgeführt. Nunmehr reagierte er anders. Die Darstellung erregte ihn und er masturbierte bis zum Orgasmus.

Während der nächsten 7 Tage ließ der Patient ein gesteigertes Interesse an Frauen erkennen und äußerte schließlich den Wunsch nach heterosexuellem Geschlechtsverkehr. Es wurde ihm eine 21-jährige Prostituierte, die vorher über den Sachverhalt informiert worden war, zugeführt.

Am Tage, als die Prostituierte zu dem Patienten gelassen wurde, erlaubte man ihm zunächst wieder die Selbst-Stimulation für drei Stunden. In der Folge wurden EEG-Untersuchungen durchgeführt, in deren Verlauf der Patient erneut

5 Minuten lang passiv septal stimuliert wurde. Fünf Stunden nach der Selbst-Stimulation erfolgte der Kontakt mit der Prostituierten. Anfängliche Schwierigkeiten konnten mit aktiver (verbaler) Unterstützung der Prostituierten, die das Selbstvertrauen des Patienten bestärkte, überwunden werden und schließlich gelang dem Patienten die Penetration, die auch trotz der Umgebung und ungeachtet der Tatsache, daß er an das EEG angeschlossen war, zum befriedigenden Orgasmus führte.

Wie schon früher behauptet *Heath* auch in diesem Zusammenhang, daß diese manipulativen Eingriffe ausschließlich therapeutischen Zielsetzungen dienen. Dies scheint dennoch fragwürdig. Im Grund scheint es doch vielmehr darum zu gehen, zu beweisen, daß Erfahrungen aus dem Tierversuch auf den Menschen übertragbar sind, daß bei entsprechender Manipulation im Gehirn Menschen wie Tiere reagieren und daß bereits Techniken der Beeinflussung zur Verfügung stehen, von denen die Verfasser von Gruselromanen bisher nur im Rahmen utopischer Spekulationen zu phantasieren wagten. Schließlich ist in dem Fall von *Heath* zu vermerken, daß zwar aufgrund der komplizierten Technologie der Beeinflussung es tatsächlich gelang, daß ein bis dato ausschließlich homosexuell orientierter junger Mann einen subjektiv befriedigenden Geschlechtsverkehr mit einer weiblichen Person ausübte, daß jedoch überhaupt nicht davon gesprochen wird, ob etwa von diesem Zeitpunkt an männliche Personen an Reiz für ihn verloren. Auch war es zu dem Zeitpunkt der Beeinflussung wohl auch etwas voreilig, davon zu sprechen, daß der Patient von Homo- zu Heterosexualität umgepolt worden sei. Falls er auch in der Folge stundenlang andauernde Selbst-Stimulation benötigte, um für den heterosexuellen Koitus bereit zu sein, müßte man für dieses Sexualverhalten wohl überhaupt erst einen neuen Namen finden. Ein Aspekt der heterosexuellen Objektwahl, der sonst immer wieder bei Kontrastierung dieser Triebrichtung mit der homosexuellen besonders und in positiver Richtung hervorgestrichen wird, fällt für das therapeutische Experiment *Heath'* aus: Die partnergerichtete Erregung. Nach stundenlanger Selbst-Stimulation, die nach den früheren Berichten desselben Autors (1963) zum „Gefühl von Orgasmus ohne Höhepunkterlebnis" führt, ist ein Mensch möglicherweise zur sexuellen Kontaktaufnahme mit jedem Objekt, das sich anbietet, schon allein, um doch endlich einen Höhepunkt zu erleben, bereit.

Ein follow-up liegt zu diesem Fall nicht vor, wir wissen demnach nicht, welchen Einfluß all diese Manipulationen auf die psychopathologische Struktur dieses Patienten allgemein ausgeübt haben. *Heath* versprach sich wahrscheinlich einiges davon, daß dieser Patient, den er als unfähig zur Lustempfindung bezeichnete, nunmehr imstande war, die direkt zentral vermittelte Lust zu empfinden. Die Reizsüchtigkeit, die der Patient erkennen ließ, und die mit seiner anamnestisch erhobenen Drogenabhängigkeit in Beziehung zu stehen scheint, wird von *Heath* nicht problematisiert. Weiterhin wurde der therapeutische Ansatz dieses Experiments von keinem anderen Autor übernommen und überprüft. Wir wissen daher nichts darüber, ob des Heathsche Ergebnis reproduzierbar und damit auch generalisierbar ist.

Ich habe wohl keinen Zweifel daran gelassen, daß auch ich das therapeutische Vorgehen von *Heath* als ethisch fragwürdig empfinde. Auch das nächste somatische Behandlungverfahren rückt ethische Fragen ins Zentrum, Fragen der ethischen Begründung von medizinischen Entscheidungen und einer der wissenschaftlichen Theorie immanenten Ethik, die sich vor allem in der Forderung nach einem Bezug zwischen Theorie und Praxis wissenschaftlich motivierten Handelns manifestiert.

7.1.3.3. Der Einsatz plastisch-chirurgischer Methoden, insbesondere solcher, die die Morphologie der äußeren Genitalien verändern

Derartige operative Eingriffe wurden unter dem Schlagwort „Geschlechtsumwandlungsoperation" popularisiert. Sie werden bei Personen die nach „Geschlechtswandel" begehren, also nach heutiger Nomenklatur vorzugsweise „Transsexuellen" beiderlei Geschlechts, gesetzt. Im wesentlichen beinhalten sie bei der biologisch männlichen Person Kastration, Penektomie und Schaffung einer künstlichen Vagina, bei der biologisch weiblichen Person Mammaamputation, sowie Hysterektomie, beidseits Ovarektomie und, in manchen Behandlungszentren, Phalloplastik. Die Effizienz letzterer Maßnahme ist umstritten (*Money*, 1973) und so meinen auch heute noch einzelne Autoren, daß man sich bei den Veränderungen der weiblichen Morphologie mit der Mastektomie begnügen solle (*Sigusch* und Ma., 1978). Diese Maßnahme wurde bereits frühzeitig durchgeführt, wie sich der Hirschfeldschen „Geschlechtskunde" entnehmen läßt. In diesem 1930 erschienenen Werk veröffentlicht *Hirschfeld* den Brief eines sich als Gerd R. unterzeichnenden Individuums, das sich bei *Hirschfeld* dafür bedankt, daß er sein Verlangen nach Umwandlung unterstützt habe:

„Damals ging ich zum ersten Mal zu Ihnen, Herr Sanitätsrat; ich wollte die Anerkennung meiner Zugehörigkeit zum männlichen Geschlecht erhalten oder Schluß für immer machen. Durch Ihre Hilfe habe ich die Erlaubnis erhalten, männliche Kleidung zu tragen und als Gerd R. ein neues, meinem Wesen konformeres, schöneres und freieres Leben zu beginnen. Vor kurzem habe ich mir auch meine, wenn auch sehr geringe Brust entfernen lassen und fühle mich jetzt wie neugeboren.....".

Das Zitat dieses Briefes führt uns mitten in die auch heute noch bestehende Auseinandersetzung um derartige Eingriffe, demonstriert gleich zu anfang eine Reihe der kritischen Punkte, auf die man sich beziehen muß, will man selbst Stellung beziehen.

Der erste Bericht über die Durchführung einer genitalverändernden Operation beim Mann stammt aus dem Jahr 1931 von *F. Abraham*. Dieser Autor motivierte die Durchführung der Operation damit, daß die Patienten, an denen der Eingriff durchgeführt worden war, zur Selbstbeschädigung tendiert hätten. Deshalb habe er die Operation, die an sich einen kurzdauernden und relativ leichten Eingriff darstelle, bei dem man allerdings sehr sauber arbeiten müsse, durchgeführt, die , wie *Abraham* einräumt, vielleicht nicht als indiziert, eher als Luxus angesehen werden könne.

Auch heute noch gilt die Möglichkeit einer Selbstbeschädigung des Patienten, der nach Geschlechtswandel begehrt, als Hauptmotiv dafür, daß sich Psychiater wie auch Chirurgen mit der Durchführung des Eingriffs einverstanden erklären.

In Deutschland dürften derartige Eingriffe auch während des Hitlerregimes möglich gewesen sein, da *Bürger-Prinz* und *Giese*, 1953, über die Katamnese eines Falles berichten, der zu dieser Zeit operiert wurde. *Bonhoeffer* allerdings meinte, daß die Zeit solcher Verirrungen vorbei sei.

Ein Fall wurde auch in der Schweiz in den 30-er Jahren operiert. *Binder*, 1933, berichtet ausführlich über diesen Patienten und führt die Überlegungen an, die ihn dazu gebracht hätten, der Operation zuzustimmen.

1950 berichtete *M. Boss* über den Fall eines Transvestiten, bei dem er nach 50 Stunden Psychotherapie das Verlangen nach genitalverändernder Operation schließlich unterstützt habe. Der Patient hatte laufend damit gedroht, sich selbst zu verstümmeln oder sich das Leben zu nehmen. An diesem Patienten wurde eine Kastration, eine Penektomie sowie eine Umgestaltung der verbleibenden Skrotalhaut zu großen Schamlippen durchgeführt.

An die Darstellung dieses Falles schloß sich eine von *Mitscherlich* angeregte Kontroverse, die in der Zeitschrift „Psyche" stattfand. In diesem Zusammenhang wurde darüber diskutiert, ob eine derartige Operation rechtzufertigen wäre, bzw. inwieweit sie psychotherapeutischem Handeln ent- oder widerspräche. Ich werde diese Kontroverse noch genauer besprechen, will jedoch zunächst den weiteren Entwicklungsweg der chirurgischen Maßnahmen verfolgen.

1953 veröffentlichten *Hamburger* und Ma. jenen Fall, der zum Paradigma der neuen Beschäftigung mit den Phänomenen der gestörten geschlechtlichen Identität werden sollte, den Fall „Christine *Jörgensen*". *Hamburger* vertritt darüber hinaus einen die Möglichkeit der Operation begünstigenden Standpunkt. Zu den theoretischen Überlegungen, die dieser Auffassung zugrunde liegen, will ich mich später äußern.

1966 veröffentlichte schließlich *Benjamin* das Buch, das den Begriff des „Transsexualismus" popularisierte, wenn es ihn auch nicht einführte, wie ich bereits dargestellt habe. Es ist aber vielleicht jetzt eine gute Gelegenheit, darauf hinzuweisen, wie sehr der Begriff Transsexualismus mit der genitalverändernden Operation zusammenhängt. Erst die Propagation der chirurgischen Möglichkeit ließ diesen Begriff sowohl zum populären Slogan wie auch zur diagnostischen Kategorie werden; daraus erhellt, daß es kaum möglich ist, den Wunsch nach Geschlechtswandel nicht als diagnostisches Kriterium und als Leitsymptom des Transsexualismus zu sehen, wie es *Stoller* heute fordert.

Doch zurück zu *Benjamin*. In diesem Buch berichtet er über 73 operierte Fälle, beschreibt die günstigen Effekte dieser Art Behandlung und propagiert sie. Über die Beurteilungskriterien später, ich will mich hier darauf beschränken, die Autoren anzuführen, auf deren Publikationen die heutige Einstellung zur Problematik dieser chirurgischen Maßnahme zurückzuführen ist.

Pauly, 1968, konnte in der gesamten Literatur zu diesem Thema bis 1968 weitere 48 operierte Fälle aufspüren, wobei die Angaben der einzelnen Autoren über die Resultate des Eingriffes stark differierten; auch lagen sie im Durchschnitt unter den von *Benjamin* angegebenen günstigen Ergebnissen.

In der Folge berichteten *Money* und *Ehrhardt*, 1970, über 17 Männer und 7 Frauen, an denen geschlechtsverändernde Eingriffe vorgenommen wurden, *Randell*, 1971, über Ergebnisse an 44 Männern und 10 Frauen.

Für bestimmte Autoren, nunmehr auch des deutschen Sprachraumes, stellt diese Form der Behandlung die Ultima Ratio in der Therapie der Transsexualität dar.

Schorsch, 1974, und erneut 1975, schreibt:
„Wissenschaftlich läßt sich eindeutig aussagen, daß weder psychotherapeutische Behandlungen, welcher Schule auch immer, noch eine medikamentöse oder sonstwie psychiatrische Therapie irgendeinen Erfolg bringt. Nach dem heutigen Stand der Wissenschaft besteht die einzige sinnvolle und hilfreiche therapeutische Maßnahme darin, dem Drängen der Transsexuellen nach einer Geschlechtsumwandlung nachzugeben."

An dieser Textstelle von *Schorsch* läßt sich ablesen, welch ein Shift in der Auffassung seit den Tagen der Kontroverse um *Boss* in der Auffassung der deutschen Sexualmedizin eingetreten ist. *Sigusch* und *Ma.*, 1978, vertreten allerdings einen etwas differenzierteren Standpunkt als *Schorsch*, wenn sie zwar ebenfalls grundsätzlich die Indikation zur Operation bejahen, andererseits aber einräumen, daß mit dieser Form der Behandlung sicher noch nicht das letzte Wort gesprochen sei, den genitalverändernden Maßnahmen der Charakter einer „Notfalltherapie" anhafte.

Ich fühle mich zur Annahme berechtigt, daß die Entwicklung dieser heute beobachtbaren Auffassung der deutschen Sexualmediziner auf die Übernahme von Strömungen in der amerikanischen Sexologie zurückzuführen ist. Als Reaktion und als Loslösungsprozeß aus der eher gemächlichen und wohl auch sehr systemangepaßten Sexualwissenschaft *Gieses*, – etwa auf seine Auffassung von der „sexuellen Süchtigkeit" –, kam es zur Aufnahme wesentlich modernerer und liberaler erscheinender Konzepte aus den USA, wie sie etwa von Autoren wie *Masters* und *Johnson, Reiss, Money, Simon* und *Gagnon* erstellt wurden. In der Frage der Behandlung der Transsexuellen fiel allerdings bei der Annahme der operativen Möglichkeit völlig unter den Tisch, daß in den USA zwar starke Befürworter dieser Behandlungsform existieren, andererseits aber auch gerade um diese Thematik eine heftige Kontroverse bestand und besteht, ja daß selbst bereits Ende der 60-er Jahre ein bedeutsamer Wandel in den Einstellungen zur plastisch-chirurgischen Intervention deutlich wird.

Zunächst propagierte eine Gruppe von Autoren: *Baker, Stoller, Green, Pauly, Benjamin, Money* die Durchführung derartiger Operationen, andere aber protestierten dagegen. Ich will diese Kontroverse, die bisher in der deutschsprachigen Literatur keine Darstellung gefunden hat, aufzeigen. Dies scheint deshalb einmal notwendig, weil zum Beispiel die oben zitierte Äußerung von *Schorsch* zu einem Zeitpunkt formuliert wurde, als in den USA an dieser Behandlung immer stärkere Zweifel auftauchten und kritische Stellungnahmen bereits aus der Gruppe von Autoren erfolgt waren, die ich oben als Kerngruppe der Propagation bezeichnet habe (vgl. *Stoller*, 1969).

Zunächst will ich jedoch die theoretischen Annahmen, die den Hintergrund für die Befürwortung operativer Maßnahmen bei Begehren nach Geschlechtswandel darstellen, aufzeigen.

7.1.3.3.1. Theoretische Grundlagen der genitalverändernden Maßnahmen

In letzter Zeit hat sich eingebürgert, von „genitalkorrigierenden Maßnahmen" zu sprechen. Dieser Begriff macht es schlagartig deutlich, daß die Basis jeder

Rechtfertigung des Eingriffes die Überzeugung bildet, es mit einem Phänomen zu tun zu haben, das üblichen Krankheitsdefinitionen nicht entspricht, sondern eher als Entwicklungsanomalie oder eben als konstitutionelle Zwischenstufe aufzufassen ist, daß also hier tatsächlich die Korrektur einer Laune der Natur erfolgt, daß nämlich konstitutionell differierende somatische und psychische Verhältnisse vorliegen und man nunmehr die Korrektur in die Richtung durchführt, daß man die körperlichen den seelischen Verhältnissen anpaßt.

Ich will in diesem Zusammenhang darauf hinweisen, daß *Hamburger* den Fall *Jörgensen* noch im Sinne *Goldschmidts* interpretierte. Er nahm an, daß die „genuinen Transvestiten", als einen solchen diagnostizierte er ja den amerikanischen GI, „Umwandlungsmännchen" seien. Einen ähnlichen theoretischen Standpunkt vertritt auch *Benjamin*. Nun hat die Entwicklung der genetischen Forschung und der Endokrinologie, wie ich ausführlich dargestellt habe, dazu geführt, daß solche Annahmen nicht mehr aufrechterhalten werden können. Andere Hypothesen aus anderen Disziplinen, der Verhaltensforschung und der Psychoanalyse, wie bei *Money* und bei *Stoller* und *Green*, haben neue Konzepte, die die Unwandelbarkeit und Unbeeinflußbarkeit bestimmter Manifestationen von pathologischen Entwicklungen der gestörten Geschlechtsidentität belegen wollen, erstellt. Aber dabei handelt es sich eben doch weitgehend um Hypothesen, wie ich dargestellt habe.

Welche theoretischen Hintergründe man also derzeit haben kann, wenn man die Durchführung derart eingreifender Methoden wie der genitalverändernden Operation als indiziert erklärt, ist fraglich. Von *Dörners* Modell etwa distanziert sich *Sigusch*, 1978, ebenfalls.

Diese Überlegungen gelten für Autoren, die einer wissenschaftlichen Rechtfertigung des Akzeptierens der plastisch-chirurgischen Möglichkeit bedürfen. Man kann allerdings auch wie *Sigusch* und Ma., 1978, vorgehen:

„Dabei ist für die Frage, ob operative Eingriffe als indiziert angesehen werden oder nicht, von untergeordneter Bedeutung, wie die Transsexualität krankheitstheoretisch eingeordnet wird; ob als bizarre Perversion auf den Boden einer Borderline-Pathologie, als Endzustand einer progredient suchtartig verlaufenden Perversion, als monosymptomatische Paranoia oder als angeborene diencephale Neuroendokrinopathie."

Nimmt man diesen Standpunkt ein, verzichtet man grundsätzlich auf jede wissenschaftliche Rechtfertigung seines Handelns. Dieser Standpunkt ist zwar ehrlicher als so manch anderes, was in diesem Zusammenhang geäußert wird, ich kann ihn dennoch nicht akzeptieren und übernehmen.

Zumindest kann man meines Dafürhaltens solange nicht davon sprechen, daß man eine Behandlung nach dem medizinischen Paradigma durchführt, solange man keinen Zusammenhang zwischen Ätiologie, Symptomatik und daraus resultierender Behandlung herstellen kann. So wie es schon *Hirschfeld* sagte: Der ätiologische Ort der Störung der geschlechtlichen Identität ist nach allem bisherigen Wissen nicht das äußere Genitale, die andere Annahme, daß eine Diskrepanz zwischen der Geschlechtlichkeit der körperlichen und der seelischen Verhältnisse bestehe, die ätiologisch als biologischer Mechanismus wirksam werde, ist unbestätigt. Eine wissenschaftliche Begründung für eine derart eingreifende Maßnahme, wie sie eine geschlechtsverändernde Operation darstellt, ist derzeit nicht gegeben; so würde die Ethik der medizinischen Intervention diesen Eingriff als nicht indiziert erscheinen lassen. Dagegen steht die Ethik, die es sich zur Aufgabe gesetzt hat, auf jeden Fall lebenserhaltend zu wirken, so daß aus ihr heraus allgemein menschlich die Durchführung einer derartigen Operation, wenn man der Überzeugung ist, daß eine andere Maßnahme absolut keinen Erfolg bringen kann, indiziert erscheint, wenn ein Patient droht, zu selbstzerstörerischen Handlungen zu schreiten, wenn man seinem Wunsch nicht nachkommt. Eine derartige Entscheidung ist allerdings nicht medizinisch motiviert, sondern das Resultat einer Interaktion, einer zwischenmenschlichen Begegnung, wobei zufällig einer der Partner die Macht hat, diesen Wunsch des anderen zu befürworten.

Ich kann mich jedoch einer Auffassung des Theorie-Praxis-Bezuges nicht anschließen, bei der die Unklarheit, die über die ätiologischen Verhältnisse besteht, wie sie für den Transsexualismus von *Sigusch* richtig herausgearbeitet wird, dazu führt, daß dieser Bezug als einfach irrelevant übergangen wird.

Ich will jedoch nunmehr zur Besprechung der beiden großen Kontroversen, die sich im Umfeld der plastisch-chirurgischen Behandlung bei Störungen der geschlechtlichen Identität ergeben haben, übergehen.

7.1.3.3.2. Die Kontroverse *Boss* versus *Mitscherlich*

Die 66. Wanderversammlung der deutschen Neurologen und Psychiater fand 1950 in Badenweiler statt. Der Beitrag von *M. Boss* zu dieser Veranstaltung war die Vorstellung jenes Falles, bei dem er schließlich die Indikation zur Durchführung einer genitalverändernden Operation stellte. Ich habe diesen Vorfall bereits kurz erwähnt. Ich muß jedoch nachtragen, welche Begründungen für sein Vorgehen *Boss* damals vorbrachte. Man muß betonen, daß das Referat selbst nicht vorliegt, sondern lediglich seine Besprechung durch *Mitscherlich*. *Boss* interpretierte den Fall aus daseinsanalytischer Sicht und begründete aus diesem Winkel seinen Entschluß, den Patienten in seinem Wunsch nach Geschlechtsumwandlung zu unterstützen. Er meinte, daß bei diesem Kranken kein psychoneurotisches Symptom vorgelegen habe, sondern daß „gemäß dem dualen Daseinsmodus der Liebe" dieser Mensch zwiegeschlechtlich geartet gewesen sei. Die männlichen und die weiblichen Wesensseiten seien nahezu gleich stark entwickelt gewesen, so daß dieser Mensch eigentlich (obwohl verheiratet und Vater zweier Kinder) keines äußeren Partners bedurfte. Nach der „Retusche" seines eigenen Leibes (der Kastration) stand er – so die Interpretation durch *Boss* – wieder vermännlicht in der Welt, war aber gleichzeitig – wieder nach *Boss* – zu echter innerer Ruhe gekommen, denn nun „war er unten auch so, wie die viel beneideten Frauen".

Mitscherlich weist in seiner Kritik dieser Darstellung darauf hin, daß im Anschluß an diese Falldarstellung keine Diskussion stattgefunden habe. So habe man nicht an Ort und Stelle darauf verweisen können, daß *Boss* mit dieser Handlung eine Therapie vertreten habe, die durch Verstümmelung zu heilen wähnt. Er meint, daß ein solcher, das materiell-funktionalistische Moment überschätzender Eingriff dem psychotherapeutischen Denken widerspricht, dem es um die Integration der Person zu gehen habe. Ich zitiere:

„Wenn diese pragmatische Kälte von der materialistisch-funktionalistischen Grundposition der naturwissenschaftlichen Medizin her verständlich erscheinen kann, so doch kaum von der eines psychosomatisch denkenden Therapeuten."

Im Anschluß daran problematisiert *Mitscherlich*, was wohl geschehen würde, wenn auf irgend eine Weise der nunmehr verstümmelte Patient seine Männlichkeit auch erleben wolle und den Wunsch äußere, sich wieder rückverwandeln zu lassen. Wie sollte man die „Retusche", die *Boss* als therapeutisches Mittel zugelassen hatte, wieder rückgängig machen? Die Äußerungen von *Boss* zeigten für *Mitscherlich* mit großer Deutlichkeit darauf hin, welchen Versuchungen auch das psychotherapeutische Denken fortwährend ausgesetzt sei. Einmal verlocken die großen Möglichkeiten, welche der gegenwärtige Stand der Technik der Medizin zur Verfügung stellt; zum anderen ist es die narzißtische Versuchung, das eigene Verständnis des Phänomens „Krankheit" mit der vollen Realität dieses Phänomens und seinem unendlichen Aspektreichtum zu verwechseln, bzw. die eigene Interpretation dem vollen Sinn des realen Krank-Seins voranzustellen und dementsprechend sinnwidrig zu handeln.

Boss reagierte auf diese Kritik mit einer harschen Replik. Er wies darauf hin, daß es eben Menschen gebe, deren Dasein naturhaft-konstitutionell so begrenzt sei, daß sie nur in einer Weise des Krank-Seins, des Verstümmelt-Seins zu existieren vermögen. Es sei doch bekannt, daß zum Beispiel Schizophrene aus dem Umstand, daß sie somatisch erkranken oder invalid werden, eine Erleichterung ihres psychopathologischen Zustandes erfahren.

Er stellt weiters dar, daß sein Patient ihn darüber belehrt habe, daß sein äußerstes Selbst-Sein-Können nie über die menschliche Kümmerform einer nur in sich selbst zwiegeschlechtlich auseinandergelegten Daseinsgestalt zu gelangen vermag, weil ihm anlagemäßig die Potenz zur Bildung einer vollen menschlichen Liebesgestalt aus zwei selbstständigen Individualitäten, einem Ich und einem Du, gar nicht mitgegeben worden war. Darum fühlte dieser Patient in sich auch keine Spur des Wunsches nach einer „Heilung" zu einer „normalen" Männlichkeit, die ihr Du in einer faktischen weiblichen, reifen Individualität gesucht hätte. Um so intensiver drängte es ihn dagegen mit aller Macht nach dem ihm möglichen Ziel und Sinn eines Menschseins, das seine Art des Selbst-Sein-Könnens umschloß. Dieses aber beschloß das unabweisbare und dringliche Verlangen in sich, sich ganz, auch die leibliche Struktur, seiner seelisch-geistigen Zwitterhaftigkeit entsprechend auszuformen. Der Patient habe ihn im Grunde vor die Entscheidung gestellt, auch weiterhin ihn seiner zunehmenden seelischen und geistigen Zermürbung anheimfallen zu lassen und ihn zudem zum Schutz vor Selbstverstümmelung, respektive Suicid, auf nicht absehbare Zeit zu internieren, oder ihn aber leiblich zu entmännlichen. Nach *Boss* wäre nun das Zulassen des Weiterschreitens der „geistigen Zermürbung" einer passiven, die Internierung einer aktiven Verstümmelung des Menschseins des Patienten gleichgekommen; beides hätte also den Stellenwert einer „totalen geistigen Kastration" bekommen. Diesen beiden Formen geistiger Kastration gegenüber erschien ihm bei der Gewißheit, mit der er aus seiner Erfahrung heraus durch eine Operation auf eine neue Menschwerdung hoffen durfte, die Entfernung der Hoden, also die körperliche Kastration, bei einem Mann zudem, der seiner Fortpflanzungsfunktion bereits gedient hatte, nicht etwa als das kleinere Übel oder als ein bloß nützlicher und opportuner Eingriff, sondern als das unvergleichlich viel Sinnvollere und Menschenwürdigere.

„Wer hier die aktive oder passive geistige Kastration der körperlichen vorgezogen hätte, dem könnte man wohl, scheint mir, den Vorwurf einer gewaltigen und höchst eigenmächtigen Überschätzung der materiellen Leiblichkeit des Daseins zu ungunsten seiner spezifisch menschlichen, seelisch-geistigen Bereiche nicht ersparen."

Mitscherlich gab sich mit dieser Replik nicht zufrieden. Er veranstaltete in der Folge eine Umfrage unter deutschen und schweizerischen Psychiatern und Psychotherapeuten, um, wie er sagte, die Diskussion nicht zu einer persönlichen Auseinandersetzung zweier noch dazu befreundeter Therapeuten werden zu lassen. An 28 Personen oben genannten Fachgebietes wurden folgende Fragen gerichtet:

— Halten Sie einen Eingriff wie den von *Boss* vorgenommen, allgemein ärztlich betrachtet, für zulässig oder nicht?

— Halten Sie den von *Boss* vorgenommenen Eingriff vom Standpunkt des Psychotherapeuten aus für zulässig oder nicht?

Unter den Befragten befanden sich auch Personen, die *Boss* namhaft gemacht hatte. Es wurden unter anderen *Bally, Binder, Binswanger, Bleuler, Brun, Dührssen, Jores, C. G. Jung, Kemper, Meng, Schultz-Hencke, Staehelin, Weizsäcker, Göppert* und *Zutt* befragt.

Eine Überschau über die erfolgten Antworten ergibt, daß nur ein geringer Teil der Befragten die Boss'sche Vorgangsweise bejahte. Der überwiegende Anteil beantwortete beide Fragen mit einem klaren Nein. Auffällig ist, daß sich die Schweizer noch eher befürwortend verhielten; die Ursache dürfte wohl darin zu finden sein, daß außer *Boss* selbst noch *Binder* und *Binswanger* in derartige Probleme verwickelt gewesen waren.

Ich will einige Meinungen wiedergeben, die mir interessant und aufschlußreich erscheinen.

Bally vermerkt, daß die kosmetisch-chirurgische Verstümmelung keineswegs eine ideale, höchstens in diesem Falle bedauerlicherweise notwendig gewordene praktische Lösung darstelle. Sie sei vergleichbar damit, daß man einer Mutter, die ihre Kinder haßte, diese wegnimmt. Damit schützt man zwar die Kinder vor der Mutter und befreit die Mutter vom Gegenstand ihres Hasses; daß eine „Heilung" eingetreten sei, könne aber wohl nicht gesagt werden. Vielleicht sei eine Art praktischer Heilung zu konstatieren, im idealen Sinn liege aber eine solche nicht vor; ebenso wenig entspreche die Behandlung des strittigen Falles durch *Boss* den idealen Anforderungen der Psychotherapie. *Boss* habe als Arzt nicht anders handeln können, vielleicht auch nicht anders handeln dürfen. Die Art, in der er sein Vorgehen theoretisch begründe, müsse man ablehnen.

C. G. Jung meint, daß man den psychotherapeutischen Aspekt aus der Behandlung dieses Falles ganz heraushalten müsse. Die Operation habe mit Psychotherapie überhaupt nichts zu tun, jeder, sogar der Patient selbst, hätte sie anempfehlen können. Auch *Boss* habe, als er dem Patienten den Rat gab, einen Chirurgen aufzusuchen, der ihn kastrieren solle, als Privatmann gehandelt. Solche Privatsachen solle man nicht an die große Glocke hängen. Der Eingriff selbst sei bedenklich, wenn nicht unzulässig.

Kranz äußert Zweifel an der psychotherapeutischen Interpretierbarkeit des strittigen Vorgehens, indem er auf die Definition von Psychotherapie hinweist. Eine solche sei gar nicht in Handlung getreten, sie habe versagt, vielleicht weil sie versagen mußte; gehandelt habe auf jeden Fall nur der Techniker. Was in diesem Handel ein Psychotherapeut noch zu tun habe, außer den Bankrott der Psychotherapie zu erklären, sei zweifelhaft.

Meng vertritt den Standpunkt, daß beim heutigen Stand unseres mangelhaften Wissens von der Entstehung der Perversionen (Konstitution und Milieu) und ihrer wirksamen Prophylaxe und Therapie ein chirurgischer Eingriff, den der Psychotherapeut durchführen läßt, ärztlich nicht zulässig sei.

Weizsäcker meint, daß der Ausweg in die chirurgische Maßnahme als Beispiel eines Mißerfolges der Therapie allgemein — der ärztlichen im ganzen wie auch deren psychotherapeutischer Variante — zu bezeichnen sei. Schließlich gehöre es zum Sinn der psychotherapeutischen Bewegung in der Medizin in jedem, nicht nur im spezifischen vorliegenden Fall, die Durchführung chirurgischer Maßnahmen einzuschränken, und, wenn irgend möglich, die chirurgische durch eine erhaltende zu ersetzen. Dieses Ziel müßte auch dort ausgesprochen werden, wo dies noch nicht möglich ist. Dies hänge gar nicht damit zusammen, ob man in diesem spezifischen Fall für oder gegen eine Operation eintrete.

Göppert problematisiert die wissenschaftliche und damit auch ethische Berechtigung und Begründung der Maßnahme. Die wissenschaftliche Begründung sei für ihn zumindest anfechtbar. Die Annahme, daß in einem männlichen Körper eine Zwitterseele wohnt, sei eine schwer akzeptable Hypothese, zumal, wenn diese Diskrepanz von Leib und Seele als konstitutionelle Gegebenheit aufgefaßt werden solle. Man werde sich wohl die Frage stellen müssen, wie eine derart zwittrige Seele denn in eine ihr nicht angemessene Körperlichkeit hineingeraten sei. Da werde eine Selbstständigkeit von Leib und Seele postuliert, die mit dem Begriff der Konstitution nur schwer in Einklang zu bringen sei.

Zutt wirft in seinem Beitrag die Problematik der plastischen Chirurgie allgemein auf. Der Gegenstand chirurgischer Wirksamkeit sei der anatomische Leib, die Wiederherstellung krankhaft veränderter Strukturen oder krankhaft veränderter Funktionen.

Man müsse es als eine Perversion des chirurgischen Verfahrens bezeichnen, wenn Modifikationen der Physiognomie vorgenommen werden und zugleich anatomische Strukturen und physiologische Funktionen gestört und zerstört werden. Solches sei bei „Schönheitsoperationen" die Regel; derartige Verhältnisse könne man nicht mit legitimem, chirurgisch-ärztlichem Vorgehen gleichsetzen. Sie entsprächen eher den Bereichen des Haarkünstlers und des Schneidermeisters. Diese Kritik müsse man nach *Zutt* auch den genitalverändernden Maßnahmen, die von *Boss* in die Wege geleitet wurden, zukommen lassen.

Eine ganze Reihe von Diskutanten kritisiert *Boss* vor allem in einem Belang: Daß er angenommen habe, bereits nach 50 Stunden psychotherapeutischer Gespräche genügend viel über den Patienten zu wissen, daß es ihm genügend sicher schien, daß die psychotherapeutische Praxis hier versagen müsse und der Ausweg in die Indikation zur chirurgischen Kastration die einzige mögliche Lösung darstelle.

Diese Kontroverse fand 1950/1951 in der Zeitschrift „Psyche" statt. Sie hätte genausogut heute stattfinden können. Wir sind auch heute nicht weiter in der Argumentation. Sowohl die Gründe, die damals für derartige Eingriffe geltend gemacht wurden, als auch die Bedenken, die angemeldet wurden, könnten kaum anders formuliert werden. Die Diskussion nahm in wesentlichen Zügen auch die Kontroverse vorweg, die wenig später in den USA losbrach, ohne von der deutschen Notiz zu nehmen.

7.1.3.3.3. Die Kontroverse in den USA

In den USA nahm das Interesse an den genitalverändernden Maßnahmen als Folge der weiten Publizität, die der Jörgensen-Fall fand, in den 50-er Jahren bedeutend zu. 1953 veröffentlichte *Hamburger* mit seinen Mitarbeitern sowohl den Bericht über diesen Fall wie auch eine Arbeit über die Briefe, die ihm nach der Veröffentlichung der „gelungenen Geschlechtsumwandlung" zugekommen waren. 465 Personen hatten ihm auf brieflichem Weg von ihren Problemen der geschlechtlichen Identität Mitteilung gemacht und den Wunsch nach einer derartigen Operation geäußert.

1965 veröffentlichten *Green, Stoller* und *McAndrew* die Ergebnisse einer Studie, die die Einstellung zu derartigen chirurgischen Maßnahmen bei Ärzten und sexuell abweichenden Personen erfaßte. Es stellte sich heraus, daß Chirurgen, praktische Ärzte und Psychiater in nur geringem Prozentsatz eine operative Maßnahme befürworteten, falls ihnen keine andere Information geboten wurde, als daß eine Person ihr Geschlecht wechseln wolle (9% der Psychiater, 6% der Praktiker, 3% der Chirurgen). Die Bereitschaft zur Befürwortung stieg bei allen diesen drei ärztlichen Interessensvertretern, wenn psychiatrische Diagnosen bereitstanden, Berichte über bereits durchgeführte psychotherapeutische Versuche zugänglich waren etc. Falls man als Information gab, daß der Patient bereits zwei Jahre in Psychotherapie war, immer noch nach der Prozedur verlangte, der behandelnde Psychiater ihn als nicht psychotisch einstufte und selbst den Wunsch des Patienten unterstützte, stimmten dann 37% der Chirurgen, 45% der Psychiater und 41% der Praktiker für die Durchführung des Eingriffes.

Die Autoren schlossen aus diesem Ergebnis ihrer Untersuchung darauf, daß immerhin ein beträchtlicher Anteil der Ärzteschaft unter bestimmten Bedingungen die Durchführung einer genitalverändernden Operation befürworten oder durchführen würde. Sie forderten daher, daß man die Forschung auf diesem Bereich intensiviere und legale Richtlinien entwickle.

Ebenfalls 1965 veröffentlichte *Pauly* eine Überblicksuntersuchung über 100 Fälle von „Transsexualismus", wobei auch Fälle erfaßt wurden, die unter anderen Diagnosen beschrieben worden waren. Die am deutschen Beispiel aufgezeigte Kontroverse kommt auch hier deutlich zum Ausdruck. Einerseits werden die Autoren zitiert, die die Operation befürworten und damit die Priorität, die man den äußeren Erscheinungen zumißt, in Frage stellen. *Pauly* zitiert, daß diese Autoren den Standpunkt vertreten, daß die Operation eine rasch wirksame und ökonomische Methode sei, die nicht einzusetzen inhuman den betroffenen unglücklichen Individuen gegenüber wäre. Die „Geschlechtsumwandlungsoperation" wird in diesem Zusammenhang mit anderen physisch angreifenden Methoden der Behandlung psychischer Störungen verglichen und gleichgesetzt: Schließlich seien ja auch Prozeduren, wie die präfrontale Lobotomie, die Elektroschocktherapie etc. anerkannt.

In dieser ersten Studie zum Transsexualismus bezieht *Pauly* noch einen reservierten Standpunkt zur Frage der genitalverändernden Operation, weist auf die möglichen Nebenwirkungen und schlechten Ausgänge derartiger Maßnahmen hin. In einem späteren Artikel (*Pauly*, 1968) wird dann der Anschluß an die Auffassung von *Stoller, Green, Baker, Benjamin* etc. voll durchgeführt und propagiert sie die Durchführung der operativen Genitalkorrektur als einzige Hilfsmöglichkeit, die man dem „Transsexuellen" zukommen lassen könne.

In der Zwischenzeit hatte sich jedoch seit der Veröffentlichung des „Christine Jörgensen-Falles" durch *Hamburger* bereits eine rege Kontroverse entwickelt, die *Pauly* zwar im oben genannten Artikel zitiert, jedoch anscheinend nicht als bedeutungsvoll erachtet. Ich will diese Kontroverse nunmehr nachzeichnen.

Hamburgers Darstellung war bekanntlich 1953 erschienen. Bereits im selben Jahr nahmen *Wiedeman* und *Ostow* in kritischer Weise Stellung zu diesen Ausführungen. *Wiedeman* schließt sein Statement mit folgender Bemerkung:

„Bei allem Respekt, den wir dem chirurgischen Geschick Dr. Hamburgers und seiner Mitarbeiter schuldig sind, können wir trotzdem kaum den Standpunkt beziehen, daß die psychiatrische Indikation zu diesem Eingriff vernünftig war."

Ostow kritisiert vor allem, daß die Autoren unkritisch die Selbstdarstellung ihres Patienten übernommen und zu ihrer eigenen Auffassung gemacht hätten. Diese Vorgangsweise sei ihm deshalb so suspekt, weil man aus ihr eine verwirrende reductio ad absurdum ableiten könne:

„Wenn ein Patient zu sterben wünscht, sollte dann der Arzt diesen Wunsch des Patienten aktiv unterstützen oder sogar seinen Selbstmord in die Wege leiten? Manche befürworten die Euthanasie für Patienten, die an einer unheilbaren physischen Krankheit leiden; bisher wurde sie jedoch noch nie, zumindest soviel ich weiß, ernsthaft als Lösung für Geisteskrankheit vorgeschlagen."

Kubie bezeichnete in einem Vortrag, den er 1954 vor der Amerikanischen Psychoanalytischen Gesellschaft hielt und der dann später in erweiterter Form posthum veröffentlicht wurde (*Kubie*, 1974), die Tendenz zur Durchführung derartiger Operationen als „tragischen Irrtum".

Lukianowicz, 1959, vertrat den Standpunkt, daß chirurgische „Behandlung" des Transsexualismus der ärztlichen Ethik zuwiderlaufe, jeder vernünftigen Basis entbehre, außerdem keineswegs frei von gefährlichen Risken sei.

1954 hatte *Gutheil* einen Aspekt betont, der der von *Ostow* geäußerten Kritik entspricht:

„Was soll geschehen, wenn ein Patient verlangt, daß man seine Augen entfernen solle, weil sie „Sünden begehen", oder daß man ihm den rechten Arm amputiere, daß er aufhören könne, zu masturbieren? Soll die Medizin auch in solchen Fällen nachgeben?"

1967 bezog *Meerloo* Stellung zum Problem: Er selbst habe keine Patienten gesehen, die Geschlechtswandel begehrten, die nicht an der Grenze der Psychose gestanden wären und aus selbst-destruktiven Wünschen heraus massive Veränderungen ihres äußeren Erscheinungsbildes angestrebt hätten. Es erhebe sich also die Frage, ob man als Arzt tatsächlich mit den sexuellen Wahnvorstellungen der Patienten in Kollaboration treten solle. *Meerloo* schließt eine derbe Kritik der

Programme, die zur Erforschung der Störungen der geschlechtlichen Identität dienen sollen, an:

„Das Projekt der Geschlechtsveränderung wurde mit all den Feierlichkeiten und Fanfarenstößen des ‚Szientismus' propagiert. Es hat einen euphemistischen Namen und den Anschein einer multidisziplinären Teamarbeit, komplett mit Laboratorien, Röntgen und Psychotest. Aber andererseits repräsentiert es ebensosehr eine unglückselige Verleugnung des Reichtums psychiatrischer Einsicht in die raffinierten, selbstmörderischen, dynamischen Instanzen derer, die es verweigern, ihr Geschlecht und sich selbst zu akzeptieren."

1969 veröffentlichte *Socarides* eine Kritik am Konzept des Transsexualismus und dessen chirurgischer Behandlung. Er meint, daß chirurgische und hormonelle Behandlung die Probleme der Patienten nicht lösen könne, seien diese homosexuell, Transvestiten oder schizophren, sondern daß es sich lediglich um eine Art Symptombeseitigung handle. Die chirurgische Intervention versuche Ergebnisse der menschlichen Evolution rückgängig zu machen. Auch wisse man überhaupt nichts über das weitere Schicksal bereits Operierter.

Am letzten Punkt setzt auch die Kritik *Stollers* an, also eines Autors, der ursprünglich die genitalkorrigierende Behandlung befürwortete. Mit seinen derart gerichteten Stellungnahmen muß ich mich dementsprechend etwas genauer befassen.

Die erste Arbeit, in der *Stoller* einen differenzierteren Standpunkt zur genitalverändernden Operation einnahm, erschien 1969 als Editorial im Journal of Nervous and Mental Diseases: "A Biased View of 'Sex Transformation' Operations".

Er beklagt zu diesem Zeitpunkt, daß praktisch keine exakten Follow Up-Studien vorliegen und die Erfolgsstatistiken aus diesem Problembereich dementsprechend lediglich impressionistisch seien und nicht beanspruchen könnten, als gesichert angesehen zu werden. Weder seien sorgfältige Untersuchungen des psychischen und psycho-pathologischen Zustandes vor und nach der Operation erhoben worden, noch seien verbindliche Erfolgskriterien erstellt worden. Schließlich differiere die Diagnose von Untersucher zu Untersucher. Zwar sei für eine kleine Gruppe die Operation der einzig mögliche Weg, jedoch würden sicher viele Patienten operiert, die dieser Kerngruppe wahrer Transsexueller nicht angehören, an der Grenze zur Psychose stünden oder offen psychotisch seien, schwer depressiv seien, lediglich Homosexuelle, homosexuelle Prostituierte oder fetischistische Transvestiten seien. Bei all diesen Patienten wisse man nicht, ob sie nicht später unter dem Verlust ihres Gliedes leiden würden. Dementsprechend sei exakte Diagnosestellung unerläßlich und Konsens über die Population, die operiert werden sollte, zu fordern. Außerdem äußert *Stoller* die Befürchtung, daß selbst die Patienten der Kerngruppe, die postoperativ eindeutig gebessert und beruhigt erschienen, nach einiger Zeit erkennen würden, daß ihr ursprünglicher Wunsch nicht in Erfüllung gehen konnte und nie in Erfüllung gehen wird und dann Selbstmord begehen würden. Dies betreffe wahrscheinlich umgewandelte Frauen mehr als umgewandelte Männer. *Stoller* kommt zu dem Schluß: Erwachsene Personen, die den Wunsch nach Geschlechtsumwandlung äußern, sollten streng untersucht werden. Die, die in ihrer Anamnese eine Geschichte aufweisen, daß sie eine Zeitlang fähig gewesen waren, ein ihrem biologischen Geschlecht entsprechendes Geschlechtsleben zu führen und die dabei Lust empfanden, sollten nicht operiert werden. Zu diesen Fällen zählt *Stoller* auch offen Homosexuelle, fetischistische Transvestiten und Männer, die Ehen schlossen und imstande waren zu erigieren, wobei es keine Rolle spielen sollte, ob bei diesen Aktivitäten transsexuelle Fantasien zum Tragen kamen. Außerdem sollten geistig kranke Individuen, — schwer depressive, psychotische und solche, von denen man derartige Entwicklungen postoperativ erwarten könne —, von der Operation ausgeschlossen werden.

Die Kliniken, in denen derartige operative Maßnahmen durchgeführt würden, sollten strikt angewiesen werden, Follow Up-Untersuchungen durchführen zu müssen. Auch sollte die Operation nur in einzelnen Institutionen auf legale Weise durchführbar sein. Sonst sollte sie als illegal erklärt werden. Diese Zentren, die zur Operation befugt würden, sollten nach den Möglichkeiten ausgewählt werden, die sie böten. Die Zentren müßten mit Laboratorien zur endokrinologischen und chromosomalen Untersuchung ausgestattet sein, psychiatrische und chirurgische Abteilungen haben. Falls die gesammelten Ergebnisse dieser Zentren nach 10 Jahren Nachkontrolle eine große Anzahl schlechter Resultate zeigen sollten, wobei die entsprechenden Kriterien bereits vor Start des Programmes festgelegt sein müßten, sollte die Prozedur für die Vereinigten Staaten illegal erklärt werden. In einer Fußnote fügt *Stoller* an, außer wenn man eine kleine Gruppe herausfiltern könne, die sich präoperativ von den anderen Patienten abgrenzen habe lassen und die in ihrer Gesamtheit von der Operation profitiert.

In Aufsätzen, die 1973 und 1974 erschienen, vertritt er immer wieder denselben Standpunkt: Die Operation sei für bestimmte Patienten die einzige Möglichkeit, jedoch diese seien einzuengen, sie seien die „weiblichsten der Männer". Es sei skandalös, daß man über das Schicksal der bislang Operierten nichts wisse, man gehe viel zu leichtfertig mit dem ganzen Problem um. Die Operation sei keineswegs ein einfacher Eingriff, sie habe ein recht hohes Operationsrisiko und häufig seien postoperative Komplikationen zu beobachten.

Das Gebiet des Transsexualismus ziehe unverantwortliche Psychiater und unverantwortliche Chirurgen in hohem Maße an, die lediglich aus ökonomischen Interessen oder auch irgendwelchen Irrationalismen heraus agierten.

Bereits in den erwähnten Aufsätzen, aber besonders auch in seinem 1975 erschienenen Buch "The Transsexual Experiment" vertritt *Stoller* den Standpunkt, daß auch für die „weiblichsten der Männer" die genitalkorrigierende Operation keine Heilung bedeute, sondern lediglich ein Palliativum darstelle. Die betreffenden Fälle seien ruhiger, sozial angepaßter, psychopathologische Phänomene, die präoperativ auffällig waren, wären postoperativ nicht mehr zu beobachten. Allerdings gibt er in erwähntem Buch seiner 1969 geäußerten Annahme, daß diese Ruhe nach einiger Zeit zusammenbrechen werde, neue Nahrung. Er berichtet ungünstige Verläufe aus seinen Erfahrungen mit Nachkontrollen bei erwachsenen Operierten. Davon jedoch später.

Die Auffassung, die Operation sei lediglich ein Palliativum, hatte *Money* bereits 1970 geäußert, als er über die Resultate, die an den im "Gender Identity Program" im John Hopkins operierten Patienten gewonnen werden konnten, berichtete.

Die Entwicklung eines kritischen und reflektierten Standpunktes, wie ich sie bei *Stoller* verfolgen konnte, kann allerdings keineswegs bei allen Autoren aus dem amerikanischen Schrifttum nachgewiesen werden. *Ihlenfeld* aus der "Benjamin Research Foundation" vertritt noch 1974 den älteren befürwortenden Standpunkt. Leider ist die von mir aufgezeigte Kontroverse, wie sie sich in den USA abspielte und wohl auch immer noch abläuft, im deutschsprachigen Raum viel zu wenig bekannt geworden und orientieren sich die deutschsprachigen Autoren nicht nach der beschriebenen Entwicklung, sondern eher nach dem alten Standpunkt von *Benjamin*, wie er sich bei *Ihlenfeld* erneut findet, und den frühen Äußerungen von *Stoller* etc. So stellten 1978 *Sigusch* und Mitarbeiter ein Projekt vor, in dessen Verlauf bestimmte Fälle unter bestimmten Kriterien einer operativen Behandlung zugeführt werden sollten. Dieses Team betont in diesem Zusammenhang, daß diese Kriterien nicht diagnostischer Natur im Sinne *Stollers* sein müßten.

7.1.3.3.4. Follow Up-Untersuchungen nach Durchführung genitalkorrigierender Operationen

Ich habe schon dargestellt, daß der auch nach *Stoller* beklagenswerte Zustand besteht, daß man weder weiß, wieviele Transsexuelle bisher operiert wurden, noch auch, welchen Verlauf ihre Entwicklung nach der Operation erkennen läßt. *Benjamin*, 1966, wie schon mehrfach erwähnt, berichtete über Behandlungsergebnisse von 73 operierten Fällen, die nach diesem Autor zu 85 % von der Operation günstig beeinflußt worden waren.

Money, 1970, schrieb über Ergebnisse, die an 17 Männern und 7 Frauen gewonnen wurden.

Randell, 1971, über 44 Männer und 10 Frauen; *Stoller*, 1975, über 4 Fälle (2 weiblichen und 2 männlichen Geschlechts).

Allgemein leiden diese Darstellungen darunter, daß die Erfolgskriterien recht weich formuliert sind, zumeist gibt zum Beispiel die Angabe des Patienten, daß er sich nun glücklich fühle, den Autoren Anlaß, von einem günstigen Ausgang der Genitalkorrektur zu sprechen. Weitere Erfolgskriterien sind zumeist dem sozialen Bereich entnommen: Anpassung an die neue Rolle, Ehe bzw. andere Form eines dauerhaften Partnerverhältnisses. Von etwaigen Remissionen psychopathologischer Auffälligkeiten wird nicht gesprochen. Kritisch zu vermerken ist außerdem, daß bis auf die 4 Fälle, über die *Stoller* berichtet, recht kurze Verläufe zur Kontrolle gelangten.

7.1.3.3.5. Komplikationen der genitalkorrigierenden Maßnahmen

Ich habe oben erwähnt, daß auch *Stoller* die Meinung äußert, daß die fragliche Operation riskant und komplikationsreich sei. Diese Komplikationen will ich nunmehr besprechen. Vorauszuschicken ist, daß über sie der Literatur nur recht wenig Brauchbares zu entnehmen ist, ein Zustand, den *Kubie*, 1969, kritisch vermerkt. Die Autoren, die die Operation befürworten, eventuell auch selbst durchführen, neigen dazu, ungünstige Ergebnisse anderer Autoren nicht zu zitieren, bzw. die Komplikationen, die an den eigenen Patienten augenfällig wurden, zu bagatellisieren. Diesen Umstand muß man unbedingt im Auge behalten, wenn man Erfolgsstatistiken über diese Art chirurgischer Behandlung einsieht. Ein Beispiel für diesen Umstand will ich später extensiv darstellen. Umso mehr Gewicht kommt den dennoch publizierten Berichten über Mißerfolge und Komplikationen zu.

Grundsätzlich muß man zwischen verschiedenen Arten von Komplikationen differenzieren:

– chirurgischen, die sich aus der Operation selbst ergeben,
– psychologischen, die als Reaktion auf die Operation selbst oder als Fortführung der psychopathologischen Situation, die bereits präoperativ bestand, imponieren können, sowie
– sozialen: Soziale Depravation im postoperativen Verlauf.

Wir wollen nunmehr diese drei Arten von Komplikationen einzeln bearbeiten.

ad chirurgische Komplikationen:

Die häufigste Komplikation der Scheidenplastik bei der Genitalkorrektur von männlich zu weiblich ist der Umstand, daß im Lauf der Zeit die neugebildete Scheide schrumpft, wenn nicht regelmäßig Geschlechtsverkehr geübt wird oder täglich ein Dehnungsinstrument aus Plastik eingeführt wird. Die Scheide kann sich ohne diese Maßnahme auch ganz schließen. Im Verlauf dieser Entwicklung wird auch der Koitus immer schwieriger zu vollziehen, die Insertion immer schmerzhafter. Nachoperationen, die dann durchgeführt werden, müssen zumeist Gewebe opfern, so daß auch dieser Eingriff dann nur wieder eine in ihren Dimensionen reduzierte Scheide zurückläßt. Seltener werden Rectovaginalfisteln als direkte Operationskomplikation beschrieben, die ebenfalls zusätzliche chirurgische Versorgung bzw. Rückoperationen erfordern. Häufig hingegen scheinen chronisch verlaufende Cystitiden aufzutreten, da es schwierig ist, die Harnröhrenmündung in der anatomisch richtigen Position einzupflanzen und außerdem der postoperative Vernarbungsprozeß die neugeschaffene Situation zusätzlich beeinträchtigen kann.

Komplikationen der Korrektur von weiblich zu männlich sind in zwei Bereichen möglich: Einmal darin, daß die Vernarbung nach der Mastektomie zu Keloiden oder anderen Formen häßlicher kosmetisch ungünstiger Verhältnisse führt, zum anderen in dem Umstand, daß ein kosmetisch günstiges Ergebnis einer Phalloplastik noch nie beschrieben wurde. Daß weiterhin die Exstirpation der Gebärmutter und der Ovarien zu Komplikationen im üblichen gynäkologischen Ausmaß führen kann, ist selbstverständlich.

ad psychologische Komplikationen:

Stoller, 1975, zeigt anhand der 4 von ihm über mehr als 10 Jahre beobachteten Fälle einige psychische Probleme der postoperativen Phase auf, die er als typisch zu erachten scheint: Auch die überzeugtesten und geeignetsten Patienten werden des ewigen Zustandes, so zu leben, als ob sie dem anderen Geschlecht zugehörig seien, dessen äußere Gestalt sie durch chirurgische Maßnahmen annehmen konnten, müde und streben dann ein unerreichbares Ziel an, wahrhaft dem anderen Geschlecht anzugehören; weiters das permanente und verzweifelte Verlangen nach anatomischer Perfektion, um äußerlich normal zu erscheinen und auch normal funktionieren zu können; weiters ein Identitätsproblem: Man kann nicht nur man selbst sein, sondern man muß die Freiheit besitzen, andere von einem wissen zu lassen.

Stoller beschreibt diese Komplikationen an verschiedenen Fällen. Bei Durchsicht der spärliche Publikationen über ungünstige Verläufe fällt auf, daß diese Erscheinungen tatsächlich generalisierbar scheinen, zumeist jedoch kombiniert in einem Fall auftreten.

Bürger-Prinz und Ma., 1953, ebenso wie *Hertz*, 1961, konnten das Auftreten depressiver Verstimmungen in der postoperativen Phase, gekoppelt mit dem fortgesetzten Verlangen nach weiteren operativen Maßnahmen, beobachten. Diese Fälle wurden schließlich langfristig hospitalisiert. Ebenfalls *Bürger-Prinz* und Ma., 1953, sowie *Birker* und *Klages*, 1961, schrieben über Fälle, die forderten, man möge ihnen Ovarien und Uterus implantieren, daß sie schwanger werden könnten. *Bättig*, 1952 sowie *Cauldwell*, 1951, berichten über Fälle, die sich nach vollzogener Geschlechtskorrektur wieder rückoperieren lassen wollten. *Pauly*, 1965, vermerkt einen Fall, der den Chirurgen, dem er zunächst schriftlich die Einwilligung zur Operation gegeben hatte, postoperativ unter Anklage stellen ließ. Als Beispiel sei der Fall „B" aus *Bättigs* Darstellungen angeführt. Dieser kam 4 Jahre nach der Durchführung der Kastration und der legalen Anerkennung seines nunmehr weiblichen Geschlechts in die Polyklinik zurück. Ich zitiere:

„.....als Mann in die psychiatrische Polyklinik zurückkam.....Er hatte seine Illusionen verloren...seine einzige Sorge war es nunmehr, wieder zu einem ‚Mann' gewandelt zu werden....Er war total vereinsamt, äußerst deprimiert....beschuldigte die Autoritäten und nicht minder die Ärzte."

1969 veröffentlichten *Golosow* und *Weitzmann* eine Falldarstellung über den postoperativen Verlauf eines ursprünglich männlichen Transsexuellen. Dieser wurde in tief depressivem Zustand hospitalisiert. Die Depression hellte erst nach 3 Monaten stationären Aufenthaltes auf. In dieser Zeit isolierte er sich in seinem Raum, weinte, war überzeugt, daß die Umwelt die nunmehrige „Sie" verachte, für ein „humanoides Wesen, eine Mißgeburt" halte. Gleichzeitig verlangte er jedoch die Durchführung weiterer Operationen, daß sein Körper noch mehr verweiblicht werde. *Weitzmann, Shamoian* und *Golosow* veröffentlichten dann 1970 einen weiteren, ähnlich gelagerten Fall. Es handelt sich um einen 33-jährigen Mann, der, obwohl sexuell eindeutig männlich veranlagt und auch bei voller sexueller Potenz, „genitalkorrektiv behandelt" worden war. Postoperativ trat eine tiefe Depression auf, der Patient fühlte sich als kastrierter Mann. Andererseits war „Sie" damit zufrieden, daß sie operiert worden war, weil sie meinte, nunmehr von ihrem ihr lästigen Geschlechtstrieb befreit zu sein. Allzu oft sei es vor der Operation zu Erektionen gekommen, nun, seit sie keinen Penis mehr besitze, sei sie erst fähig, sich zu entspannen. In diesem Fall entwickelte sich keinerlei „weibliche Identität". Er fühlte sich als Neutrum und war mit diesem Zustand zufrieden.

Der zuletzt angeführte Fall kann wohl als typisches Beispiel dafür gelten, wie unkritisch und verantwortungslos in manchen Fällen die Indikation zur „Geschlechtskorrektur" gestellt werden dürfte.

Die ernsthafteste psychische Komplikation ist der Suicid. Über diesen Ausgang der Travestie ist in der wissenschaftlichen Literatur nur wenig Konkretes zu lesen, man hört jedoch davon und liest bisweilen davon in populären Medien.

Stoller, 1975, berichtet über den Suicid eines weiblichen Transsexuellen 10 Jahre nach „Geschlechtskorrektur". Dieser Fall war nicht einer der oben beschriebenen, bei denen schon die Indikation zur Operation fragwürdig ist, ganz im Gegenteil: Es handelt sich um den Fall, der *Stoller*, wie er schreibt, zu seiner Forschungsaktivität auf dem Gebiet des Transexualismus stimulierte. Er führt an:

„Unter all den weiblichen Transsexuellen, die ich gekannt habe, war diese Person in Bezug auf den Grad an Maskulinität die eindrucksvollste. Dies sowohl was seine lebenslange Überzeugung betraf, ein Mann zu sein, als auch seinen Erfolg im Umgang mit nahezu unüberwindlichen Problemen des Geschlechtswechsels (in seiner Zeit), als auch seinen Erfolg, sein Leben als Mann zu gestalten, in Hinblick auf Beruf, Einkommen und selbst Eheschließung. Dennoch, – das alles genügte nicht."

Auch *Stollers* zweiter Fall, der berühmte „Fall Agnes", über den ich extensiv geschrieben habe, jener „weiblichste aller Männer", ist 1975, oder wann immer das zu diesem Zeitpunkt veröffentlichte Gespräch aufgezeichnet wurde, tief deprimiert, suicidal. Von 4 geschlechtskorrigierten Transsexuellen, die den strengen diagnostischen Kriterien *Stollers* entsprochen hatten und die mit ihm auch in therapeutischer Beziehung gestanden waren, hatte sich also nach 10 Jahren einer bereits suicidiert, ein anderer war suicidal, ein dritter tief deprimiert. Der vierte hielt sich noch in seiner Hoffnung auf wesentliche Neuerungen in den Möglichkeiten der plastischen Chirurgie aufrecht. Dieses Ergebnis, in seiner Vorläufigkeit und seiner geringen Generalisierbarkeit (es handelt sich schließlich nur um 4 Fälle, wenn auch ausgewählte) scheint in Richtung einer Bestätigung der Stollerschen These, daß irgendwann einmal jeder Transsexuelle der Belastung seiner Scheinexistenz nicht mehr widerstehen kann, zu interpretieren zu sein.

ad soziale Komplikationen:

Hertz und Ma., 1961, sowie *Troques,* 1962, berichten darüber, daß Transsexuelle nach Geschlechtswandel sich der homosexuellen Prostitution ergaben. Dies scheint der häufigste Lebensweg zu sein, den sozial abweichende Transsexuelle einschlagen. *Benjamin*, 1966, schreibt:

„Aber die erfolgreichen Ausgänge sollten uns nicht über die Risken, die damit verbunden sind, hinwegtäuschen. Obwohl die meisten Transsexuellen, die sich operieren ließen, in der Folge besser dran waren, wurden sie dennoch nicht gerade Muster an emotioneller Stabilität und geistiger Funktionalität. Einige bleiben mehr oder weniger gestört, unsicher, in immer gefährdeter emotioneller Balance; Problempersönlichkeiten, denen vielleicht psychiatrische Führung helfen könnte. Aber leider begeben sich nur allzu wenige in eine solche und das mag ein Grund dafür sein, daß sie gelegentlich in tiefe Depression, Promiskuität, Prostitution und Süchtigkeit schlittern. Die Rettung des Transsexuellen ist mit der Operation nicht immer beendet, ohne diese hätte jedoch überhaupt keine Hoffnung bestanden."

Dies gibt also auch der Autor zu, der wohl am meisten für die Propagation der Geschlechtskorrektur getan hat.

Bei der Revision der Literatur, die über Komplikationen nach Geschlechtskorrektur vorliegt, konnte ich also doch einige Hinweise darauf finden, wie riskant die Operation tatsächlich ist und daß sich außerdem von ihr keine dauerhaften Verbesserungen der Situation der Patienten erwarten lassen. Zusätzlich will ich nunmehr auch beschriebene und als günstig beurteilte Verläufe nach Geschlechtskorrektur revidieren. Damit will ich auch darauf zurückkommen, daß Autoren, die die Durchführung der Geschlechtsumwandlungsoperation befürworten, dazu neigen, die beobachtbaren Komplikationen zu bagatellisieren. Leider sind nur wenige derartige Katamnesen greifbar, so daß ich mich in meiner Kritik der Beurteilungskriterien nur auf geringes Material stützen kann.

7.1.3.3.6. Revision als „günstig" beurteilter Verläufe nach „Geschlechtskorrektur"

Beispielhaft kann eine solche anhand der Veröffentlichung von *Hertz, Tillinger* und *Westman* aus dem Jahre 1961 durchgeführt werden. Diese Autoren veröffentlichten die Resultate, die sie an 5 hormonell und chirurgisch behandelten Fällen von Transsexualismus gewannen. Betrachtet man in dieser Arbeit die Tabelle, in der die Ergebnisse summarisch zusammengefaßt sind, gewinnt man den Eindruck, daß nur einer der Fälle ein Therapieversager war. Liest man jedoch die Katamnese der günstig bezeichneten Fälle, scheinen einem die Kriterien, nach denen die Autoren ihre Erfolge beurteilten, äußerst fragwürdig. Ich will diese Katamnesen einzeln vorstellen.

Fall 1: Als Therapieversager eingestuft. Nachdem sich postoperativ die neu gebildete Scheide wieder schloß, da die notwendigen Dehnungsmanipulationen dem Patienten allzu arge Schmerzen bereiteten, entwickelte sich ein hochgradig ausgeprägtes, depressives Zustandsbild, das psychotische Ausmaße annahm. 4 Jahre nach Durchführung der Operation wurde der Patient gesehen — als Mann gekleidet.

Fall 2: Männlich, günstig beurteilt; folgende Erscheinungen werden als postoperativ auftretend beschrieben:

„Später entwickelten sich Perioden von Dysphorie und Depression; der Patient führte diese darauf zurück, daß er von seinen Freunden nicht als Frau akzeptiert wurde. Die Anpassungsschwierigkeiten schienen unüberwältigbar; wahrscheinlich war eine Zeitlang der Patient drogensüchtig. Beim letzten Interview, 6 1/2 Jahre nach Durchführung der Operation, stellte sich heraus, daß eine der Quellen seines Einkommens homosexuelle Prostitution war."

Der Untersucher konnte keine realen geistigen Abnormitäten feststellen, lediglich eine augenscheinlich geringgradige depressive Verstimmung. Der Patient bereute die Operation nicht, gab aber an, daß er nun daran zweifle, daß seine innere Einstellung vormals die einer Frau gewesen sei, da er wesentlich größere Anpassungsschwierigkeiten zu überwinden gehabt habe, als er je annehmen konnte.

Fall 4: Weiblich, günstig beurteilt. 6 Jahre nach der Operation war der Patient mit dem Operationsresultat zufrieden....Der sexuell Antrieb war graduell verringert und bei der letzten Nachexploration nahezu verschwunden....Die psychische Balance war schrittweise besser geworden, die Depression abgeklungen. Sie lebte ein isoliertes Leben, verbrachte die meiste Zeit in ruhiger Meditation über religiöse Probleme....

Fall 5: Weiblich, günstig beurteilt. Heiratete 6 Jahre nach der Geschlechtskorrektur ein Mädchen. Nach 2 Jahren erfolgte die Scheidung, wobei angeblich nicht sexuelle Gründe ausschlaggebend waren. Nach der Scheidung traten Depressionen und suicidale Handlungen auf. Große Anpassungsprobleme bei Wechsel in die Existenz als Mann bestanden durch mehrere Jahre. Der Sexualtrieb war schwach, Patient onanierte bisweilen, kam jedoch nie zum Orgasmus. Er lebte zurückgezogen bei der Mutter und kompensierte die Isolation mit Leistung. Dennoch gab der Patient an, damit zufrieden zu sein, daß er operiert worden sei.

Derartige Ausgänge der Geschlechtskorrektur werden also als „günstig" beurteilt und zieren demnach die Erfolgsstatistiken, die in Überblicksarbeiten, etwa von *Pauly*, 1968, veröffentlicht werden. Daran läßt sich ermessen, wie fragwürdig der benigne Effekt der Geschlechtskorrektur generell zu sein scheint und wie reserviert man den bekannten Überblicksarbeiten begegnen sollte.

Der Vorwurf, daß er die Zufriedenheit des Patienten, die Operation erreicht zu haben, über die objektiv vorliegenden und sichtbaren Verhältnisse stellt, kann auch *Money* nicht erspart werden. Auch er beschreibt 1970 günstige Resultate in Fällen, in denen er gleichzeitig vom Vorliegen chirurgischer Komplikationen spricht. Dieser Widerspruch fällt *Money* zwar auf, er vermerkt ihn, zieht aber weiter keine Konsequenzen daraus.

7.1.3.3.7. Der Phantompenis

Die Beobachtung, daß Patienten in der ersten Zeit der postoperativen Periode nach „Geschlechtskorrektur" angeben, ein Phantomglied zu spüren, wurde 1968 von *Wolf* und Mitarbeitern veröffentlicht. Alle 8 Patienten, die diese Autoren befragten, gaben eine derartige Empfindung an, die in vielen Fällen so ausgeprägt war, daß die Patienten fragten, ob überhaupt ein chirurgischer Eingriff stattgefunden habe. Zur gleichen Zeit führten *Money* und *Primrose* eine analoge Untersuchung an 12 operierten Transsexuellen durch. Kein einziger der von diesen Autoren befragten Patienten gab die Empfindung eines Phantompenis an.

Diese Frage bleibt also recht strittig. *Kubie* und *Mackie*, 1968, machten verschiedene Ursachen für dieses diskrepante Ergebnis verantwortlich: Sie weisen vor allem darauf hin, daß möglicherweise Unterschiede in der operativen Technik die differierenden Aussagen bedingten. Sie meinen, daß vor allem bedacht werden müsse, ob bei der Neubildung des weiblichen äußeren Genitales Gewebe aus der ursprünglich männlichen Genitalregion benutzt wird. Ist dies der Fall, sollte man nicht von einem Phantomglied sprechen. Außerdem wisse man aber aus Beobachtungen von Phantomsensationen an anderen amputierten Gliedmaßen, daß zu einem gewissen Anteil nervale Geschehen für diese Sensationen verantwortlich seien, die Lebhaftigkeit, Häufigkeit und der Charakter der Phänomene jedoch von der Persönlichkeit des Amputierten wie auch von der Operationstechnik mitbestimmt werde. Außerdem spiele auch eine Rolle, auf welche Art die Befragung durchgeführt worden sei und auf welche Weise der Patient auf die Operation vorbereitet worden sei.

Dieses Phänomen scheint vor allem deshalb beachtenswert, weil es dafür spricht, daß das Glied vor der Operation durchaus in das Körperschema des Patienten integriert war. Dementsprechend führt das Auftreten der Phantomsensation Angaben des Patienten, „weiblich organisiert zu sein" oder durch das Vorhandensein des Gliedes in seinen eigenen körperlichen Empfindungen gestört zu sein, ad absurdum. Zumindest wird davon die Frage impliziert, welch eine Art von „Weiblichkeit" empfunden wird, die nach Verlust eines ungewünschten Gliedes dieses illusioniert.

7.1.3.3.8. „Geschlechtskorrektur" und Kastrationsbehandlung „sexueller Devianz"

Von *Th. Szasz*, 1974, stammt der Aphorismus:

„Wird Sexualität auf unerlaubte Weise benutzt, so nennt man das Perversion und diese wird dann durch Stimulation mittels ins Gehirn implantierter Elektroden oder durch ‚geschlechtsumwandelnde Operationen' behandelt."

Dieser Auffassung werden sicher heute viele Autoren widersprechen und beteuern, daß sie doch, gerade weil sie den Begriff der Perversion ablehnen, zum Standpunkt gekommen seien, die Durchführung „geschlechtskorrigierender" Maßnahmen zu befürworten. Diese Autoren übersehen dabei, daß die „Geschlechtsumwandlung" in Wirklichkeit immer einer Kastration entspricht und daß damit diese Methode durchaus der früher mancherorts üblichen Kastrationsbehandlung sexueller Abweichler an die Seite zu stellen ist.

So sei darauf hingewiesen, daß der „palliative Effekt" der Geschlechtsumwandlung, von dem *Money* und *Stoller* sprechen, möglicherweise durchaus der palliative, beruhigende Effekt der Kastration sein kann, von dem die Befürworter dieser Methode schon immer gesprochen haben. Der operierte Transsexuelle ist recht eigentlich ein „glücklicher Eunuch", dessen emotionelle und soziale Situation durch die Durchführung äußerer Korrekturen in gewisser Weise beeinflußt, in manchen Fällen auch stabilisiert wird. Die laufende Zufuhr gegengeschlechtlichen Hormons hält den eunuchoiden Zustand aufrecht. Würde man ihn mit homologem Hormon substituieren, wäre die Durchführung der Operation sinnlos. Diese Problematik wird hier deswegen eingebracht, weil sie im Schrifttum zum Transsexualismus völlig vernachlässigt scheint. Insbesondere werden unter den Komplikationen und Folgeerscheinungen der „Geschlechtskorrektur" die bereits hinlänglich bekannten Kastrationsfolgen nicht als solche erkannt und/oder in ihrer Bedeutung heruntergespielt.

Überlegungen, die Auswirkungen der Kastration betreffend, gehen auch nicht in die Indikationsstellung zur Operation ein, werden als Risikofaktoren nicht dargestellt. Wie bereits dargestellt wurde, werden immer wieder lediglich die Komplikationen, die aus der operativen Veränderung der äußeren Morphologie entstehen, aufgezeigt.

Um so notwendiger scheint es, einmal im Zusammenhang mit einer Abhandlung der Pathologie der geschlechtlichen Identität die in jedem Fall erwartbaren Kastrationsfolgen anzuführen. Nach *Theiler* kommt es zu folgenden körperlichen Folgen der Kastration:

— Zunahme des Körpergewichtes, Adipositas
— Haut feiner, glatter und weicher
— Frühzeitige Ergrauung der Kopfhaare
— Hypertrophie der Nebennierenrinde und der Hypophyse
— Hypertrophie des Inselapparates des Pankreas? (Hypoglykämie?)
— Veränderung des HVL

— Abnahme der 17-Ketosteroide auf 2/3
— Zunahme der Glykosteroide der NNR?
— Leber fettarm und glykogenreich
— Herabsetzung des Grundumsatzes (Thyroideawirkung) und der spezifisch-dynamischen Eiweißwirkung
— Vegetative Symptome: Wallungen, Schweißausbrüche, abwechselnd Kälte- und Hitzegefühl, Schwindel, Ohnmacht, Augenflimmern, Kopfschmerzen, Tachykardien, Herzbeschwerden ohne organische Ursache. Zirkulationsstörungen (Parästhesien)
— Hyperlipämie
— Hypercholesterinämie
— Hypertonie (nephrogen)
— Beschleunigung des Altersprozesses (insbesondere Arteriosklerose)
— Erhöhte Krebsdisposition?
— Arthrotische Veränderungen der Gelenke?
— Disposition zu Ulcuskrankheit? Zu chronischer Gastritis?
— Gesteigerte Speichelsekretion?
— Osteoporose
— Appetitstörungen
— Schlafstörungen
— Muskelunterentwicklung infolge des Mangels an eiweiß-anabolischem Androgen
— Längeres Jungbleiben, rascheres Altwerden

Die psychischen Folgen der Kastration werden von *Theiler* folgendermaßen beschrieben:
— Stetigkeit, Lenkbarkeit, Fleiß, Verträglichkeit
— Beruhigung von Gewalttätigen und Aggressiven
— Affektexplosionen gebessert oder verschwunden
— Haß- und Rachegefühle gegenüber der ganzen Welt, insbesondere den Ärzten, die die Operationen ausführten, gegenüber.
— Dysphorische Verstimmungen
— Minderwertigkeits- und Insuffizienzgefühle
— Beziehungs- und Beeinträchtigungsideen
— Depressionen, Suicid
— Affektlabilität und -inkontinenz
— Hyperästhetisch-asthenisches Syndrom (vermehrte Reizbarkeit, Empfindlichkeit und Ermüdbarkeit)
— Unbegründete Eifersucht
— Querulatorisches Verhalten
— Antriebsmangel (hypophrenes Zustandsbild)
— Abusus mit Sexualhormonen
— Toxikomanie (Morphin und seine Derivate, Schmerz- und Schlafmittel)
— Alkoholintoleranz

Nach *Theiler* ist das Ausmaß der körperlichen Folgeerscheinungen proportional der Wirkung der Kastration auf den Geschlechtstrieb. Die psychischen Folgen bewegen sich einerseits im Rahmen des Bleulerschen „Endokrinen Psychosyndroms", sind aber andererseits von der psychischen Struktur des Operierten vor der Kastration und von seiner Einstellung zur Kastration abhängig. Der Erfolg ist umso besser, je freier und spontaner sie gewünscht wird.

„Jeder Eingriff in den lebendigen Leib, wie die Kastration einer ist, wandelt, wie wir gesehen haben, sowohl Soma wie Psyche."

Der „gute Erfolg" der Kastration besteht in der Beruhigung des Patienten, seinem freiwilligen Verzicht auf geschlechtliche Erfüllung.

Im Fall des Transsexuellen jedoch besteht die paradoxe Situation, daß von der Durchführung der Kastration erwartet wird, daß nunmehr sexuelle Erfüllung möglich wird. Der Transsexuelle verzichtet auf nichts, erwartet vielmehr, daß ihm alles möglich wird. Das heißt aber auch, daß hier der Sonderfall besteht, daß die Kastration zwar „frei und spontan gewünscht wird", der Erfolg der Maßnahme jedoch trotzdem fraglich bleibt, bleiben muß.

Viele Symptome, die sich aus der Kastration selbst ergeben, stehen in direktem Gegensatz zu den Erwartungen der Patienten vom postoperativen Zustand. Es ist fraglich, wie weit diese durch die Verabreichung heterologen Hormons hintanzuhalten sind.

Die Darstellung der Beziehung zwischen medizinischer Kastration und Geschlechtskorrektur führt zur nächsten Thematik: Der Selbstverstümmelungstendenz mancher Patienten, die an Störungen der geschlechtlichen Identität leiden.

7.1.3.3.9. Autokastration

Bereits *Abraham*, 1931, begründete seinen Entschluß, an seinen Patienten genitalverändernde Operationen durchzuführen, damit, daß die Patienten sich möglicherweise selbst entmannt bzw. beschädigt hätten, wenn man ihrem Wunsch nicht nachgekommen wäre. Diese Angst gilt auch heute noch für viele Autoren als Motivation, die Durchführung der entsprechenden Operation als indiziert zu sehen.

Für Autoren wie *Stoller* bestehen derartige Zwänge nicht, eher würden sie einen Fall, der mit Selbstverstümmelung droht, als ungeeignet für den Geschlechtstransfer bezeichnen. Um in dieser Kontroverse etwas mehr sachliche und rationale Gedanken einfließen zu lassen, scheint es notwendig, den Stellenwert, den selbstverstümmelnde Tendenzen für transsexuelle Personen tatsächlich haben, genauer abzugrenzen. Einige Fragestellungen scheinen in dieser Hinsicht beachtenswert. Wie häufig sind Selbstverstümmelungsversuche am Genitale beschrieben und inwieweit sind diese beschriebenen von transsexuellen Individuen begangen worden; läßt sich die Selbstverstümmelungstendenz des Genitales streng von anderen Selbstbeschädigungsneigungen unterscheiden; schließlich: Findet die Selbstverstümmelungstendenz mit Durchführung einer „Geschlechtskorrektur" ihr Ende; ist Selbstbeschädigung nicht psychotisch? Zunächst zur Häufigkeit des strittigen Verhaltens. *Pauly* fand 1965 unter 100 Fällen, die sie dem transsexuellen Syndrom zuordnete, 18 Fälle, die autokastratorische Versuche durchgeführt hatten. Dieser Überblick ist äußerst fragwürdig, weil einerseits unvollständig und andererseits in der immanenten Diagnostik sehr großzügig. Ich meine damit, daß Fälle dem transsexuellen Syndrom zugeordnet werden, die nach strengen Kriterien beurteilt, letztere nicht erfüllen würden. So zum Beispiel etwa ein Fall, von

Grotjahn, 1948, beschrieben, oder der von *Wyrsch* 1944 veröffentlichte Fall, der später noch genauer besprochen wird. Andererseits wieder bezeichnet *Pauly* andere Fälle, die von anderen Autoren vorgestellt werden und eher als „Transsexuelle" imponieren, wieder nicht als solche. Dabei sei im Zusammenhang mit der Problematik der Selbstkastration auf Publikationen von *Solms*, 1952, und von *Blacker* und *Wong*, 1963, hingewiesen.

Pauly, 1965, berichtet über 18 transsexuelle Individuen, die selbst zu genitalverstümmelnden Handlungen gegriffen hatten. Davon wieder hatten 6 sich kastriert, 3 ihren Penis amputiert und weitere 9 hatten die Selbstverstümmelung nur versucht.

Ich habe die von *Pauly* erfaßten Fälle revidiert und selbst durch Literaturstudium die Fallzahl der Individuen, die an sich selbst genitalverstümmelnde Maßnahmen durchführten, auf 37 erhöht. Ich ließ mich dabei nicht von bereits formulierten Diagnosen leiten, sondern will vielmehr aus diesen in der Literatur gut zugänglichen und auch gut beschriebenen Fällen eine Zuordnung zu bestimmten Diagnosegruppen treffen. Zunächst ein tabellarischer Überblick:

Tabelle 2. *37 Fälle von Selbstbeschädigung der Genitalien*

Fall	Autor	Publ.Jahr	Maßnahme	Alter	Diagnose
1	Stroch	1901	Autokastration	27	?
2	Tange & v. Trotsenburg	1911	Autokastration	?	Transvestismus
3	deSaussure	1922	Abschnürung der Eichel	12	?
4	Abraham	1931	versuchte Autopenektomie	6	Transvestismus
5	Binder	1933	versuchte Autopenektomie	42	Transvestismus
6	Lassale	1934	totale Autoemaskulation	21	Depression
7	Wyrsch	1944	Autopenektomie	43	Transvestismus
8	Beilin & Grueneberg	1948	totale Autoemaskulation	19	Katatonie
9	Beilin & Grueneberg		partielle Autokastration	?	chron. Schizophrenie
10	Grotjahn	1948	Autokastration	?	Transvestismus
11	Cauldwell	1950	Autopenektomie	?	Psychopathia transsex.
12	Hemphill	1951	Autopenektomie & -semikastratio	66	Depression
13	Glaus	1952	Autopenektomie	40	Transvestismus
14	Solms	1952	versuchte Autopenektomie	29	Schizophrenie
15	Solms		versuchte Autokastration	18	Schizophrenie

7.1. Somatische Methoden

Fall	Autor	Publ.Jahr	Maßnahme	Alter	Diagnose
16	Solms		Autopenektomie	42	?
17	Kenyon & Hyman	1953	total. Autoemaskulation	38	Schizophrenie
18	Kenyon & Hyman		total. Autoemaskulation	22	Schizophrenie
19	Kenyon & Hyman		total. Autoemaskulation	25	Schizophrenie
20	Esman	1954	Autokastration	44	Transvestismus, Alk., Impulshandlung
21	Cleveland	1956	Autokastration	29	chron. Prozeß?
22	Cleveland		Autokastration	44	chron. Prozeß?
23	Cleveland		Autokastration	31	chron. Prozeß?
24	Stürrup	1956	Autokastration		Transvestismus
25	Fogh	1956	Autokastration		Transsexualismus
26	Bowman	1957	Autokastration	43	Transvestismus
27	Tolentino	1957	Autokastration	23	Transsexualismus
28	deSavitsch	1958	versuchte Autopenektomie		Transvestismus
29	Boysede	1959	versuchte Autopenektomie	10	
30	von Hofer	1960	Autokastration	32	Transvestismus
31	Troques	1962	versuchte Autokastration		
32	Janner	1963	total. Autoemaskulation	35	Transsexualismus
33	Blacker & Wong	1963	versuchte Autopenektomie	49	Halluzinose, Alk.
34	Blacker & Wong		Autopenektomie	35	Wahnsyndrom
35	Blacker & Wong		Autopenektomie	32	Alkoholismus, soziopathische Persönlichkeit
36	Blacker & Wong		partielle Autoemaskulation	42	Psychot. Zustand
37	Springer	unveröff.	Autokastration	28	Masochismus

Ich habe zwar auch weitere Fälle beschrieben gefunden, jedoch hielt mich der Umstand, daß sie oftmals nur recht fragmentarisch dargestellt bzw. aus zweiter Hand mitgeteilt werden, davon ab, sie in die tabellarische Übersicht aufzunehmen. Der Ausführlichkeit halber will ich jedoch anführen, daß der erste in deutscher Sprache beschriebene Fall in der Zeitschrift für Medicinalbeamte, Jg. 1902, zu finden ist. *Schmidt-Petersen* und *Solbrig* berichteten über einen Mann, der sich im Alter von 40 Jahren wahrscheinlich im Rahmen einer depressiven Verstimmung selbst entmannte. *Näcke* referiert diesen Fall im Archiv für Kriminalanthropologie und Kriminalistik, 1903, und beschreibt einen weiteren, der sich während des stationären Aufenthaltes eines Paralytikers ereignete und noch einen, den ihm ein Kollege mitgeteilt hatte.

Ebenfalls im Archiv für Kriminalanthropologie teilt *Eckert*, 1912, einen weiteren Fall mit. *Menninger*, 1938 (1974) referiert in diesem Zusammenhang vor allem Fälle, die *N. D. C. Lewis* 1927 und 1928 beschrieben hatte. Dabei handelte es sich ausschließlich um psychotische Patienten.

Im allgemeinen sind sich die Autoren, die zum Problem der Selbstentmannung Stellung beziehen, darin einig, daß es sich um ein äußerst seltenes Ereignis handelt. Dies äußerte *Näcke* bereits 1903; 1911 schreibt von *Trotsenburg*:

„Die Selbstverstümmelung als Folge gegengeschlechtlichen Fühlens ist unzweifelhaft eine große Seltenheit. Wenigstens habe ich in der Literatur, soweit sie mir zugänglich war, analoge Fälle nicht gefunden. F. S. Krauss, der in den ‚Sexual-Problemen'........eine Umfrage über die Selbstentmannung veranstaltet hatte, kennt augenscheinlich die Effeminatio nicht als eine Ursache für die Selbstverstümmelung; ebensowenig ist wohl G. Merzbach.........und den anderen, die sich an der Beantwortung der Krauss'schen Rundfrage beteiligt haben, dieser Zusammenhang bekannt. In ‚Die Konträre Sexualempfindung' von A. Moll.....liest man: ‚Die Neigung, sich vollständig als Weib zu fühlen, soll in einem von Hammond berichteten Fall so weit gegangen sein, daß der Patient öfter daran dachte, sich seine Genitalien abzuschneiden'. Gewöhnlich blieb es bei weit weniger eingreifenden Versuchen, sich weibähnlich zu machen, und der Patient von Hammond kam offenbar auch nicht weiter als bis zu dem Gedanken.

Dr. M. Hirschfeld, der doch auf diesem Gebiet die größte Sachkenntnis haben dürfte und bei dem ich Erkundigungen einzog, war so freundlich, mir zu bestätigen, daß es sich auch seines Erachtens ‚um einen sehr seltenen und interessanten Fall' handle; selbst in seinem eine so reichhaltige Kasuistik enthaltenden Buche ‚Die Transvestiten' finden sich keinerlei Hinweise auf Fälle wie den unsrigen."

Der Fall von *Tange* und *Trotsenburg* findet sich auch in *Marcuses* erstem Versuch, über Phänomene und Probleme des Geschlechtslebens in lexikalischer Form zu berichten (*Marcuse*, 1923). Unter dem Stichwort „Kastration" wird auch auf die Selbstkastration eingegangen. Diese wird als eher religiöses Phänomen eingestuft. Unabhängig von religiösen Motiven scheinen jedoch auch homosexuelle bzw. diesen verwandte effeminative und transvestitische Impulse gelegentlich zu Selbstkastrationen zu führen. In diesem Zusammenhang wird auf den Fall von *Tange* und *Trotsenburg* hingewiesen.

Die Autopenektomie wird in dieser Darstellung als volkskundliches und individual-psychologisches Phänomen betrachtet. Als Ätiologie derartiger Handlungen werden Aberglaube, Rache, Verschuldungsideen, Perversionen und Geistesstörungen angeführt.

Dieser Auflistung ist wohl nichts hinzuzufügen.

Blacker und *Wong* meinen noch 1963:

„Selbstkastration ist ein seltener Vorfall, seit der Jahrhundertwende wurden in der Weltliteratur nur 40 Fälle beschrieben."

Die Analyse der von den jeweiligen Autoren, die die Selbstverstümmelung beschrieben, erstellten Diagnosen erbringt, daß Transvestismus/Transsexualismus einerseits, psychotische Zustandsbilder andererseits, hier wieder insbesondere schizophrene Verläufe, als Ursache der Selbstverstümmelung festgestellt wurden. In 15 Fällen wurde die Diagnose Transvestismus/Transsexualismus gestellt, in 13 Fällen ein akutes psychotisches Geschehen beschrieben. Rechnet man die von mir nur kurz erwähnten Fälle von *Lewis, Näcke* etc. hinzu, die allesamt als psychotisch dargestellt wurden, ergibt sich ein Überhang zugunsten der psychotischen Genese der Selbstverstümmelung. Insgesamt scheint eine Auffassung, die besagen würde, daß Selbstverstümmelungsversuche am Genitale pathognomisch für transsexuelles Empfinden wäre, nicht gerechtfertigt. Um diese Aussage zu erhärten, habe ich weiters die den Falldarstellungen entnehmbaren Angaben der Patienten zur Motivation des Eingriffes analysiert.

Tabelle 3. *Motivation und Beurteilung der Selbstverstümmelung*

Fall	Angegebene Motivation	Diagnose, bzw. Annahme des Autors
1	Schmerzen in den Genitalien	?
2	dissimulierende Aussagen	hysterische Erscheinungen, Transvestismus
3	?	besondere Art der Onanie, Kastrationslust
4	will Frau sein	Transvestismus
5	Ablehnung der männlichen Erregbarkeit, Wut- u. Erregungszustand	autochthon stimmungslabiler Psychopath mit hysterischen u. passiv-autistischen Zügen
6	„um gesund zu werden"	depressives Zustandsbild
7	Wunsch nach Geschlechtswandel	Algolagnie, Transvestismus
8	Schuldgefühle	Katatonie; atypische Depression
9	Angst vor E-Schock	chron. Schizophrenie, Verwirrtheitszustand
10	um sich zu verweiblichen	Transvestismus
11	um Körper und Seele anzugleichen	Psychopathia transsexualis
12	Aggression gegen männl. Genitale, Impotenz	Depression, Inzestscheu, phobisches Bild
13	Drang nach geschlechtl. Umwandlung	effeminierter Homosexueller, echter Transvestit
14	Angst vor Geschlechtskrankheit	Selbstmordversuch?
15	„Erleuchtungserlebnis"	religiöser Wahn, Schizophrenie
16	um dokumentieren zu können, kein Mann zu sein	Transvestismus, psychiatrisch?
17	um Macht zu beweisen	alkoholisiert, Verwirrtheitszustand
18	Selbstmordversuch	Schizophrenie, Erregungszustand
19	Kummer wegen schulischer Schwierigkeiten	Verwirrtheitszustand bei Schizophrenie
20	betrunken, amnestisch	Durchbruch transsexueller Wünsche
21	Depression, neidvolle Einstellung gegen Frauen	Prozeßhafter Verlauf von Kastrationswünschen
22	Dissimulation	Prozeßhafter Verlauf von Kastrationswünschen
23	masochistische Wünsche, einschließlich dem Verlangen von einer Frau kastriert zu werden	Prozeßhafter Verlauf von Kastrationswünschen, psychotische Reaktion
26	leidet unter männlichen Genitalien, lebt in Frauenkleidung	Transvestit, impotent
32	Wunsch nach Geschlechtsumwandlung und nach Verkehr mit heterosexuellen Männern	Homosexueller Transvestit
33	Einfluß von Stimmen	psychotisch
34	Wunsch, Frau zu sein; Penisekel	Verwirrtheit, Halluzinose
35	um Trieb abzuschwächen	Störung der geschlechtlichen Identität
36	um böse Geister abzuwehren	akute Psychose
37	um Trieb zu bekämpfen	depressives Zustandsbild, Schuldgefühle bei hochgradig ausgeprägtem automonosexuell orientiertem Masochismus

Diese Analyse erbringt, daß 9 von 31 Patienten die Selbstverstümmelung aus geschlechtsmetamorphotischen Motiven heraus durchführten. Rechnet man die in der Motivanalyse nicht erfaßten Fälle 24, 25, 27, 28 und 29 hinzu, die von den Autoren als Transsexuelle oder Transvestiten eingestuft wurden, würde sich die Ratio auf 14 von 36 ändern. Das heißt jedoch, daß die eindeutige Mehrheit der Selbstverstümmler andere Motive für ihre Tat anführte.

Um dissimulatorische Aussagen der Patienten bezüglich dieser Motivation zu erfassen und eventuell auszuschließen, habe ich weiterhin die an den Fällen beschriebene erotische Orientierung erfaßt.

Tabelle 4. *Geschlechtliche Orientierung und Familienstand*

Fall	Geschlechtliche Orientierung	Familienstand	Kinder
1	kein geschlechtliches Interesse, keine Masturbation, kein Geschlechtsverkehr	ledig	–
2	heterosexuell	verheiratet	4
3	?	ledig	–
5	zu aktiv imponierenden Männern	ledig	–
6	?	ledig	–
7	heterosexuell	verheiratet	mehrere
8	Pädophilie	ledig	–
9	?	?	?
10	heterosexuell	verheiratet	?
12	heterosexuell	ledig	–
13	homosexuell	ledig	–
14	?	?	?
15	?	ledig	?
16	heterosexuell	geschieden	–
17	heterosexuell	verheiratet	–
18	?	ledig	–
19	?	ledig	–
20	heterosexuell	ledig	–
21	heterosexuell	zweimal geschieden	2
22	heterosexuell	dreimal verheiratet	3
23	heterosexuell	verheiratet	4
26	heterosexuell, impotent, homosexuelle Wünsche	zweimal verheiratet	–
32	homosexuell	ledig	–
33	heterosexuell	zweimal verheiratet	5
34	heterosexuell, homosexuelle Panikreaktionen	verheiratet	?
35	heterosexuell	ledig	–
36	heterosexuell	ledig	–
37	automonosexuell, masochistisch	ledig	–

Es zeigt sich, daß in den Fällen, die so gut beschrieben sind, daß man den Falldarstellungen reliable Erkenntnisse entnehmen kann, heterosexuelle Orientierung und Objektwahl überwiegt, daß also auch daraus abzuleiten ist, daß der Selbstverstümmelungsimpuls nicht mit dem impulsiven Wunsch nach Geschlechtsumwandlung gleichgesetzt werden kann. Besonders kurios mutet es an und ist in diesem Zusammenhang festzuhalten, daß oftmals direkt heterosexu-

7.1. Somatische Methoden

elle Motive für die Durchführung des selbstschädigenden Eingriffs angegeben werden.

So äußerte der von *Näcke* beschriebene Paralytiker, Gott habe ihm befohlen, das Scrotum zu entfernen, und ihm ein zweites, goldenes, doppeltes versprochen. Er wiederholte tagelang in weinerlichen Ton:

„Lieber Gott, gib mir noch einen zweiten Sack, meine Frau ist mit einem nicht zufrieden."

Der Fall von *Eckert* soll einige Tage, bevor er die Handlung setzte, zu einer Frau geäußert haben:

„Wenn Du mich nicht heiratest, dann schneide ich mir die Hoden weg."

Fälle, wie die von *Trotsenburg* oder von *Wyrsch* beschriebenen, lebten jahrelang als Männer, nachdem sie die Selbstverstümmelung durchgeführt hatten, äußerten niemals den Wunsch, als Frauen angesehen zu werden. Ich weise besonders auf diese Fälle hin, da sie als nicht psychotisch beschrieben wurden und diagnostisch als Transvestiten galten.

Die Frage bezüglich des Zusammenhanges von selbstverstümmelnder Neigung und Transsexualismus kann bisher also insoweit beantwortet werden, als zur Darstellung zu bringen ist, daß zwischen diesen beiden Phänomenen kein zwingender Zusammenhang besteht. Hingegen ist der Zusammenhang mit einer psychotischen Grundstörung zu bestätigen. Es bleibt noch, um diese Tatsache zu unterstreichen, eine Revision der als nicht psychotisch beschriebenen Fälle.

In diesem Zusammenhang will ich näher auf den Fall eingehen, der von *Wyrsch* 1944 beschrieben wurde.

Dabei handelt es sich um einen Mann, der die Symptomatologie eines Unterwäsche-Fetischisten und -Transvestiten bot. Seine sexuelle Orientierung war, wie bereits vermerkt, heterosexuell. Es wird beschrieben, daß der Patient der Mutter gegenüber sexuelle Neugierde entwickelte, in den späteren Knabenjahren kam es zu sexuellen Annäherungsversuchen an seine Schwester. Er lebte später in einer an und für sich funktionierenden Ehegemeinschaft, war potent, zeugte mehrere Kinder. In der Öffentlichkeit trat er nie in Frauenkleidung auf; er zeigt nie das Verlangen, von der Öffentlichkeit als Frau anerkannt zu werden. Trotz all dieser Tatsachen rechnet ihn *Wyrsch* zu den Transvestiten, in Anlehnung an die Bindersche Typologie zu deren „autosexueller" Spielart.

Die Fallbeschreibung ist mäßig; *Wyrsch* vermerkt folgende psycho- bzw. sexualpathologische Auffälligkeiten: Narzißmus, Masochismus, der „sich zunächst nur in Tagträumen auslebte". Der masochistischen Einstellung sei eine starke Entwertungstendenz sich selbst und der Frau gegenüber zugrunde gelegen. Dieser Mann nun begann im Alter von 43 Jahren in verstümmelnder Weise an seinem Glied zu manipulieren, bis er letztlich im Verlauf eines Jahres seinen Penis voll abtrennte. Ich will die Art der Durchführung dieses Vorgehens mit den Worten des Patienten selbst wiedergeben, wie sie von *Wyrsch* aufgezeichnet wurden:

„Es traten nur kleine Blutungen auf, trotzdem der Penis – auch später immer – in erigierten Zustand geriet.... Ein erstes Hindernis beim Fortschreiten der Einschnitte bildete das festere Bändchen der Vorhaut. Ich durchschnitt es durch etwas stärkeren Zug der Rasierklinge und erweiterte den Einschnitt mit einer Manicure-Schere. Damit sah ich einen ersten Erfolg zum Ziele. Zum ersten Mal war hier der Schmerz etwas größer, der sonst unbedeutend war;

auch die Blutung war stärker. Doch war dem leicht mit Verbandstoff abzuhelfen. In etwa einem halben Jahr hatte ich die Eichel in der Vertikalachse durchschnitten. Neue Hindernisse stellten sich beim Durchschneiden der Vorhaut ein. Auch hier nahm ich die Manicure-Schere zu Hilfe. Es genügte so ein kurzer Schnitt mit kurzem Schmerz, währenddem der langsame Schnitt mit der Rasierklinge mehr Schmerz bereitete..... So begann ich an der Wurzel des linken gespaltenen Gliedteils die Schnitte von innen nach außen, der Körperoberfläche parallel, gegen die Hautseite des Penis zu führen; abwechselnd führte ich die Schnitte um diesen Penisteil herum, und zwar von oben nach unten, dann wieder von unten nach oben, in der Absicht, den Stamm immer mehr zu durchtrennen. Bald zeigte sich ein Abknicken des erigierten Penisteils (bei all diesen Manipulationen befand sich der Penis immer in erigiertem, jedoch nicht völlig erigiertem Zustand)..... Mittlerweile hatte ich begonnen, auch den rechten Penisteil in gleicher Weise an der Wurzel zu durchschneiden. Er nahm dieselben Formen an, wie der linke Penisteil, war hingegen noch besser durchblutet. Auch zeigten sich hier gegen die Eichel zu zeitweise Schmerzen, einem leichten Brennen gleichend. Ich wußte nicht, ob sich ein Brand einstellen würde oder ob es vom Urin herkam. Im Urinieren und Gehen behindert, faßte ich die baldige Abtrennung der beiden Gliedteile ins Auge, wobei mein Beginnen dem linken Penisteil galt.... Ich entschloß mich zu einem raschen kurzen Schnitt mit einem Taschenmesser. Im Ungewissen darüber, mit welchen Blutungen ich noch zu rechnen haben würde, legte ich genügend Verbandstoff und Leukoplast zurecht, nahm vielleicht 5–6 Saridon, und nachdem ich noch etwa eine halbe Stunde die Wirkung des Saridons abgewartet hatte, griff ich zum Messer, schaute, daß ich den Schnitt richtig führte – eine Bewegung, und der Penisteil war weg. Ich war überrascht, kaum einen Schmerz gespürt zu haben und daß nur wenig Blut floß... Etwa 14 Tage später ging ich an die Lostrennung des verbliebenen rechten Gliedteils, und zwar in gleicher Weise. Ich wußte wohl, daß die vorherigen Schnitte nicht so tief gegangen waren wie beim linken Penisteil, allein ich konnte kaum mehr erwarten, bis ich auch diesen Teil entfernt hatte, und wollte ihn unbedingt noch vor meinem Geburtstag weghaben. Ich wollte vom neuen Geburtsjahr ab nichts mehr vom Penis als männlichen Symbol an mir haben."

Wyrsch versteht die Fähigkeit des Mannes, auf diese Weise vorzugehen, als Folge seiner masochistischen Veranlagung und seines schizoiden Wesens. Er habe nach Durchführung dieser Handlung ausreichend „funktioniert".

Dieses „ausreichende Funktionieren" wird aus der Zusammenfassung deutlich, die *Wyrsch* gibt, die ich nun ebenfalls im Wortlaut wiedergeben will:

„Man wird fragen: Wie war der Patient überhaupt fähig, diese schmerzhafte und langwierige Prozedur auszuhalten? Vorbedingung dafür ist seine algolagnische Veranlagung, wie sie zum Masochismus gehört und das Ertragen von Schmerzen zur Lust macht. Dazu kommt die schizoide Art, der das Pröbeln und Versuchen in einsamer Kammer besser entsprachen als die Öffentlichkeit eines Spitals mit allem Drum und Dran.

Zum Schluß ein Wort zur Diensttauglichkeit des Mannes, um die es ja bei unserer Untersuchung letzten Endes ging. Es schien uns, daß im Zeitalter der FHD auch für die sogenannten Zwischenstufen Verwendung sein müsse. Voraussetzung ist nur – und das gilt für alle – daß sie sich verhalten und einzuordnen wissen. Das traf im vorliegenden Fall auch zu, weshalb man für ihn ja jahrelang Verwendung hatte, trotz der Abnormität, und hätte nicht der Zufall ihn zum Arzt geführt, so hätte kein militärischer Vorgesetzter gemerkt, was hinter ihm steckt. Wir haben deshalb bei dem fast 50-jährigen die Umteilung zum HD vorgeschlagen, wo der Dienstfreudige seine Aufgabe sicher gut erfüllen wird."

Dieser Fall scheint in *Paulys* Statistik als Transsexueller auf und außerdem als postoperativ günstig beurteilter Patient, ziert also die Erfolgsstatistik, mit der die Durchführung der operativen Behandlung des Transsexualismus begründet wird.

7.1. Somatische Methoden

In diesem Fall scheint sowohl die Diagnose des Transvestismus als auch des Masochismus als sexualpathologisches Phänomen fragwürdig. Vor allem stellt sich jedoch die Frage, inwieweit man bei einer derartigen Durchführung der Selbstbeschädigung, wie sie der Patient selbst gibt, zur Annahme kommen kann, daß hier keine grobe psychopathologische Auffälligkeit zu beobachten sei. Gegen die Annahme, daß der Patient „von seiner algolagnischen Veranlagung motiviert" gewesen sei, spricht so manches. Erstens ist auffällig, daß in der Selbstschilderung der Patienten immer wieder betont wird, daß Schmerz möglichst vermieden wurde, außerdem sind masochistische Handlungen und Verhaltensweisen, die irreversible Schädigungen des Organismus bewirken, zumeist nur zufällige Unfälle, Entgleisungen sexuell abweichender Praktiken, und werden nicht dermaßen zielstrebig bewerkstelligt wie im Fall von *Wyrsch*. Nach der klassischen Annahme *Freuds* stellt die masochistische Perversion ja gerade das System dar, das den Penis schützen soll. Wenn man also schon masochistische Tendenzen zur Erklärung von genitaler Selbstbeschädigung heranziehen will, müßte man in Fällen, die irreversible Schädigungen setzten, von einer psychotischen Entgleisung des Masochismus sprechen.

Das protrahierte Vorgehen des Patienten gemahnt an Fälle, wie sie *Cleveland* 1956 beschrieb. Dieser Autor bezog dagegen Stellung, daß immer wieder behauptet wird, daß die Selbstentmannung als impulsiver Akt, ohne jede Vorwarnung auftrete. Er meint, daß regelmäßig Vorentwicklungen und auch warnende Vorzeichen dem Akt selbst vorangingen. An seinen Fällen konnte er auch nicht beobachten, daß sie sich in einem akut psychotischen Zustand befunden hätten. In diesen Fällen schien die Selbstkastration durchaus ein geplantes und zweckmäßiges Handeln gewesen zu sein, nicht die zufällig eintretende Selbstbeschädigung eines tobenden, verwirrten Patienten. *Cleveland* meint nun, daß angenommen werden könnte, daß in derartigen Fällen ein chronischer, verdeckt verlaufender psychotischer Prozeß motivierend wirksam werde. Diese Annahme würde ich auch für den Fall von *Wyrsch* als Erklärung für gerechtfertigt halten.

Die Zielstrebigkeit und Zähigkeit des Verlangens und Handelns im Sinne der Beschädigung der Genitalien und das langsame Vorgehen, wenn zu selbstschädigenden Maßnahmen geschritten wird, scheint generell das deutlichste Unterscheidungsmerkmal zu sein, das sogenannte transsexuelle Patienten von akuten Psychotikern trennt. Wir sehen dies z.B. auch im Falle des von *Janner* 1963 beschriebenen effeminierten Homosexuellen und im Fall von *Solms*, 1952.

Die Auffassung, daß jede Selbstverstümmelung im Genitalbereich als psychotische Manifestation zu werten ist, wobei gleichgültig ist, ob die Handlung Ausdruck eines akuten Geschehens oder eines chronisch verlaufenden Prozesses ist, findet eine Stütze auch in *Menningers* umfassender Darstellung menschlichen selbstschädigenden Verhaltens (*Menninger*, 1938, 1974). Die desymbolisierte Selbstverstümmelung, der direkt kastrierende Eingriff also, wird in diesem Werk nur an psychotischen Patienten beschrieben. Die Patienten, die an anderen, leichteren psychischen Störungen leiden, beschädigen Organsysteme, die symbolisch das Genitale bedeuten können, nicht aber diese selbst. Darüber existiert eine recht reichhaltige Literatur, die zu referieren hier nicht notwendig scheint.

Ich konnte also eine weitere Frage, die sich mir im Bezug auf den Zusammenhang zwischen Transsexualität und Selbstbeschädigung stellte, für mich beantworten: Genitale Selbstbeschädigung scheint regelmäßig als psychotische Manifestation bewertbar zu sein.

Es bleibt noch die Frage zu bearbeiten, inwieweit es den Impuls des Transsexuellen nach Veränderung der Körperoberfläche beruhigt, wenn er es erreicht hat, daß ein genitalverändernder Eingriff durchgeführt wurde. Ein Überblick über die Literatur ergibt auch hier wieder, daß immer wieder beschrieben wird, daß der Patient immer wieder nach neuen Operationen verlangt.

Damit rückt aber der Transsexuelle wieder in die Nähe eines anderen von *Menninger* beschriebenen Syndroms aus dem Spektrum selbstschädigenden Verhaltens, der „Polychirurgie".

Es scheint verwunderlich, daß dieser Umstand bisher in der Literatur zur Transsexualität nicht beachtet wurde. Es ist erstaunlich, daß das Verlangen nach Operationen an anderen Körperteilen oder an anderen Organsystemen, die medizinisch nicht gerechtfertigt scheinen, generell als Ausdruck krankhafter Strebungen gesehen wird, dieser Eindruck jedoch für viele zu verblassen scheint, wenn diese krankhaften Strebungen sich auf das Reproduktionssystem richten. Zusammenfassend kann über den Zusammenhang von Transsexualität und Selbstverstümmelung im Genitalbereich bzw. den Stellenwert, den letztere für die Beurteilung des Verlaufes einer Störung der geschlechtlichen Identität hat, ausgesagt werden, daß:

Genitale Selbstbeschädigung bei Transsexuellen ein äußerst seltenes Vorkommen sein dürfte. Obwohl als Folge der Publizität des Syndroms eine gewisse Zunahme der Häufigkeit auch selbstverstümmelnder Maßnahmen zu beobachten war, nimmt die große Mehrheit der von dieser Entwicklung betroffenen Individuen nicht zu derartigen Handlungen Zuflucht.

Genitale Selbstbeschädigung ist als Ausdruck eines akuten oder chronisch schleichenden psychotischen Prozesses zu verstehen. Auch daraus erklärt sich die Seltenheit der tatsächlichen Inzidenz.

Der Wunsch nach einer „Genitalkorrektur" entspricht im allgemeinen nicht dem Wunsch nach „Verweiblichung", sondern ist Ausdruck polychirurgischer Bestrebungen. Auch aus diesem Grund ist Selbstbeschädigung direkter Art selten. Der „Transsexuelle" verkörpert eben nicht den Typ von „fokalem Selbstmörder", der zur direkten Aktion neigt. Diese Zusammenhänge werden in den Fällen wie dem von *Janner* 1963 beschriebenen besonders deutlich, wo die Autopenektomie praktisch unter ärztlicher Anleitung und Fernaufsicht erfolgt.

Aus dieser psychologischen Situation heraus läßt sich auch verstehen, daß der Wunsch des Transsexuellen nach immer weiterführender Transformation immer wieder als praktisch unstillbar beschrieben wird. Dies von medizinischen Autoren wie *Stoller*, 1967, und *Janner*, 1963, aber auch von Transsexuellen selbst in ihren autobiographischen Darstellungen. In diesem Sinn sei auf „Conundrum" von *J. Morris* verwiesen.

All diese Beobachtungen und Überlegungen lassen den Schluß zulässig erscheinen, daß die Gefahr, daß ein Patient, der eine transsexuelle Entwicklung erkennen läßt, zur Selbstverstümmelung schreiten wird, wenn man die Durchführung einer „Geschlechtskorrektur" als nicht indiziert erachtet, bislang eher überschätzt wurde. Demgegenüber sollte die Äußerung, daß der Patient daran denke, die Selbstbeschädigung durchzuführen, ernst genommen werden und zur Überlegung Anlaß geben, ob nicht doch ein zunächst nicht offen zutage tretender psychotischer Prozeß vorliegt.

7.1.4. Der Wunsch nach Geschlechtsumwandlung und das Arzt-Patient-Verhältnis

Da dieses Verhältnis einige Besonderheiten aufweist, müssen dieser besonderen Problemstellung einige Überlegungen gewidmet werden.

7.1.4.1. Das Erstinterview

Dieses ist zumeist davon gekennzeichnet, daß die Person, die den Wunsch nach „Geschlechtskorrektur" äußert, mit einer selbstgestellten Diagnose an den Arzt herantritt und ihm gleich auch noch zusätzlich die richtige Behandlung vorschreibt. Sie erwartet dann, daß der Arzt sowohl die Diagnose übernehmen wird als auch, daß er die angebotene Lösung des Problems akzeptiert und möglichst rasch in die Wege leitet.

Stoller beklagte bereits 1973 den Umstand, daß zumeist die Ärzte, denen der selbsternannte Transsexuelle gegenübertritt, die Diagnose mit allen geforderten Konsequenzen übernehmen und ihn zum Psychiater schicken, von dem dann Patient wie zuweisender Arzt erwarten, daß er die Behandlung, die den Vorstellungen des Patienten entspricht, befürwortet.

Stoller schreibt:

„......man stelle sich vor: Eine Diagnose, die auf dem Therapievorschlag des Patienten beruht. Das ist elende medizinische Praktik."

Damit hat er wohl recht. Über dieses Problem hinaus beinhaltet die Beziehung jedoch noch weitere, schwerer durchschaubare Fallen.

7.1.4.2. Die Verführung

In der Februarnummer 1956 des Sexology-Magazines fragt ein Leser an, wo er sein Geschlecht operativ verändern lassen könne. Es wird ihm zur Antwort gegeben:

„......Niemandes Geschlecht kann geändert werden. Frustration ist keine Rechtfertigung für verstümmelnde Chirurgie. Die, die auf diese Weise frustriert sind, sollten einen Arzt aufsuchen."

Diese Antwort erhielt der Anfragende 3 Jahre nach der Veröffentlichung des Jörgensen-Falles in einem Magazin, zu dessen wissenschaftlichen Beratern unter anderem auch *Cauldwell* und *Benjamin* zählten. Was mußte geschehen, daß plötzlich auch unter Medizinern die Auffassung auftauchte, daß etwas, das man „Geschlechtskorrektur" nennen könne, möglich und dessen Durchführung auch gerechtfertigt sei?

Grunberger und *Chasseguet-Smirgel* sprachen 1978 zum Thema des „Narzißmus des Analytikers". In diesem Zusammenhang sprachen sie davon, daß der Analytiker sich im Kontakt mit den „letzten Dingen" befinde, daß er das Schicksal des Patienten, sein Leben und seinen Tod in den Händen halte und weiters, daß ihm diese Position auch vom Patienten zugesprochen werde. Die beiden erwähnten Autoren betonen, daß der Analytiker dieser Falle äußersten Widerstand entgegenstellen müsse, da sonst die narzißtischen Befriedigungen, die er aus der Situation zieht, die regelrechte Durchführung der Kur gefährden.

Derartige Überlegungen sollten nicht nur Psychoanalytiker anstellen, derartige Prozesse laufen wohl in allen menschlichen Beziehungen ab, in denen ein deutliches Machtgefälle besteht, demgemäß auch in allen Arzt-Patient-Begegnungen.

Die Forderung des Transsexuellen stellt eine ungeheure Verführung für den Arzt und seinen „Narzißmus" dar. Sagt doch dieser Patient:

„Ich bin in meiner Gestalt unglücklich, ich möchte sterben. Du hast die Macht, mich in dieser Gestalt, in der ich leide, untergehen zu lassen und mich in der gewünschten Gestalt wiedererstehen zu lassen. Dann werde ich glücklich sein."

Das heißt, daß der Transsexuelle tatsächlich den medizinischen Möglichkeiten magische, göttliche Gewalt zuschreibt, Macht über Leben und Tod, Unsterblichkeit und Wiedergeburt, und daß er den Arzt als Repräsentanten dieser Macht anspricht.

Der Arzt kann dann den Umstand, daß er in die Falle geraten ist, jederzeit damit rationalisieren, daß er „verantwortungsbewußt und fortschrittlich" gehandelt habe.

Daß der medizinischen Wissenschaft und Praxis die Phantasie von totaler Umgestaltung nicht fremd ist, ist ihrer Geschichte zu entnehmen; daß diese Phantasie ihre populären Entsprechungen hat, ist daraus zu entnehmen, daß der Arzt gerade mit diesem Bedürfnis zum geläufigen Horrormonstrum des „Grand Guignol", des Horrorfilms, der Horrorliteratur, des Gruselkabinetts der trivialen Künste allgemein wurde.

7.1.4.3. Die Nötigung

Der sich als transsexuell bezeichnende Patient kann zwei Drohungen aussprechen, die der Beziehung den Charakter der Nötigung verleihen: Sich selbst zu verstümmeln oder sich zu töten. Es ist fraglich, ob der Arzt auf derartige Druckmaßnahmen dieser Patienten anders reagieren sollte als auf ähnliche Aussprüche von Patienten, deren Wunsch nicht derart „leicht zu erfüllen" scheint und keine pseudomedizinischen Hypothesen als Unterstützung anbieten kann.

7.2. Psychologische Behandlungsmethoden (Psychotherapie)

Den vorhergehenden Kapiteln ist zu entnehmen, daß der Einsatz psychotherapeutischer Methoden zur Behandlung der sexualpathologischen Syndrome, die auf Störungen der geschlechtlichen Identität beruhen, heute ebenfalls noch nicht generell akzeptiert, kontrovers, ist. Es sei nur an die Auffassung von

Schorsch erinnert, die dieser Autor 1974 und 1975 äußerte. Insbesondere in bezug auf das transsexuelle Phänomen scheint heute die Auffassung, daß dieses mittels psychologischer Methoden unbeeinflußbar ist, hinlänglich festgefahren. Damit tritt es das Erbe der ursprünglichen Auffassung von der Unbeeinflußbarkeit der Homosexualität an. Zumeist werden derartige Meinungen allerdings von Autoren propagiert, die selbst keinerlei Erfahrung mit dem Einsatz psychotherapeutischer Techniken haben. Demgemäß sehe ich mich berechtigt, in dieser Frage von einem „Mythos der Unbehandelbarkeit" zu sprechen. Ich möchte die Entwicklung dieses Mythos über die Zeit und in bezug auf die verschiedenen sexualpathologischen Syndrome untersuchen, wobei ich immer wieder auf den wissenschaftlich-ideologischen Hintergrund der jeweiligen Auffassung rückverweisen werde.

Ich führe dies durch, um darauf hinzuweisen, wie notwendig es ist, in diesen Fragen weiter zu diskutieren und nicht bestimmte Auffassungen als endgültige Wahrheiten zu akzeptieren. Nur so scheint es möglich, einen rationalen und differenzierten Zugang zum Problem zu gewinnen.

7.2.1. Die Kontroverse um die psychologische Beeinflußbarkeit sexueller Aberrationen

In der Einführung zum Therapiekapitel wurde dargestellt, daß die Einstellung zur Frage der Behandelbarkeit perversiver Entwicklungen, zunächst insbesondere der der Homosexualität, davon abhängt, welcher ätiologischen Annahme der jeweilige Autor zuneigt. Ich habe darauf hingewiesen, daß Autoren wie *Hirschfeld* und *Rohleder*, die eine konstitutionelle Theorie haben, die Existenz von „Zwischenstufen" annehmen, einen Standpunkt vertreten, daß man Homosexuelle ebensowenig in Richtung einer Entwicklung zur Heterosexualität beeinflussen könne, wie der umgekehrte Weg vorstellbar wäre.

Es läßt sich jedoch feststellen, daß schon früh, als *Hirschfeld* gerade begann, seine Zwischenstufentheorie zu festigen, und *Krafft-Ebing* sich ihr im großen und ganzen anschloß, bereits ein Trend bestand, das homosexuelle Syndrom als durchaus beeinflußbar zu erkennen. Erste Erfolge damals geläufiger psychotherapeutischer Methoden wurden veröffentlicht. In anderem Zusammenhang wurde bereits auf *Schrenck-Notzing* und *Moll* verwiesen. Ersterer behandelte Homosexuelle mittels suggestiver Methoden, *Moll* führte die „Assoziationstheorie" ein, die als früher Vorläufer verhaltensmodifikatorischer Experimente bezeichnet werden kann. Ich habe früher darauf hingewiesen, daß auch der theoretische Standpunkt, den *Moll* in der Frage der Ätiologie einnimmt, bzw. die Art und Weise, in der er sich die Entwicklung von Perversionen denkt, später entwickelten lerntheoretischen Konzepten ähnelt. In der Assoziationstheorie legt *Moll* Wert darauf, daß der Homosexuelle sich schrittweise aus der homosexuellen Gemeinschaft löst, sich dafür in heterosexuelle Gesellschaft begebe und schließlich, nachdem er sich mit den Erfordernissen und Regeln dieser Gesellschaft vertraut gemacht habe, auch versuche, heterosexuelle Kontakte einzuleiten.

Wesentlich erscheint ein bereits 1903 im von *Hirschfeld* herausgegebenen „Jahrbuch für sexuelle Zwischenstufen" erschienener Artikel von *Fuchs*, einem Assistenten *Krafft-Ebings*, in dem über therapeutische Bestrebungen auf dem Gebiet sexueller Perversionen berichtet wird. *Fuchs* meint, daß die Statistik derartiger Bestrebungen immer besser werde; die Behandlung stelle allerdings an die Geduld und Willensstärke des Betreffenden wie auch des Arztes große Anforderungen. Nur psychologische Beeinflussung könne zum Ziel führen:

„Als psychische Anomalie kann sie natürlich nicht anders angegangen werden als auf psychischem Wege. Nur ihre Begleiterscheinungen können mit physikalischen und medikamentösen Hilfsmitteln bekämpft werden."

Derart widersprüchliche Aussagen lassen sich in der Folge in der Literatur immer wieder finden.

Freud, als Vertreter psychoanalytischer Anschauungen, ist skeptisch bezüglich der Wirksamkeit der von ihm entwickelten Methode bei perversen und inversen Patienten. Berühmt wurde sein Brief an die Mutter eines Homosexuellen vom 9. April 1935. In diesem zieht er die Summe seiner eigenen Erfahrungen und wohl auch der seiner Mitarbeiter, wenn er meint, daß man nicht versprechen könne, daß psychoanalytische Behandlung einen Homosexuellen zum Heterosexuellen machen könne. In bestimmten Fällen sei es möglich, die spurweise vorhandene heterosexuelle Einstellung aufzufinden, zu bekräftigen und zu verstärken. In den meisten Fällen bestehe diese Möglichkeit jedoch nicht.

Ferenczi, 1911, beschrieb ebenfalls diese Spaltung der therapeutischen Effizienz im Zusammenhang mit der von ihm postulierten Typologie der Homosexualität.

Die zwanghaft strukturierten Objekt-Homoerotiker seien der psychoanalytischen Behandlung zugänglich, die Subjekt-Homoerotiker hingegen insofern nicht, als bei ihnen die Analyse keine Affekte zutage fördern könne, die geeignet wären, seine bisherige Einstellung dem männlichen Geschlecht gegenüber wesentlich zu verändern. Dementsprechend sei die Subjekt-Homoerotik als ein durch die Analyse oder andere Form der Psychotherapie unheilbarer Zustand anzusehen. Auch die Behandlung des Objekt-Homoerotikers müsse jedoch als ein schwieriger Prozeß, der viel Zeit beansprucht, gesehen werden.

Als weiterer Vertreter der Psychoanalyse, der sich bereits frühzeitig mit dem Problem der Behandlung sexuell per- und inverser Patienten auseinandersetzte, ist *Sadger* zu erwähnen.

Die Renegaten der psychoanalytischen Schule stehen der Behandelbarkeit der Homosexualität bejahender gegenüber als *Freud* selbst. *Stekel*, 1917, meint, daß die Psychotherapie dieses Phänomens möglich sei, daß die Analyse bisweilen erfolgreich sei; allerdings sei es erforderlich, daß der Homosexuelle den Willen zur Gesundheit habe und tatsächlich eine Änderung seiner Einstellung anstrebe. Erfahrungsgemäß sei jedoch zu sagen, daß dieser Wille zur Gesundheit nur bei leichteren Formen der Homosexualität zu beobachten sei. In derartigen Fällen sei auch eine Spontanheilung denkbar, eine Psychotherapie sei jedoch durchaus angezeigt.

Adler, 1917 und 1930, hingegen meint, daß Heilungen und Besserungen durch psychische Beeinflussung gelingen. In älteren Fällen sei jedoch mit schwerer Arbeit zu rechnen. Auch er meint, daß in leichten Fällen oftmals Selbstheilungen zu beobachten seien. *Adler* hält die Heilungschance für immerhin so groß, daß er den Standpunkt vertritt, daß, wie für manch anderes Leiden,

7.2. Psychologische Behandlungsmethoden (Psychotherapie)

auch für die „Neurose der Homosexualität" der staatliche Zwang zur Heilung zu fordern sei. *Kronfeld*, 1923, meint daß die psychologische Behandlung der Homosexualität in den meisten Fällen Schiffbruch erleide. Er kritisiert sowohl die Versuche von *Moll* als auch von seiten der Psychoanalytiker. *Freud* selbst sei ja kritisch, er sei der Letzte, die überaus große Schwierigkeit, welche die psychoanalytische Therapie gerade bei der Homosexualität antrifft, zu leugnen. Von seinen Schülern, insbesondere von *Sadger*, könne man dies allerdings nicht behaupten.

1935 meint *Schwarz*, für „primäre Perversionen" existiere keine Therapiemöglichkeit. Für diese gelte ganz allgemein, was *Freud* bezüglich der Therapie der Homosexualität ausgesagt habe.

Zugleich konnte jedoch, wie sich *I. H. Schultz*, 1952, entnehmen läßt, das Berliner Institut für Psychotherapie im Rahmen einer Sammelforschung bei allen erfahrenen ärztlichen Psychotherapeuten 350 Fälle von völliger Heilung von Homosexuellen zusammenstellen. *Schultz* vertritt dementsprechend die Auffassung, daß Perversionen regelmäßig mittels Psychotherapie zu behandeln seien. Er weist in diesem Zusammenhang auch auf den Bericht von *Konn* aus dem Jahr 1949 hin, nach dem selbst männliche Sexualverbrecher über einen langen Nachkontrollzeitraum hinweg (8 Jahre) in hohem Prozentsatz mittels Hypnose und analytischer Kurztherapie einer Heilung zugänglich waren.

In der Zeit nach dem zweiten Weltkrieg veränderte sich die Einstellung zu dieser Frage bezüglich der Therapie der Homosexualität unter dem Einfluß der amerikanischen Sexualforschung und der amerikanischen Entwicklung der Psychoanalyse. Ich habe an anderer Stelle dargestellt, daß der führende amerikanische Sexologe, *Kinsey*, vehement gegen konstitutionelle Theorien der Ätiologie der Homosexualität auftrat. Damit wurde der bis zu diesem Zeitpunkt meistzitierte Autor des englischen Sprachraums, *H. Ellis*, entthront, der das Problem im Sinne *Hirschfelds* aufgefaßt hatte. Nach *Kinsey* galt Homosexualität als ubiquitär auftretendes und unter bestimmten Bedingungen praktisch der Mehrheit mögliches Verhalten. Die exogene Bedingtheit des Verhaltens schien bewiesen, damit aber auch seine Beeinflußbarkeit durch psychologische Methoden, wenn vom Betroffenen derartige Bedürfnisse geäußert wurden oder Homosexualität als Krankheit diagnostiziert wurde. Ich werde auf die entsprechende Literatur zur Psychotherapie noch genauer eingehen, will mich zunächst auf einführende Handbuchartikel beschränken.

Marmor, 1975, meint in seinem Handbuchartikel, daß der Mythos der Unbehandelbarkeit der Homosexualität immer noch unter Homosexuellen selbst und im Laienpublikum weit verbreitet sei. Er selbst vertritt den Standpunkt, daß durchaus versucht werden solle, Homosexuelle zu behandeln, daß man jedoch damit rechnen müsse, daß der therapeutische Prozeß erhöhte Schwierigkeiten mit sich bringe. Therapieversuche könnten mittels differierendster Methoden durchgeführt werden, jedoch sei das Problem der Homosexualität und der Homosexuellen auf diesem Weg sicher nicht allgemein lösbar; derartige Lösungsversuche machen gesellschaftliche Maßnahmen erforderlich.

Ziegeers, 1961, meint, daß es Behandlung für Homosexuelle gebe. Das sei das erste und wichtigste, was gesagt werden müsse. Eine andere Art der Behandlung als Psychotherapie allerdings sei nicht existent; der Autor versteht unter Psychotherapie in diesem Zusammenhang psycho- und daseinsanalytische Techniken. Bestrafen und Ermahnen komme kein therapeutischer Wert zu, ebenso seien Überlegungen zur körperlichen Behandlung zwecklos.

Allen widmet in seinem "Textbook of Psychosexual Disorders" dem Problem der Behandlung der Homosexualität und verwandter Störungen eine ausführliche Erörterung.

Freund, 1962, 1963, meint, daß nur psychotherapeutische Methoden einen, wenn auch begrenzten Nutzen für die Behandlung Homosexueller hätten. In der bisher vorliegenden Literatur sei zwar ein beklagenswertes Fehlen von eindeutigen Erfolgskriterien zu beobachten, wodurch der Nachweis der Wirksamkeit noch ausstehe, andererseits aber auch ihre Unwirksamkeit ebenfalls nicht erwiesen und spreche der klinische Eindruck für günstige Resultate. Dementsprechend sei es notwendig, sie auch weiterhin einzusetzen, sie aber besser zu kontrollieren. Als realistisches Therapieziel bezeichnet *Freund* eine „heterosexuelle Anpassung", nicht eine „Heilung". Als Beispiele realistischer Einschätzung der Möglichkeiten zitiert *Freund Freud* und *Stekel*, die ihm einen ähnlichen Standpunkt zu vertreten scheinen. Es entgeht ihm dabei, daß *Stekel* 1931 als eine der grundlegenden Differenzen zwischen *Freud* und ihm selbst, den Umstand anführt, daß er (*Stekel*) „die Harmlosigkeit der Onanie und die Heilbarkeit der Homosexualität" nachgewiesen habe.

Die Autoren des deutschen Sprachraumes sind auch in der Periode nach dem zweiten Weltkrieg in dieser Frage recht skeptisch. *Bräutigam*, 1967, lehnt die Möglichkeit, „Neigungshomosexuelle" zu behandeln, rundweg ab, ist aber auch sehr vorsichtig hinsichtlich der Prognose derartiger Versuche bei „Hemmungshomosexuellen". Er meint auch, daß die bei *I. H. Schultz* erwähnte Untersuchung des Berliner Psychotherapie-Institutes keine relevanten Ergebnisse gebracht hätte, da sicher viele Homosexuelle angegeben hätten, „geheilt", – i. e. heterosexuell angepaßt –, zu sein, um der Verfolgung durch das Hitlerregime zu entgehen.

Es scheint jedoch auch im deutschen Sprachraum ein gewisses Überleben der vor dem zweiten Weltkrieg entwickelten Theorien zur Homosexualität und der daraus resultierenden Einstellung zum Thema selbst und zur Behandelbarkeit und Behandelbedürftigkeit der Homosexualität zu bestehen. Dies wird vielleicht besonders deutlich, wenn wir bedenken, daß *Danneckers* Aufsatz zur Frage „Warum die Therapie der Homosexualität die Lage der Homosexuellen verschlechtert" aus dem Jahr 1975 als offizieller Beitrag der deutschen Sexualforschung zu diesem Thema besteht. Die Spekulationen *Hirschfelds*, insbesondere sein Biologismus, werden von Autoren wie dem eben genannten abgelehnt, als Rechtfertigungsideologie entlarvt; die Mischung aus Wissenschaftlichkeit und Reformertum, die die Hirschfeldschen Bemühungen auszeichnet, wobei das reformistische Denken insbesondere die Anerkennung der Homosexuellen als besondere Zwischenstufe einschloß, pflanzt sich jedoch deutlich fort.

In der Literatur nach dem zweiten Weltkrieg wird auf jeden Fall ein Shift deutlich: Es wird weiterhin eine Gruppe sexualpathologischer Patienten als unbeeinflußbar deklariert, nur sind es nicht mehr die Homosexuellen, wohl aber die „genuinen Transvestiten" oder die „Transsexuellen".

7.2. Psychologische Behandlungsmethoden (Psychotherapie)

In dieser Hinsicht sei auf *Hamburger*, 1953, verwiesen:

„So weit bekannt ist, waren alle Versuche, genuine Fälle von Transvestismus zu behandeln, vergeblich, sofern man unter Behandlung versteht, daß versucht wird, die Affektion zu heilen. Es gilt als bewiesen, daß Psychotherapie nicht zum erwünschten Ziel führt; es ist praktisch unmöglich, einen genuinen Transvestiten dazu zu bringen, zu wünschen, daß sein Geist durch Psychotherapie verändert wird, und ihn auf diese Weise in harmonische Übereinstimmung mit seiner körperlichen Erscheinung zu bringen....".

In diesem Aufsatz *Hamburgers*, dem dieses Zitat entnommen ist, wird nicht klar, auf die Angaben welcher Autoren er sich berufen kann, um seine Auffassung abzustützen. Auch in einem zweiten Aufsatz aus demselben Jahr vertritt *Hamburger* diese Auffassung, und auch diesem Artikel sind keine Angaben über die Autoren, denen er seine Erkenntnisse entnimmt, zu entnehmen. Er bezieht sich lediglich auf *Hirschfeld* und auf *Goldschmidt*, Autoren also, die entweder die Möglichkeit einer Psychotherapie bei Störungen der geschlechtlichen Identität ablehnen oder mit ihr keinerlei Erfahrung aufweisen.

Benjamin, 1966, vertritt ebenfalls felsenfest die Überzeugung, daß alle Versuche, Transsexuelle zu psychotherapeutisieren, in dem Sinn, daß sie von ihrem Wunsch nach „Geschlechtsumwandlung" abrücken, fehlgeschlagen hätten. Auf zwei Autoren beruft er sich namentlich, diese allerdings publizierten ihre Mißerfolge nicht; sonst formuliert er summarisch „zahlreiche andere Psychiater" ohne Namensnennung. Auch er zieht aus seiner mager begründeten Auffassung den Schluß:

„Da es dementsprechend evident ist, daß der Geist des Transsexuellen nicht an seinen Körper adaptierbar ist, ist es nur logisch und gerechtfertigt, das Gegenteil zu versuchen, den Körper dem Geist anzupassen."

Pauly, 1968, schreibt:

„Psychotherapie hat sich nicht als hilfreich bewährt, den Transsexuellen dahin zu bringen, daß er akzeptiert, daß seine Geschlechtsidentität seiner genitalen Anatomie entspricht."

Verwiesen wird auf Berichte verschiedener Autoren: *Baker, Benjamin, Boss, Don, Green, Hertz, Lukianowicz, Marks* und *Gelder, Pauly* selbst, *Roth* und *Ball, Stoller* und *Walinder*.

Die Ehrlichkeit in der Angabe dieser Quellen ist bewundernswert. Nicht nur, daß es sich in der Mehrzahl der erwähnten Autoren um solche handelt, die selbst keine Erfahrung mit der psychologischen Behandlung der in ihrer geschlechtlichen Identität gestörten Patienten aufweisen können, stimmen auch, wie bei der Lektüre dieser Quellen deutlich wird, die Schlußfolgerungen, die ihnen *Pauly* entnimmt, nicht. Es behaupten nämlich keineswegs alle der erwähnten Autoren die Ineffizienz der Psychotherapie. Vielmehr geht aus den Überblicksarbeiten von *Lukianowicz* und *Walinder* hervor, daß die Psychotherapie nur eine begrenzte Möglichkeit darstelle, da sie der Motivation des Patienten als Voraussetzung bedürfe. Beim Transvestiten könne sie effektiv sein, für Transsexuelle hingegen stelle die Psychotherapie keine gangbare Möglichkeit dar. Eine chirurgische Behandlung lehnt *Lukianowicz* aber dennoch ab. *Walinder* selbst meint zwar, daß Psychoanalyse in den strittigen Fällen nicht von Nutzen sei, zitiert jedoch andere Autoren, die diese für die einzig richtige Behandlungsform halten; er selbst meint, daß möglicherweise verhaltenstherapeutische Techniken effizient sein könnten. In den 43 Fällen, über die er berichtet, kam keinerlei Psychotherapie zum Einsatz.

Es ist also unklar, inwieweit gerade diesen beiden Arbeiten eine absolute Verneinung der psychotherapeutischen Möglichkeiten zu entnehmen ist.

Baker, 1969, beruft sich in seiner Ablehnung der Möglichkeit, erwachsene Transsexuelle psychotherapeutisch zu behandeln, auf keinen Autor namentlich und gibt auch nicht an, ob er selbst derartige Versuche durchgeführt habe. *Pauly* aber, in der erwähnten Studie, berief sich auf ihn.

Im Fall *Boss* findet *Pauly*, die Kontroverse, die sich um dessen Standpunkt entwickelte, aufzuzeigen, nicht erwähnenswert.

Im Fall von *Marks* und *Gelder* handelt es sich um einen isolierten Bericht über das Versagen aversiver Methoden bei der Behandlung Transsexueller bei erfolgreicher Behandlung von Transvestiten. Ich werde über dieses therapeutische Experiment noch genauer berichten.

Green verweist in seiner Stellungnahme gegen die Möglichkeit, Transsexuelle psychotherapeutisch zu behandeln, auf *Stoller* und wieder auf *Pauly*; die Beweisführung in der Fragestellung der Unbehandelbarkeit des Transsexualismus durch andere als chirurgische, auf jeden Fall jedoch somatische Methoden wird also eindeutig von immer denselben Autoren unter Verweis auf die Publikationen, die innerhalb dieser Denkrichtung entstanden, eindimensional durchgeführt.

All diese Autoren verbindet eine Gemeinsamkeit: Sie haben die psychotherapeutische Beeinflussung erwachsener „Transsexueller" nie ernsthaft versucht. *Green*, *Stoller* und *Baker* behandeln ausschließlich Kinder, *Benjamin* ist Urologe, *Hamburger* Endokrinologe etc. Die Beweisführung mittels des Zitates dieser Autorengruppe ist bis in die jüngste Zeit zu verfolgen: 1976 berichten *Rekers* und Mitarbeiter über einen Fall von geglückter Umstimmung eines 5-jährigen Knaben mit paradox entwickelter Geschlechtsidentität. Einführend berichten die Autoren darüber, daß

„Probleme der geschlechtlichen Identität bei Erwachsenen....gegenüber allen Formen psychologischer Behandlung resistent seien."

Um diese Behauptung abzustützen, berufen sich die Autoren auf: *Baker*, 1969; *Benjamin*, 1969; *Pauly*, 1969.

Dieses Phänomen der zirkulären Beweisführung, indem immer dieselben Autoren einander zitieren und grundsätzlich jede Gegenstimme vernachlässigt wird, ist es, das mich dazu veranlaßt, von einem Mythos zu sprechen.

Auch im deutschen Sprachraum gilt praktisch nur diese recht lautstarke Gruppe als zitierbare, gewichtige Größe.

Dementsprechend meinen auch *Sigusch*, *Meyenburg* und *Reiche*, 1979, daß

„.......eine Behandlung spätestens im Erwachsenenalter aber in aller Regel unmöglich ist oder erfolglos verläuft."

Standpunkte, wie der von *Kubie*, 1968, werden in diesem Zusammenhang nicht reflektiert. Dieser Autor kritisierte bereits damals die Einstellung der Autoren, die jede Möglichkeit einer psychologischen Beeinflussung Transsexueller ausschlossen, und meinte, daß in den Untersuchungen, die die Erfolglosigkeit der entsprechenden Bemühungen dokumentieren wollen, zumeist nicht näher ausgeführt wird, welche Art von Psychotherapie zum Einsatz kam. Es bleibe auch unbekannt, wie sich die Behandlung abgespielt habe. *Kubie* meint, daß angenommen werden könne, es habe sich um insuffiziente Versuche gehandelt.

Dieser Vorwurf scheint nur allzu berechtigt. Nun ist es ein allgemeines Problem, daß ungünstig verlaufende Behandlungen kaum exakte Darstellung finden. Dies trifft wohl nicht nur auf den Bereich der Psychotherapie zu. Um Einblick in den Verlauf psychotherapeutischer Versuche bei Transsexuellen gewinnen zu können, ist man dementsprechend auf eine andere Quelle als die Darstellung in wissenschaftlichen Zeitschriften oder anderen Publikationsformen angewiesen. Ich habe zu diesem Zweck die Autobiographien prominenter Transsexueller durchforscht und will das Ergebnis dieser Revision nunmehr darstellen.

7.2.1.1. Die Psychotherapie Transsexueller autobiographisch dargestellt

— Christine Jörgensen:

„......Ich vereinbarte mit Dr. Reznick, dem Psychiater, ein Treffen.... Wieder einmal öffnete ich mein Herz.... Als der bittere Monolog zu Ende war, betrachtete mich der Psychiater unpersönlich, lehnte sich auf seinem Tisch nach vorn und faltete seine Hände. ‚Ich kann Ihnen nichts garantieren', sagte er, ‚aber ich würde gerne einige Stunden Psychoanalyse mit Ihnen durchführen. Ungefähr 30 würde ich annehmen.'.... Ich ging nach dem Interview fort, überzeugt davon, daß Dr. Reznick nicht der Mann war, der mir helfen könne, und sicher, daß ich ihn kein zweites Mal aufsuchen würde. Ein paar Tage später, als ich für das Gespräch, das 15 Minuten gedauert hatte, eine Honorarnote über 35 Dollar erhielt, war ich mir sicher....".

— Roberta Cowell:

„....Nachdem die Analyse durch ungefähr 30 Sitzungen fortgesetzt worden war, erwachte in mir das Gefühl, daß hier eine Anwort lag.... Anscheinend war es doch der Mühe wert, und wenn der Weg auch hart war, wußte ich doch, daß ich Fortschritte machte. Die Kosten waren bedeutend, dennoch war es ein geringer Preis für die Chance, ein glücklicher und ausgeglichener Mensch zu werden. Gewöhnlich überreichte mir die Empfangsdame des Arztes nach 10 Sitzungen die Honorarnote, die ich an Ort und Stelle mit einem Scheck zu begleichen pflegte. Als die dritte Honorarnote fällig war, überreichte sie mir der Arzt persönlich und sagte: ‚Sie werden es vermutlich auch bequemer finden, bar zu bezahlen. Sie wissen ja, wie das heutzutage ist.' Nachdem diese Worte gefallen waren, war er für mich nicht mehr der geistvolle Gelehrte, zu dem ich aufblickte und den ich verehrte. Mein Respekt vor ihm war völlig verschwunden, als hätte er nie bestanden, und ich ging einsam und mit zertrümmerten Illusionen nach Hause......".

In der Analyse bei einem anderen Analytiker kommt es dann zur Erkenntnis der femininen Seite des Wesens, diese Erkenntnis wird nicht verarbeitet. Nach der Analyse hat Cowell das Gefühl, psychologisch eine Frau zu sein, ist schwer deprimiert.

— Jan Morris:

„......Ich mühte mich den langen, ausgetretenen und teuren, wie auch zwecklosen Pfad über Psychiater und Sexologen der Harley Street entlang, einen nach dem anderen... Einer legte mir freundlich nahe, durch einige Monate voll zu ihm in Analyse zu gehen; diesen Vorschlag lehnte ich weise ab....".

Diese Selbstdarstellungen lassen wohl kaum Schlüsse auf die generelle Unmöglichkeit, Transsexuelle psychologisch zu beeinflussen, zu. In ihnen kommen vielmehr persönliche Differenzen zwischen Therapeut und Patienten, insbesondere solche ökonomischer Natur zur Darstellung, wobei letzterer Umstand recht erstaunlich und vielsagend ist. Zur Erfüllung ihres Wunsches scheuen Transsexuelle sonst keineswegs auch respektable Kosten.

Nach dieser Revision der Selbstschilderungen Transsexueller bezüglich psychotherapeutischer Erfahrungen will ich zur Revision der Fachliteratur übergehen. Mich interessieren hier Aussagen psychotherapeutischer Autoren differenter Schulen bezüglich der Patienten, bei denen die sexualpathologische Symptomatik auf einer prominent erfaßbaren Störung der geschlechtlichen Identität beruhte. Demgemäß werde ich nicht das gesamte Feld der Literatur, die zum Beispiel zum Thema der Psychotherapie bei Homosexuellen vorliegt, in meinen Ausführungen berücksichtigen.

7.2.2. Überblick über die Literatur über Behandlungsexperimente an Patienten mit hochgradig gestörter geschlechtlicher Identität

Von den amerikanischen Autoren, die im vorgehenden immer wieder erwähnt wurden, wird im allgemeinen der Standpunkt vertreten, daß psychotherapeutische Versuche lediglich bei transsexuellen Kindern sinnvoll und irgendwie erfolgversprechend seien. (z. B.: *Newman*, 1970; *Stoller*, 1975). *Sigusch* und Mitarbeiter (1979) schließen sich dieser Auffassung an.

7.2.2.1. Die Psychotherapie „transsexueller" Kinder

Green, Newman und *Stoller* berichten erstmals 1972 über ihre Erfahrungen aus derartigen Behandlungsexperimenten und über die Behandlungstechnik, die sie entwickelt hatten. *Stoller*, 1975, erweiterte diese Ausführungen. Das kalifornische Team war zur Überzeugung gelangt, daß der feminin imponierende Knabe von einem Mann behandelt werden müsse, der sich als Identifikationsfigur anbieten solle, darüber hinaus aber auch seine eigene Männlichkeit unterstreichen und feminine Äußerungen des Kindes bekämpfen solle. Die therapeutische Technik der Wahl sei „primitive Verhaltensmodifikation" (*Stoller*, 1975). Allerdings sei dieses Vorgehen sinnlos, wenn man nicht auch die Mutter und, wenn irgend möglich, auch den Vater in die Behandlung einbeziehe. Die Mutter müsse lernen, es zu ertragen, daß der Sohn sich von ihr löse und maskuline Verhaltensstereotype entwickle, der Vater, sich als Identifikationsobjekt zur Verfügung zu halten. Dadurch sei es möglich, die pathodynamisch und pathoplastisch wirkende Familienstruktur zu ändern. Bis zur Publikation aus dem Jahr 1972 hatte dieses Team fünf Knaben behandelt.

Andere Autoren berichten in der Folge über ähnliche und erfolgreich verlaufende Therapieversuche. Im allgemeinen besteht die beschriebene Behandlung aus einer Kombination Verhaltenstherapie-Familientherapie, zumindest werden die Eltern immer in die Therapie eingebaut, um zu Hause darüber wachen zu können, daß sich bei dem Knaben das „richtige", erwünschte maskuline Verhalten einstellt, und haben sie die Aufgabe, das eventuell wieder durchbrechende „feminine Verhalten". z. B. „mädchenhafte Armhaltung", sofort zu löschen.

Rekers und seine Mitarbeiter veröffentlichen in den Jahren 1974—1976 eine

Reihe derartiger therapeutischer Studien. Dieses Team entwickelte zwei Techniken der Verhaltensmodifikation transsexueller Kinder: Die Beeinflussung des geschlechtstypischen Spielverhaltens, wobei die Mutter als Kontrolle des Verhaltens eingebaut wird, und die Beeinflussung geschlechtstypischer Bewegungsabläufe mittels eines token-systems unter Kontrolle sowohl rein therapeutischer Beobachter als auch der Eltern unter Einsatz von audiovisuellen Medien.

Bates und Mitarbeiter, 1975, teilen ihre Ergebnisse von Behandlungen in ihrer geschlechtlichen Identität gestörter Kinder in Form von therapeutischen Gruppen, bestehend aus Kindern und Eltern, mit. Das Hauptanliegen dieser Autoren ist die Veränderung der pathoplastischen Verhaltensmuster, die sie in den Familien aufspüren können.

Poulsen berichtete 1976 über die erfolgreiche Behandlung eines transsexuellen Knaben mittels Familientherapie.

Auch hier sollte wieder darauf hingewiesen werden, daß die Beschäftigung mit den strittigen Phänomenen nicht erst mit der Aktivität der „Gender Identity Research und Treatment Clinic" an der UCLA School of Medicine (*Stoller, Green, Newman,* etc.) einsetzt, auch wenn die Autoren dieser Institution so zu meinen scheinen. All die Autoren, die ich im Therapiekapitel zum Thema der Entwicklung der gestörten geschlechtlichen Identität und abweichenden Sexualverhaltens im Kindesalter erwähnt habe, haben Erfahrungen in der Behandlung derart erkrankter Kinder gemacht. Das heißt: *M. Mahler, Ph. Greenacre, A. Bell, M. Sperling, A. M. Johnson, E. M. Litin, E. Pavenstedt* etc. Diese Autoren haben allerdings zumeist nicht mit den Methoden der Verhaltensmodifikation gearbeitet, sondern psychoanalytisch. Auch ist auffällig, daß im allgemeinen weibliche Therapeuten in ihrer geschlechtlichen Identität gestörte Knaben behandelten und trotzdem gute Ergebnisse der Behandlung berichtet werden. Übereinstimmung zu den Forderungen der kalifornischen Gruppe besteht jedoch im allgemeinen in der Auffassung, daß man die Eltern in den therapeutischen Prozeß einbeziehen sollte.

Wie häufig Kinder, die an derartigen Störungen ihrer Entwicklung leiden, tatsächlich behandelt werden und nach welchen therapeutischen Grundsätzen die Behandlung durchgeführt wird, ist weitgehend unbekannt. Daß diese Behandlungen erst seit kurzem durchgeführt werden, wie *Sigusch* und Mitarbeiter, 1979, meinen, stimmt jedoch sicher nicht. Bereits in den Jahrgängen der „Zeitschrift für psychoanalytische Pädagogik" finden sich entsprechende Phänomene beschrieben und wird auch über deren Behandlung berichtet.

Der Prozentsatz, in dem derartige Störungen unter Kindern auftreten, die in Psychotherapie gebracht werden, scheint nicht allzu klein zu sein. Ich hatte Gelegenheit, in die Kartei Einblick zu nehmen, die während einer Projektstudie, psychisch erkrankte Kinder psychoanalytisch zu versorgen, angelegt wurde. Hier wurden Angaben aus diesem Störungsfeld in immerhin 18% der Fälle gemacht. Im Vordergrund der Symptomatik stand das Problem allerdings nur selten. Dies hängt aber möglicherweise mit der Einstellung des explorierenden Therapeuten zusammen. Die kalifornische Gruppe zeichnet sich durch eine extrem rigide Einstellung zu Phänomenen des „geschlechtstypischen Verhaltens" aus und neigt dementsprechend sicher dazu, Momente aus diesem Störbereich in den Vordergrund zu rücken.

Sigusch und Mitarbeiter betonen in richtiger Weise, daß man nie wissen könne, ob aus den in der Literatur beschriebenen „extrem femininen" Knaben tatsächlich Transsexuelle geworden wären, wenn man sie nicht behandelt hätte. Sie meinen, daß Knaben, die sich in ihrer Kindheit feminin verhalten hätten, im Erwachsenenalter eher Entwicklungen zur Homosexualität zeigen. Dies kann einerseits stimmen, andererseits habe ich die Erfahrung gemacht, daß präadoleszente Knaben und Mädchen, die gerade an der Schwelle der Pubertät standen und in dieser Phase konkrete Wünsche nach Geschlechtsumwandlung äußerten, die sie heftig vorbrachten und die psychotherapeutische Betreuung eher verweigerten, späterhin nicht nur nicht transsexuell wurden, sonder auch eine völlig normale Entwicklung zur Heterosexualität durchmachten.

7.2.2.2. Psychotherapie adoleszenter Transsexueller

Newman, 1970, meinte, daß beim adoleszenten Transsexuellen Psychotherapie unwirksam sei. In dieser Auffassung wurde er von *Stoller* bekräftigt (siehe *Stoller*, 1975).

1973 allerdings veröffentlichten *Barlow* und Mitarbeiter einen Bericht über die gelungene Behandlung eines 17-jährigen Transsexuellen mittels Verhaltenstherapie. Eine zweite Studie, die eine derartige Aussage bringt, wurde 1977 von *Davenport* und *Harrison* veröffentlicht. Die Autoren behandelten ein 14 1/2 Jahre altes Mädchen, das bereits seit mehr als zwei Jahren wünschte, sich umwandeln zu lassen.

Barlow schloß aus seinem Erfolg, daß „die Geschlechtsrolle möglicherweise doch nicht so unveränderbar ist, wie angenommen wird".

Während *Stoller*, 1975, die Angaben von *Barlow* zu seinen in Kontrast setzt, aber nicht bezweifelt, sondern sogar meint, daß möglicherweise eine neue Hoffnung in der verhaltenstherapeutischen Behandlung dieser bislang als maligen eingeschätzten Störung zu finden sei, verraten uns *Sigusch* und Mitarbeiter, 1979, ohne Angaben, woher sie ihr Wissen haben, daß:

„.....amerikanische Transsexualitätsforscher, die der Verhaltenstherapie sehr nahe stehen und sich vor Ort informiert haben, uns gegenüber erhebliche Zweifel an dem Erfolg der von Barlow et al. mitgeteilten Behandlung geäußert haben."

7.2.2.3. Psychotherapie erwachsener Transsexueller

Diese Möglichkeit wird von den Autoren der kalifornischen Gruppe ausnahmslos abgelehnt. Darüber wurde bereits berichtet. *Sigusch* und Mitarbeiter, 1979, übernehmen diese Einstellung. Die entsprechende Textstelle wurde im Wortlaut an anderer Stelle zitiert. In der Studie von *Sigusch* und Mitarbeiter unternehmen die Autoren eine Übersicht über „alle Psychotherapien, über die in der Literatur ausführlich berichtet worden ist". Nach den Recherchen der Frankfurter Forschungsgruppe existiert nur eine Bericht über eine erfolgreich abgeschlossene Psychoanalyse eines erwachsenen Transsexuellen (*Schwöbel*, 1960).

7.2. Psychologische Behandlungsmethoden (Psychotherapie)

Ein Gespräch mit *Schwöbel* habe ergeben, daß diesem noch vier weitere gelungene Analysen entsprechender Patienten bekannt seien, von denen er zwei selbst durchgeführt habe.

Andere von den jeweiligen Autoren als geglückt bezeichnete Behandlungen Transsexueller werden von *Sigusch* und Mitarbeitern als unzulänglich dargestellt oder unzulänglich diagnostiziert kritisiert und damit abgetan. Dies betrifft eine Veröffentlichung von *Haynal* aus dem Jahr 1974 und eine von *Dellaert* und *Kunke* aus dem Jahre 1969.

Die Autoren dieser Revision übersehen allerdings, daß möglicherweise ganz ähnlich gelagerte Fälle unter anderen Diagnosen wie „Homosexualität" oder „Transvestismus", beschrieben worden sind.

Auch sind aus den 70er-Jahren mehr Berichte über erfolgreiche Behandlungen von „Individuen, die sich auf chirurgischem Weg geschlechtsumwandeln lassen wollten", wie man vorsichtig sagen sollte, bekannt geworden, als sie von den Frankfurter Autoren zitiert werden. Eine derartige Studie stammt von *Forrester* und *Swiller* aus dem Jahr 1972, eine weitere erschien 1976 und hat *Kirkpatrick* und *Friedmann* als Autoren. Letztere meinen, daß es sich in den Fällen, über die sie berichten, nicht um „echte Transsexuelle" gehandelt habe. Jedoch existiere eine ganze Reihe von Fällen, die den Wunsch nach Geschlechtsumwandlung äußern, ohne „echte Transsexuelle" zu sein. Diesen tue man einen schlechten Dienst, wenn man ihr Begehren unterstütze, für sie sei der Weg der Psychotherapie geeignet. Sie berichten über zwei derartige Fälle, die sie erfolgreich behandelten. In solchen Fällen bestünde ein „transsexuelles Symptom", nicht das „transsexuelle Syndrom". Erstaunlich ist, daß es sich bei den beiden beschriebenen Behandlungen um recht kurze Therapien handelte: Die eine dauerte 1 1/2 Jahre, die andere lediglich 15 Wochen, wobei wöchentlich zwei Sitzungen stattfanden.

Während *Kirkpatrick* und *Friedmann* immerhin das geläufige Transsexualismuskonzept aufrecht erhalten und meinen, daß die behandelbaren Fälle von verkehrter geschlechtlicher Identität eben keine echten Transsexuellen seien, rückt *Meyer* in seinem Handbuchartikel, 1974 über die individuelle Psychotherapie sexueller Störungen das transsexuelle Syndrom in die Nähe der generellen Perversionen und meint, daß es von diesen nicht scharf abgrenzbar sei. Er selbst habe keinen einzigen derartigen Fall gesehen, in dem die Umkehr der geschlechtlichen Identität auf nicht-konflikthafte Weise erfolgt sei.

Demgemäß meint *Meyer*, daß trotz des generell beobachtbaren Pessimismus bezüglich psychiatrischer Intervention bei dieser Störung man im Sinne der Patienten handle, wenn man versuche, sie psychotherapeutisch zu behandeln. Schließlich scheine in den meisten Fällen die anscheinende Umkehr der geschlechtlichen Identität eine Kompromißbildung zu sein, die, wie bei den Perversionen, oberflächlich Ichsynton sei.

Don, 1963, bekannte sich dazu, daß man in aversiven Techniken das geeignete Behandlungsinstrument für behandlungsmotivierte Transsexuelle sehen könne. Er selbst hatte einen Fall derartig behandelt und meinte nach einer Behandlungsdauer von 4 Monaten verheißungsvolle Resultate zu erkennen. Andere Techniken der psychotherapeutischen Intervention hätten lediglich den Wert einer Führung und Unterstützung. Jedoch seien auch sie für einen großen Teil der betroffenen Individuen von Nutzen. *Marks* und *Gelder* (1967, 1970) führten später experimentelle Behandlungen von Transvestiten und Transsexuellen durch. Die eingesetzte aversive Technik war bei Transvestiten erfolgreich, bei Transsexuellen aber nicht. In diesem Sinn ist wohl auch die Beobachtung *Feldmans* und *MacCullochs* (1971) zu interpretieren, wenn diese Autoren meinen, daß „primäre Homosexuelle" nur selten mittels verhaltensmodifikatorischer Techniken beeinflußbar seien.

Zuletzt soll noch ein Fall referiert werden, den *Bak*, 1974, veröffentlichte. Es handelte sich um einen jungen Mann mit unkontrollierbaren Bedürfnissen, sich als Frau zu verkleiden, die zuerst im 13. Lebensjahr aufgetreten waren. Des weiteren bestand der unwiderstehbare Wunsch, sich chirurgisch zur Frau umgestalten zu lassen. Nach einigen Jahren psychoanalytischer Behandlung brach der Patient diese ab und versuchte einen Chirurgen zu finden, der ihm seinen Wunsch erfüllen sollte. Etwa zwei Jahre später beriet ein Konsilium eines Ärzteteams darüber, ob die Umwandlungsoperation indiziert sei.

In der Folge hörte *Bak* nichts über den Patienten, bis dieser sich schließlich wieder einmal meldete. Er hatte sich nicht operieren lassen, sondern geheiratet und hatte ein Kind gezeugt. Nach vielen Behandlungsjahren und an der Schwelle eines selbstschädigenden Ausagierens war es dem Patienten also möglich geworden, eine maskuline Identifikation zu bilden, die ihm bislang nicht erreichbar gewesen war.

Nachdem ich feststellen konnte, daß die Ablehnung der Möglichkeit, Patienten, die an hochgradigen Störungen der geschlechtlichen Identität leiden, psychologisch zu behandeln, nicht ubiquitär ist, will ich zu meinen eigenen Erfahrungen, die ich mit der Psychotherapie „Transsexueller" machen konnte, übergehen.

7.2.3. Meine Erfahrung mit der Psychotherapie transsexueller Patienten

Ich habe in meiner Kasuistik bei einzelnen Fällen darauf hingewiesen, daß ein oder mehrere beratende Gespräche dazu geführt hätte(n), daß der Patient seinen Wunsch nach operativer Umgestaltung fallen ließ. Dies ist jedoch nicht als Regel zu sehen. Vom zweiten Fall, den ich beschrieben habe, weiß ich von seiner Therapeutin, daß er nunmehr in keiner Weise mehr transsexuelle Wünsche äußere, daß auch keine homosexuelle Entwicklung eingetreten sei, sondern der Patient reges Interesse an Frauen entwickle.

Ich will jedoch nunmehr über drei Fälle berichten, die ich selbst behandelt habe und die ich auch katamnestisch über einen längeren Zeitraum ihrer Entwicklung überblicke.

7.2.3.1. Fall 1:

Der Patient war, als er mit mir Kontakt aufnahm, 31 Jahre alt. Er kam mit dem Anliegen zu mir, sich über die Möglichkeit einer Geschlechtsumwandlung informieren zu lassen, und brachte gleichzeitig das Ersuchen vor, ihn in seinem Wunsch nach chirurgischer Umgestaltung zu unterstützen.

7.2. Psychologische Behandlungsmethoden (Psychotherapie)

Er wurde zunächst somatisch durchuntersucht. Es zeigte sich, daß er voll männlich entwickelt war, was das chromosomale, das gonadale und das hormonale Geschlecht betraf. Er wurde sachlich über die Situation der Transsexuellen aufgeklärt und es wurde ihm vorgeschlagen, zunächst den Versuch einer Psychotherapie zu machen. Er ging auf diesen Vorschlag ein.

Anamnese: Kindheit: Der Vater des Patienten fiel im 2. Weltkrieg und ließ seine Gattin mit ihren Kindern, einem männlichen Paar eineiiger Zwillinge, zurück. In der Folge hatte die Gattin wechselnde Partnerkontakte, wobei die jeweiligen Männer den Kindern bekannt waren. Der Erziehungsstil war so geartet, daß die Knaben einerseits vernachlässigt, andererseits jedoch mit Strenge behandelt wurden. Der Patient lehnte die Mutter bereits frühzeitig ab und befand sich auch in der Zeit der Therapie in denkbar gespannter Beziehung zu ihr. Es war ihm nicht möglich, auch nur kurze Zeit mit ihr zu sprechen, ohne daß es zu Streitsituationen kam. Insbesondere bezeichnete er die Art, in der die Mutter ihre Weiblichkeit demonstrierte, als unerträglich. Sie verharre in einem gespielt mädchenhaften Zustand.

Ausbildung und Berufslaufbahn: Der Patient besuchte die Grundschule und lernte dann Friseur. Dieser Beruf behagte ihm jedoch nicht und er übte ihn nie aus. Sein Wunschtraum war es, populärer Künstler zu werden. Einige Zeit arbeitete er als Journalist. Bis zum Zeitpunkt, an dem er mich aufsuchte, war er noch nie längere Zeit hindurch in einem festen Arbeitsverhältnis gestanden.

Sexualanamnese: Als Kind empfand er sich bereits als Mädchen. Er legte gerne weibliche Kleidungsstücke an, vor allem, wenn diese den Charakter von Festkleidung, großer Toilette hatten; besonders liebte er Schleier. Er tanzte gerne und interessierte sich ausschließlich für weibliche Tätigkeiten. Von Anfang an fühlte er sich zu Männern hingezogen und es kam auch bereits in früher Jugend zu sexuellen Kontakten mit Männern. Auch sein Zwillingsbruder ließ anfangs eine derartige Entwicklung erkennen. Die Brüder betrieben sexuelle Spielereien miteinander. In der Pubertät verstärkte sich der Wunsch, Frau zu sein, und stand damals auch mit seinen Berufswünschen und -vorstellungen in Zusammenhang. Schließlich entwickelte sich das Empfinden, in den falschen Körper geraten zu sein; er hatte das Gefühl, er hätte sich besser verwirklichen können, wenn er als Frau geboren worden wäre. Er wäre sicher eine große Diseuse geworden. Er interessierte sich sehr für Chansonsängerinnen und Tänzerinnen, lernte ihr Programm und trug es vor.

Damals las er auch über den Fall Jörgensen und hatte den Eindruck, daß bei ihm eine ähnliche Entwicklung bestünde und er sich ebenfalls operativ behandeln lassen solle. All diese Probleme beschäftigten ihn sehr und er beichtete sie eines Tages. Der Geistliche, dem er beichtete, gab ihm den Rat, sich psychiatrisch behandeln zu lassen. Tatsächlich wurde damals mit einer Psychotherapie begonnen, die der Patient allerdings abbrach, da sein Therapeut sich das Ziel gesetzt hatte, ihn zur Heterosexualität zu bekehren. Er ging laufend homosexuelle Beziehungen ein, war jedoch mit der Existenz eines homosexuellen Mannes nicht identifiziert. Er lehnte den homosexuellen Lebensstil ab und zeigte besondere Abneigung gegen sich effeminiert gebärdende oder transvestierende Homosexuelle. Seine ausschließlich betriebene sexuelle Aktivität bestand in mutueller Onanie.

Fellatio und Pädicatio lehnte er sowohl in aktiver wie auch passiver Form ab. Während sexueller Aktivitäten empfand er sich dem Partner gegenüber weiblich, hatte das Empfinden, eigentlich keinen homosexuellen Akt zu erleben, sondern „ganz normal" zu sein, da er als „Frau im männlichen Leib" mit einem Mann verkehre. Er war bemüht, möglichst wenig effeminiert zu erscheinen. Daneben bestand allerdings das Vorhaben, sich umoperieren zu lassen. Dann würde er endlich das so angestrebte weibliche Verhalten auch nach außen hin manifest werden lassen können. Frauenkleidung legte er nur selten, im Freundeskreis, an und trug dann, derart verkleidet, Chansons vor. Derartige Gelegenheiten bereiteten ihm ein intensives Glücksempfinden und verstärkten seinen Wunsch nach umgestaltenden operativen Maßnahmen. Zu anderen Homosexuellen von diesen Wünschen zu sprechen wagte er nicht, da er fürchtete, daß sie ihn dann nicht akzeptieren würden und er dadurch in völlige Isolation geraten könnte. Als er mich aufsuchte, lebte er bereits seit einiger Zeit mit einem jüngeren Mann in Partnergemeinschaft. Er vermeinte diesen sehr zu lieben; demgemäß verstärkte sich diesem Partner gegenüber das Gefühl, Frau zu sein. Gleichzeitig ließ sich jedoch eine Reduktion der sexuellen Appetenz beobachten, oftmals war er auch erektiv impotent. Andererseits nahm sein Bedürfnis zu, Zärtlichkeiten zu geben und zu empfangen. All diese Entwicklungen und Vorkommnisse interpretierte er als weiteren Beweis dafür, daß er sich immer weiter zur Frau hin entwickelte. Zu diesem Partner sprach er nunmehr von seinen Wünschen und Vorstellungen und dieser zeigte sich verständnisvoll und meinte, daß es auch seinen eigenen Wünschen entgegenkommen würde, wenn der Patient sich operieren lassen würde. So bestärkt, war dieser nunmehr imstande, sich mit seinem Bedürfnis an die Öffentlichkeit zu wenden.

Diagnose: Die Diagnose wurde aufgrund der Exploration, der somatisch-andrologischen Untersuchung und der Ergebnisse der psychologischen Testung (MMPI und Rorschach) erstellt. In den Tests kam die Inversion deutlich zur Darstellung. Unter Berücksichtigung folgender diagnostischer Kriterien kam ich dazu, anzunehmen, daß bei dem Patienten eine transsexuelle Entwicklung vorliege:

– Der Patient gab an, daß er schon als Kind das Empfinden gehabt habe, eigentlich dem konträren Geschlecht anzugehören, daß er sich für weibliche Aktivitäten interessiert habe und daß er bereits frühzeitig versucht habe, sich dem weiblichen Geschlecht äußerlich anzugleichen.

– Er empfand sich dem Geschlechtspartner gegenüber als weiblich und hatte auch im sozialen Bereich das Gefühl, daß er als Frau größere Chancen hätte, sich zu verwirklichen, da er nur dann seinen wirklichen Empfindungen gemäß leben könne.

– Aus seinem Empfinden dem Geschlechtspartner gegenüber ergab sich für ihn die subjektive Vorstellung, nicht homosexuell zu sein; diese Vorstellung war nicht zur wahnhaften Gewißheit geworden, er wußte wohl, daß er objektiv als homosexuell eingeschätzt werde.

– Er lehnte den homosexuellen Lebensstil ab, insbesondere die Art der effeminierten Homosexuellen.

– Er lehnte seine äußeren geschlechtlichen Merkmale ab und wollte sich zur Frau umgestalten lassen.

Es war jedoch von anfang an klar, daß hier das transsexuelle Syndrom bei einer Persönlichkeit deutlich wurde, die eine manifest homosexuelle Entwicklung genommen hatte und außerdem eine Fülle anderer psychopathologischer Merkmale, insbesondere Somatisierungstendenzen, aber auch eine ausgeprägte depressive Reaktionsbereitschaft erkennen ließ.

Therapieverlauf: Bei der Behandlung dieses Falles wurde keine orthodoxe therapeutische Methodik zum Einsatz gebracht, sondern eine symptomgerichtete analytisch orientierte Gesprächstherapie durchgeführt. Fallweise war zur Bearbeitung aktueller Interaktionen die Notwendigkeit gegeben, den Partner in die Behandlung einzubeziehen.

Daneben wurden auch unterstützende Maßnahmen in sozialer Hinsicht notwendig. Als hervorstechende Symptome wurden die problematische Einstellung zur Homosexualität, die geringe Erlebnisfähigkeit, die gestörte Einstellung zur eigenen Leiblichkeit sowie die Einstellung zu den sozialen Geschlechterrollen aufgenommen und direkt bearbeitet.

Als erstes gelang eine gewisse soziale Stabilisierung des Patienten; es wurde ihm möglich, einen Beruf längere Zeit hindurch auszuüben. In der Folge konnte eine realistische Einstellung zu den Möglichkeiten der Existenz als Mann und in letzter Hinsicht als homosexueller Mann erarbeitet werden. Es konnte aufgedeckt werden, daß das gestörte Erlebnis des eigenen Leibes vorwiegend darauf zurückzuführen war, daß der Patient sich als unattraktiven Mann empfand.

Er wurde in vielfacher Hinsicht aktiver. Gleichzeitig mit dieser positiven Entwicklung verschlechterte sich die Beziehung zu seinem Partner zunehmend; bei diesem kam es nunmehr zu verschiedenen Symptombildern aus dem sexualpathologischen Bereich. Schließlich zerbrach die Beziehung.

Die problematische Einstellung zur Homosexualität konnte ebenfalls bearbeitet werden. Der Patient machte sich zunehmend mit seiner eigenen Existenz als homosexueller Mann vertraut und begann die Existenz anderer Homosexueller mit anderen Augen zu betrachten. So änderte sich auch die Einstellung zu den effeminierten Homosexuellen. Der Patient selbst transvestierte nie mehr, war aber imstande, mit anderen, die Frauenkleidung angelegt hatten zu sprechen, sich zu unterhalten und mit ihnen zu tanzen. Gleichlaufend nahm seine sexuelle Erlebnisfähigkeit zu. Das Symptom der Impotenz schwand, er selbst gab an, noch nie in seinem Leben sexuell derart genußfähig gewesen zu sein.

Dieser therapeutische Prozeß nahm vier Jahre in Anspruch. Die therapeutischen Sitzungen fanden jedoch während dieses langen Zeitraumes nicht immer regelmäßig statt, aus verschiedenen Gründen kam es zu längeren Pausen.

Interpretation und Diskussion von Fall 1: Diagnostische Überlegungen wurden bereits angestellt. In diesem Fall das transsexuelle Syndrom abzugrenzen, war nicht einfach, da sowohl offen homosexuelle wie auch transvestitische Manifestationen vorlagen. Andererseits war die Einstellung zur Homosexualität problematisch und der Patient nicht in die homosexuelle Subkultur integriert. Auch mit seiner Rolle als homosexueller Mann konnte er sich nicht zurechtfinden, obwohl er bereits seit dem 20. Lebensjahr dauernd homosexuelle Beziehungen erlebte. Beim Anlegen von Frauenkleidung war nie sexuelle Erregung eingetreten, so daß man nicht davon sprechen konnte, daß Transvestismus in der geläufigen

Koppelung mit fetischistischen Strukturen vorlag. Die Abwehr, die der Patient seinen eigenen körperlichen Merkmalen gegenüber empfand, sowie die Empfindung, daß er sich voll als Weib fühle und daher nicht als homosexuell anzusprechen sei, wenn er im Kontakt zu Männern Erregung verspüre, legten mir die schließliche Einschätzung des Patienten als Transsexuellen nahe. Keinesfalls konnte er als effeminierter Homosexueller eingestuft werden. Im Verlauf der Behandlung kam es zur Aufdeckung und Korrektur von Erinnerungsfälschungen. Während der Patient zunächst angegeben hatte, daß er sich bereits als Kind gewünscht habe, ein Mädchen zu sein, stellte sich später heraus, daß sich der Wunsch nach Geschlechtsumwandlung besonders nach einem schweren Schädel-Hirntrauma verdichtete, das der Patient im 14. Lebensjahr erlitt. Zusätzlich las er gerade damals über den Fall Jörgensen. Diese beiden Einflüsse stellten sich als wesentlich für die spätere Entwicklung heraus.

Bei dem Patienten ließen sich deutlich Krisen der Entwicklung der geschlechtlichen Identität erkennen, wie sie bei Transsexuellen als gegeben angenommen werden. Dafür spricht die Tendenz zu mädchenhaften Beschäftigungen in der Kindheit. Während über die frühesten Beziehungen zur Mutter kein eindeutiges Material zutage gefördert werden konnte, ist andererseits besonders darauf hinzuweisen, daß dem Patienten und seinem Zwillingsbruder eine stabile, kontinuierlich vorhandene männliche Identifikationsfigur fehlte. Männlichkeit war aufgrund dieser Situation nur über die weibliche Identifikation, als rezeptiver Teil, zu erhalten. Eine fortgesetzte Prägung zur Übernahme einer konträren sozialen und psychosexuellen Rolle bestand in diesem Fall nicht. Der Patient wurde durchaus als männliches Kind aufgezogen.

Zunächst entwickelte sich die homosexuelle Struktur, die auch bereits frühzeitig zu manifesten Kontakten führte. Diese Kontakte verliefen jedoch nicht konfliktfrei und führten bereits im Kindesalter und verstärkt in der Adoleszenz dazu, daß die männliche Geschlechtsidentität infrage gestellt wurde. Auf diesem Wege kam der Patient dazu, sein Verlangen und sein Empfinden als weiblich zu interpretieren. Daraus entwickelte sich der Wunsch, tatsächlich dem anderen Geschlecht anzugehören. Die Abwehr der eigenen erlebten homosexuellen Triebrichtung kam in der Folge auf dem Weg der Projektion zur Darstellung. Er versuchte, ein betont männliches Gehabe zur Schau zu stellen; daneben bestand jedoch unverändert das „weibliche Empfinden". Er versuchte sich von den effeminierten Homosexuellen abzugrenzen, indem er sie verachtete. Er sprach abträglich von den „Schwestern", „Tunten" etc. und betonte, daß er deren Art zu sprechen und sich zu gehaben nicht ertragen könne. Dabei nährte er die Empfindung, selbst nicht so zu sein, da er ja tatsächlich „eine Frau im männlichen Körper" sei und für ihn die Möglichkeit bestünde, seinen Körper seiner Seele angleichen zu lassen. Er hatte es demnach nicht nötig, „Weiblichkeit zu arrangieren", wie *Blüher*, 1913, das Vorgehen der effeminierten Homosexuellen etikettierte. Diese Annahme wurde durch das Wissen um die Möglichkeit genitalverändernder Operationen genährt. Er hatte ja vom Fall Jörgensen gehört. Aus dieser Interpretation seiner Existenz heraus gestaltete sich sein weiteres Schicksal. Als Mann konnte er nicht empfinden, vermochte dementsprechend auch nicht, eine männliche Existenz zu leben, die weibliche Beschäftigung, die er intendierte, Chansons zu singen, war abhängig von seiner äußeren Umgestaltung zur Frau. Die Rolle eines „female impersonator" lehnte er ab, wie er eben auch die transvestierenden Homosexuellen ablehnte, obwohl er bisweilen in sie hineinschlüpfte und dann aus ihr reichlich Genuß bezog.

Der Identitätskonflikt, der ihn dauernd belastete, zeigte sich in der Folge auch in der Entwicklung anderer neurotischer Symptome und vor allem in depressiven Verstimmungen.

Die Realität der homosexuellen Beziehungen konnte ihm die Erfüllung seines Wunsches und die Bestätigung seines Empfindens, Frau zu sein, nicht vermitteln. So setzte sich der Wunsch nach einer umgestaltenden Operation immer mehr durch. Das heißt jedoch, daß für den Patienten fortwährend das Primat der Heterogeschlechtlichkeit bestand. Er war in seiner geschlechtlichen Identität abhängig vom Geschlecht des Partners. Da dieser männlich war, mußte er zwangsläufig weiblich sein. Um das heterosexuelle Prinzip aufrechtzuerhalten, verzichtete er sowohl auf seine Identität als Mann als auch zumindest wunschweise auf sein Geschlechtsorgan und illusionierte sich als konträrgeschlechtlich.

Man kann also sagen, daß in diesem Fall zunächst eine konflikthafte Entwicklung der geschlechtlichen Identität bestand, die zur Zeit der Adoleszenz unter exogenen Einflüssen zur akuten Krise der geschlechtlichen Identität wurde. Das Resultat war dann der Geschlechtsidentitätskonflikt des männlichen Homosexuellen. Die männliche geschlechtliche Identität des Patienten war zu schwach ausgeprägt, daß er die Schranke des Primats der Heterosexualität hätte überspringen können, was dem männlichen offenen Homosexuellen gelingen muß (*Greenson*, 1963). Der Konflikt, der ihm aus dem Erleben der Homosexualität erwuchs, war für den Patienten durch die Entwicklung eines illusionären Systems in Balance zu halten, das darin bestand, daß er sich zur Frau uminterpretierte und sich daraus wieder eine als „weiblich" illusionierte Empfindungs- und Reaktionslage gestaltete. Er konnte nunmehr auf sein Verlangen nicht mehr spontan reagieren, sondern mußte ein System bilden, das ihn mit seinem Verlangen aussöhnen konnte. Das transsexuelle Syndrom entwickelte sich sozusagen als Selbstinterpretation des Erlebens und der Triebrichtung. Diese Selbstinterpretation wurde in der kritischen Erlebnisperiode dadurch erleichtert und gefördert, daß gerade zu diesem Zeitpunkt der Patient von der Möglichkeit einer „Geschlechtsumwandlung" erfuhr. Darin ähnelt dieser Fall dem „Jörgensen-Fall". Auch dieser hatte, nach seiner Selbstbiographie, zunächst erschreckt wahrgenommen, daß er dem eigenen Geschlecht gegenüber Zuneigung empfand, und den Gedanken nicht ertragen können, homosexuell zu sein. Christine Jörgensen fand schließlich Erleichterung darin, daß ihr ein populärwissenschaftliches Werk in die Hände fiel, dessen Aussage es ihr ermöglichte, sich als intersexuelles Wesen zu interpretieren.

Vor allem ähnelt er jedoch einem Fall, den *Greenson* 1963 beschrieb. Dabei handelte es sich um einen bereits „geschlechtskorrigierten" männlichen Transsexuellen. Dieser Fall war als Knabe aufgewachsen und hatte sich auch als Knabe gefühlt. Mit 19 Jahren verliebte er sich in einen Mann. Dieser Umstand bereitete ihm große Angst und er meldete sich freiwillig zu einer bestimmten militärischen Einheit, „um herauszufinden, ob er ein Mann sei". Auch in der Folge konnte er jedoch den Gedanken, nicht ertragen, ein homosexueller Mann zu sein, und entwickelte schließlich die Idee, daß er in Wirklichkeit eine Frau sei. Er ließ sich in Skandinavien umoperieren und lebte in der Folge in den USA als Frau. *Greenson* interpretierte diesen Fall so, daß er meint, er zeige dieselbe Abwehr und Angst der Homosexualität gegenüber wie sonst neurotische Erwachsene. Ebenso war seine Einstellung zum Sexualobjekt in diesem Sinne vergleichbar, indem nämlich dessen Geschlecht entscheidend für seine eigene geschlechtliche Identität wurde.

„Er scheint nach dieser Formel reagiert zu haben: Wenn ich einen Mann liebe, dann muß ich eine Frau sein. Anstatt diese Gedanken zu verdrängen, unterdrückte er sie chirurgisch; er wechselte sein anatomisches Geschlecht. Für diesen Mann gab es etwas, das wertvoller war als seine Genitalien und selbst als sein Geschlecht. Er mußte die Unterschiedlichkeit zwischen dem Geschlecht des sexuellen Objektes und dem eigenen Geschlecht erreichen, wie sie für die Heterosexualität besteht. Dies ließ sich durch die Umgestaltung des eigenen Körpers erreichen, wodurch auch der Glaube in bezug auf das Geschlecht bestätigt wurde. Auf irgendeine Weise kann man dieses klinische Zustandsbild als umschriebenes, gut organisiertes Wahnsystem verstehen, das insoweit erfolgreich war, als es dem Patienten ermöglichte, ein anscheinend glückliches Leben als Frau zu führen."

Möglicherweise war mein Patient auf dem Weg zur Entwicklung eines ähnlichen Systems und kam die Intervention gerade noch rechtzeitig, um dessen volle Ausbildung zu verhindern. Die Reaktionsformel, die *Greenson* beschreibt, konnte jedenfalls auch für diesen Fall als bestimmend erkannt werden.

Der Umstand, daß *Greensons* Fall bereits operiert war, bestätigt mich darin, daß ich meinen Fall, obwohl er nicht den Stollerschen Kriterien entspricht, als transsexuell beschrieben habe. Kann doch *Greensons* Fall als Beispiel dafür gelten, daß auch nicht idealtypisch transsexuelle Individuen als solche eingestuft und entsprechenden Maßnahmen unterworfen werden.

Besonders bedeutsam scheint an diesem Fall auch zu sein, daß es sich um einen eineiigen Zwilling handelt. Zunächst scheinen erbbiologische Annahmen wie die *Kallmanns* bestätigt, da beide Brüder zunächst eine homosexuelle Entwicklung nahmen. Andererseits verlief in der Folge die Entwicklung des homosexuellen Verhaltens der beiden disparat. Während mein Patient ein transsexuelles Syndrom (oder Symptom?) entwickelte, kam der Bruder zur praktizierten Bisexualität. Und dies scheint dafür zu sprechen, daß, wenn man schon eine pränatale Disposition zur Homosexualität annehmen will, der Transsexualismus dieser Ätiologie nicht unterliegt, sondern eine Ausgestaltung und kognitive Verarbeitung der sexuellen Erlebnisweise, eben auch der homosexuellen, darstellt. Damit wäre die Auffassung, die *Dörner* in dieser Frage vertritt, zu bestätigen.

7.2.3.2. Fall 2:

Der Patient war, als er mit mir Kontakt aufnahm, 35 Jahre alt. Er stellte an mich das Ansuchen, ihn darin zu unterstützen, daß er eine genitalverändernde Operation an sich durchführen lassen könne. Zum Zeitpunkt der klinischen Untersuchung erhielt er bereits seit geraumer Zeit regelmäßig hohe Dosen Östrogen injiziert. Er wurde stationär aufgenommen und durchuntersucht. Das chromosomale und das Keimdrüsengeschlecht waren eindeutig maskulin, die Hormonbestimmung erbrachte veränderte Werte im Sinne einer hohen Ausscheidung von Follikelhormon (670 i. E.), was jedoch auf die Östrogenzufuhr, die oben erwähnt wurde, zurückzuführen war. Der Patient ließ auch bereits deutliches Brustwachstum erkennen. Aspektmäßig war er für die weibliche Mimikry gut geeignet; er war schlank, hatte weiche, eher zarte Gesichtszüge, bemühte sich, in hoher Stimmlage zu sprechen und feminine Bewegungsabläufe zu imitieren, was ihm auch recht gut gelang.

Anamnese: Kindheit: Patient ist Einzelkind. In der Familie hatte, soweit der Patient sich zurückerinnern konnte, immer die Mutter den Ton angegeben. Er hatte bereits frühzeitig das Empfinden, daß der Mutter ein Mädchen als Kind lieber gewesen wäre. Als der Vater in den 2. Weltkrieg einrücken mußte, gab die Mutter den Sohn in ein Kinderheim. Anschließend an die Entlassung aus diesem Heim besuchte er 8 Klassen Grundschule und erlernte dann ein Handwerk.

Schon als Kind litt er unter der Machtverteilung in der Familie. Er meinte zwar nicht, daß es notwendig sei, daß der Vater eine Vorrangstellung einnehme, die beiden Geschlechter sollten jedoch wenigstens gleichberechtigt sein.

Adoleszenz: Während seiner Lehrzeit kam er mit seinen Kollegen recht gut aus, war jedoch bereits damals äußerst reizbar. Wegen nichtiger Anlässe begann er zu schreien, um sich zu schlagen, mit irgendwelchen Objekten herumzuwerfen. Dies tat er jedoch nicht, um die anderen zu überzeugen, – er wollte eigentlich nie recht haben. Nach Beendigung der Lehrzeit kamen ihm erstmals Bedenken in bezug auf seine Männlichkeit. Er empfand, daß er zwar körperlich männlich, seelisch aber weiblich sein müsse, dies, weil er sich als reizbarer und sensibler empfand, als er sonst an Männern beobachten konnte. Er beschäftigte sich nunmehr auch mit Problemen der sozialen sexuellen Rollenstereotype. Er fragte sich, warum immer der Mann um die Frau werben müsse, warum nicht auch eine Frau einem Mann auf fordernde Weise ihre Zuneigung ausdrücken könne. Er selbst war zu schüchtern, um mit Mädchen in Kontakt zu treten. Bedürfnisse nach sexuellen Begegnungen mit Frauen empfand er jedoch schon.

Sexualanamnese: Zweifel an der eigenen Männlichkeit bestanden bereits im Kindesalter und verdichteten sich während der Adoleszenz. Aus Schüchternheit war es ihm nicht möglich, mit Mädchen in Kontakt zu treten. Aufgeklärt wurde er während seiner Lehrzeit von Kollegen. Diese Informationen lösten bei ihm keinen Schock, wohl aber Erstaunen aus. Homosexuelle Interessen oder Kontakte bestanden nicht. Mit 26 Jahren lernte er auf dem Wege einer Annonce seine nachmalige Gattin kennen; mit dieser verkehrte er für einige Zeit nur schriftlich. Die Einleitung der sexuellen Kontaktaufnahme ging von der Frau aus. Die Gefühle, die der Sexualakt bei dem Patienten auslöste, waren nicht lustvoller Natur. Er hatte stets davor Angst, ein Kind zu zeugen, seine Ejakulation trat verzögert ein. Die Frau kam immer früher zum Orgasmus als er, er beneidete sie um diese Lustfähigkeit und vor allem angstlose Erlebnisfähigkeit. Während des Geschlechtsaktes fühlte er sich nicht als Mann, versuchte im Gegenteil das Erleben der Frau mitzuempfinden, letztlich danach zu streben, sich als Frau zu fühlen. Der ohnehin späte Beginn seines aktiven, partnerschaftlichen Geschlechtslebens schwächte sein Männlichkeitsgefühl, anstatt es zu verstärken.

Er begehrt nach Zärtlichkeit, kann sie aber selbst nur geben, wenn sie ihm auch gegeben wird. Er kann Zärtlichkeit nicht im Sinne einer aktiven Stimulierung des Partners einsetzen. Er selbst ist nur durch Berührungsreize in sexuelle

Erregung zu versetzen. Dabei sind ihm jedoch bestimmte Berührungen wieder äußerst unangenehm; vor allem Berührungen seiner Hodenregion empfindet er als fast schmerzhaft. Ungefähr drei Jahre vor der stationären Aufnahme hatte sich in ihm der Wunsch festgesetzt, sich zur Frau umwandeln zu lassen. Weil er das Erleben der Frau in jeder Hinsicht kennenlernen und teilen möchte, stellt er sich vor, nach durchgeführter Operation mit einem Mann zu leben. Er weiß und bedauert, daß es nicht möglich sein werde, daß er auch ein Kind empfangen könne. Wäre dies möglich, dann wäre er eine vollwertige Frau. Er hatte mit seiner Frau einen Sohn gezeugt, der zum Zeitpunkt des stationären Aufenthaltes 7 1/2 Jahre alt war. Als er 31 Jahre alt war, wurde er wegen eines Kryptorchismus operiert.

Das eheliche Geschlechtsleben soll anfangs recht gut funktioniert haben. Es kam allerdings nicht häufig zur Vereinigung, da vom Patienten selbst nie entsprechende Impulse ausgingen. Er wollte durchsetzen, daß die Frau ihn zu aktivieren habe. Nach dem Auftreten des Wunsches nach Geschlechtsumwandlung (und wohl auch der Behandlung mit konträrsexuellem Hormon) reduzierte sich die Koitusfrequenz weiterhin. Er meinte jedoch, daß seine Frau ihn in seinem Bestreben verstehe und auch unterstütze. Auf jeden Fall würde sie sich nicht von ihm trennen. Er transvestierte auch bereits zu Hause.

Andere anamnestische Daten: Die in seiner Adoleszenz beobachteten aggressiven Durchbrüche traten auch im Verlauf seiner Ehe auf. Es kam häufig zu Streitigkeiten, einmal auch zu einer tätlichen Auseinandersetzung, die zu der Einweisung zur Durchuntersuchung in einer Anstalt für Geisteskranke führte. Im Berufsleben hatte er keine Schwierigkeiten, wohl aber immer wieder in der Beziehung zu seinen Eltern. Diese konnten auch seinen Wunsch nach Geschlechtsumwandlung nicht verstehen.

Die Motivation des geschlechtsmetamorphotischen Wunsches:

Ich kann in diesem Fall auf schriftlich niedergelegte Äußerungen zurückgreifen, die ich in extenso zitieren will:

„Der Frau wird vieles geboten, was dem Mann versagt bleibt; die Frau ist von Natur viel amoröser und graziler. Sie hat viel mehr Verständnis und Ausdauer wie die meisten Männer auf dieser Welt. Ihr kommt man naturgemäß bestmöglichst entgegen, sie genießt in der menschlichen Gesellschaft viele Vorteile gegenüber dem Herrn, es wäre undenkbar, ließe man einer Dame nicht jeden Vortritt.

Im Großen und Ganzen erweckt die Frau einen besseren Eindruck und sieht vertrauenserweckender aus. Man wirft ihr bewundernde, womöglich sehnsüchtige Blicke nach bzw. entgegen. Wenn sich eine Frau verhält wie sie soll, werden ihr keine kritischen Blicke nachgesandt. Nie wird es der Fall sein, daß die Frau um den Mann wirbt, immer wird es der Mann sein – ‚der Herr der Schöpfung', welcher dem ‚schwachen Geschlecht' Anträge stellt, oder als erstes jeglichen Kontakt trifft. Wenn aber ein Mann genauso schüchtern ist wie eine Frau und sich nichts getraut, hat er auf alle Fälle das Nachsehen und kommt zu nichts. Ich persönlich würde zu gerne wissen, warum die Frau das ‚schwache Geschlecht' benannt wird, wo es doch sogar umgekehrt erscheint und ich glaube, – allerdings seltener vorkommend – daß ein ‚Mann' eine ebenso empfindliche und gekränkte Seele hat wie eine Frau und genauso empfinden kann. Dies alles wird jedoch bei einem Mann nicht berücksichtigt, welcher ungefähr so veranlagt ist wie eine Frau! Ist es dann nicht möglich, daß diejenigen Menschen eine ausgesprochen weibliche Seele besitzen? Sie wird es dann auf die weibliche Seite ziehen und zwar insofern, daß sie bedauern, nicht ebenso behandelt zu werden wie die Frauen, auch nicht als jene anerkannt zu werden, nur weil jene Wesen äußerlich, körperlich männliche Merkmale aufweisen.

7.2. Psychologische Behandlungsmethoden (Psychotherapie)

Außer den vielen Benachteiligungen — zumindest oben beschriebener Männer, die vielen anderen Männer haben wahrscheinlich andere Empfindungen — vermissen jene Menschen alle weiblichen Attribute an sich selbst. Daher ist diesen verboten, Frauenkleider zu tragen, jedweden Schmuck, Haare zu bleichen oder färben und lange Haare zu haben. All das die weibliche Eleganz vervollständigt und man als Frau angesehen wird.

Diese Menschen sehnen sich danach, endlich als Frau leben zu können und sich danach zu fühlen; wozu sich solche Menschen nirgends durchsetzen können und auch als ‚Mann' überall das große Nachsehen haben, weil sie sich ewig zurückgestoßen glauben und auch werden.

Es ist dann klar, daß dann solche Menschen (Männer) alles versuchen werden, um ihrem ‚Herren der Schöpfung Dasein' zu entkommen. Jeder ‚normale' Mann wird diese Zustände oder Sitten oder sonst als selbstverständlich auffassen. Solch ‚normale' Männer werde ich nie begreifen oder verstehen lernen. Diese Neigung nach der weiblichen Seite hin wird mit zunehmendem Alter immer stärker, weil man glaubt, alles zu versäumen. Allerdings waren diese meine weiblichen Gefühle immer schon vorhanden. Bis vor relativ kurzer Zeit wußte ich nicht wie, wo und wann ich alles anfangen sollte. Hoffentlich ist die Sehnsucht nach einer auch biologisch echten Dame, wenn überhaupt, zu stillen. Wenn man schon nicht die jungen Jahre eines Mädchens, doch wenigstens die reifen Jahre von einer Frau auskosten kann!"

Zusammenfassend führte er folgende Beweggründe an, die seinen Wunsch reifen ließen:

„Starke Neid- und Minderwertigkeitsgefühle gegenüber Frauen.

Das Gefühl oder Bewußtsein der Zurückstoßung bzw. erst in zweiter Linie kommend bei Männern, wenn es um Frauen geht. Aufkommende Neid-Minderwertigkeitsgefühle und Kränkung.

Kann weibliche Gefühlsregungen als Mann nicht so zeigen wie als Frau, kommen aber doch hervor. Man würde mich verspotten und tut es auch.

Als Mann kann ich mich nicht so vielfältig, attraktiv und daher schön kleiden wie eine Frau, welches mich aber unvergleichlich mehr beglücken würde. Keinen weiblichen Schmuck wie Halsketten, Armreifen usw.

Würde daher als Frau meinen Körper mehr lieben und viel stolzer darauf sein, Neid- und Minderwertigkeitsgefühle vergingen.

Betrachte die Frau in meinem Innersten als eine Art Konkurrentin in jeder Phase und Beziehung, der ich aber ständig unterliege, denn den weiblichen Reizen ist ein Mann meist unterlegen, wogegen es umgekehrt nicht oder äußerst selten der Fall ist. Diesen Tatsachen sehe ich egoistisch, ja neidvoll entgegen, wobei wieder alles mit Kränkung und Beleidigung verbunden ist. Aus diesem Grund ziehe ich auch Frauenkleider an, worin ich auch nach außen hin sehr weiblich aussehe. Jedoch später in der Öffentlichkeit, d. h. auf der Straße, ich das Kleid leider wieder ausziehen muß!

Ich will als Frau lieber bemitleidet oder bevormundet, aber auch bewundert, beneidet und nicht so vor die Stirn gestoßen werden, wie jetzt als Mann herrschen und regieren. Dies liegt mir sowieso ganz und gar nicht. Es ist sicher, daß nach vollendeter Geschlechtsumwandlung eine Gefühlsänderung in mir vorgeht, insofern auch, daß ich meine Neid- und Minderwertigkeitsgefühle und Scheu gegen Frauen als Frau verloren habe.

Vor allem muß ich nicht selbst Anschluß oder Kontakt suchen, wobei ich äußerste Zurückhaltung gezeigt habe, sondern — je nach Aussehen meines Äußeren — von selbst Anschluß mit anderen Menschen bekomme. Habe ich die gleichen Rechte, Bevorzugungen, Pflichten und Nachteile der Frau, worin ich mich dennoch wohler und zwangloser fühlen werde. Auch bei Männern werde ich meine gefühlsmäßige Zurückgestoßenheit nicht mehr haben.

So unglaublich dies jedoch klingen mag, ist es mir viel lieber, wenn ich von meiner Frau verzärtelt und beschützt werde, anstatt umgekehrt. Überhaupt würde ich lieber eine Frau nachahmen und ich tue es auch. Darin ist sich meine Frau mit mir leider nicht immer einig.

> Als Mann fühle ich mich von Frauen oft kritisch oder böse angesehen, vornehmlich in einsamen Gegenden. Nachdem sehr viele Verbrechen von Männern verübt werden, kann ich mir vorstellen, daß sich jene Damen eben davor ängstigen oder ein gespanntes Inneres haben, weil ich eben – ein ‚Mann' bin. Das erzeugt auf meine Weise innere Spannungen – eben ein Mann zu sein.
>
> Ich hoffe doch, daß diese Gründe ausreichend sind, nun endlich Frau werden zu können!
>
> Jeder Mensch hat Angst vor einer Operation, weil er nicht weiß, wie diese ausgeht. So auch ich; ich müßte lügen, wenn ich das bestreiten würde. Jedoch, in meiner Situation schrecke ich letzten Endes vor einer eventuellen Geschlechtsänderung nicht zurück, auch wenn sie mit dem Tod verbunden ist. Denn so mit meinen seelischen Belastungen und Mängel möchte ich als Mann ja doch nicht weiterleben, es führe letzten Endes zu einem seelischen und körperlichen, wenn nicht noch zu einem nervlichen Zusammenbruch.
>
> Aller Voraussicht nach ist ein Leben als Frau, dem eines Mannes unter diesen Umständen weitaus günstiger und demnach vorzuziehen!!"

Diagnose: In differentialdiagnostischer Hinsicht waren effeminierte Homosexualität und Transvestismus als Perversion in diesem Fall auszuschließen. Für das Vorliegen eines psychotischen Prozesses ergab weder die psychiatrische Exploration noch auch die psychologische Testuntersuchung irgend einen Anhaltspunkt (abgesehen von der wahnhaften Verarbeitung der Geschlechtlichkeit, die jedoch für derartige Fälle pathognomonisch ist). So blieb mir nur die Diagnose einer transsexuellen Entwicklung, die allerdings in vielem von den als typisch beschriebenen Fällen abwich.

Behandlungsverlauf: Dem Patienten wurde während seines stationären Aufenthaltes die Möglichkeit angeboten, sich unter Hilfe des Therapeuten intensiv mit seiner Geschlechtsrollenproblematik und seinem krankhaften Wunsch auseinanderzusetzen. Auch hier wurde, wie im ersten Fall, keine „klassische Therapie" mit konsequent eingesetzter Methodik durchgeführt. Es ergab sich eine Form einer analytisch fundierten Gesprächstherapie mit viel Aktivität auf seiten des Therapeuten; über weite Strecken wurden Probleme des täglichen Lebens des Patienten zum Inhalt der Gespräche und die Behandlung zur Beratung und eventuell auch aktiven Lebenshilfe. Anfangs fanden therapeutische Sitzungen mehrmals wöchentlich statt, dann durch etwa drei Jahre einmal wöchentlich. In der Folge kam es zu selteneren Sitzungen, jedoch ließ der Patient den Kontakt zum Therapeuten über insgesamt 8 Jahre nie voll abreißen. Daraus ist bereits zu entnehmen, daß sich zwischen Therapeut und Patient eine gute Arbeitsbeziehung herstellte.

Im langen Verlauf dieser Behandlung ergab sich naturgemäß eine Fülle von Informationen, die hier nicht alle reproduziert werden können. Nachzuholen wäre vor allem die Angabe des Patienten, daß er lange Jahre hindurch eine intensive Freundschaft zu einem gleichaltrigen Mann pflegte, die jedoch nie offenkundig sexuelle Elemente beinhaltete.

Im Behandlungsverlauf wurde der Wunsch des Patienten zwar problematisiert, er verfolgte ihn zunächst jedoch konsequent weiter. Das heißt, daß er weiter hohe Östrogendosen injizierte, sich nunmehr auch in der Öffentlichkeit in weiblicher Kleidung zeigte, sich die Haare wachsen ließ, zu ausländischen Stellen, die sich mit der Arbeit mit ähnlich gelagerten Fällen beschäftigten, Kontakt aufnahm. Das „passing" im Stollerschen Sinn gelang ihm äußerst gut. Er wurde immer wieder von Personen, die ihn nicht kannten, für eine Frau gehalten. Schließlich begann er auch unter weiblichem Vornamen aufzutreten, ohne je Schwierigkeiten mit Kontrollorganen zu haben.

Am Arbeitsplatz kam man ihm mit großer Toleranz entgegen; schließlich kam es so weit, daß er zur Frauenschicht eingeteilt wurde. In seinem Familienverband häuften sich andererseits die Schwierigkeiten; der Patient meinte, seine Frau würde lesbisch, sie lebe mit einer anderen Frau zusammen und die beiden Frauen hätten sich gegen ihn verbündet und würden ihn quälen. Trotz der hormonellen Behandlung, die sich der Patient angedeihen ließ, traten immer wieder Erektionen auf und fühlte der Patient das Bedürfnis nach Geschlechtsverkehr, das weiterhin ausschließlich auf den Verkehr mit Frauen ausgerichtet war. Homosexuelle Kontakte erfüllten ihn weiterhin mit Abscheu. Einmal versuchte er, Fellatio zu praktizieren, nachdem ihm von seiten eines Arztes in der BRD geraten worden war, Geschlechtsverkehr mit einem Mann zu versuchen, um feststellen zu können, daß er nach einer eventuellen Geschlechtskorrektur sexuell auf Männer reagieren können werde. Der Patient ekelte sich bei diesem Experiment und mußte erbrechen. In der Folge kam es zu keinem derartigen Versuch mehr. Dafür phantasierte er davon, nach einer Genitalveränderung „lesbisch" zu leben.

Die Ehe des Patienten zerbrach schließlich, die Scheidung wurde unter schwierigen Umständen vollzogen.

Es war auffällig, wie sehr sich die Einstellung des Patienten änderte. War er vordem schüchtern gewesen und hatte Schwierigkeiten gehabt, sexuelle Inhalte zu verbalisieren und erotische Kontakte einzuleiten, schien er nunmehr in einer erotischen Phantasiewelt zu leben. Er kaufte alle Arten von Magazinen und Büchern, in denen Transvestiten und/oder Transsexuelle zur Darstellung kamen, entwickelte eine wahre Sammlerleidenschaft, die ihn im Zuge der Entwicklung der drucklegerischen Freiheiten immer mehr auch mit pornographischem Material in Kontakt brachte. Es blieb nicht bei den oben beschriebenen Inhalten, sondern er begann sich für alle Arten sexuell abweichenden Verhaltens zu interessieren. Er kaufte auch Kontaktmagazine und trat über diese mit anderen Schicksalsgefährten in briefliche oder auch gesellschaftliche Beziehungen.

Einigemale hatte er bereits eine Bettenzusicherung in Casablanca zwecks Operation angestrebt und auch erhalten. Jedesmal entschloß er sich jedoch schließlich, nicht nach Marokko zu fahren. Ausschlaggebend dafür war immer das Durchbesprechen seiner Situation und insbesondere seine Unfähigkeit, mit Männern in Intimbeziehungen zu treten.

Die Hormondosen wurden von ihm immer gesteigert, obwohl ihm damals noch von *Giese* geraten wurde, die Dosis zu reduzieren. Passager traten Verstimmungszustände und auch Zustände von wahnartiger Tönung auf, die eventuell als endokrin bedingte exogene Reaktionstypen aufzufassen waren. Einmal wurde der Patient in einem derartigen Zustand auch in eine Anstalt aufgenommen.

Daraufhin gab er sich mit geringeren Hormondosen zufrieden. Diese Entwicklung wurde ihm auch dadurch erleichtert, daß er selbst beobachten konnte, wie gut ihm das „Passing" gelang.

In der Folge wurde er mit einer Reihe von Problemen sozialer Natur konfrontiert, die mit seiner Störung zusammenhingen. Als die Firma, die, wie schon gesagt, seinem Verhalten immer mit großer Toleranz begegnet war, aus Gründen der wirtschaftlichen Entwicklung Entlassungen vornehmen mußte, wurde er von dieser Maßnahme betroffen. Man konnte ihn nicht weiter beschäftigen, da er als Mann, als den man ihn kannte, die leichtere Frauenarbeit verrichtete und keine Nachtschichtsarbeit leistete. Er mußte einige Zeit nach einem neuen Posten suchen und fand schließlich einen, wo ebenfalls die Leitung der Firma ihm verständnisvoll entgegenkam, wo er jedoch zu einem recht geringen Entgelt angestellt wurde.

Familiär traten immer wieder Spannungen auf; vor allem verweigerte seine geschiedene Frau ihm die Möglichkeit, sein Kind zu besuchen. Deshalb und aus Alimentationsgründen kam es immer wieder zu Prozessen.

Besonders belastete ihn jedoch seine Vereinsamung. Es war ihm zwar möglich, recht viele flüchtige Kontakte einzugehen, jedoch stand ihm seine nunmehrige zwitterhafte Erscheinung dabei im Wege, mit einer Frau ein bleibendes Verhältnis einzugehen, wonach er immer noch verlangte. Er traten auch trotz fortgesetzter Östrogenmedikation bis zum Ende des Zeitraumes, in dem sich die Behandlung abspielte, Erektionen auf. Andererseits wollte er nicht darauf verzichten, in Frauenkleidung an die Öffentlichkeit zu treten.

Diskussion und Interpretation von Fall 2: Meine urspüngliche Diagnose, daß bei dem Patienten ein transsexuelles Syndrom vorliege, baute vorwiegend auf dem Wunsch nach Geschlechtsumwandlung auf, den dieser äußerte. Nachdem dieser Wunsch problematisiert und in Zusammenarbeit zwischen Patient und Arzt bearbeitet und zur Auflösung gebracht werden konnte, wobei praktische Erfahrungen, die der Patient in der Behandlungsperiode sammeln konnte, unterstützende Wirkung entfalteten, blieb schließlich ein ausgeprägt transvestitisches Phänomen zurück. Ich will das Verhalten des Patienten mit dieser Diagnose belegen, obwohl man nicht davon sprechen kann, daß sich eine „transvestitische Perversion" entfaltet hätte. Der Patient zeigte auch weiterhin keine Anzeichen, daß er sich in Frauenkleidung an sich selbst errege und im sexuellen Vollzug an die Travestie gebunden sei.

Die geschlechtliche Identität war bei diesem Patienten in ihrer Entwicklung bereits seit der Kindheit gestört. In den kritischen Lebensphasen waren regelmäßig Verschärfungen und Krisen des Empfindens, einem Geschlecht zuzugehören, zu beobachten. Die konträre Identität war bei diesem Patienten in dem Sinn zu interpretieren, daß von früher Kindheit an ein Lernprozeß ablief, der die Frau als das stärkere Geschlecht erleben ließ, sie zum beneideten Wunschobjekt machte. Dieses Problem wurde auf dem Weg der Identifikation gelöst, die Beziehung des Patienten zur Frau stand unter dem Zeichen: Ich will nicht die Frau besitzen, ich kann sie gar nicht in Anspruch nehmen, da ich für sie zu schwach bin, ich drücke ihr meine Zuneigung aus, indem ich mich selbst als Mann aufgebe, sie sein möchte. Der Umstand, daß er schließlich mit einer Frau zusammenlebte, die wieder stärker und aktiver war als er, verschärfte die Krise erneut, der Umstand, daß er zu diesem Zeitpunkt Kenntnis von der Möglichkeit geschlechtsumwandelnder Maßnahmen erhielt, lenkte die Krise in die Richtung der Transsexualität. Zunächst hatte ein „metatropes" System bestanden und war die Ehe in dieser Form eine Zeitlang zu führen gewesen.

Auch seine Phantasie, daß er nach einer gelungenen Geschlechtskorrektur neuerdings mit einer Frau zusammenleben wolle, ist vor diesem Hintergrund verständlich: Als Frau, also als Vertreter des stärkeren Geschlechts, könnte sich die Frau ihm nicht mehr verweigern, die Begegnung geschehe auf gleicher Ebene.

Die Einstellung des Patienten zu den beiden Geschlechtern war polar orientiert: Die Frau ist das starke, beneidenswerte Geschlecht, der Mann ist schwach und benachteiligt. Daher war eine homosexuelle Lösung des Konfliktes für den Patienten nicht möglich, für eine bisexuelle Lösung, die ihm ein Changieren der Geschlechtsrolle ermöglicht hätte, war er in seiner kindlichen Entwicklung der geschlechtlichen Identität bereits zu weit fortgeschritten gewesen. Die Lösung im Transvestismus brachte ein ausreichendes Maß an Sicherheit, die Mimikry des Weiblichen reichte aus, das Gefühl von Macht zu vermitteln, und half außerdem, den Unsicherheitsfaktor „aktiv gelebte Geschlechtlichkeit" in körperlicher Hinsicht zu vermeiden. Eine Korrektur der fixierten polaren Einstellung war nicht zu erreichen.

7.2.3.3. Fall 3: Weiblich, freischaffend tätig

Die Patientin war, als sie mit mir Kontakt aufnahm, 26 Jahre alt. Sie gab an, seit ihrer Kindheit männlich zu empfinden, von erfolgreichen Geschlechtsumwandlungsoperationen gehört zu haben und nunmehr selbst den Wunsch zu verspüren, sich einer derartigen Maßnahme zu unterziehen. Somatisch war die Patientin eindeutig weiblich.

Anamnese: Die Patientin hat noch einen älteren Bruder. Sie entstammt ländlichen Verhältnissen, beide Kinder schlugen jedoch eine akademische Laufbahn ein. Die Beziehung zu den Eltern sei gut gewesen.

Sexualanamnese: Schon als Kind fühlte sich die Patientin zu Frauen hingezogen. Die Signale der geschlechtlichen Reifung in der Pubertät versetzten sie in regelmäßig auftretende, phasenhafte depressive Verstimmungen. Auch in der Phase der Adoleszenz verspürte sie Zuneigung lediglich zu Geschlechtsgenossinnen, Versuche, mit jungen Männern Kontakt aufzunehmen, schlugen fehl. Sie empfand sich besonders seit diesem Zeitpunkt als männlich, begann sich in ihrem äußeren Habitus dem männlichen Geschlecht anzugleichen.

Immer wieder verliebte sie sich in Frauen, wagte es aber nicht, diesen als Frau ihre Zuneigung zu gestehen. Da sie auf diesem Wege immer mehr vereinsamte, litt sie andauernd an depressiven Verstimmungszuständen. Schließlich verdichtete sich in ihr der Entschluß, diesen Zustand auf dem Weg der Geschlechtsumwandlung zu beenden, von dem sie aus populären Magazinen Kenntnis erlangt hatte.

Die Thematik und Problematik der Polarität der Geschlechter hatte ihre Produktion in bedeutsamer Weise beeinflußt.

Behandlungsverlauf: Die Behandlung dieser Patientin nahm nur einen kurzen Zeitraum in Anspruch. Insgesamt wurden 30 Stunden therapeutischer Sitzungen benötigt, in denen vor allem die homosexuelle Problematik der Patientin angesprochen und bearbeitet wurde. Methodisch kam auch in diesem Fall eine analytisch orientierte Gesprächsbehandlung zum Einsatz. Dem Umstand, daß es sich de facto um eine Kurztherapie handelte, ist es zuzuschreiben, daß ich diesen Fall nicht derart ausführlich darstellen kann wie die beiden vorhergehenden.

Brachte das Durcharbeiten der gleichgeschlechtlichen Neigung und der Identität des homosexuellen Menschen bei der Patientin bereits eine gewisse Lockerung ihrer Einstellung zu diesen Problemen und eine Abschwächung des Wunsches nach Geschlechtsumwandlung mit sich, wurde letzterer vollends dadurch aufgelöst, daß die Patientin das Moneysche Werk über Transsexualismus in die Hände bekam und dort über die Erfolgsresultate, die über operierte Frauen bestanden, lesen konnte. Sie erfaßte damals, daß eine derartige Operation sie niemals zu einem in jeder Hinsicht funktionstüchtigen Mann umgestalten können werde. Aufgrund dieser Erkenntnis ließ sie von ihrem Wunsch ab und begann sich in die Rolle der homosexuellen Frau zu integrieren.

Diskussion und Interpretation von Fall 3: Die Entwicklung dieser Frau ist wohl ähnlich einzuschätzen wie die, die ich anhand meines ersten männlichen Falles beschrieben habe. Auch hier bestand eine Störung der geschlechtlichen Identität, die sich als Entwicklung zur homosexuellen Objektwahl äußerte. Die Erfahrung der homosexuellen Triebrichtung wurde von der Patientin mit massiver Angst und daraus resultierender Depressivität beantwortet und auch hier die magische Formel: da ich eine Frau begehre, muß ich ein Mann sein, zur phantastischen Leitlinie der Entwicklung. Auch für diese Patientin ergab sich aus dieser Einstellung die Notwendigkeit, die Unterschiedlichkeit des Geschlechtes des Sexualobjektes von der eigenen Geschlechtlichkeit aufrechtzuerhalten, was sich für sie zunächst phantastisch mittels der Umgestaltung der eigenen Körperlichkeit erreichen ließ.

7.2.3.4. Fall 4 (mitgeteilt von *M. Springer-Kremser*):

Im Herbst 1977 suchte der damals 20 jährige Patient das psychologische Institut auf, wurde von dort an die verhaltenstherapeutische Station der Psychiatrischen Klinik und schließlich an die sexualtherapeutische Ambulanz derselben Klinik weiterverwiesen.

Damals empfand sich der Patient eingeengt und isoliert und hatte seit ca. 2 Jahren das Gefühl, nicht ganz männlich zu sein, gleichzeitig aber für Männer attraktiv zu sein. Er hatte das Bedürfnis, intimere Bekanntschaften mit Männern aufzunehmen, fühlte aber dabei eine Schranke, die er nicht überwinden konnte. Er interpretierte sein Empfinden als weibliches Verlangen und meinte, sich durch eine operative Umwandlung seines äußeren Geschlechtes in jeder Weise seinem Empfinden angleichen zu können.

Er wurde an der II. Universitäts-Frauenklinik als chromosomal und hormonell männlich diagnostiziert.

In der sexualtherapeutischen Ambulanz wurden seine Vorstellungen über Sexualität und über die operativen Möglichkeiten der Geschlechtsumwandlung diskutiert. Er wurde über Möglichkeiten und Kosten der Operation und Literatur über Operationsergebnisse informiert. In einer weiteren Sitzung wurde seine Einstellung zur Homosexualität sowie mögliche Zusammenhänge zwischen Transsexualismus und homoerotischen Neigungen besprochen.

7.2. Psychologische Behandlungsmethoden (Psychotherapie)

Der Patient entschied sich unter dem Einfluß dieser Gespräche und dem Ergebnis der andrologischen Untersuchung dafür, mehr Klarheit über seine geheimen Wünsche und Neigungen zu gewinnen. Damals wurde er zu einer Therapeutin an das Institut für Tiefenpsychologie und Psychotherapie delegiert.

Aus zwingenden Gründen auf seiten der Therapeutin, die auch dem Patienten einsichtig waren, einigte man sich auf folgende Vorgangsweise: Es werden zuerst Informationsgespräche geführt und nach einem Intervall von einigen Monaten wird mit der Therapie begonnen. Der endgültige Therapiebeginn war dann der November 1978. Bis dahin hatten vor dem Sommer vier Gespräche stattgefunden. Diese Phase möchte ich als die Phase der fokusierten Beratung bezeichnen; darüber wird später noch berichtet.

Der Patient, dessen Kleidung der homosexuellen Subkultur angepaßt scheint und dessen Bewegungen dazu in starkem Kontrast stehen – er bewegt sich eher wie ein schlaksiger Adoleszent – ist das mittlere von drei Kindern eines Arbeiters. Er hat eine ältere Schwester, die bereits verheiratet ist, und einen um vier Jahre jüngeren Bruder. Die Mutter ist im Haushalt. Er ist der einzige in der Familie, der maturiert hat. Dem Vater, der als periodischer Trinker beschrieben wird, fühlt sich der Patient eher fern, zu der Mutter hingegen, welche im wesentlichen die Familie beherrscht, hat er eine gute Beziehung. Zwischen den Eltern gibt es viel Streit. Der Patient macht dafür zwei Dinge verantwortlich: Erstens den Alkoholkonsum des Vaters und zweitens das etwas unterschiedliche Herkunftsmilieu der Eltern. Die väterliche Großmutter war etwas „Besseres", die mütterlichen Großeltern waren Bauern. Der mütterliche Großvater war eine wichtige Bezugsperson in der Kindheit und Jugend des Patienten. Er war ein großer, starker, gutaussehender Mann von cholerischem Temperament, der viel arbeiten, viel essen, viel trinken konnte und gerne mit seiner Männlichkeit protzte und in der Erinnerung des Patienten auch ein großer Frauenheld war. Dazu war er eine angesehene Persönlichkeit im Dorf. Irgendwie geistert so in der Vorstellung, daß man diesem mütterlichen Großvater nacheifern sollte, er wird ein wenig als dionysische Persönlichkeit verklärt.

Drei Episoden sollen aus der Lebensgeschichte des Patienten als relevant für die Entwicklung seiner Symptomatik herausgegriffen werden:

– Als Kind hatte er einmal Nervenfieber – so wurde es bezeichnet. Er erinnert sich nur daran, daß sich damals seine Hände so riesengroß anfühlten und er das Gefühl hatte, neben seinem Körper zu stehen. Er meint, daß das wohl im Zusammenhang mit einem Infekt aufgetreten sei, an Näheres (z. B. Kopfweh oder meningeale Zeichen oder dergleichen) in diesem Zusammenhang kann er sich nicht erinnern.

– Im weiteren Familienkreis hat er das Image des „herzigen" Bubi. Aus diesem Grund wird ihm von Großeltern oder Onkel hin und wieder Geld zugesteckt. Als er ungefähr 7 Jahre alt war, zog ihm einmal sein Onkel eine Hose herunter und er mußte vor der versammelten Familie, es war Sonntagsbesuch, nackt spazierengehen, und man delektierte sich an seinem „herzigen Popo".

– Einen ähnlichen Vorfall gab es auch einmal bei einem Familienausflug mit demselben Onkel, als der Patient sich bei einem Picknick etwas weg von der versammelten Familie bewegte, um zu urinieren, der Onkel ihm folgte und sich dem präadoleszenten Buben vorsichtig verschämt zärtlich annäherte. Der Patient weiß nicht mehr so genau, was damals wirklich geschah, jedenfalls hatte er in Erinnerung ein Gefühl von Verwirrung, Scham und Demütigung diesem Onkel gegenüber.

Bei Beginn der Therapie leidet er darunter, noch nie eine Beziehung zu einem Mädchen gehabt zu haben. Dieses Leiden scheint im Widerspruch zu stehen zu seiner Vorstellung, transsexuell zu sein: Es stellt sich allmählich heraus, daß die Flucht in die Phantasie von der Transsexualität immer dann auftaucht, wenn es in der Realität Situationen gibt, in welchen der Patient sich vom anderen Geschlecht gedemütigt oder Mädchen nicht gewachsen fühlt. Die transsexuellen Phantasien sind meistens verbunden mit Empfindungen von ängstlicher Verwirrung, Unruhe und völliger Unsicherheit. Er hat zweifellos Probleme mit dem Realitätssinn und der Realitätsprüfung. Die Fähigkeit, zwischen inneren und äußeren Stimuli zu differenzieren, welche einer fortlaufenden selektiven Prüfung und einer Abwägung von gleichzeitigen Wahrnehmungen und vergangenen Wahrnehmungen oder Ideen bedarf, scheint manchmal nur verschwommen vorhanden. So zum Beispiel scheint eine Projektion innerer Zustände auf die äußere Realität mitunter vorzukommen.

Der Patient selbst berichtet von Zuständen, bei denen sich äußere und innere Stimuli vermengen, die hauptsächlich vor dem Einschlafen und beim Aufwachen auftreten. Depersonalisationsphänomene kommen anscheinend auch beim Einschlafen und Aufwachen mitunter vor, so ähnlich wie der Patient es damals während dieses „Nervenfiebers" erlebt hat, wo unrealistische Körpergefühle aufgetreten sind, eher im Sinne von Organsensationen. So tritt im Zusammenhang mit Masturbationsphantasien die Empfindung einer unrealistischen Verkleinerung oder Vergrößerung des Genitales auf.

Der Realitätssinn, also das Ausmaß, inwieweit Individualität, Einmaligkeit, Gefühl des Selbst, stabiles Körpergefühl und Selbstwertgefühl entwickelt sind, war zweifellos gestört, vor allem durch das extrem schwankende Selbstwertgefühl. Die Fragmentation der Identität und die Instabilität stellen zweifellos einen Motor dar für die Suche nach Status, sowohl auf der Universität, als auch vor allem innerhalb des Freundeskreises, und der Bestätigung der sexuellen Attraktivität. Die Frage „Wer bin ich?" ist für den Patienten eine zentrale Frage.

Die transsexuellen Phantasien des Patienten stellen zweifellos einen theatralischen Ausdruck der Identitätsproblematik des Patienten dar und können als adoleszente Größenphantasien im Rahmen adoleszenter Besetzungsverschiebung durch zusätzliche libidinöse Besetzung des Selbst interpretiert werden. Es sprechen eine Reihe sonstiger Verhaltensweisen des Patienten dafür, daß die Störung in der phallischen Phase und eher nicht früher anzusetzen ist.

Damals wurde die Indikation für eine analytisch orientierte Einzeltherapie gestellt.

Epikrise:
– Phase der fokusierenden Beratung (Dauer 4 Stunden): In diesem Gespräch wurde zuerst die Reaktion des Patienten auf die Gespräche, welche er in der sexualtherapeutischen Ambulanz führte, besprochen, die Empfindungen, die dabei auftraten und die Phantasien, die davon ausgelöst wurden. Unter anderem hatte

er im Anschluß an die Gespräche in der Ambulanz ein homosexuelles Erlebnis gesucht, dieses Erlebnis als Erfahrungsbereicherung empfunden, die keineswegs sehr negativ besetzt wurde. Andererseits verhalf ihm dieses Erlebnis zu der Entscheidung, daß dies nicht die von ihm gewünschte Lebensweise sei, vielleicht eine Alternative, er sich aber grundsätzlich von Frauen angezogen fühlt. Außerdem wurde seine augenblickliche Situation im Freundeskreis des Heimatdorfes besprochen, es wurden konkret Entscheidungshilfen ausgearbeitet. Schließlich wurde die konfliktreiche Beziehung zum Vater einschließlich konkreter Verhaltensstrategien innerhalb der Familie besprochen.

Es wurde in dieser Phase kaum auf die transsexuellen Phantasien eingegangen, hingegen scheint das gegenwartsbezogene therapeutische Hilfsangebot akzeptabel gewesen zu sein, fördernd für die Herstellung des späteren therapeutischen Bündnisses.

— Zur Therapie (Dauer 56 Stunden): Abgesehen von Widerstand und Übertragung waren bestimmte Ich-Funktionen, wie Realitätsprüfung, Realitätssinn, die Regulationskontrolle von Trieben, Affekten und Impulsen sowie die Objektbeziehungen und Abwehrmechanismen im Zentrum meiner Aufmerksamkeit.

Im folgenden werde ich mich auf die Elemente in der Therapie konzentrieren, die für die Störung des Patienten, die sich als narzißtische Krise der Spätadoleszenz darstellt, spezifisch waren.

Das Therapieziel wurde mit dem Patienten gemeinsam am Anfang der Therapie diskutiert, es war dem Patienten bekannt, daß ich dem kosmetischen und funktionellen Ergebnis einer geschlechtsumwandelnden Operation gegenüber eine kritische Einstellung hatte; diesbezügliche Fragen wurden meistens klar beantwortet und nicht zurückgespielt.

Die Tatsache, daß der Patient davon Kenntnis hatte, daß er von dem Psychiater, den er ursprünglich aufgesucht hatte, an dessen Frau delegiert wurde, war in der Übertragung von Bedeutung (Eltern, Inzestphantasien). Außerdem neigte der Patient zum Agieren.

— Realitätsprüfung und Realitätssinn: Beides steht im Zusammenhang mit den vagen Phantasien von Bisexualität einerseits, und die Realitätsprüfung auch mit den künstlerischen Neigungen des Patienten. Er empfand subjektive Empfindungen einzelner Sinnesgebiete nicht leicht voneinander trennbar. Der Realitätssinn, verbunden letztlich mit Identitäts- und Selbstwertgefühl, war im Rahmen der narzißtischen Krise schwer beeinträchtigt.

Die irreale Phantasie und die unrealistische Hoffnung, sich in eine Person des anderen Geschlechts zu verwandeln, deuten zweifellos auf pathologischen Narzißmus. Das Ich-Ideal des Patienten, einerseits sich in diesem Wunsch ausdrückkend und andererseits in seinen künstlerischen Neigungen, gemessen an seiner augenblicklichen realen Existenz, mußte ihm immer wieder schwere Enttäuschungen bereiten. Damit verbunden waren depressive Stimmungsschwankungen, Phasen erhöhter Empfindlichkeit und Sentimentalität. Letzteres kann ebenfalls als Signal des pathologisch gesteigerten Narzißmus gewertet werden: Sentimentalität bedeutet ja erneute Zuwendung von Narzißmus zu den Affekten (*Federn*, 1936).

Das Durcharbeiten der Konflikte, die auftreten, wenn die Wirklichkeit immer wieder am Ideal gemessen wird, war meiner Meinung nach ausschlaggebend für die Fähigkeit des Patienten zur Selbstwertregulierung.

— Regulierung und Kontrolle von Trieben: Die Triebe kamen etwas mehr zum Ausdruck als durchschnittlich, vor allem im indirekten Verhalten, der Kleidung, einer gewissen Flirtneigung und Sexualisierung.

— Objektbeziehungen: Die Konfliktelemente in der Übertragung beziehen sich deutlich auf beide Eltern, gute Objektkonstanz, keine Trennungsprobleme, aber sehr viele Selbstbezüge im Reagieren auf andere.

— Abwehrmechanismen: Deutliches Abwehrverhalten, wie zum Beispiel Ausagieren, vorübergehende projektive Identifikationen, mäßige Ängste.

Im Laufe der Therapie gelang es zweifellos, durch fortlaufendes Feedback von der Therapeutin dem Patienten die Möglichkeit zu bieten, seinen Standort besser zu definieren, das heißt, die Identität so zu stabilisieren. Zur Stabilisierung des Selbstwertgefühles war ein äußerer Anlaß für den Patienten sehr wichtig: Das elterliche Haus sollte baulich erweitert werden. Der Patient zeichnete dazu die Pläne und übernahm auch die Bauleitung. Das verschaffte ihm sowohl innerhalb der Familie als auch in der näheren Umgebung und im Freundeskreis beachtliches soziales Prestige. Die als sehr befriedigend erlebte Beschäftigung mit dem letztlich gelungenen Hausumbau könnte im Sinne *Kohuts* auch als Umsetzung von Ich-Libido in Objektliebe, also von pathologischen in gesunden Narzißmus, interpretiert werden.

Den transsexuellen Phantasien gegenüber wurde er zunehmend distanziert, zu Ende der Therapie waren sie irrelevant geworden.

Im Rahmen eines Katamnese-Projektes wurde der Patient 10 Monate nach Beendigung der Therapie von einem ihm unbekannten Therapeuten nachuntersucht.

Eines der Untersuchungsinstrumente war ein semistrukturiertes Interview.

So antwortete der Patient auf die Frage „Was war hilfreich?":

Die Beharrlichkeit, mit welcher die Therapeutin darauf bestand, Phantasie und Realität einander gegenüberzustellen. Auch das Ansprechen der Beziehung zwischen Patient und Therapeutin, vor allem der unrealistischen Ansprüche an die Therapeutin wurde als erleichternd und bahnend für weiters Material, besonders die Ängste des Patienten betreffend, erlebt.

Die Anworten auf die Frage „Was hat sich verändert?":

Die Idee, transsexuell zu sein, ist aufgegeben. Diese Idee hätte anfangs geholfen, mit bestimmten Situationen, wie Annäherung an Mädchen, fertig zu werden, hat den Patienten aber später in noch massivere Ängste und Verwirrungen hineingetrieben. Leichte Hemmungen bei Mädchen sind noch vorhanden, äußern sich zeitweilig auch in Vermeidungstendenzen. Das Studium wird derzeit mit Eifer und Interesse betrieben.

7.2.3.5. Evaluation der therapeutischen Erfahrungen

Aufgrund meiner Erfahrungen schließe ich mich der Auffassung von Autoren an, die den Standpunkt vertreten, daß man auch bei Patienten mit Krankheitsbildern, die auf schweren Störungen der geschlechtlichen Identität beruhen, den

Behandlungsweg der Psychotherapie einschlagen sollte: *Don*, 1963, *Forrester* und *Swiller*, 1972, *Kirkpatrick* und *Friedmann*, 1976, *Meyer*, 1976 etc.

Ich konnte den Eindruck gewinnen, daß zumindest eine fokale Beeinflussung und Auflösung des Wunsches nach Geschlechtsumwandlung möglich ist, selbstverständlich jedoch nur bei bestehender Mitarbeitsbereitschaft des Patienten. Ich räume gerne ein, daß man den Einwand machen könnte, bei den Fällen, die ich psychotherapeutisch behandelte, habe es sich eben nicht um „echte Transsexuelle" gehandelt, will aber darauf wie *Meyer*, 1976, antworten, daß mir keine „echteren" begegnet sind.

Ich erhebe keinen Anspruch darauf, daß ich mittels meiner Behandlung die Patienten heilen konnte, wenn ich den Gesundheitsbegriff der WHO als Kontrolle meiner Resultate einsetze, – das heißt, ich habe keine „glücklichen Menschen" produziert, welches Resultat immer wieder von den Verfechtern der operativen Behandlung der Transsexuellen als Ziel postuliert wird. Mittels der fokalen Behandlung konnten sicher wesentliche Bereiche des psychischen Störfeldes, die auch weiterhin symptombildend in Funktion traten, nicht erfaßt werden. Fall 1 zeigt in der Folge im Verlauf von Nachkontrollen zwar keine Verschlechterung in sexualpathologischer Hinsicht, – weder trat der Wunsch nach Geschlechtsumwandlung wieder auf, noch ertrug er seine Homosexualität nicht, noch litt er unter Störungen der sexuellen Funktion –, jedoch eine Neigung zum vermehrten Alkoholkonsum sowie die Entwicklung einer Magenneurose und Ulcuskrankheit, die schließlich zu operativen Maßnahmen Anlaß gab und zur Aufnahme und Behandlung an der psychosomatischen Abteilung der Wiener Psychiatrischen Klinik. Ebenso bestand bei der Patientin, die ich als Fall 3 beschrieb, auch weiterhin ihre Bereitschaft zu phasenhaft auftretenden Verstimmungszuständen und auch sie wird in obiger Klinik weiterbehandelt.

Ich kann keine Aussagen darüber treffen, ob die Durchführung anderer klassischer Methoden der Psychotherapie dieses noch letztlich unbefriedigende Resultat hätte vermeiden helfen. Jedoch habe ich eher den Eindruck, daß derartig gestörte Patienten wohl kaum nach klassischen Richtlinien ohne den Einsatz entsprechender therapeutischer Parameter behandelt werden können. In dieser Hinsicht kann man sie mit *Sigusch* und Mitarbeiter, 1979, den Fällen mit „Borderline-Pathologie" zuordnen. Ob tatsächlich in therapeutischer Hinsicht mehr zu erreichen ist, ist fraglich. Ich habe darüber berichtet, wie häufig auch bei operativ behandelten Fällen eine depressive Stimmungslage zu beobachten ist, wie häufig auch bei diesen Suicidhandlungen sind. Wenn wir die Symptomatik, die bei Fall 1 auftrat, als Fortbestehen polychirurgischer Tendenzen interpretieren, die nunmehr von der Genitalregion auf das Verdauungssystem verschoben waren, – auch diese Verlagerung wäre durch operative Maßnahmen wohl nicht zu verhindern gewesen.

Der psychotherapeutische Versuch scheint also durchaus sinnvoll. Allerdings sollte der Therapeut keine übersteigerten Erfolgsvorstellungen nähren. Die Schwere des krankhaften Zustandsbildes bringt es mit sich, daß mit Therapieversagern gerechnet werden muß. Jedoch gibt es ohnehin in der Medizin keine hundertprozentig wirksame Therapie, davon stellt auch die psychologische Behandlungsmethode keine Ausnahme dar.

Die psychologische Behandlung sollte jedoch nicht als Alibi eingesetzt werden. Die in den USA als Psychotherapie bezeichnete Maßnahme, einen Transsexuellen präoperativ auf seine postoperative Existenz als Frau vorzubereiten, würde ich nicht als Vorgangsweise, die man derart etikettieren sollte, verstehen. Ebenso erscheint die Vorgangsweise fragwürdig, die *Sigusch* und Mitarbeiter, 1979, vorschlagen, daß nämlich nach einer Behandlungsperiode von einem Jahr die Entscheidung fallen solle, ob der Patient weiter mittels psychologischer Methoden behandelt werden soll oder zur Operation freigegeben wird. Unter diesen Bedingungen ist die Motivation des Patienten, sich aktiv an der Psychotherapie zu beteiligen, wohl auf ein Minimum reduziert. Schließlich steht ihm ja als Belohnung dafür, daß die Psychotherapie nichts erbringt, die Erfüllung seines sehnlichsten Wunsches in Aussicht. Daß dennoch auch unter derartigen Bedingungen manche Patienten von ihrem Wunsch abstehen, spricht dafür, daß eben ein bestimmter Prozentsatz von Fällen, die den Wunsch nach Geschlechtsumwandlung äußern, noch in einer Phase der Ambivalenz diesem Wunsch gegenüber das entsprechende Forschungs- und Behandlungszentrum aufsucht. Der fixierte Wunsch ist unter den oben angegebenen Bedingungen mit höchster Wahrscheinlichkeit unbeeinflußbar. Man würde eine wesentlich höhere Stundenzahl veranschlagen müssen und die Operation nicht als zwangsläufige Alternative anbieten dürfen.

8. Zusammenfassung und Schlußfolgerungen

8.1. Zum Zustand der Theoriebildung über die Genese gestörter geschlechtlicher Identität und sexualpathologischer Krankheitsbilder

Die Bearbeitung der verschiedenen Aspekte der Pathologie der geschlechtlichen Identität bringt es zwangsläufig mit sich, daß man sich nicht nur mit der Literatur, die sich explizit mit dieser Fragestellung befaßt, auseinandersetzen muß. Im Verlauf der vorliegenden Arbeit wurde es notwendig, auch zunächst abseitig erscheinende Grenzbereiche, die sonst vernachlässigt werden, einzubeziehen und außerdem wissenschaftstheoretischen, wissenschaftssoziologischen und wissenschaftshistorischen Überlegungen hohe Bedeutung zuzusprechen. Aufgrund einer derartigen vielschichtigen Betrachtungsweise kommt man schließlich zur Erkenntnis, daß der derzeitige Zustand der Theorie auf unserem Interessensgebiet recht unbefriedigend ist, daß generell noch kaum als gesichert zu bezeichnende Resultate vorliegen. So wird es gar nicht möglich, eine Synopsis zumindest der Erkenntnisse, die aus den verschiedenen psychologischen Arbeitsbereichen bezüglich der Genese von Störungen der geschlechtlichen Identität vorliegen, zu formulieren, wie es für die Problemstellung der geschlechtlichen Identität und ihrer Entwicklung durchaus möglich war.

Eine zusammenfassende Überschau beziehungsweise Darstellung interdisziplinärer Forschungsergebnisse, im vorliegenden Fall der biologischen, der tierexperimentellen und der psychologischen Disziplinen, ist zum gegebenen Zeitpunkt meines Erachtens schon gar unmöglich. Zu sehr differieren die Ergebnisse, die aus den jeweiligen Disziplinen stammen, untereinander, aber, was noch bedeutsamer ist, auch innerhalb des jeweiligen theoretischen Gebäudes selbst.

Jede einzelne Disziplin kann für sich beanspruchen, daß sie zu bestimmten interessanten, teils auch bedeutsamen neuen Resultaten gekommen ist oder daß es zumindest möglich wurde, erfolgversprechende Hypothesen oder Spekulationen zu formulieren. Die Schwierigkeit, diese Ergebnisse zusammenfassend darzustellen, ergibt sich vor allem daraus, daß auf verschiedenen Ebenen untersucht wird. Ein Vermischen dieser Ebenen führt eventuell zu unzulässigen und/oder sinnlosen Generalisierungen sowie zu einem Verlust der scharfen Begrenzung der zu untersuchenden Phänomene. So leidet insbesondere die biologische Forschung zum Problemkreis der menschlichen Sexualpathologie unter den methodischen Problemen, die der biologischen Erforschung menschlichen Verhaltens generell eignen, daß sie nämlich darauf angewiesen ist, Ergebnisse aus der tierexperimentellen Forschung auf menschliche Verhältnisse zu übertragen und zu generalisieren.

1977 verwirft *Crook* die oben aufgezeigte Methodik. Jede Übertragung von am Tier gewonnenen Erkenntnissen über Sexualverhalten auf den Menschen sei reine Spekulation, die evolutionäre Argumentation nicht mehr als ein Spiel für psychologisch gebildete Menschen. Wolle man wirkliche Erkenntnisse über menschliches Geschlechtsleben gewinnen, müsse man sich die Mühe machen, den Menschen exakt zu studieren:

„Das wahre Studium der Geschlechterverhältnisse, wie sie für unsere Species vorliegen, besteht darin, daß man zu verstehen sucht, auf welche Weise Männer und Frauen miteinander in Liebe und Konflikt, in Abweisung und wechselseitiger Verstärkung in Interaktion treten, mit allen Antagonismen und Komplementaritäten, die damit verbunden sind."

Die Parallelisierung des Verhaltens künstlich feminisierter Tiere mit dem Verhalten homosexueller Männer scheint besonders problematisch. Ich habe zu diesem Thema bereits ausführlich geschrieben, möchte hier aber dennoch kurz einige zusammenfassende Rekapitulationen anstellen. Zunächst sind die Versuchstiere somatisch geschädigt und stehen unter experimentellen Bedingungen, wobei in besonderer Weise die Verschränkung sexueller und sozialer Potenz, wie sie für das Tierreich charakteristisch ist, bedacht werden muß. Weiters glaubt wohl niemand ernsthaft, daß die spontane Reaktion eines menschlichen männlichen Homosexuellen auf einen möglichen Geschlechtspartner als „Lordosereaktion" abläuft. Ebenso absurd erscheinen Gedankengänge, die bestimmte Präferenzen der sexuellen Aktivität bestimmten Hirnarealen zuordnen wollen.

Schließlich sind bereits die Dimensionen „männlich" und „weiblich", insofern sie die Grenzen der körperlichen Geschlechtlichkeit überschreiten, biologisch nicht zu definieren. Es handelt sich um sozial determinierte Verhaltensweisen und kognitive Strukturen, die erlernt und im Verlauf der persönlichen Lerngeschichte individuell überformt werden. Eine Auffassung, die annehmen würde, daß für das Anlegen weiblicher Kleidung, bestimmtes Spielverhalten im Kindesalter etc. genetische Determinanten vorliegen, muß man wohl mit *Freund*, 1966, zurückweisen. Immer wieder taucht in der sexualwissenschaftlichen Literatur eine Beobachtung auf, die die Autoren, die sie veröffentlichen, dazu bringt, anzunehmen, daß im Menschen bisweilen eine „biologische Kraft" wirksam werde, die autochthon zur Entwicklung einer konträren Sexualempfindung oder auch zur Geschlechtsumwandlung direkt führt. Ebenso wie bereits vor dem Zweiten Weltkrieg die entsprechende Entdeckung *Steinachs* stellte sich auch in den 60er-Jahren die Beobachtung *Stollers* und seiner Mitarbeiter als Irrtum heraus. Für das Vorliegen einer derartigen „biologischen Kraft" bestehen demnach bis dato keinerlei beweiskräftige Daten.

Den Ergebnissen lerntheoretisch fundierter Forschungen können wir eine Menge Information über das beobachtbare Verhalten, seine Entwicklung und seine Veränderbarkeit mittels manipulativer Maßnahmen entnehmen. Vom theoretischen Verständnis und der Methodik dieser Disziplin her ist sie jedoch andererseits nicht geeignet, Einblicke in konflikthafte Entwicklungen und spezifisch menschliche emotionelle Verhältnisse zu eröffnen. Ein Forschungsbereich, auf dem sie fündig werden könnte, ist die Untersuchung des pathogenetischen Einflusses der Anpassung. Darunter verstehe ich Überlegungen über „krankmachende" Übernahme von Einstellungen und Ideologien innerhalb sozialer Lernprozesse in bezug auf die daraus resultierende Selbsteinschätzung und Interpretation der eigenen Persönlichkeit. Für unser Forschungsinteresse wäre in dieser Hinsicht die Auswirkung der Übernahme von sexuellen Stereotypen bezüglich Geschlechtsrolle, geschlechtstypischen Empfindens- und Verhaltensmustern und erotischer Objektwahl von Interesse. Während der Einfluß sexueller Leitvorstellungen auf die normale Geschlechtsentwicklung intensiv beforscht wird und darüber auch recht gesicherte Resultate vorliegen, wird der pathoplastische Aspekt dieses Prozesses weitgehend vernachlässigt.

Psychodynamische Beobachtungen und Theoriebildungen können, wie bereits früher ausgeführt wurde, die der Verhaltensforschung zugänglichen Erkenntnisse erweitern. Das heißt, daß ihnen Information über konflikthafte Entwicklungen, die Interaktion sozialer und individueller Entwicklungsprozesse, Individuation und Identitätsbildung und ähnliche Variable entnommen werden kann, dies jedoch nur, wenn die Erkenntnisse mittels tiefenpsychologischer Methodik und tiefenpsychologisch fundierter Interpretationstechnik gewonnen werden. Versuche, in denen zum Zweck der Verbesserung der „Wissenschaftlichkeit" der Psychoanalyse dieser Theorie fremde, anderen psychologischen Auffassungen entnommene, experimentelle Methoden zur Erkenntnisgewinnung eingesetzt werden, führen meines Erachtens nicht zu einer Vertiefung dieser angestrebten Erkenntnisse, sondern eher zu einer Reduktion der Möglichkeiten, die der Tiefenpsychologie zu eigen sind, auf lerntheoretische Experimente. Dazu aber würde man letztlich der Tiefenpsychologie nicht bedürfen. Dieses Dilemma tritt besonders in *Stollers* Publikationen zutage. Dieser Autor hat, scheint es, den „Positivismusstreit" ernst genommen und versucht, die Psychoanalyse zu einer Art Wissenschaft umzugestalten, die auch *Popper* als Wissenschaft akzeptieren könnte. Im Verfolg dieses Vorhabens gelangt *Stoller* aber zu einem seltsamen naiven Szientismus, der übersieht, daß auch andere Forschungsdisziplinen als die Psychoanalyse in ihrer Methodik den entsprechenden Kriterien nicht nachkommen und daß oftmals auch aus Disziplinen, die scheinbar methodisch gesichert sind, Hypothesen als Theorien, Spekulationen als Ergebnisse veröffentlicht werden.

8.2. Das diagnostische Problem in der Sexualwissenschaft

Die Sexologie, die einerseits interdisziplinär-synoptisch vorgeht, andererseits die Klassifikation der sexualpathologischen Erscheinungsformen nach phänomenologischen Gesichtspunkten vornimmt, fällt bei kritischer Betrachtung ihrer Entwicklung schon seit nunmehr Jahrzehnten einem verhängnisvollen klassifikatorischen Irrtum zum Opfer. Die Vorgangsweise, die verschiedenen sexualpathologischen Phänomene in diagnostisch voneinander abgrenzbare Einheiten zu gliedern, scheint bezüglich der Phänomene, mit denen wir uns hier auseinandersetzen, naiv. Ich habe dargestellt, wie ich den Bezug zwischen einer grundlegenden Störung der geschlechtlichen Identität und sexualpathologischen Phänomenen sehe. Insoweit nehme auch ich einen gemeinsamen Kern für sexualpathologische Entwicklungen verschiedener Ausprägung und verschiedener Schweregrade an. Sonst sehe ich jedoch, von einer grob äußerlichen Ähnlichkeit im klinischen Erscheinungsbild der effeminierten Homosexualität, des Transvestismus und des Transsexualismus abgesehen, die darin besteht, daß die Personen, die unter diesen Etiketten erfaßt werden, es lieben, die Kleidung des anderen Geschlechts anzulegen, keine Entsprechungen, die es ermöglichen, die drei klinischen Bilder sinnvoll miteinander in Bezug zu setzen und voneinander abzugrenzen. Die übliche Klassifizierung vermischt ständig verschiedene Ebenen; nicht miteinander Vergleichbares und daher auch nicht voneinander Trennbares wird voneinander abzugrenzen versucht. „Homosexualität" bedeutet eine Triebrichtung beziehungsweise eine bestimmte Art der Objektwahl in erotischer Hinsicht, „Transvestismus" ein bestimmtes Verhalten, das mit und ohne Bezug auf Triebrichtung und Objektwahl bestehen kann, „Transsexualismus" schließlich ein komplexes psychopathologisches System, das Triebwünsche und Objektwahl beinhalten kann, jedoch auch ohne derartige Bezüge aus intraindividuellen Problemmatrizen gespeist werden kann, wobei neben Störungen der geschlechtlichen Identität auch andere Problem- und Konfliktbereiche das klinische Bild formen.

Ein wesenhaft homosexuelles Element ist in den drei beschriebenen Bildern enthalten. Der effeminierte Homosexuelle lebt die geschlechtliche Polarität symbolisiert in einer gleichgeschlechtlichen, der „heterosexuelle" Transvestit hingegen die gleichgeschlechtliche symbolisiert in einer gegengeschlechtlichen Beziehung. Der Transsexuelle schließlich unterscheidet sich darin, daß seine Symbolisierungsfähigkeit zusammenbricht. Er kann weder, wie der Homosexuelle, die Schranke der Heterosexualität überspringend, somatisch gleichgeschlechtliche Partner annehmen, noch auch Heterosexualität praktizierend Homosexualität arrangieren. So bedarf er der heterosexuellen Mimikry, um sich seine homosexuellen Triebwünsche zu ermöglichen.

Auch in der Verflechtung mit anderen sexualpathologischen Phänomenen und/oder anderen psychopathologischen Merkmalen oder psychiatrischen Grundstörungen sind die drei genannten Bilder nicht miteinander zu vergleichen. Effeminierte Homosexualität kann als durchaus unkompliziertes klinisches Bild bestehen, Transvestismus zeigt mit hoher Regelmäßigkeit starke Bezüge zu Fetischismus und Zwang, Transsexualismus schließlich ist als mehrfach determiniertes, graduell wesentlich schwerer einzuschätzendes klinisches Syndrom anzusehen, wobei neben den Bezügen zu Homosexualität, Transvestismus, Fetischismus und Zwang noch wahnhafte Verarbeitung, Autotomietendenz, Einengung des Denkens und der Interessen, Durchbrüche magischen Denkens und in vielen Fällen eine chronisch maligne Verlaufsform einer Art „homosexuellen Panikreaktion" aufzufinden sind. Aus diesem Grund kann man es nicht akzeptieren, daß man den sogenannten Transsexualismus als klinische Einheit anderen sexuellen Verhaltensabweichungen zuordnet und in gleicher Weise durch „Gewährenlassen" zu behandeln empfiehlt, wie man es bei den anderen Deviationen bisweilen tut. Diese Überlegung konfrontiert uns mit ethischen Fragestellungen.

8.3. Ethische Probleme in Sexualforschung und -therapie

Das oben erwähnte „Gewährenlassen" würde im Falle des Transsexualismus bedeuten, daß man dem Drängen des Patienten nachgibt und eine „Geschlechtskorrektur" durchführt. Autoren wie *Money*, 1977 und *Walinder*, 1978, halten eine derartige Einstellung für sachlich und ethisch gerechtfertigt. *Money* insbesondere vertritt den Standpunkt, daß sein Eintreten für die Durchführung geschlechtskorrigierender Maßnahmen bei Transsexuellen, – also nicht bei somatischen Intersexen, wie hier betont werden muß –, als beispielhaft für progressives Vorgehen innerhalb der Medizin angesehen werden könne: „Aus dem Transsexualismus können wir lernen, daß Fachleute bisweilen die Last und Verantwortlichkeit einer ethischen Entscheidung auf sich nehmen müssen, die ungewöhnlich ist und für die kein Präzedenzfall besteht. In der Folge kommt ihnen die weitere Verantwortung zu, ihre Kollegen und die Öffentlichkeit davon zu unterrichten, auf welchem Wege sie zu ihrem Schluß kamen und welches Resultat sich ergab. Überläßt man alles dem Zufall, kann die Reaktion der Fachwelt und der Öffentlichkeit allzu leicht negativ werden. Eine positive Strategie beeinflußt die öffentliche Meinung und Einstellung positiv zugunsten der Ethik der neuen Entscheidung. Im Fall des Transsexualismus wurde die öffentliche Meinung einer Form der abweichenden Sexualität gegenüber verständnisvoller...." (*Money*, 1977);

Dem Autor ist klar, daß in solchen Fällen die Notwendigkeit besteht, daß die Medizin dem Gesetz voraneilen müsse und nicht dem Gesetz eine Entscheidung überlassen dürfe, die es, mangels von Präzedenzfällen, ohnehin nicht übernehmen kann.

Meines Erachtens unterliegt *Money* mit dieser Darstellung einem Irrtum. Zunächst gibt es für diese spezifische Entscheidung (Geschlechtskorrektur) Präzedenzfälle. Wesentlich erscheint jedoch, daß *Moneys* Meinung, daß die von ihm eingeleitete Tendenz in der Auffassung und Behandlung des transsexuellen Syndroms progressiv sei, unlogisch erscheint. 1972 vertrat *Gorsen* einen Standpunkt, daß der graduelle Fortschritt der Sexologie gerade nicht darin besteht, immer neue pathologische Grenzübergänge zwischen den Geschlechtern zu finden und deren Differenz anthropologisch zu verringern, sondern in der Einbeziehung sexueller Deviation in ein gesellschaftliches und institutionales Koordinatensystem. Wenn wir davon ausgehen, daß jede soziale Rolle, sohin auch die Geschlechtsrolle, „Ausdruck eines Ideals" ist, bekommt Abweichung einen mehr als anthropologischen, nämlich ideellen Realitätssinn. Stellt man nun das transsexuelle Phänomen in den kulturellen Bezugsrahmen, erscheint es nicht verwunderlich, daß ausgerechnet der Abweichung in dieser Form bei entsprechender Vorbereitung recht viel Verständnis entgegengebracht wird. Der Transsexuelle stellt vielleicht innerhalb der sexuellen Abweichungen in ideeller Hinsicht das geringste Skandalon dar. Zwar rührt er in seinem pathologischen Verlangen an das Tabu der Erhaltung der Zeugungsfähigkeit, dieses ist aber ohnehin derzeit im Abbau begriffen – man denke an die beobachtbare Tendenz zur Vasoligatur –, entschädigt jedoch die Öffentlichkeit weitgehend durch die an ihm erkennbare Idealisierung der polaren Geschlechtlichkeit, die Unbedingtheit, mit der er sich nach außen hin der heterosexuellen Forderung unterwirft. Die in breiten Schichten anscheinend unbeeinflußbare Ablehnung der offen gelebten Homosexualität, das unangenehme Empfinden, das jeder Versuch, das Problem Homosexualität liberal zu betrachten, auslöst, bleibt aus, wird unterdrückt, das heterosexuelle Prinzip bleibt unangetastet. Insofern wird keine tatsächlich progressive Bewegung eingeleitet, die anstreben würde, die antihomosexuelle Paranoia (*Hocquenghem*, 1972) aufzulösen. Diese Bewegung wird vertagt. Daraus resultiert die Garantie dafür, daß es auch weiterhin „Transsexuelle" geben wird, die vielfach vermarktet werden können: Als Schauobjekte, als Erzähler rührender Berichte über ihr nunmehr glückliches Privatleben in populären Illustrierten, als Melkkühe für die Schönheitsindustrie und als lebendes Zeugnis für die Fortschritte der plastischen Chirurgie und die hochethische verantwortungsbewußte Einstellung bestimmter Experten. Ungünstige postoperative Verläufe werden wohl auch weiterhin in der Fachpresse Raritäten bleiben und fragwürdigen, „vor" und „un" wissenschaftlichen Quellen entnommen werden müssen. Auch dadurch wird von seiten der Fachwelt der stetige Zufluß entsprechend gelagerter Fälle aufrecht erhalten.

Es imponiert seltsam genug, wenn immer wieder die Befürwortung genitalkorrigierender Maßnahmen, letztlich also der Kastration, als human und fortschrittlich dargestellt wird, besonders wenn diese Einstellung bei einer Forschergruppe sichtbar wird, die gleichzeitig in verdienstvoller Weise psychochirurgische Maßnahmen als ethisch unvertretbar und sachlich nicht gerechtfertigt ablehnt (*Sigusch*, 1979). Die Transsexuellen, die ich gesehen habe, hätten sich alle leidenschaftlich gerne im Gehirn operieren lassen, wenn ein derartiger Eingriff sie der Erfüllung ihres Wunsches näher gebracht und sie „noch weiblicher" gemacht hätte. Demgemäß stellten manche die Frage, wann denn die Medizin endlich so weit sein werde, daß man durch Eingriffe im Sexualzentrum eine komplette Umkehr der Geschlechtlichkeit bewirken könne.

Warum eigentlich soll aber „Psychochirurgie am Genitale" fortschrittlicher oder auch nur ethisch rechtfertigbarer sein als im Gehirn? Um keinen Irrtum aufkommen zu lassen: Ich teile *Siguschs* Kritik an der Psychochirurgie und halte sie für wesentlich. Es erscheint mir lediglich unklar, inwieweit Kastration mit „der Entfernung einer Extremität oder eines krebstragenden Organs" gleichgesetzt werden kann, wie es bei *Sigusch* geschieht, die Hirnchirurgie jedoch nicht. Schließlich finden beide Typen von Eingriffen an gesunden Organen statt; auch ist die „Seele" wohl vermutlich in keinem der beiden Organsysteme enthalten. In diesem Zusammenhang sei daran erinnert, daß *Pauly* die Geschlechtskorrektur in eine Reihe mit anderen „somatischen Behandlungsmethoden" in der Psychiatrie stellte, wobei namentlich die Leukotomie Erwähnung fand. *Paulys* Artikel ist zu entnehmen, daß die geschlechtsumwandelnde Operation auf eben derselben Ideologie aufbaut und aus ihr ihre Berechtigung bezieht, die *Sigusch* bezüglich der Psychochirurgie problematisiert:

„...weil der technologische Fortschritt auf einem Boden, wie er hierzulande gegeben ist, vornehmlich in Zeiten der ökonomischen Krisen und der politischen Rechtsentwicklung, gegen die Menschen gerichtet wird, weil in diesen Zeiten, in dieser gesellschaftlichen Situation die herrschende biologistisch-asoziale Krankheitsideologie mit der bereitstehenden Technik der Medizin umstandsloser zur

Deckung kommt. Soziale Medizin und humane Behandlungskonzepte haben dann schon gar keine Chance mehr."

So weit so gut. Die Geschichte lehrt jedoch, daß grünes Licht für die Kastrationsbehandlung, aus welch humanitären Beweggründen auch immer sie zunächst propagiert wird, gleichzeitig grünes Licht für den Mißbrauch der Methode liefert. Bereits vor dem Zweiten Weltkrieg meinte der Vater der Kriminalpsychologie und -anthropologie, *H. Groß*, daß ansonsten dem Staat und der Bevölkerung zur Last fallende Individuen durch Kastration in brauchbare Mitglieder der Gesellschaft verwandelt werden könnten. Er scheute sich nicht, als Analogie auf die Gefährlichkeit des Stieres und die Brauchbarkeit des Ochsen hinzuweisen. Er formulierte also bereits damals in bezug auf die Kastration das, was heute als mögliche mißbräuchliche Anwendung der Psychochirurgie gefürchtet wird.

8.4. Das Problem der Homosexualität

J. Moneys ethische Forderungen sind der Geschichte der Sexualwissenschaft keineswegs fremd. Ganz im Gegenteil sind ganz ähnliche Forderungen bereits den Schriften der frühen Sexualwissenschaftler zu entnehmen, selbst den Texten von *Krafft-Ebing*, den amerikanischen Autoren heute als „Katastrophe für die Entwicklung sexueller Freiheit" bezeichnen. Nur bezogen sich die Ausführungen der früheren Autoren auf das Syndrom, das damals „konträre Sexualempfindung" genannt wurde.

In einer Schrift: „Der Conträrsexuale vor dem Strafrichter" vertritt *Krafft-Ebing* noch im vorigen Jahrhundert folgenden Standpunkt:

„Das dem Staatsbürger zustehende Recht der freien Meinungsäußerung wird zur moralischen Pflicht, wenn derselbe vermöge besonderer Kenntnisse und Erfahrungen, die ihm sein Beruf vermittelte, im Stande ist, zur Beseitigung von Irrtümern beizutragen, welche das öffentliche Wohl zu schädigen geeignet sind.

Seit Decennien bemüht, die Psychopathologie des menschlichen Sexuallebens zu erforschen, ist der Verfasser nachstehender Denkschrift zu dem übereinstimmenden wissenschaftlichen Resultate gelangt, daß das, was man früher hinsichtlich der Sodomia ratione sexus für ein Laster hielt, meist unverschuldetes Gebrechen ist und daß die Justiz, indem sie unglückliche Mitmenschen verfolgt und straft, wenn diese einem krankhaften, auf Befriedigung am eigenen Geschlechte gerichteten Naturtriebe folgen, ungerecht, ja grausam handelt....".

Krafft-Ebing fährt fort, eine Rechtssprechung, die diese Erkenntnisse nicht berücksichtige, als „Unding" zu bezeichnen, das nur Unheil anrichte. Sonst unbescholtene Staatsbürger würden geschädigt, ohne daß sonst irgendein Nutzen entstehe. Er schreibt expressis verbis von einer „Jahrhunderte alte Vorurteile und Irrtümer codifizierenden Gesetzgebung" und einer „dem Wahn der Menge Rechnung tragenden Rechtssprechung". Die „allzeit konservative Jurisprudenz" halte an ihren Traditionen fest, kümmere sich nicht um die subjektive (psychologische) Frage des Deliktes und fahre fort, promiskue Delikte aus Laster und aus krankhafter Naturanlage zu verfolgen und nach ganz sonderbaren Gesichtspunkten zu bestrafen.

Ähnliche Stellungnahmen wie diese von *Krafft-Ebing* lassen sich auch bei anderen psychiatrischen Autoren des ausklingenden 19. und des frühen 20. Jahrhunderts finden.

8. Zusammenfassung und Schlußfolgerungen

1899 reichte das „wissenschaftlich-humanitäre Komitee" eine Petition zur Aufhebung des „Urningparagraphen" ein. Diese wurde von führenden Vertretern der Psychiatrie und der Sexualwissenschaft unterzeichnet: *Eulenburg, Neisser, Mendel, Hirt, Löwenfeld, Krafft-Ebing, Hirschfeld, Krauss, Kurella, Marcuse, Merzbach, Moll, Näcke, Placzek, Schrenck-Notzing*, weiters von Rechtsgelehrten, wie vor allem von *Liszt*, Vertretern anderer wissenschaftlicher Disziplinen, wie etwa *M. Planck* und bedeutenden Gestalten aus Kunst und Geistesleben, wie *Schnitzler, Hauptmann, Dehmel, Liliencron, Bierbaum, Rilke, Bahr, Nordau, Kautsky, Leo Berg, Avenarius, Leistikow, Schlaf, Schlichtegroll, Liebermann, Stuck, Wolzogen, Kaulbach, Weingartner, Fr. Adler*, und vielen anderen.

Krafft-Ebings oben zitierter Text scheint von einer ethischen Einstellung getragen, die der entspricht, die heute von *Money* vertreten wird. Nur: *Moneys* Forderungen wären heute möglicherweise gar nicht nötig, hätten die frühen Vorschläge durchschlagende Wirkung gehabt.

Krafft-Ebing wurde nicht so extensiv zitiert, um ihn heute zu rehabilitieren. Vielmehr scheint sein Text und das Schicksal der erwähnten Petition in Hinblick auf eine Besserstellung der Homosexuellen in sozialer und legistischer Hinsicht durch den persönlichen Einsatz von Experten und Intellektuellen paradigmatisch für die geringe Wirksamkeit derartiger Maßnahmen. Dieser Einsatz der Intellektuellen und Künstler fruchtete nichts, es wurden weitere Petitionen zur Aufhebung des § 175 an die Justiz gerichtet, neue Unterschriften wurden gesammelt. Eine Petition vom 18. März 1922 unterzeichneten unter anderem: *Aschaffenburg, Einstein, Fließ, Gaupp, Jaspers, Jores, Kronfeld, Buber, Mynona, Scheler, Lou Andreas-Salome, Barlach, J. R. Becher, Binding, Brod, Däubler, Döblin, Edschmid, Eulenburg, Ewers, G. Grosz, Hasenclever, Hesse, Holitscher, Jacobsohn, Jaeckel, Jeßner, Ihering, Kellermann, Kerr, Kiepenheuer, Klabund, Kollwitz, W. Krauß, Krell, Kubin, Lissauer, H. Mann, Th. Mann, Rosa Mayreder, Grete Meisel-Hess, Meidner, R. Müller, Pallenberg, Pechstein, Preetorius, Stoessl, Stucken, Thieß, Vogeler/Worpswede, Wassermann, Werfel, Zech* und *Stefan Zweig*. Diese Liste ist imposant; es fehlt kaum ein Künstler des späten Expressionismus von einiger Bedeutung; auch geht die Bewegung quer durch alle politischen Lager.

Dennoch gelang es auch dieser Petition nicht, die Lage der Homosexuellen zu verbessern, die „merkwürdigen Auswirkungen der Juristenweisheit" (*Gystrow*, 1902) zu beseitigen. Während der Zeit des Hitlerismus verschlechterte sich die Situation noch, die Homosexuellen wurden den Lebensunwerten zugerechnet und von der Ausrottung bedroht. In Österreich bedurfte es eines fast 100-jährigen Zeitraumes, gerechnet vom Zeitpunkt der ersten Äußerungen mit liberalisierender Tendenz und den ersten entsprechenden psychiatrischen Aussagen, bis der Homosexualitätsparagraph endlich geändert wurde und eine partielle Gleichstellung der Homosexuellen vor dem Gesetz eintrat. Am Minderheitenstatus der homosexuellen Subkultur hat sich aber auch weiterhin nichts geändert. Die gesetzliche Regelung, wie sie jetzt in Österreich beschaffen ist, kann jenes Phänomen nicht lösen, das *Dannecker/Reiche*, 1974, unter dem Schlagwort der „kollektiven Neurose der Homosexuellen" abhandelten. Die soziale und einstellungsmäßige Diskriminierung der Homosexuellen dauert an, von einer wahren Gleich-

8.4. Das Problem der Homosexualität

stellung kann, auch vom Gesetz her, nicht die Rede sein. In der allgemeinen Einstellung leben anscheinend nicht die aufklärerischen Gedanken der Forscher, Autoren, Philosophen, Künstler und so weiter fort, die die zitierten Petitionen unterzeichneten, sondern Worte anderer einflußreicher Autoren, die auch in der Folge die Diskriminierung der Homosexuellen förderten. So schrieb z. B. *Alfred Adler* 1917 und 1930:

„Die Ablehnung der Homosexualität liegt im Gemeinschaftsgefühl spontan begründet und wächst und vermindert sich mit der Stärke des sozialen Zusammenhangs. Der Homosexuelle wird demnach immer auf die Schwierigkeit der gesellschaftlichen Achtung, der gesetzlichen Maßnahmen, des Vorwurfs der Sünde stoßen."

Kurt Hiller beschrieb 1913 dieses „Gemeinschaftsgefühl" folgendermaßen:

„Ich habe gefunden, daß es, außer vielleicht dem Vorurteil vom Werte des geschichtlichen Wissens, kein schwieriger auszurottendes Vorurteil gibt als dieses: Daß der Homosexualverkehr die Liebesübung schauderhafter Bestien in Menschengestalt sei, das Laster übersättigter Wüstlinge, denen, nach allen Raffinements, Weiberfleisch keinen Spaß mehr mache. Noch heute huldigen viele dem Glauben des seligen Kriminalprofessors Grolman und entrüsten sich über „die größtenteils radicale Verworfenheit, welche bey Subjecten, die sich zu solchen Handlungen bestimmen können, vorausgesetzt werden muß....".

Aus der Erkenntnis dieses Sachverhaltes ergibt sich für *Hiller* die Forderung:

„Eines wird man niemals bestreiten können, daß die Regierung die Pflicht hat, verkehrte Ansichten des Volkes nicht zu unterstützen, sondern umzumodeln."

In der Auseinandersetzung, aus der ich zitiere, ging es um die Strafwürdigkeit homosexueller Handlungen. Eine solche lehnt zwar auch *A. Adler* ab, in seiner Ablehnung lebt jedoch die alte Diskriminierung fort; man könne den Homosexuellen nicht dafür verantwortlich machen, daß er durch

„allgemein menschliche Denkschwäche irregeleitet und durch vielfachen wissenschaftlichen Aberglauben gefördert"

sei. Jedoch:

„Wie für manches andere Leiden wäre auch bei der Neurose der Homosexualität der staatliche Zwang zur Heilung zu fordern."

Diese Art diskriminierenden Denkens stellt wohl die häufigste und am weitesten verbreitete Reaktion auf Homosexualität dar. Dokumentationen dieses Zustandes finden sich bei *Hohmann*, 1976, sowie bei *Lautmann*, 1977. Diesen Schriften, wie auch schon dem „Gewöhnlichen Homosexuellen" *Dannecker/ Reiches* aus dem Jahr 1974 sind die Auswirkungen zu entnehmen, die diese Reaktionen der Umwelt und bestimmter Experten auf Selbsterfahrung und -einschätzung homosexueller Individuen gewinnen. Sie unterscheiden sich nicht gravierend von denen, die man im vorigen Jahrhundert bei *Ulrichs* erkennen kann.

Juristische Autoren, die für die soziale Realität, in der sich psychopathologische Phänomene entwickeln, nicht blind waren, erkannten derartige Sachverhalte bereits früh. So *Praetorius*, 1913:

„Auch ich bin davon überzeugt, daß die Homosexuellen nicht öfter an Psychose erkranken als die Heterosexuellen.....Allerdings leiden sehr viele Homosexuelle an nervösen Erscheinungen der verschiedensten Art und viele haben psychische Eigenheiten und Seltsamkeiten, doch bin ich geneigt, diese Zustände hauptsächlich der abnormen aufregenden Lage zuzuschreiben, in die die Homosexuellen durch Gesetz und soziale Anschauung versetzt sind."

Im gleichen Sinn schrieb *Hiller* im selben Jahr:

8. Zusammenfassung und Schlußfolgerungen

„Wenn den Homosexuellen von Verteidigern ihrer Bestrafung ‚nervöse Überreiztheit', ‚Gefährdung ihrer bürgerlichen Existenz' und ‚lichtscheues Treiben' vorgeworfen wird, so zeugt das von derselben feinen Logik und von demselben Adel der Gesinnung, von denen es zeugt, wenn man einem gefangenen Tier Vorhaltungen darüber macht, daß es nicht frisch herumspringt, oder einem gefolterten Sklaven darüber, daß er schreit."

Es kann also nicht wundernehmen, daß in dieser Situation auch heute, wie früher, verschiedenste pathologische Entwicklungen aus der Abwehr des homosexuellen Empfindens heraus zum Tragen kommen.

Grundsätzlich ist dazu noch zu sagen, daß für diese Fragestellung die Streitfrage, ob Homosexualität per se als krankhaftes Geschehen anzusehen sei oder lediglich als abweichende Spielart der partnerbezogenen Sexualität, irrelevant ist. Die Diskrimination bestimmter Gruppen, Verhaltensweisen etc. ist kein medizinisches, sondern ein sozialpsychologisches, letztlich ein politisches Problem. Auch die Möglichkeit, daß eine Erkrankung vorliegt, sollte nicht zur Diskriminierung, eher noch zur Entstigmatisierung führen. Die vorhin zitierte Auffassung *Adlers* entspringt nicht medizinischem, sondern vielmehr individuell-moralistischem Denken, das generalisiert und zur „Lehrmeinung" umfunktioniert wird. Und individuell-moralistischem Denken scheint es auch zu entsprechen, wenn das Problem der Transsexualität auf die legistische Frage der Gewährung von „geschlechtsumwandelnden" Eingriffen reduziert wird, wie es bei *Money* geschieht, und gleichzeitig die dahinter verborgene gesellschaftliche und einstellungsmäßige Problematik vernachlässigt, verleugnet wird. Propagation der „Geschlechtskorrektur" dient auch nicht dem Ziel, das wir bei *Hiller* formuliert fanden: „verkehrte Ansichten des Volkes umzumodeln", sondern ganz im Gegenteil, dazu, daß bestehende Vorurteile bezüglich Homosexualität und Stereotype bezüglich Geschlechtsrollen und Charakteristiken der beiden Geschlechter noch verhärtet werden, ganz abgesehen davon, daß alchemistische Möglichkeiten vorgegaukelt werden.

Der konservative Wert der Forderung nach „Geschlechtsumwandlung", – konservativ im gesellschaftspolitischen Sinn –, verdeutlichte sich besonders an der Beziehung, in der adoleszente Transsexuelle zu ihren Eltern standen und an der Heftigkeit, mit der die Eltern den Wunsch ihrer Kinder unterstützten und gleichzeitig jede Vorstellung abwehrten, daß ihr Kind homosexuelle Neigungen haben könne. Hier wurde in der Kerngruppe das gesellschaftliche Problem, das sich in der Transsexualität widerspiegelt und zu deren Genese beiträgt, deutlich.

Inwiefern sind nun diese gesellschaftspolitischen Problembereiche für uns und unsere Fragestellung von Bedeutung? Diese Frage möchte ich mit meinen Schlußfolgerungen zu beantworten versuchen.

Es ließ sich aufzeigen, daß es sich bei der Problematik der Homosexualität und damit auch der Transsexualität, wie ich sie verstehe, um ein Geschehen handelt, das nicht getrennt von der sozialen Realität, in der es abläuft, gesehen werden kann. Nun ist die medizinische Wissenschaft ungeeignet, soziale, gesellschaftspolitische Probleme zu lösen. Vor allem sind von ihr keine Radikallösungen zu erwarten. Gegen diese Erkenntnis können auch ethische Überlegungen und Forderungen nicht an. Für den medizinischen Experten bestehen dort besondere Schwierigkeiten, wo seine Erfahrung ihn dazu bewegt, Forderungen zu formulieren, die eingefahrene Denkschablonen und Vorurteile infrage stellen, mit anderweitigen Interessen kollidieren. Verschärft wird diese Situation noch dadurch, daß dort, wo weltanschauliche Inhalte berührt werden, außerdem auch keine Einigkeit innerhalb des ärztlichen Standes zu erwarten ist und demnach auch der von reformistisch denkenden Experten angegriffene Zustand anderweits seine ebenfalls wissenschaftlich untermauerte Rechtfertigung und damit zumeist Aufrechterhaltung bezieht.

Nun ist meines Erachtens das Problem des Transsexualismus in einem Teilaspekt nur mittels einer generellen Änderung der Einstellung der Homosexualität gegenüber zur Lösung zu bringen. Eine Aufhebung aller diskriminierenden und stigmatisierenden Maßnahmen, denen Homosexuelle auch heute noch unterliegen, eine tatsächliche Gleichstellung vor dem Gesetz, insofern auch Beziehungen gleichgeschlechtlich orientierter Individuen legal geregelt würden, wäre eventuell imstande, den Anteil „transsexueller" Patienten, der sich in Wirklichkeit aus stigmatisierten Homosexuellen mit schweren Identitätskrisen und sozialen Ängsten zusammensetzt, herauszufiltern, indem dann für diese kein Grund mehr bestünde, Weiblichkeit bis zur Umgestaltung des äußeren Geschlechtsleibes zu arrangieren. Anzunehmenderweise könnte diese Änderung in der Einstellung zur Homosexualität einen ähnlichen Effekt haben, wie die veränderte Einstellung zur Masturbation auf die Häufigkeit des „Masturbantenwahnes", der heute zwar auch noch bisweilen zu beobachten ist, sicherlich aber nicht mehr in der Frequenz wie um die Zeit der Jahrhundertwende, wenngleich auch noch heute sensitive Persönlichkeiten dazu neigen, der Masturbation allerlei üble Auswirkungen zuzuschreiben und auch heute bei Jugendlichen Masturbationsängste zu finden sind. Dies war auch nicht anders zu erwarten, da einerseits Einstellungsänderungen erst mit einer gewissen Latenz wirksam werden, andererseits auch nicht alle Institutionen und Fachautoritäten, die geeignet sind, Einstellungen zu sexuellem Verhalten und zur Regulierung der Geschlechtlichkeit zu beeinflussen, eine einhellige Meinung zur Masturbationsfrage erkennen lassen. Eine analoge Situation wäre für die Homosexualität zu erwarten.

Es scheint verständlich, daß unter den gegebenen Bedingungen der Wunsch nach Geschlechtsumwandlung immer häufiger laut wird. Ihm stehen kaum in vergleichbarem Ausmaß fixierte Einstellungen entgegen und er wird außerdem durch die tolerante bis befürwortende Haltung einer Reihe von Experten begünstigt. Auch insofern scheint es notwendig, Toleranz und den Versuch, Verständnis zu vermitteln, wieder in verstärktem Maß der homosexuellen Lebensweise zukommen zu lassen und nicht der „Notfallshilfe" beim Transsexuellen als dem Endpunkt einer problematischen homosexuellen Entwicklung. *Ploeger* und *Flamm*, 1976, meinen, daß unter Ärzten eine paradoxe, betont liberale Bereitwilligkeit bestehe, bei bereits geschlechtskorrigierten Transsexuellen die postoperative Geschlechtszugehörigkeit zu legalisieren. Dies kontrastiere mit der konservativen Zurückhaltung, die bei der Indikationsstellung zur Operation geübt werde. Zur „paradoxen, betont liberalen Haltung" zählen nach diesen beiden Autoren solche Sachverhalte wie Personenstandsänderung, Erlaubnis, ein Kind zu adoptieren, sowie die Heiratserlaubnis. Ich kann in diesem Zusammenhang keinen Widerspruch erkennen. Insbesondere erscheint mir die Einstellung zur postoperativen Situation keineswegs besonders liberal. Man hat akzeptiert, daß es „Geschlechtsumwandlungen" gibt, daß die „ärztliche Kunst" sie vermitteln kann, und nunmehr möchte man auch, daß alles seine Ordnung hat. Welcher vernünftige Mensch würde wohl fordern, daß ein nunmehr auch körperlich als weiblich imponierender biologischer Mann in jeder Hinsicht als Mann behandelt werden sollte.

Liberalität würde meines Erachtens nur dann tatsächlich bestehen, wenn all die Möglichkeiten, die dem bereits operierten Transsexuellen aufgemacht werden sollen, als Rechte der Homosexuellen bezeichnet und propagiert würden. An sich ist es ja unverständlich, warum die soziosexuellen Verhältnisse homosexueller Männer anders reguliert ablaufen sollen als die heterosexueller Individuen, wenn man schon davon redet, daß Gleichstellung bestehen soll. Eine solche kann solange nicht existieren, solange nicht die sexuellen Verhältnisse allgemein einer einheitlichen Regulierung unterliegen und keine Unterscheidung nach der Objektwahl durchgeführt wird.

Als homosexueller Mann leben bedeutet heute nicht anders als früher, für seine Geschlechtlichkeit keine allgemein verbindlichen Regeln zu besitzen, beziehungsweise den Regeln zu unterliegen, die sich in der Zeit der Verfolgung entwickelten. Mit diesen Regeln wieder sind bestimmte Aspekte homosexuellen Verhaltens verbunden, die im Zirkelschluß wieder zur weiteren Diskriminierung der homosexuellen Lebensweise dienen: Anonymität und Flüchtigkeit des sexuellen Kontaktes, Schwierigkeiten mit der langfristigen Aufrechterhaltung einer Partnerbeziehung, Kontaktaufnahme an bestimmten unerfreulichen Orten und so weiter. Von all diesen Verhaltensweisen, die als Stigma der homosexuellen Lebensweise gelten, kann nicht mit hinlänglicher Sicherheit behauptet werden, daß sie den jeweiligen Persönlichkeiten immanent seien. Sie könnten ebensogut das überdauernde Resultat des Umstandes sein, daß das Objekt der homosexuellen Begierde namenlos bleiben und sich möglichst rasch verflüchtigen mußte, daß die länger dauernde Beziehung sich nicht in der Öffentlichkeit zeigen durfte, daß Treue nicht belohnt, sondern bestraft wurde. Ein bereits zur Frau umgestalteter Transsexueller sagte aus, daß er zur Promiskuität verurteilt sei, da man ihm keine Heiratserlaubnis gebe; dieser Situation ist der homosexuelle Mann andauernd ausgesetzt.

Dies alles weist auch darauf hin, daß die Argumentation, daß homosexuelle Objektwahl verbreitet gebräuchlich und daher als Krankheitsphänomen irrelevant sei, wie sie seit *Kinsey* vertreten wird, schief liegt. Homosexuelle Objektwahl ist keine Krankheit und weist in keiner Weise auf das Vorliegen eines krankhaften Zustandes hin, sie ist eine ubiquitäre Möglichkeit. Das meinte *Freud* bereits in seiner Leonardo-Studie. Das hat aber mit der „Existenz als Homosexueller" in unserem Kulturkreis nur wenig zu tun. Diese Existenzform entspricht einer sozialen Rolle, die aufgrund sozialer Zuschreibungen in vielen Fällen Krankheitswert gewinnt, wie ja Krankheit immer wieder letztlich sozial definiert wird. Und es ist diese Existenz, der der Transsexuelle, der so geartet ist, daß die Entwicklung seines krankhaften Wunsches als erlebnisreaktiv verstanden werden kann, mehr oder minder unbewußt entfliehen möchte.

Die „Existenz als Homosexueller" entspricht in vielem der „Existenz der

Süchtigen", mit der sie immer wieder von bestimmten Autoren gleichgesetzt wird. Zumindest wird ein Einmünden in eine „süchtige Entgleisung" postuliert. Es ist sehr zu überlegen, ob nicht auch diese Analogie Folge eines Faktors ist, der diesen beiden Entwicklungen gemeinsam ist: Der Ungeregeltheit, beziehungsweise subkulturellen Regulierung des hedonistischen Lebensbereiches.

Ich habe vorhin erneut gemeint, daß ein gewisser Anteil der heute transsexuellen Personen von einer Änderung der Einstellung zur Homosexualität im Sinne einer Entstigmatisierung profitieren würde, indem der Ausbildung des geschlechtsmetamorphotischen Wunsches die Basis entzogen würde. Ich meine nicht, daß eine legistische und einstellungsmäßige Änderung das Problem der Transsexualität zur Gänze und für immer lösen könnte. Die entsprechend stukturierten, höhergradig pathologisch stigmatisierten Individuen, die den Kern der entsprechenden Patientenpopulation bilden, würden wohl auch weiterhin ihre Konflikte in der Entwicklung dieses Phänomens darzustellen und zu lösen versuchen. Würde dem Syndrom jegliche kulturelle Verankerung entzogen, die kollektive „Homophobie" völlig aufgelöst, dann würde sich wohl lediglich der Inhalt des krankhaften Prozesses ändern, nicht jedoch sein autodestruktiver Verlauf. Außerdem sind magische Verarbeitung und Inhalte überwertiger Ideen durch gesetzliche Verordnungen wohl nicht beeinflußbar.

8.5. Schlußfolgerungen

Entsprechend der Erkenntnis, daß zur Entwicklung des transsexuellen Phänomens eine komplexe Vielfalt von Determinanten pathoplastisch zur Wirkung kommen muß, scheinen hinsichtlich Prävention und Behandlung ebenfalls nur komplexe Lösungsstrategien sinnvoll und erfolgsversprechend.

Ich habe vorhin dem Aspekt der Pathogenität kultureller Einstellungen breiten Raum gewährt und die Auffassung vertreten, daß in präventiver Hinsicht Änderungen in der Einstellung der Homosexualität gegenüber erfolgreich sein könnten. Auf jeden Fall scheint diese Lösung dem derzeitigen Entwicklungszustand unseres Gesellschaftssystems eher adäquat als der Versuch einer Art „Endlösung" der männlichen Homosexualität durch die Unterstützung und Erfüllung „transsexueller Wünsche" homosexueller Männer, der allzusehr von magisch-alchemistischem Denken geprägt erscheint.

Ob möglichst frühzeitige Behandlung geschlechtsrollen-inadäquaten Verhaltens im Kindesalter tatsächlich den präventiven Effekt in Hinblick auf transsexuelle Entwicklungen in der Adoleszenz und im Erwachsenenalter haben kann, den amerikanische Autoren annehmen, kann man nicht so leicht entscheiden, die Erwartungen scheinen jedoch überzogen. Insbesondere, weil sich darstellen läßt, daß die Störungen der geschlechtlichen Identität und des geschlechtsspezifischen Verhaltens, die in den einzelnen Lebensabschnitten beobachtbar werden, weder Ausdruck einer isolierten Störung sind noch auch als lineare Entwicklungen verlaufen müssen. Auch fehlt dem Kind gerade die Motivation, die wir als bestimmend erkennen: Die Beobachtung und erlebnisreaktive Verarbeitung als homosexuell erlebter Empfindungen.

Trotz aller Schwierigkeiten, die sie mit sich bringt, und im Gegensatz zu den meisten Autoren, die heute mit Transsexuellen arbeiten, halte ich psychologische Behandlung für möglich und habe sie in bestimmten Fällen, über die ich referiert habe, auch durchgeführt. Es ist mir allerdings klar, daß die Psychotherapie dieser Patienten schwer durchzuführen ist, nicht nach klassischen Kriterien verlaufen kann, den massiven Einsatz therapeutischer Parameter verlangt. Dies trifft aber auch für andere Störungen aus dem Bereich der „Borderline"-Pathologie zu. Darüber hinaus stellt die derzeitige Situation Bedingungen bereit, die zusätzlich erschwerend wirken. Es ist von einem primär unmotivierten Patienten, der außerdem in seiner eigenen Interpretation seiner Erkrankung und seinen eigenen Vorstellungen von adäquater operativer Behandlung durch Darstellungen in populären Medien und auch der Fachliteratur laufend unterstützt wird, nicht zu erwarten, daß er die Kosten einer Behandlung, die er ablehnt, zu tragen bereit ist; auf diese Weise wird selbst die Möglichkeit einer Motivierungsarbeit vereitelt.

In diesem Bereich müßte also umgedacht werden. Es scheint durchaus vorstellbar, daß man ein Forschungs- und Therapieprojekt entwickelt, das psychologische Fragestellungen ins Zentrum rückt und Therapie nicht lediglich als Vorbereitung auf die „Geschlechtskorrektur" des Patienten versteht, beziehungsweise von diesem als notwendiges Übel auf dem Weg zum angestrebten Ziel akzeptiert wird. Dieser Prozeß scheint in Programmen, wo die Möglichkeit der operativen Behandlung akzeptiert und als Alternative zur Psychotherapie gesehen wird, unvermeidbar zu sein.

Die Kosten, die aus einer Behandlung innerhalb eines derartigen Forschungsprojektes entstehen, müßten, um die Patienten zu motivieren, von der finanzierenden Stelle getragen werden.

Endlich müßte auch die Konsequenz aus der unumstrittenen Tatsache gezogen werden, daß das transsexuelle Phänomen zum guten Teil als iatrogen zu bezeichnen ist, das heißt, daß einmal die Möglichkeiten der „Geschlechtsumwandlung" realistisch und klar dargestellt werden müßten. Auch müßte einmal mit dem Tabu gebrochen werden, daß ungünstige Ausgänge von Behandlungen mit umstrittener Methodik verschwiegen und beschönigt werden. Endlich sollte auch länger als bisher damit zugewartet werden, aus Forschungsergebnissen und klinischen Befunden eine Verifikation bestimmter Annahmen und Rechtfertigung bestimmter Behandlungsmethoden zu konstruieren. In diesem Zusammenhang sei nochmals auf *Stollers* „Agnes" verwiesen. Schlagzeilen, wie „Geschlechtskorrektur ohne Alternative", sollten in der Fachpresse tunlichst vermieden werden. Auch gewisse theoretische Auseinandersetzungen, konträre Standpunkte, die von seiten der ärztlichen Autoritäten geäußert werden, können zur Iatrogenie beitragen. So etwa läßt sich daraus, daß die Kontroverse besteht, ob Homosexualität krankhaft sei und dies von einigen Autoren bejaht wird, und daß andererseits Transsexualität als schicksalhafte Entwicklung dargestellt und der Wunsch nach Geschlechtsumwandlung für derartige Entwicklungen als berechtigt und erfüllbar bezeichnet wird, von den betroffenen Individuen konstruieren, daß Transsexualität in höherem Maß akzeptiert sei und eher auf Bereitschaft zur Behandlung stoße als Homosexualität.

8.5. Schlußfolgerungen

Vielleicht sind aber auch all diese weiterreichenden Überlegungen müßig und sollte man beherzigen, mit welcher Begründung einst das Magazin „Vanity Fair" *H. Ellis* in seine „Ruhmeshalle" aufnahm:

„….weil er in seinen Studien zur Psychologie der Sexualität es weise vermeidet, Lösungen für unlösbare Probleme anzubieten."

Literatur

Kapitel 1

Dörner, G.: Hormones and Brain Differentiation. Amsterdam: Elsevier. 1976.
Eissler, K. R.: Referat, gehalten 1957 in Chicago. Ref. bei *Rubinfine:* Problems of Identity. J. Amer. psychoanal. Ass. 6, 131–142 (1958).
Emmerich, W.: Parental Identification in Young Children. Genet. Psychol. Monogr. 60, 257–303 (1959).
Erikson, E.: Childhood and Society. New York: Norton. 1950.
Gesell, A.: The First Five Years of Life: A Guide to the Study of the Preschool Child. New York: Harpers. 1940.
Greenacre, Ph.: Referat, 1957 in Chicago. Ref. wie oben *Eissler*, loc. cit.
– Early Physical Determinants in the Development of the Sense of Identity. J. Amer. psychoanal. Ass. 6, 612–627 (1958).
Greenson, R. R.: On Homosexuality and Gender Identity. Int. J. Psycho-Anal. 45, 217–219 (1964).
Hartmann, H.: Die gegenseitige Beeinflussung von Ich und Es in der psychoanalytischen Theoriebildung. Psyche 9, Heft 1, (1952).
Hutt, C.: Males and Females. Middlesex: Penguin. 1972.
Kohlberg, L.: A Cognitive-Developmental Analysis of Childrens Sex-Role Concepts and Attitudes. In: *E. Macoby* (Hrsg.): The Development of Sex Differences. Stanford: Stanford Univ. Press. 1966.
– Zur kognitiven Entwicklung des Kindes. Frankfurt: Suhrkamp. 1974.
Lichtenstein, H.: Zur Phänomenologie des Wiederholungszwanges und des Todestriebes. Imago 21, 466–480 (1935).
– Identity and Sexuality. J. Amer. psychoanal. Ass. 9, 179–260 (1961).
– Changing Implications of the Concept of Psychosexual Development. J. Amer. psychoanal. Ass. 18, 300–318 (1970).
Mahler, M.: Referat, 1957 in Chicago. Ref. wie oben *Eissler*, loc. cit.
– Symbiose und Individuation, Bd. 1. Stuttgart: Klett. 1972.
Money, J.: Intersexual and Transsexual Behavior and Syndromes. In: *S. Arieti:* American Handbook of Psychiatry, 2nd Edition, Vol. 3: Adult Clinical Psychiatry, Chapter 16. New York: Basic Books. 1974.
– Die dissoziierte Persönlichkeit. Sexualmedizin 5, 2, 84–88 (1976).
– *Hampson, J. G., Hampson, J. L.:* An Examination of Some Basic Sexual Concepts: The Evidence of Human Hermaphroditism. Bull. Johns Hopk. Hosp. 97, 301–319 (1955).
– – – Sexual Incongruities and Psychopathology: The Evidence of Human Hermaphroditism. Bull. Johns Hopk. Hosp. 98, 43–57 (1956).
– – – Hermaphroditism: Recommendations Concerning Assignment of Sex, Change of Sex, and Psychologic Management. Bull. Johns Hopk. Hosp. 97, 284–300 (1955).
– – – Imprinting and the Establishment of Gender Role. AMA Arch. Neurol. Psychiat. 77, 333–336 (1957).

Rabban, M.: Sex-role Identification in Young Children in Two Diverse Social Groups. Genet. Psychol. Monogr. *42*, 81–158 (1950).
Sigusch, V., Meyenburg, B., Reiche, R.: Transsexualität. In: *V. Sigusch* (Hrsg.): Sexualität und Medizin. Köln: Kiepenheuer und Witsch. 1979.
Smith, C.: The Development of Sex-role Concepts and Attitudes in Father-absent Boys. Zit. nach *Kohlberg*, 1974. op. cit.
Stoller, R. J.: The Sense of Maleness. Psychoanal. Quart. *34*, 207–218 (1965).
– Sex and Gender. New York: Science House. 1968.
– The "Bedrock" of Masculinity and Femininity: Bisexuality. Arch. Gen. Psychiat. *26*, 207–212 (1972).
– The Male Transsexual as "Experiment". Int. J. Psycho-Anal. *54*, 215–225 (1972).
– The Transsexual Experiment. London: Hogarth Press. 1975.
– Gender Identity. In: *Freedman* et al. (Ed.): Compr. Textbook of Psychiatry. Chapter 24.5, 1400–1408 (1976).
Whalen, R. E., Whalen, C. K.: Sexual Behavior: Research Perspectives. In: *F. F. de la Cruz* and *G. D. La Veck*: Human Sexuality and the Mentally Retarded. New York: Brunner/Mazel. 1973.

Kapitel 2

Adler, A.: Psychischer Hermaphroditismus. Vortrag, gehalten am 23. 2. 1910 in der Wr. Psychoanalytischen Vereinigung. In: *H. Nunberg* und *E. Federn* (Hrsg.): Protokolle der Wr. Psychoanalytischen Vereinigung, Bd. II. Protokoll 98, 384. Frankfurt: Fischer. 1977.
– Das Problem der Homosexualität. München: Reinhardt. 1917.
– Das Problem der Homosexualität. Leipzig: Hirzel. 1930.
Allen, Cl.: A Textbook of Psychosexual Disorders. 2nd Edition. London: Oxford Univ. Press. 1969.
Anchersen, P.: Problems of Transvestism. Acta psychiat. neurol. scand. (Suppl.) *106*, 249–256 (1956).
Bak, R. C., Stewart, W. A.: Fetishism, Transvestism and Voyeurism. A Psychoanalytic Approach. In: *S. Arieti* (Hrsg.): Amer. Handbook of Psychiatry. 2nd Edition. New York: Basic Books. 1974.
Baker, H. J.: Male Transsexualism. Confirmation of a Hypothesis? Arch. Gen. Psychiat. *32*, 1587–1588 (1975).
– *Stoller, R. J.:* Sexual Psychopathology in the Hypogonadal Male. Arch. Gen. Psychiat. *18*, 631–634 (1968).
– – Can a Biological Force Contribute to Gender Identity? Amer. J. Psychiat. *124*, 1653–1658 (1968).
Barr, M. L., Bertram, E. G.: A Morphological Distinction Between Neurons of Male and Female, and the Behavior of Nucleolar Satellites During Accelerated Nucleoprotein Synthesis. Nature *163*, 676 (1949).
– *Hobbs, G. E.:* Chromosomal Sex in Transvestites. Lancet *1*, 1109–1110 (1954).
Barraclough, C. A.: Production of Anovulatory, Sterile Rats by Single Injections of Testosterone Propionate. Endocrinology *68*, 62–67 (1961).
Beech, H. R.: Changing Man's Behavior. Harmondsworth: Penguin. 1969.
Bell, A. I.: Additional Aspects of Passivity and Feminine Identification in the Male. Int. J. Psycho-Anal. *49*, 640–647 (1968).
Benjamin, H.: The Transsexual Phenomenon. New York: Julian Press. 1966.
Bettelheim, B.: Die symbolischen Wunden. München: Kindler. 1975 (Amer. Orig. Ausg. 1954).
Binder, H.: Das Verlangen nach Geschlechtsumwandlung. Z. Neurol. Psychiat. *143*, 84–174 (1933).

Bishop, B. M. F.: Intersexual States and Allied Conditions. Brit. Med. J. *1*, 1255–1262 (1966).
Bleuler, M., Wiedemann, H. R.: Chromosomengeschlecht und Psychosexualität. Arch. Psychiat. Nervenkr. *195*, 14–19 (1956).
Bloch, I.: Beiträge zur Ätiologie der Psychopathia Sexualis. Dresden: Dohrn. 1902.
Boehm, F.: Beiträge zur Psychologie der Homosexualität. Int. Z. Psychoan. *6* (1920); *8* (1922); *12* (1926); *19* (1933).
Bongiovanni, A. M., George, A. M., Grumbach, M. M.: Masculinization of the Female Infant Associated with Estrogenic Therapy Alone During Gestation: Four Cases. J. Clin. Endocrin. *19*, 1004 (1959).
Bräutigam, W.: Formen der Homosexualität. Stuttgart: Enke. 1967.
Brown, D. G.: Transvestism and Sex-Role Inversion. In: *A. Ellis* and *J. Abarbanel* (Hrsg.): The Encyclopedia of Sexual Behavior. New York: Aronson. 1973.
Casper, J. L.: Über Notzucht und Päderastie und deren Ermittlung seitens eines Gerichtsarztes. Vierteljahresschrift für ger. und öffentl. Med. *1*, 21 (1852).
Clower, V. L. (Rapporteur): The Development of the Child's Sense of his Sexual Identity. J. Amer. psychoanal. Ass. *18*, 165–176 (1970).
Cramer, A.: Gerichtliche Medizin. Jena. 1897.
Darke, R. A.: Heredity as an Etiological Factor in Homosexuality. J. Nerv. Ment. Dis. *107*, 251–268 (1948).
Dörner, G.: Die Bedeutung der sexualhormonabhängigen Hypothalamusdifferenzierung für die Sexualfunktionen. In: *H. Orthner* (Hrsg.): Zentralnervöse Sexualsteuerung. J. Neuro-Visc. Rel. Suppl. 10. Wien/New York: Springer. 1971.
— Hormones and Brain Differentiation. Amsterdam: Elsevier. 1976.
Dukor, B.: Probleme um den Transvestismus. Schweiz. med. Wschr. *81*, 516 (1951).
Ehrhardt, A. A., Epstein, R., Money, J.: Fetal Androgens and Female Gender Identity in the Early-Treated Adrenocortical Syndrome. Johns Hopkins Med. J. *122*, 160–167 (1968).
— *Money, J.:* Progestin-Induced Hermaphroditism: IQ and Psychosexual Identity in a Study of 10 Girls. J. Sex. Res. *3*, 83 (1967).
Ellis, A.: The Sexual Psychology of Human Hermaphrodites. Psychosom. Med. *108*, 125 (1945).
— *Abarbanel, A.* (Hrsg.): The Encyclopedia of Sexual Behavior. New York: Aronson. 1973.
Ellis, H.: Studies in the Psychology of Sex. "Sexual Inversion, Eonism". Philadelphia, 1928.
Eulenburg, A.: Sexuale Neuropathie. Leipzig: Vogel. 1895.
Fenichel, O.: The Psychology of Transvestism. Int. J. Psycho-Anal. *11*, 211 (1930).
— The Symbolic Equation: Girl-Phallus. Psychoanal. Quart. *18*, 303 (1949).
Ferenczi, S.: Zur Nosologie der männlichen Homosexualität. Int. Z. Psychoanal. *2* (1914).
Ford, Cl. S., Beach, F. A.: Das Sexualverhalten von Mensch und Tier. Berlin: Colloquium. 1954 (Amerik. Orig. Ausgabe 1951).
Freud, S.: Drei Abhandlungen zur Sexualtheorie. Leipzig/Wien: Deuticke, 6. Aufl. 1925. (1. Aufl. 1905.)
— Über die Psychogenese eines Falles von weiblicher Homosexualität. In: Studien zur Psychoanalyse der Neurosen. 1913–1915. Leipzig/Wien/Zürich: I. P. V. 1926.
— Psychoanalytische Bemerkungen über einen autobiographisch beschriebenen Fall von Paranoia. Jb. psychoanal. psychopath. Forsch. *1*, 9–68 (1911).
— Über einige neurotische Mechanismen bei Eifersucht, Paranoia und Homosexualität. In: Studien.... 1913–1925. loc. sit.
— Brief vom 9. 4. 1935. In: *Freud, S.:* Briefe 1873–1939. Frankfurt: Fischer. 1960.
Freund, K.: Die Homosexualität beim Mann. Leipzig: Hirzel. 1963.
— Ergebnisse und Möglichkeiten der Forschung nach der Ätiologie der Homosexualität. Confin. psychiat. *9*, 35–58 (1966).

- Homosexualität. Reinbek: Rowohlt. 1969.
Gadpaille, W. J.: Research Into the Physiology of Maleness and Femaleness. Arch. Gen. Psychiat. *26*, 193–206 (1972).
Galenson, E., Vogel, S., Blau, S., Roiphe, H.: Disturbance in Sexual Identity Beginning at 18 Month of Age. Int. Rev. Psycho-Anal. *2*, 389 (1975).
Garfinkel, H.: Studies in Ethnomethodology. Englewood Cliffs: Prentice Hall. 1967.
Giese, H.: Therapie der Homosexualität. Therapiewoche *6*, 85–88 (1955).
Gillespie, W. H.: The General Theory of Sexual Perversion. Int. J. Psycho-Anal. *37*, 396 (1956).
- Symposium on Homosexuality. Int. J. Psycho-Anal. *45*, 203 (1964).
Gley, A.: Les aberrations de l'instinct sexuel. Revue philosophique *1*, 66 (1884).
Goldschmidt, R.: Erblichkeitsstudien an Schmetterlingen. Z. indukt. Abst. Vererb. Lehre 7, 1–12 (1912); *25*, 89–163 (1921).
- Die biologischen Grundlagen der konträren Sexualität und des Hermaphroditismus beim Menschen. Arch. Rassenbiol. *12*, 1–14 (1916).
Green, R.: Childhood Cross–Gender Identification. J. Nerv. Ment. Dis. *147*, 5, 500–509 (1968).
- Letter to the Editor. Brit. J. Psychiat. *120*, 125 (1971).
- Sexual Identity Conflict. London: Duckworth. 1974.
- *Money, J.:* Incongruous Gender Role. Nongenital Manifestations in Prepubertal Boys. J. Nerv. Ment. Dis. *131*, 160–168 (1960).
- - Stage-Acting, Role-Taking and Effeminate Impersonation During Boyhood. Arch. Gen. Psychiat. *15*, 535–538 (1966).
- *Newman, L. E., Stoller, R. J.:* Treatment of Boyhood Transsexualism. Arch. Gen. Psychiat. *26*, 213–218 (1972).
Greenacre, Ph.: Early Physical Determinants in the Development of the Sense of Identity. J. Amer. psychoanal. Ass. *6*, 612–627 (1958).
- Certain Relationships Between Fetishism and the Faulty Development of the Body Image. Psychoanal. Study Child *8*, 79–98 (1953).
Greenson, R.: On Homosexuality and Gender Identity. Int. J. Psycho-Anal. *45*, 217–219 (1964).
- A Transvestite Boy and a Hypothesis. Int. J. Psycho-Anal. *47*, 396–403 (1966).
- Dis-Identifying from Mother: Its Special Importance for the Boy. Int. J. Psycho-Anal. *49*, 370–374 (1968).
Hamburger, C., Stürup, G. K., Dahl-Iversen, E.: Transvestism. J. A. M. A. *152*, 3, 391–396 (1953).
Hampson, J. L., Hampson, J. G., Money, J.: The Syndrome of Gonadal Agenesis (Ovarian Agenesis) and Male Chromosomal Pattern in Girls and Women: Psychologic Studies. Bull. Johns Hopk. Hosp. *97*, 207–226 (1955).
Harrison, S. L., Cain, A. C., Benedek, E.: The Childhood of a Transsexual. Arch. Gen. Psychiat. *19*, 28–37 (1968).
Heiman, M.: Diskussionsbemerkung zu *Stollers:* A Further Contribution. Int. J. Psycho-Anal. *49*, 368–369 (1968).
Heston, L. L., Shields, J.: Homosexuality in Twins. Arch. Gen. Psychiat. *18*, 149–160, (1968);
Hirschfeld, M.: Der urnische Mensch. Jb. sex. Zwischenst. *5* (1903).
- Die Transvestiten. Berlin: Pulvermacher. 1910.
- Die Homosexualität des Mannes und des Weibes. Berlin: Marcus. 1914.
- Sexualpathologie. 2. Bd. Sexuelle Zwischenstufen. Bonn: Marcus und Weber. 1918.
- Die intersexuelle Konstitution. Jb. sex. Zwischenst. *23*, 3–27 (1923).

Hirschfeld, M.: Geschlechtskunde. Stuttgart: Puttmann. 1926.
- Künstliche Verjüngung, künstliche Geschlechtsumwandlung. Die Entdeckungen Prof. Steinachs und ihre Bedeutung. Berlin: Johndorff und Co., o. J.

Hohmann, J. S.: Homosexualität und Subkultur, S. 89–96. Lollar/Lahn: Achenbach. 1976.

Ionescu, B., Maximilian, C., Bucur, A.: Two Cases of Transsexualism with Gonadal Dysgenesia. Brit. J. Psychiat. *119*, 311–314 (1971).

Jaspers, K.: Allgemeine Psychopathologie. Berlin: Springer. 1913.

Jensch, K.: Zur Genealogie der Homosexualität. Arch. Gen. Psychiat. *112*, 527–540; 679–696 (1941).

Johnson, A. M.: Factors in the Etiology of Fixations and Symptom Choice. Psychoanal. Quart. *22*, 475–496 (1953).

Kallmann, F. J.: Comparative Twin Study on the Genetic Aspects of Male Homosexuality. J. Nerv. Ment. Dis. *115*, 283–298 (1952).

Kempf, E. J.: Psychopathology. London. 1921.

Kind, H. Th.: Androgenic and Estrogenic Hormones and Human Sexual Behavior. In: *E. Bajusz* (Hrsg.): An Introduction to Clinical Neuroendocrinology. Basel: Karger. 1967.

Kinsey, A. C., Pomeroy, W. B., Martin, C. E.: Sexual Behavior in the Human Male. Philadelphia/London: Saunders. 1948.

- – – *Gebhard, P. H.:* Sexual Behavior in the Human Female. Philadelphia/London: Saunders. 1953.

Klein, M.: Administration of Sex-Hormones and Sexual Behavior. CIBA Foundation Colloquia on Endocrinology *3*, 323–337 (1952).

Klebs, E.: In: Handbuch der Pathologischen Anatomie. 3. Lfg. Berlin. 1870.

Koch, G.: Die Bedeutung genetischer Faktoren für das menschliche Verhalten. Ärztl. Praxis *17*, 823; 839–846 (1965).

Kohut, H.: Diskussionsbemerkung zu *Stoller:* Spring Meeting of the Amer. Psychoanal. Ass. 1969. In: *V. L. Clower* (Rapporteur): loc. cit.

Kraepelin, E.: Psychiatrie, 4. Bd., 3. Teil, achte Auflage. Leipzig: Barth. 1915.

Krafft-Ebing, R.: Über gewisse Anomalien des Geschlechtstriebes und die klinisch forensische Verwertung derselben als eines wahrscheinlich funktionellen Degenerationszeichens des centralen Nerven-Systems. Arch. Psychiat. Nervenkr. 7, 291–312 (1877).
- Psychopathia sexualis mit besonderer Berücksichtigung der conträren Sexualempfindung, 7. Aufl. Stuttgart: Enke. 1892; 16. Aufl. (Hrsg.: *A. Moll*), 1924.
- Neue Studien auf dem Gebiet der Homosexualität. Jb. sex. Zwischenst. *3*, 1–36 (1901).

Lammers, H. J.: Neue Perspektiven in der Intersexualitätsforschung. Beitr. Sexualforsch. *18*. Stuttgart: Enke. 1959.

Lang, Th.: Beitrag zur Frage der genetischen Bedingtheit der Homosexualität 1–5. Z. ges. Neurol. Psychiat. *155*, 702–713 (1936); *157*, 557–574 (1937); *162*, 627–645 (1938); *166*, 255–270 (1939); *170*, 663–671 (1940).
- Studies on the Genetic Determination of Homosexuality. J. Nerv. Ment. Dis. *92*, 55–64 (1940).

Lautmann, R.: Seminar: Gesellschaft und Homosexualität. Frankfurt: Suhrkamp. 1977.

Lebovitz, P. S.: Feminine Behavior in Boys: Aspects of its Outcome. Amer. J. Psychiat. *128*, 1283–1289 (1972).

Levine, S., Mullins jr., R. F.: Sexual Differentiation and Behavior. In: *L. Martini* et al. (Hrsg.): Proceeding of the Second International Congress on Hormonal Steroids. Int. Congr. Series No. 132. Amsterdam: Exc. Med. Found. 1967.

Liakos, A.: Familial Transvestism. Brit. J. Psychiat. *113*, 49–51 (1967).

Litin, E. M., Giffin, M. E. Johnson, A. M.: Parental Influence in Unusual Sexual Behavior in Children. Psychoanal. Quart. *25*, 37–55 (1956).

Lojodice, G., Vento, R., deCecco, C.: Minerva pediat *16*, 946 (1964); zit. nach *B. M. F. Bishop*, loc. cit.
Mahler, M.: Symbiose und Individuation, Bd. 1. Stuttgart: Klett. 1972 (Amer. Orig. 1968).
Maslow, A. H.: The Role of Dominance in the Social and Sexual Behavior of Infrahuman Primates. J. genet. Psychol. *49*, 161–197 (1936).
– *Rand, H., Newman, S.:* Some Parallels Between Sexual and Dominance Behavior of Infra-Human Primates and the Fantasies of Patients in Psychotherapy. J. Nerv. Ment. Dis. *131*, 202–212 (1960).
McGuire, R. J., Carlisle, J. M., Young, B. G.: Sexual Deviations as Conditioned Behavior. A. Hypothesis. Behav. Res. Ther. *2*, 185–190 (1965).
Meyer, J. K.: Individual Psychotherapy of Sexual Disorders. In: *Freedman* et al. (Hrsg.) Compr. Textbook of Psychiatry. Chapter 24, 16 a.
Meynert, Th.: Psychiatrische Vorlesungen. Wien. 1890.
Mitchell, J.: Rezension von *Stollers* „The Transsexual Experiment". Int. J. Psycho-Anal. *57*, 357 (1976).
Moll, A.: Die konträre Sexualempfindung, 3. Aufl. Berlin: Fischer. 1899.
– Untersuchungen über die Libido Sexualis. Berlin: Fischer. 1897.
Money, J.: Hermaphroditism, Gender and Precocity in Hyperadrenocorticism: Psychologic Findings. Bull. Johns Hopk. Hosp. *96*, 253–273 (1955).
– Psychosexual Differentiation. In: *J. Money* (Hrsg.): Sex Research: New Developments. New York: Holt, Rinehart and Winston. 1965.
– Intersexual and Transsexual Behavior and Syndromes. In: *S. Arieti* (Hrsg.): Amer. Handbook of Psychiatry, 2nd Edition. Baltimore: Williams and Wilkins. 1974.
– *Hampson, J. G., Hampson, J. L.:* Examination of Some Basic Sexual Concepts: Evidence of Human Hermaphrodites. Bull. Johns Hopk. Hosp. *97*, 301–319 (1955).
– *Pollitt, E.:* Cytogenic and Psychosexual Ambiguity. Arch. Gen. Psychiat. *10*, 589–595 (1964).
– *Ehrhardt, A. A., Masica, D. N.:* Fetal Feminization Induced by Androgen Insensitivity in the Testicular Feminizing Syndrome. Bull. Johns Hopk. Hosp. *122*, 105 (1968).
– *Primrose, C.:* Sexual Dimorphism and Dissociation in the Psychology of Male Transsexuals. J. Nerv. Ment. Dis. *147*, 472–486 (1968).
Moore, K. L., Barr, M. L.: Morphology of the Nerve Cell Nucleus in Mammals with Special Reference to Sex Chromatin. J. comp. Neurol. *98*, 213–227 (1953).
– – *Graham, M. A.:* Detection of Chromosomal Sex in Hermaphrodites from Skin Biopsy. Surg. Gynec. Obstet. *96*, 614–648 (1953).
Moskowicz, L.: Intersexualitätslehre und Hermaphroditismus und ihre Bedeutung für die Klinik. Klin. Wschr. *8*, 289–337 (1929).
Neugebauer, F.: Interessante Beobachtungen aus dem Gebiete des Scheinzwittertums. Jahrb. sex. Zwischenst. *4*, 1–176 (1902).
Neumann, F.: Tierexperimentelle Untersuchungen zur Transsexualität. (1969). In: *G. Schmidt* et al. (Hrsg.): Tendenzen der Sexualforschung. Stuttgart: Enke. 1970.
– *Elger, W., Steinbeck, H.:* Die Bedeutung der Androgene für die „Prägung" des Gehirns. In: *H. Orthner* (Hrsg.): Zentrale Sexualsteuerung. J. Neuro-Visc. Rel. Suppl 10. Wien/New York: Springer. 1971.
Newman, L. E., Stoller, R. J.: Gender Identity Disturbances in Intersexed Patients. Amer. J. Psychiat. *124*, 1262–1266 (1968).
Overzier, C. (Hrsg.): Die Intersexualität. Stuttgart: Thieme. 1961.
– Systematik der Intersexualität. Triangel *8*, 2, 32–41 (1967).
Pavenstedt, E.: The Effect of Extreme Passivity Imposed on a Boy in Early Childhood. Psychoanal. Study Child *11*, 396–409 (1956).

Person, E., Ovesey, L.: The Transsexual Syndrome in Males. I. Primary Transsexualism; II. Secondary Transsexualism. Amer. J. Psychother. *28*, 4–20; 174–193 (1974).
Rabban, M.: Sex-Role Identification in Young Children in Two Diverse Social Groups. Genet. Psychol. Monogr. *42*, 81–158 (1950).
Rachman, S.: Sexual Fetishism: An Experimental Analogue. Psych. Rev. *16*, 293–296 (1966).
Radke, M. J.: The Relation of Parental Authority of Children's Behavior and Attitudes. Minneapolis, 1946.
Rainer, J. D., Mesnikoff, A., Kolb, C. E., Carr, A.: Homosexuality and Heterosexuality in Identical Twins. Psychosom. Med. *22*, 251–258 (1960).
Römer, L. S. A. M.: Die urnische Familie. Untersuchungen über die Aszendenz der Uranier. Amsterdam, o. J.
Sachs, H.: Zur Genese der Perversionen. Int. Z. Psycho-Anal. *9*, 172 (1923).
Sachs, L. J.: A Case of Castration Anxiety Beginning at 18 Month. J. Amer. psychoanal. Ass. *10*, 329–337 (1962).
Sadger, J.: Zur Ätiologie der konträren Sexualempfindung. Med. Klin. *5*, 53–56 (1909).
– Die Lehre von den Geschlechtsverirrungen. Leipzig/Wien: Deuticke. 1921.
Salus, S., Neubauer, P. J.: 1969; zit. nach *V. L. Clower* (Rap.): loc. cit.
Sanders, J.: Homosexuelle Zwillinge. Genetica *16*, 401–434 (1934).
Schleunig, F.: Zur Frage der Steinachschen F-Zellen. Arch. Gynäk. *116*, 660–683 (1923).
Schrenck-Notzing, A.: Zur suggestiven Behandlung des konträren Geschlechtstriebes und der Masturbation. Zbl. Nervenkr. Psychiat. *12*, 257–260 (1899).
Schultz, I. H.: Intersexualität und Transvestismus. In: *C. Overzier* (Hrsg.), 1961, op. cit. S. 516–535.
Schwabe, A. D., Salomon, D. H., Stoller, R. J., Burnham, J. P.: Pubertal Feminization in a Genetic Male with Testicular Atrophy and Normal Urinary Gonadotropin. J. Clin. Endocr. Metab. *22*, 839–845 (1962).
Sigusch, V., Meyenburg, B., Reiche, R.: Transsexualität. In: *V. Sigusch* (Hrsg.): Sexualität und Medizin. Köln: Kiepenheuer und Witsch. 1979.
Slotopolski, B., Schinz, H. R.: Histologische Hodenbefunde bei Sexualverbrechern. Virchows Arch. path. Anat. Physiol. klin. Med. *257*, 294–355 (1925).
Socarides, C. W.: Der offen Homosexuelle. Frankfurt: Suhrkamp. 1971 (Amer. Orig. 1968).
– Homosexuality. In: *S. Arieti* (Hrsg.): Amer. Handbook of Psychiatry. 2nd Ed. Chapter 14, loc. cit.
Sperling, M.: The Analysis of a Boy with Transvestite Tendencies. Psychoanal. Study Child *19*, 470–493 (1964). Deutsche Übersetzung: Psyche *21*, 520–541 (1967).
Steinach, E.: Feminisierung von Männchen und Maskulinisierung von Weibchen. Zbl. Physiol. *27*, Nr. 14 (1913).
– Pubertätsdrüsen und Zwitterbildung. Arch. Entw. Mech. Organism. *42*, Heft 3 (1916).
– Histologische Beschaffenheit der Keimdrüse bei homosexuellen Männern. Arch. Entw. Mech. Organism. *46*, 29–37 (1920).
– Zur Geschichte des männlichen Sexualhormons und seiner Wirkungen am Säugetier und beim Menschen. Wien. klin. Wschr. *6* und *7*, 1–60 (1936).
– *Lichtenstern, R.:* Umstimmung der Homosexualität durch Austausch der Pubertätsdrüsen. Münch. Med. Wschr. *65*, 145–148 (1918).
Stekel, W.: Onanie und Homosexualität. Berlin/Wien: Urban und Schwarzenberg. 1920.
– Der Fetischismus. Berlin/Wien: Urban und Schwarzenberg. 1923.
Sternberg, C.: Über Vorkommen und Bedeutung der Zwischenzellen. Beitr. path. Anat. allg. Path. *69*, 262–294 (1921).
Stoller, R. J., Garfinkel, H., Rosen, A. C.: Passing and the Maintenance of Sexual Identification in an Intersexed Patient. Arch. Gen. Psychiat. *2*, 379–394 (1964).

- A Contribution to the Study of Gender Identity. Int. J. Psycho-Anal. *45*, 220–225 (1964).
- The Sense of Maleness. Psychoanal. Quart. *34*, 207–218 (1965).
- The Mothers Contribution to Infantile Transvestic Behavior. Int. J. Psycho-Anal. *47*, 384–395 (1966).
- A Further Contribution to the Study of Gender Identity. Int. J. Psycho-Anal. *49*, 364–394 (1968).
- Sex and Gender. New York: Science House. 1968.
- The "Bedrock" of Masculinity and Femininity: Bisexuality. Arch. Gen. Psychiat. *26*, 207–212 (1972).
- Overview: The Impact of New Advances in Sex Research on Psychoanalytic Theory. Amer. J. Psychiat. *130*, 3, 241–251 (1973).
- The Male Transsexual as "Experiment". Int. J. Psycho-Anal. *54*, 212–214 (1973).
- The Transsexual Experiment. London: Hogarth. 1975.
- Gender Identity. In: *Freedman* et al. (Hrsg.): Compr. Textbook of Psychiatry. 2nd Ed. Chapter 24, 5a. 1976.

Taruffi, C.: Hermaphrodismus und Zeugungsunfähigkeit. Berlin: Barsdorf. 1908.

Ulrichs, C. H.: Memnon. Die Geschlechtsnatur des mannliebenden Urnings. Leipzig: Spohr. 1898.

Wenner, R.: Die therapeutische Anwendung der androgenen Hormone bei Erkrankungen der Frauen. 13. Symp. dtsch. Ges. Endokr. Berlin/Heidelberg/New York: Springer. 1967.

Westphal, C.: Die conträre Sexualempfindung. Arch. Psychiat. Nervenkr. *2*, 73–108 (1870).

Whalen, R. E., Edwards, D. A.: Sexual Reversibility in Neonatally Castrated Male Rats. J. comp. Physiol. Psychol. *62*, 307–310 (1966).

Wickler, W.: Sind wir Sünder? München: Droemer Knaur. 1969.

Wilkins, L.: Masculinization of Female Fetus Due to Use of Orally Given Progestins. J. A. M. A. *172*, 1028 (1960).

Witschi, E., Menngert, W. F.: Genetic Developmental and Hormonal Aspects of Gonadal Dysgenesis. J. clin. Endocrin. *17*, 737–753 (1957).

Yalom, I. D., Green, R., Fisk, N.: Prenatal Exposure to Female Hormones. Effect on Psychosexual Development in Boys. Arch. Gen. Psychiat. *28*, 554–561 (1973).

Zuckermann, S.: The Social Life of Monkeys and Apes. London. 1932.

Zuger, B.: Effeminate Behavior Present in Boys from Early Childhood. I. J. Pediat. *69*, 1098–1108 (1966).
- The Role of Familial Factors in Persistent Effeminate Behavior in Boys. Amer. J. Psychiat. *126*, 1167–1170 (1970).

Kapitel 3

Benedek, Th.: On the Psychobiology of Gender Identity. The Annual of Psychoanalysis. Vol. 4. 1976.

Bieber, I.: Homosexual Dynamics in Psychiatric Crisis. Amer. J. Psychiat. *128*, 1268–1272 (1972).

Binder, H.: Das Verlangen nach Geschlechtsumwandlung. Z. Neurol. Psychiat. *143*, 84–174 (1933).

Bleuler, M.: Endokrinologische Psychiatrie. Stuttgart: Thieme. 1954.

Bürger-Prinz, H., Weigel, H.: Über den Transvestitismus bei Männern. Mschr. Krim. biol. *31*, 125–143 (1940).

Connell, P. H.: Amphetamine Psychosis. Maudsley Monograph Nr. 5. Inst. Psychiat. London. 1958.

Connolly, F. H., Gittleson, N. L.: The Relationship Between Delusions of Sexual Change and Olfactory and Gustatory Halluzinations in Schizophrenia. Brit. J. Psychiat. *119*, 443–444 (1971).

Davies, B., Morgenstern, F.: A Case of Cysticercosis, Temporal Lobe Epilepsy and Transvestism. J. Neurol. Neurosurg. Psychiat. *23*, 247–249 (1960).
Delay, J., Deniker, P., Volmat, R., Alby, J.-M.: Une demande de changement de sexe: Le trans-sexualisme. Encéphale *45*, 41 (1956).
– – *Lamperiere, T., Benoit, J. C.:* Histoire d'un travesti: L'eonisme. Encéphale *43*, 385 (1954).
Deleuze, G., Guattari, F.: Anti-Ödipus. Frankfurt: Suhrkamp. 1974.
Erichsen, F.: Schizophrenie und Sexualität. Bern: Huber. 1975.
Ferenczi, S.: Reizung der analen erogenen Zone als auslösende Ursache der Paranoia. Zentralblatt für Psychoanal. *1*, 557–559 (1910/11).
– Über die Rolle der Homosexualität in der Pathogenese der Paranoia. Jb. psychoanal. psychopath. Forsch. *3*, 101–119 (1911).
– Zur Nosologie der männlichen Homosexualität. Int. Z. Psychoan. *2* (1914).
– Weiteres zur Homosexualität (1909). In: Bausteine zur Psychoanalyse, Band 4. Leipzig: I. P. V. 1938.
Fortineau, J., Vercier, R., Durand, C., Vidart, L.: Idées de transformation sexuelle et travestissement chez deux delirants chroniques. Ann. med. psychol. *97*, 51 (1939).
Freud, S.: Psychoanalytische Bemerkungen über einen autobiographisch beschriebenen Fall von Paranoia (1911). In: *S. Freud:* Vier Krankengeschichten. Leipzig/Wien: I. P. V. 1932.
– Über einige neurotische Mechanismen bei Eifersucht, Paranoia und Homosexualität. Int. Z. Psychoan. *8* (1922).
Gittleson, N. L., Levine, S.: Subjective Ideas of Sexual Change in Male Schizophrenics. Brit. J. Psychiat. *112*, 779–782 (1966).
– *Dawson-Butterworth, K.:* Subjective Ideas of Sexual Change in Female Schizophrenics. Brit. J. Psychiat. *113*, 491–494 (1967).
Glick, B. S.: Homosexual Panic: Clinical and Theoretical Considerations. J. Nerv. Ment. Dis. *129*, 20–28 (1959).
Gock, H.: Beitrag zur Kenntnis der konträren Sexualempfindung. Arch. Psychiat. Nervenkr. *5*, 564 (1875).
Golosow, N., Weitzmann, E. L.: Psychosexual and Ego Regression in the Male Transsexual. J. Nerv. Ment. Dis. *149*, 328–336 (1969).
Guiraud, P.: Délire systématisée et inversion sexuelle. Ann. med. psychol. *12*, 2, 128–132 (1922).
Hartmann, H.: Kokainismus und Homosexualität. Dtsch. med. Wschr. *54*, 268–270 (1928).
Hirschfeld, M.: Die Transvestiten. Berlin: Pulvermacher. 1910.
Hoenig, J., Kenna, J., Youd, A.: Social and Economic Aspects of Transsexualism. Brit. J. Psychiat. *117*, 163–172 (1970).
Hunter, R., Logue, V., McEnemy, W. H.: Temporal Lobe Epilepsy Supervening on Longstanding Transvestism and Fetishism. Epilepsia *4*, 60–65 (1963).
Joel, E., Fränkel, F.: Cocainismus und Homosexualität. Dtsch. med. Wschr. *51*, 1562–1565 (1925).
Karpman, B.: Mediate Psychotherapy and the Acute Homosexual Panic (*Kempf's* Disease). J. Nerv. Ment. Dis. *98*, 493–506 (1943).
Kempf, E. J.: Psychopathology. St. Louis: Mosby. 1920.
Krafft-Ebing, R. von: Psychopathia Sexualis, 7. Aufl. Stuttgart: Enke. 1892.
– Psychopathia Sexualis, 16. und 17. Aufl., Hrsg: *A. Moll.* Stuttgart: Enke. 1924.
Kraus, A.: Transvestismus und Psychose. Nervenarzt *42*, 623–632 (1971).
Kronfeld, A.: Sexualpsychopathologie. Leipzig und Wien: Deuticke. 1923.
Laurent, E.: Die krankhafte Liebe. Leipzig: Spohr. 1895.
Liebman, S.: Homosexuality, Transvestism and Psychosis. J. Nerv. Ment. Dis. *99*, 945–958 (1944).

Lukianowicz, N.: Survey of Various Aspects of Transvestism in the Light of Our Present Knowledge. J. Nerv. Ment. Dis. *128*, 36–64 (1959).
Magnan, V.: Psychiatrische Vorlesungen. 2. und 3. Heft. Leipzig. 1892.
Maier, H. W.: Der Kokainismus. Berlin: Springer. 1926.
Marx, I. J.: Beiträge zur Biologie der Cocainomanie. Z. ges. Neurol. Psychiat. *80*, 550–559 (1923).
Pauly, I.: Male Psychosexual Inversion: Transsexualism. Arch. Gen. Psychiat. *13*, 172–181 (1965).
Petritzer, B. K., Foster, J.: A Case Study of a Male Transvestite with Epilepsy and Juvenile Diabetes. J. Nerv. Ment. Dis. *121*, 557–567 (1955).
Reimer, F.: Transvestismus und Psychose. Psychiat. Neurol. *149*, 269 (1965).
Servaes, F.: Zur Kenntnis von der konträren Sexualempfindung. Arch. Psychiat. Nervenkr. *6*, 484–495 (1876).
Tarnowsky, B.: Die krankhaften Erscheinungen des Geschlechtssinnes. Berlin. 1886.
Taylor, A. J., McLachlan, D. G.: Clinical and Psychological Observations in Transvestism. N. Z. med. J. *61*, 496 (1962).
Walinder, J.: Transvestism, Definition and Evidence in Favor of Occasional Derivation from Cerebral Dysfunction. Int. J. Neuropsychiat. *1*, 567 (1965).
– Transsexualism. A Study of 43 Cases. Göteborg: Akademiförlaget. 1967.
Ward, N. G.: Successful Lithium Treatment of Transvestism Associated with Manic-Depression J. Nerv. Ment. Dis. *161*, 204–206 (1975).
Weitzman, E. L., Shamoian, C. A., Golosow, N.: Identity Diffusion and the Transsexual Resolution. J. Nerv. Ment. Dis. *151*, 295–302 (1970).
Westphal, C.: Die conträre Sexualempfindung. Arch. Psychiat. Nervenkr. *2*, 73–108 (1870).

Kapitel 4

Armstrong, C. N.: Transvestism. In: *D. R. Smith* and *W. M. Davidsohn* (Hrsg.): Symposium on Nuclear Sex. London. 1957. New York: Interscience Publ. Inc. 1958.
Baker, H. J.: Male Transsexualism. Confirmation of a Hypothesis? Arch. Gen. Psychiat. *32*, 1587–1588 (1975).
Barr, R. F.: Response to Erotic Stimuli of Transsexual and Homosexual Males. Brit. J. Psychiat. *123*, 579–585 (1973).
Bättig, F.: Beitrag zur Frage des Transvestitismus. Diss. Zürich. 1952.
Benjamin, H.: Transvestism and Transsexualism. Int. J. Sexol. *7*, 12–14 (1953).
– The Transsexual Phenomenon. New York: Jullian. 1966.
Binder, H.: Das Verlangen nach Geschlechtsumwandlung. Z. Neurol. Psychiat. *143*, 84–174 (1933).
Blüher, H.: Die drei Grundformen der Homosexualität. Jb. sex. Zwischenst. *13*, 139–165; 326–342; 411–444 (1913).
Bräutigam, W.: Formen der Homosexualität. Stuttgart: Enke. 1967.
Burchard, J.: Struktur und Soziologie des Transvestismus und Transsexualismus. Beitr. Sex. Forsch. 21. Stuttgart: Enke. 1961.
Cauldwell, D. O.: Psychopathia Transsexualis. Sexology *16*, 274–280 (1949).
Don, A. M.: Transvestism und Transsexualism. S. Afr. med. J. *37*, 479 (1963).
Ellis, H.: Sexo-Esthetic Inversion. Alien et Neurol. *34*, 156 (1913).
– Eonism. Med. Rev. *26*, 3 (1920).
Eulenburg, A.: Sexuale Neuropathie. Leipzig: Vogel. 1895.
Feighner, J. P., Robins, E., Guze, S. B., Woodruff, A., Winokur, G., Munoz, R.: Diagnostic Criteria for Use in Psychiatric Research. Arch. Gen. Psychiat. *26*, 57–63 (1972).

Feldman, M. P., McCulloch, M. J.: Homosexual Behavior. Therapy and Assessment. Oxford: Pergamon. 1971.
Ferenczi, S.: Zur Nosologie der männlichen Homosexualität. Z. ärztl. Psychoanal. *2* (1914).
Fisk, N. M.: Gender Dysphoria Syndrome. Editorial Comment on Male Transsexualism. West. J. Med. *120*, 386–391 (1974).
Freund, K.: Homosexualität. Reinbek: Rowohlt. 1969.
– *Langevin, R., Zajac, Y., Steiner, B., Zajak, A.:* The Trans-Sexual Syndrome in Homosexual Males. J. Nerv. Ment. Dis. *158*, 145–153 (1974).
Genet, J.: Notre Dame des Fleurs. Hamburg: Merlin. 1960.
Glaus, A.: Zur Lebensgeschichte eines Transvestiten, der als dritter in der Schweiz eine Änderung seines Personenstandes erreicht hat, nebst einigen Bemerkungen zur Psychologie, Soziologie und Therapie des Transvestismus. Mschr. Psychiat. Neurol. *124*, 125 (1952).
Greenson, R.: On Homosexuality and Gender Identity. Int. J. Psycho-Anal. *45*, 217–219 (1964).
Hamburger, C., Stürup, G. K., Dahl-Iversen, E.: Transvestism; Hormonal, Psychiatric and Surgical Treatment. J. A. M. A. *152*, 391–396 (1953).
Hertz, J., Tillinger, K. G., Westman, A.: Transvestism. Report on 5 Hormonally and Surgically Treated Cases. Acta psychiat. neurol. scand. *37*, 283–294 (1961).
Hirschfeld, M.: Die Transvestiten. Berlin: Pulvermacher. 1910.
– Sexualpathologie, Bd. 2. Bonn: Marcus und Weber. 1918.
– Die intersexuelle Konstitution. Jb. sex. Zwischenst. *23*, 3–27 (1923).
– Geschlechtskunde. Stuttgart: Puttmann. 1926.
Hoenig, J., Kenna, J., Youd, A.: Social and Economic Aspects of Transsexualism. Brit. J. Psychiat. *117*, 163–172 (1970).
Hofer, G.: Transvestismus und Geschlechtsrolle. Psychiat. Neurol. *140*, 499–519 (1960).
Hoffman, M.: Die Welt der Homosexuellen. Frankfurt: Fischer. 1971.
Janner, J.: Wiederholte Selbstverstümmelung eines Transsexuellen. Arch. Neurol. Neurochir. Psychiat. *94*, 1, 205–207 (1963).
Johnson, J.: Psychopathia Sexualis. Brit. J. Psychiat. *122*, 211–218 (1973).
Kronfeld, A.: Sexualpsychopathologie. Leipzig/Wien: Deuticke. 1923.
Kubie, L. S.: The Drive to Become Both Sexes. Psychoanal. Quart. *43*, 349–426 (1974).
– *Mackie, J. B.:* Critical Issues Raised by Operations for Gender Transmutation. J. Nerv. Ment. Dis. *147*, 431–443 (1968).
Lukianowicz, N.: Survey of Various Aspects of Transvestism in the Light of Our Present Knowledge. J. Nerv. Ment. Dis. *128*, 36–64 (1959).
Marx, H.: Urningsliebe. Die sittliche Hebung des Urningtums und die Streichung des § 175 des deutschen Strafgesetzbuches. Ein Wort an das deutsche Volk, die Männer der Wissenschaft und die Mitglieder des deutschen Reichstages. Leipzig. 1875.
Meyer, J. K.: Clinical Variants Among Applicants for Sex Reassignment. Arch. Sex. Behav. *3*, 527–558 (1974).
– *Hoopes, J. E.:* The Gender Dysphoria Syndromes. A Position Statement on So-Called "Transsexualism". Plast. Reconstr. Surg. *54*, 444–451 (1974).
Moll, A.: Die konträre Sexualempfindung, 3. Aufl. Berlin: Fischer. 1899.
Money, J., Primrose, C.: Sexual Dimorphism and Dissociation in the Psychology of Male Transsexuals. J. Nerv. Ment. Dis. *147*, 472–486 (1968).
Newman, L. E., Stoller, R. J.: Nontranssexual Men Who Seek Sex Reassignment. Amer. J. Psychiat. *131*, 437–440 (1974).
Northrup, G.: Transsexualism. Report of a Case. Arch. Gen. Psychiat. *1*, 332 (1959).
Pasche, F.: Symposium on Homosexuality. Int. J. Psychoanal. *45*, 210–213 (1964).
Pauly, I.: Male Psychosexual Inversion: Transsexualism. Arch. Gen. Psychiat. *13*, 172–181 (1965).

Randell, J. B.: Transvestism and Trans-Sexualism. A Study of 50 Cases. Brit. Med. J. *2*, 1448 (1959).
Schorsch, E.: Phänomenologie der Transsexualität. Sexualmed. *4*, 195–198 (1974).
Schultz, I. H.: Intersexualität und Transvestismus. In: *C. Overzier.* 1961: op. loc. cit.
Schwöbel, G.: Ein transvestitischer Mensch, die Bedeutung seiner Störungen und sein Wandel in der Psychoanalyse. Arch. Neurol. Neurochir. Psychiat. *86*, 358–382 (1960).
Socarides, Ch. W.: The Desire for Sexual Transformation: A Psychiatric Evaluation of Transsexualism. Amer. J. Psychiat. *125*, 1419–1425 (1969).
Solms, W.: Zum Problem der Selbstbeschädigung mit sexuell-metabolischer Tendenz. Wr. med. Wschr. *102*, 983–985 (1952).
Stekel, W.: Referat über *Hirschfelds* Buch „Die Transvestiten". Zentralblatt für Psychoanalyse *1*, 55–58 (1910).
– Masken der Homosexualität. Zentralblatt für Psychoanalyse *2*, 367–371 (1912).
– Der Fetischismus. Berlin/Wien: Urban und Schwarzenberg. 1923.
Stoller, R. J.: Sex and Gender. New York: Science House. 1968.
– Male Transsexualism: Uneasiness. Amer. J. Psychiat. *130*, 536–539 (1973).
– The Transsexual Experiment. London: Hogarth Press. 1975.
– Gender Identity. In: *Freedman* et al. (Hrsg.). 1976. op. cit. loc. cit.
Ulrichs, C. H.: Memnon. Die Geschlechtsnatur des mannliebenden Urnings. Leipzig: Spohr. 1898.
Walinder, J.: Transsexualism. A Study of 43 Cases. Göteborg: Akademiförlaget. 1967.
Weitzman, E. L., Shamoian, C. A., Golosow, N.: Identity Diffusion and the Transsexual Resolution. J. Nerv. Ment. Dis. *151*, 295 (1970).
Westphal, C.: Die conträre Sexualempfindung. Arch. Psychiat. Nervenkr. *2*, 73–108 (1870).

Kapitel 6

Adler, A.: Der psychische Hermaphroditismus im Leben und in der Neurose. In: *Adler* und *Furtmüller* (Hrsg.): Heilen und Bilden, 2. Aufl. München: Bergmann. 1922.
Benedek, Th.: On the Psychobiology of Gender Identity. The Annual of Psychoanalysis, Vol. 4. 1976.
Bergler, E.: Die Impotenz des Mannes. Bern: Huber. 1936.
Berner, P.: Psychiatrische Systematik. Bern: Huber. 1977.
Bräutigam, W.: Formen der Homosexualität. Stuttgart: Enke. 1967.
Bürger-Prinz, H., Weigel, H.: Über den Transvestismus bei Männern. Mschr. Krim. Biol. *31*, 125–143 (1940).
Delay, J., Deniker, P., Lamperiere, T., Benoit, J. C.: Histoire d'un Travesti: L'eonisme. Encephale *43*, 385 (1954).
Gabel, J.: Formen der Entfremdung. Aufsätze zum falschen Bewußtsein. Frankfurt: Fischer. 1964.
– La Fausse Conscience. Paris: Ed. de Minuit. 1963.
Gorsen, P., Molinier, P.: Pierre Molinier, lui-meme. Essay über den surrealistischen Hermaphroditen. München: Rogner und Bernhard. 1972.
Green, R.: Sexual Identity Conflict in Children and Adults. London: Duckworth. 1974.
Greenson, R.: On Homosexuality and Gender Identity. Int. J. Psycho-Anal. *45*, 216–217 (1964).
Hartmann, H.: Contribution to the Metapsychology of Schizophrenia. Psychoanal. Study Child *8* (1953).
Hirschfeld, M.: Sexualpathologie, Bd. 2. Bonn: Marcus und Weber. 1918.
– Geschlechtskunde. Stuttgart: Puttmann. 1926.

Hofer, G.: Transvestismus und Geschlechtsrolle. Psychiat. Neurol. *140*, 499–519 (1960).
Karsch-Haack, F.: Das gleichgeschlechtliche Leben der Naturvölker. München: Reinhardt. 1911.
Kind, A.: Sexualwissenschaftlicher Kommentar zu Antonii Panormitae Hermaphroditus. Privatdruck, o. O., o. J. (1908).
Kretschmer, E.: Der sensitive Beziehungswahn, 4. Aufl. Berlin/Heidelberg/New York: Springer. 1966.
Kubie, L. S., Mackie, J. B.: Critical Issues Raised by Operations for Gender Transmutation. J. Nerv. Ment. Dis. *147*, 431–443 (1968).
Meyer, J. K.: Clinical Variants Among Applicants for Sex Reassignment. Arch. Sex. Behav. *3*, 527–558 (1974).
– *Hoopes, J. E.:* The Gender Dysphoria Syndrome. Plast. Reconstr. Surg. *54*, 444–451 (1974).
Meynert, Th.: Psychiatrische Vorlesungen. Wien. 1890.
Mitchell, J.: Kommentar zu *Stollers* "The Transsexual Experiment". Int. J. Psycho-Anal. *57*, 357–360 (1976).
Money, J.: Intersexual and Transsexual Behavior. In: *S. Arieti* (Hrsg.). 1974: op. cit. loc. cit.
Sandler, J.: A Patients Fear of Erection. Int. J. Psycho-Anal. *39* (1958).
Socarides, Ch. W.: The Desire for Sexual Transformation. Amer. J. Psychiat. *125*, 1419 (1969).
Steiner, M.: Die psychischen Störungen der männlichen Potenz, 4. Aufl. Leipzig/Wien: Deuticke. 1931.
Ulrichs, C. H.: Briefe an die Verwandten. Jb. sex. Zwischenst. *1*, 36–62 (1900).
Ulrich von Lichtenstein: Zum Gedächtnis an den Minnesänger und Dichter zu seinem 700. Geburtsjahre. Korneuburg: Verlag Frauenwerke. 1899.
Walker, K. H., Fletcher, P.: Sex and Society. Harmondsworth: Penguin. 1955.
Zois, M. B.: Der Frauendienst des Minnesängers Ulrich von Lichtenstein. Stuttgart: Lutz, o. J.

Kapitel 7

Abraham, F.: Genitalumwandlung an zwei männlichen Transvestiten. Z. Sexualwiss. *18*, 223 (1931).
Adler, A.: Das Problem der Homosexualität, 1. Aufl. München: Reinhardt. 1917; 2. Aufl. Leipzig: Hirzel. 1930.
Allen, Cl.: A Textbook of Psychosexual Disorders, 2nd Ed. London: Oxford Univ. Press. 1969
Bak, R. C., Stewart, W. A.: Fetishism, Transvestism and Voyeurism: A Psychoanalytic Approach. In: *S. Arieti* (Hrsg.): Amer. Handbook of Psychiatry, 2nd Ed. New York: Basic Books. 1974.
Baker, H. J.: Transsexualism-Problems in Treatment. Amer. J. Psychiat. *125*, 1412–1418 (1969).
Bally, G.: Zur Frage einer Anwendung der sogenannten daseinsanalytischen Betrachtungsweise. Psyche *4*, 8, 449–454 (1950).
Barlow, D. H., Reynolds, J., Agras, S.: Gender Identity Change in a Transsexual. Arch. Gen. Psychiat. *28*, 569–576 (1973).
Bates, J. E., Skilbeck, W. M., Smith, V. R., Bentler, P. M.: Intervention with Families of Gender Disturbed Boys. Amer. J. Orthopsychiat. *45*, 150–157 (1975).
Bättig, F.: Beitrag zur Frage des Transvestitismus. Diss. Zürich. 1945.
Beech, H. R.: Changing Man's Behavior. Harmondsworth: Penguin. 1969.
Beilin, L. M., Grueneberg, J.: Genital Self-Mutilations by Mental Patients. J. Urol. *59*, 291–295 (1948).

Benjamin, H.: The Transsexual Phenomenon. New York: Julian Press. 1966.
Binder, H.: Das Verlangen nach Geschlechtsumwandlung. Z. Neurol. Psychiat. *143*, 84–174 (1933).
Birker, H., Klages, W.: Transvestism. Socio-Medical Problem. Z. Psychother. Med. Psychol. *11*, 12 (1961).
Blacker, K. H., Wong, N.: Four Cases of Autocastration. Arch. Gen. Psychiat. *8*, 169–176 (1963).
Boss, M.: Schlußwort zur Mitscherlichschen Rundfrage. Psyche *4*, 11, 635–640 (1951).
Bowman, K., Engle, B.: Medicolegal Aspects of Transvestism. Amer. J. Psychiat. *113*, 583–588 (1957).
– – *Mergener, M.:* Psychiatric and Medicolegal Implications of Genetic and Endocrinological Research in Sex Determination. Amer. J. Psychiat. *117*, 481–489 (1960).
Boysede, E.: Considérations sur la bisexualité, les infirmités sexuelles, les changement de sexe et le chavelier....chavelière d'Eon. Paris: Ed. du Scorpion. 1959.
Bräutigam, W.: Formen der Homosexualität. Stuttgart: Enke. 1967.
Bucknam, F. G.: Diskussionsbemerkung zu *L. E. Newman* und *R. J. Stoller:* Nontranssexual Men...1974 op. cit. Amer. J. Psychiat. *131*, 440–441 (1974).
Bürger-Prinz, H., Weigel, H.: Über den Transvestismus bei Männern. Mschr. Krim. Biol. *31*, 125 (1940).
Cauldwell, D. O.: Psychopathia Transsexualis. Sexology *16*, 274–280 (1949).
Cleveland, S.: Three Cases of Self-Castration. J. Nerv. Ment. Dis. *123*, 386–391 (1956).
Cowell, R.: Ich war ein Mann. Wien: Zsolnay. 1954.
Dannecker, M.: Warum die Therapie der Homosexualität die Lage der Homosexuellen verschlechtert. In: *V. Sigusch* (Hrsg.): Therapie sexueller Störungen. Stuttgart: Thieme. 1975.
Davenport, C. W., Harrison, S. I.: Gender Identity Change in a Female Adolescent Transsexual. Arch. Sex. Behav. *6*, 327–340 (1977).
Don, A. M.: Transvestism and Transsexualism. S. Afr. Med. J. *37*, 479–482 (1963).
Dörner, G.: Hormones and Brain Differentiation. Amsterdam: Elsevier. 1976.
Dunn, C. W.: Stilbestrol-Induced Gynecomastia in the Male. J. A. M. A. *115*, 2263 (1940).
Eckert, R.: Zur Frage der Selbstentmannung. Groß' Archiv für Krim. Anthrop. *46*, 287–288 (1912).
Esman, A. H.: A Case of Self-Castration. J. Nerv. Ment. Dis. *120*, 79–82 (1954).
Feldman, M. P., McCulloch, M. J.: Homosexual Behavior. Therapy and Assessment. New York: Pergamon. 1971.
Ferenczi, S.: Weiteres zur Homosexualität (1909). In: Bausteine zur Psychoanalyse, Bd. 4. Leipzig: I. P. V. 1938; 2. Aufl. Bern: Huber. 1964.
– Zur Nosologie der männlichen Homosexualität. Int. Z. Psycho-Anal. *2*, 1914. In: Bausteine zur Psychoanalyse, Bd. 1. Leipzig: I. P. V. 1927.
Fogh-Andersen, P.: Transvestism and Transsexualism. Surgical Treatment in a Case of Auto-Castration. Acta med. Leg. Soc. *9*, 33–40 (1956).
Forrester, B. M., Swiller, H.: Transsexualism: Review of Syndrome and Presentation of Possible Successful Therapeutic Approach. Int. J. Psychother. *22*, 343–351 (1972).
Freud, A.: Some Clinical Remarks Concerning the Treatment of Cases of Male Homosexuality. Int. J. Psycho-Anal. *30*, 195 (1949).
Freud, S.: Brief an Frau N. N. vom 9. 4. 1935. In: *S. Freud:* Briefe 1873–1939. Frankfurt: Fischer. 1960.
Freund, K.: Homosexualität. Reinbek: Rowohlt. 1969.
– *Langevin, R., Cibiri, St., Zajac, Y.:* Heterosexual Aversion in Homosexual Males. Brit. J. Psychiat. *122*, 163–169 (1973).

Friedemann, A.: Beitrag zur hormonalen Kastration. In: Methoden der Behandlung sexueller Störungen. Beiträge zur Sexualforschung, 2. Heft. Stuttgart: Enke. 1952.
Fuchs, A.: Therapeutische Bestrebungen auf dem Gebiete sexueller Perversionen. Jb. sex. Zwischenst. *4*, 177–186 (1902).
Giese, H.: Der homosexuelle Mann in der Welt. Stuttgart: Enke. 1958.
Gillman, R. D.: Treatment in Transvestism. Letter to the Editor. Amer. J. Psychiat. *117*, 849 (1961).
Glaus, A.: Operative Geschlechtsumwandlung und nachträgliche gerichtliche Anerkennung des weiblichen Personenstandes bei einem Transvestiten. Schweiz. med. Wschr. *93*, 76–79 (1963).
– Zur Lebensgeschichte eines Transvestiten, der als dritter in der Schweiz eine Änderung seines Personenstandes erreicht hat, nebst einigen Bemerkungen zur Psychologie, Soziologie und Therapie des Transvestismus. Mschr. Psychiat. Neurol. *124*, 254 (1952).
Golla, F. L., Hodge, R.-S.: Hormone Treatment of the Sexual Offender. Lancet *256*, 1006–1007 (1949).
Golosow, N., Weitzmann, E. L.: Psychosexual and Ego Regression in the Male Transsexual. J. Nerv. Ment. Dis. *149*, 328–336 (1969).
Göppert, H.: Beitrag zur Rundfrage über ein Referat. Psyche *5*, 11, 627–632 (1951).
Green, R.: Sexual Identity Conflict in Children and Adults. London: Duckworth. 1974.
– Sex Reassignment Surgery. Letter to the Editor. Amer. J. Psychiat. *124*, 997–998 (1968).
– Persons Seeking Sex Change: Psychiatric Management of Special Problems. Amer. J. Psychiat. *126*, 1596–1603 (1970).
– *Newman, L., Stoller, R. J.:* Treatment of "Boyhood Transsexualism": An Interim Report of Four Years Duration. Arch. Gen. Psychiat. *26*, 213–217 (1972).
– *Stoller, R. J., McAndrew, C.:* Attitudes Toward Sex Transformation Procedures. Arch. Gen. Psychiat. *15*, 178–182 (1966).
Greenson, R.: On Homosexuality and Gender Identity. Int. J. Psycho-Anal. *45*, 217–219 (1964).
Grotjahn, M.: Transvestite Fantasy Expressed in a Drawing. Psychoanal. Quart. *17*, 340–345 (1948).
Grunberger, B., Chasseguet-Smirgel, J.: Zur Einführung des Narzißmus des Analytikers. Bull. Europ. Psychoanal. Föder. *13*, 5–15 (1978).
Gutheil, E.: The Psychologic Background of Transsexualism and Transvestism. Amer. J. Psychother. *8*, 231 (1954).
Hamburger, C.: The Desire for Change of Sex as Shown by Personal Letters from 465 Men and Women. Acta endocrin. *14*, 361–375 (1953).
– *Stürup, G. K., Dahl-Iversen, E.:* Transvestism. Hormonal, Psychiatric and Surgical Treatment. J. A. M. A. *152*, 391–396 (1953).
Haynal, A.: Geschlechtsidentität und ihre Störungen. Sexualmed. *3*, 111–114 (1974).
Heath, R. G.: Electrical Self-Stimulation of the Brain in Man. Amer. J. Psychiat. *120*, 571–577 (1963).
– Pleasure and Brain Activity in Man. J. Nerv. Ment. Dis. *154*, 3–18 (1972).
Hemphill, R. E.: A Case of Genital Self-Mutilation. Brit. J. med. Psychol. *23/24*, 291–295 (1950/1951).
Hertz, J., Tillinger, K. G., Westman, A.: Transvestism. Report of Five Hormonally and Surgically Treated Cases. Acta Psychiat. Scand. *37*, 283–294 (1961).
Hirschfeld, M.: Die Homosexualität des Mannes und des Weibes. Berlin: Marcus. 1914.
– Geschlechtskunde. Stuttgart: Puttmann. 1926.
Hofer, G. von: Transvestitismus und Geschlechtsrolle. Psychiat. Neurol. *140*, 499–519 (1960).

Hoopes, J. E., Knorr, N. J., Wolf, S. R.: Transsexualism: Considerations Regarding Sexual Reassignment. J. Nerv. Ment. Dis. *147*, 510–516 (1968).
Ihlenfeld, C.: Was wir für Transsexuelle tun können. Sexualmed. *3*, 247 (1974).
Janner, J.: Wiederholte Selbstverstümmelung eines Transsexuellen. Arch. Neurol. Neurochir. Psychiat. *94*, 1, 205–207 (1963).
Jörgensen, C.: A Personal Autobiography. New York: Eriksson. 1967.
Jung, C. G.: Bemerkungen zur Rundfrage über ein Referat. Psyche *4*, 8, 464 (1950).
Kenyon, H. R., Hyman, R. M.: Total Autoemasculation. J. A. M. A. *151*, 207–210 (1953).
Kinsey, A. C., Pomeroy, W. B., Martin, C. E., Gebhard, P. H.: Sexual Behavior in the Human Female. Philadelphia: Saunders. 1953.
Kirkpatrick, M., Friedmann, C. T. H.: Treatment of Requests for Sex-Change Surgery with Psychotherapy. Amer. J. Psychiat. *133*, 1194–1196 (1976).
Knorr, N. J., Wolf, S. R., Meyer, E.: The Transsexuals Request for Surgery. J. Nerv. Ment. Dis. *147*, 517–524 (1968).
Koch, E. R.: Chirurgie der Seele. Operative Umpolung des Verhaltens. Stuttgart: dva. 1975.
Kolb, L. C., Johnson, A. M.: Etiology and Therapy of Overt Homosexuality. Psychoanal. Quart. *24*, 506–515 (1955).
Krafft-Ebing ,R. v.: Psychopathia Sexualis, 7. Aufl. Stuttgart: Enke. 1892.
— Der Conträrsexuale vor dem Strafrichter, 2. Aufl. Leipzig/Wien: Deuticke. 1895.
Kranz, H.: Bemerkungen zur Rundfrage über ein Referat. Psyche *4*, 465 (1950).
Krause, W. F. J.: Freiwillige Entmannung aus medizinischer und kriminalbiologischer Indikation. Beitr. z. Sexualforsch. Heft 32. Stuttgart: Enke. 1964.
Kronfeld, A.: Sexualpsychopathologie. Leipzig/Wien: Deuticke. 1923.
Kubie, L. S., Mackie, J. B.: Critical Issues Raised by Operations for Gender Transmutation. J. Nerv. Ment. Dis. *147*, 431–443 (1968).
— The Drive to Become Both Sexes. Psychoanal. Quart. *43*, 349–426 (1974).
Langelüddecke, A.: Gerichtliche Psychiatrie. Berlin: de Gruyter. 1959.
— Die Entmannung von Sittlichkeitsverbrechern. Berlin. 1963.
Lassale, J.: Paris Med. *2*, 219 (1934). Zit. nach *Hemphill*, op. loc. cit.
Lewis, N. D. C.: The Psychobiology of the Castration Reaction. Psychoanal. Rev. *15*, 174 (1928).
Lukianowicz, N.: Survey of Various Aspects of Transvestism in Light of Our Present Knowledge. J. Nerv. Ment. Dis. *128*, 36–64 (1959).
Marcuse, M. (Hrsg.): Handwörterbuch der Sexualwissenschaft. Bonn: Marcus und Weber. 1923.
Marks, I. M., Gelder, M. G.: Transvestism and Fetishism: Clinical and Psychological Changes During Faradic Aversion. Brit. J. Psychiat. *113*, 711–729 (1967).
— — *Bancroft, J.:* Sexual Deviants Two Years After Electric Aversion. Brit. J. Psychiat. *117*, 173–185 (1970).
Marmor, J.: Homosexuality and Sexual Orientation Disturbances. In: *Freedman* et al. (Ed.) Compr. Textbook of Psychiatry. Chapt. 24, 15a, S. 1510–1520 (1976).
Meerloo, J. A. M.: Change of Sex and Collaboration with the Psychosis. Amer. J. Psychiat. *124*, 263 (1967).
Meng, H.: Bemerkungen zur Rundfrage über ein Referat. Psyche *4*, 8, 469 (1950).
Menninger, K.: Selbstzerstörung. Frankfurt: Suhrkamp. 1974, (Amer. Orig. 1938).
Meyer, J. K.: Individual Psychotherapy of Sexual Disorders. In: *Freedman* et al. op. cit. Chapt. 24, 16a.
Mitscherlich, A.: Mitteilung über die 66. Wanderversammlung der Südwestdeutschen Psychiater und Neurologen, Badenweiler. I. Daseinsanalyse. Psyche *4*, 4, 226–233 (1950).

Moll, A.: Die konträre Sexualempfindung, 3. Aufl. Berlin: Fischer. 1899.
- Die Behandlung sexueller Perversionen mit besonderer Berücksichtigung der Assoziationstherapie. Z. Psychother. med. Psychol. *3*, 3–29 (1911).
- Sexuelle Hygiene. In: *A. Moll* (Hrsg.): Handbuch der Sexualwissenschaften. Leipzig: Vogel. 1921.

Money, J.: Intersexual and Transsexual Behavior and Syndromes. In: *S. Arieti* (Ed.): Amer. Handbook of Psychiatry, 2nd Ed. Vol. 3. Chapt. 16. New York: Basic Books. 1974.
- *Primrose, C.:* Sexual Dimorphism and Dissociation in the Psychology of Male Transsexuals. J. Nerv. Ment. Dis. *147*, 472–486 (1968).
- *Ehrhardt, A. A.:* Transsexuelle nach Geschlechtswechsel. In: *G. Schmidt, V. Sigusch* und *E. Schorsch* (Hrsg.): Tendenzen der Sexualforschung. Stuttgart: Enke. 1970.

Morris, J.: Conundrum. London: Faber und Faber. 1974.

Näcke, P.: Über Selbstentmannung. Groß' Archiv für Krim. Anthrop. *12*, 263–265 (1903).

Newman, L. E.: Transsexualism in Adolescence. Problems in Evaluation and Treatment. Arch. Gen. Psychiat. *23*, 112–121 (1970).
- *Stoller, R. J.:* Nontranssexual Men Who Seek Sex Reassignment. Amer. J. Psychiat. *131*, 437–440 (1974).

Olds, J., Milner, P.: Positive Reinforcement Produced by Electrical Stimulation of Septal Area and Other Regions of Rat Brain. J. Comp. Physiol. Psychol. *47*, 419–427 (1954).
- *Olds, M. E.:* The Mechanisms of Voluntary Behavior. In: *R. G. Heath* (Ed.): The Role of Pleasure in Behavior, pp. 23–53. New York: Hoeber, Harper and Row. 1964.

Ostow, M.: Transvestism. Letter to the Editor. J. A. M. A. *152*, 16, 1553 (1953).

Pauly, I.: Male Psychosexual Inversion: Transsexualism. A Review of 100 Cases. Arch. Gen. Psychiat. *13*, 172–181 (1965).
- The Current Status of the Change of Sex Operation. J. Nerv. Ment. Dis. *147*, 460–471 (1968).

Pennington, V. M.: Treatment in Transvestism. Amer. J. Psychiat. *117*, 250–251 (1960).

Poulsen, H.: Transseksualisme i barnealderen. Ugeskr. Laeg. *138*, 1154–1158 (1976).

Randell, J.: Preoperative and Postoperative Status of Male and Female Transsexuals. In: *R. Green* and *J. Money* (Hrsg.): Transsexualism and Sex Reassignment. Baltimore: Johns Hopkins Press. 1969.

Rekers, G. A.: Stimulus Control over Sex-Typed Play in Cross-Gender Identified Boys. J. Exp. Child Psychol. *20*, 136–148 (1975).
- *Lovaas, O. I., Low, B. P.:* The Behavioral Treatment of a "Transsexual" Preadolescent. J. abnorm. Child Psychol. *2*, 99–116 (1974).
- *Yates, C. E., Willis, T. J., Rosen, A. C., Taubmann, M.:* Childhood Gender Identity Change: Operant Control over Sex-Typed Play and Mannerism. J. Behav. Ther. and Exper. Psychiat. *7*, 51–57 (1976).

Rieger, K.: Die Kastration in rechtlicher, sozialer und vitaler Hinsicht. Jena. 1900.

Roeder, F., Müller, D.: Zur stereotaktischen Heilung der pädophilen Homosexualität. Dtsch. med. Wschr. *94*, 409–415 (1969).

Rohleder, H.: Vorlesungen über Geschlechtstrieb und gesamtes Geschlechtsleben des Menschen, 2. Aufl. Bd. 2. S. 415. Leipzig. 1907.

Sadger, I.: Fragment der Psycho-Analyse eines Homosexuellen. Jb. sex. Zwischenst. *9*, 339 (1907).
- Die Lehre von den Geschlechtsverirrungen auf psychoanalytischer Grundlage. Leipzig/Wien: Deuticke. 1921.

Saussure, R. de: Bemerkungen zu einem Fall von Selbstverstümmelung. Int. Z. Psychoan. *8*, 339 (1922).

Savitsch, E. C. de: Homosexuality, Transvestism and Change of Sex. London: Heinemann. 1958.

Schmidt-Petersen, F.: Ein Fall von Selbstentmannung. Z. Medizinalbeamte, Heft 16. 1902.
Schorsch, E.: Phänomenologie der Transsexualität. Sexualmed. *4*, 195–198 (1974).
Schrenck-Notzing, A.: Zur suggestiven Behandlung des konträren Geschlechtstriebes und der Masturbation. Zbl. Nervenheilk. Psychiat. *12*, 257–260 (1899).
Schultz, I. H.: Organstörungen und Perversionen im Liebesleben. München/Basel: Reinhardt. 1952.
Schwarz, O.: Sexualpathologie. Wien: Weidmann. 1935.
Schwöbel, G.: Ein transvestitischer Mensch, die Bedeutung seiner Störung und sein Wandel in der Psychoanalyse. Schweiz. Arch. Neurol. Psychiat. *86*, 358–382 (1960).
Sexology *22*, 7, 466 (1956).
Sigusch, V., Meyenburg, B., Reiche, R.: Transsexualität. In: *V. Sigusch* (Hrsg.): Sexualität und Medizin. Köln: Kiepenheuer und Witsch. 1979.
Socarides, C. W.: Psychoanalytic Therapy of a Male Homosexual. Psychoanal. Quart. *38*, 173–190 (1969).
– A Psychoanalytic Study of the Desire for Sexual Transformation (Transsexualism): The Plaster of Paris-Man. Int. J. Psycho-Anal. *51*, 341–349 (1970).
– Homosexuality. In: *S. Arieti* (Ed.): op. cit. loc. cit.
Solms, W.: Zum Problem der Selbstbeschädigung mit sexuell-metabolischer Tendenz. Wien. med. Wschr. *102*, 983–986 (1952).
Steinach, E., Lichtenstern, R.: Umstimmung der Homosexualität durch Austausch der Pubertätsdrüsen. Münch. med. Wschr. *65*, 145–148 (1918).
Stekel, W.: Onanie und Homosexualität. Berlin/Wien: Urban und Schwarzenberg. 1917.
– Die Impotenz des Mannes, 2. Aufl. Kap. 23. Berlin/Wien: Urban und Schwarzenberg. 1923.
– Der Fetischismus. Berlin/Wien: Urban und Schwarzenberg. 1923.
– Was mich von Freud unterscheidet. Fortschr. Sexualwiss. Psychoanal. *4*, 1–8 (1931).
Stoller, R. J.: A Biased View of "Sex Transformation" Operations. J. Nerv. Ment. Dis. *149*, 312–317 (1969).
– Male Transsexualism: Uneasiness. Amer. J. Psychiat. *130*, 536–539 (1973).
– The Transsexual Experiment. London: Hogarth. 1975.
Stroch, D.: Self Castration. J. A. M. A. *36*, 270 (1901).
Stürup, G. K.: Male Transsexuals. A Long-Term Follow-Up After Sex-Reassignment Operations. Acta Psychiat. Scand. *53*, 51–63 (1976).
Szasz, Th.: The Second Sin. New York: Anchor/Doubleday. 1974.
Tange, R. A., Trotsenburg, J. A.: Ein merkwürdiger Fall von Selbstverstümmelung. Sexualprobleme *8*, 391–400 (1911).
Theiler, H.: Untersuchungen an kastrierten Sexualperversen. Arch. Neurol. Neurochir. Psychiat. *85*, 395–429.
Tolentino, I.: Transvestism and Transsexualism. Riv. Sper. Freniat. *81*, 909–940 (1957).
Troques, R.: Liberté du changement de sexe. Presse méd. *70*, 357–358 (1962).
Walinder, J.: Transsexualism. A Study of 43 Cases. Göteborg: Akademiförlaget. 1967.
Ward, N. G.: Successful Lithium Treatment of Transvestism Associated with Manic-Depression. J. Nerv. Ment. Dis. *161*, 204–206 (1975).
Weitzmann, E. L., Shamoian, C. A., Golosow, N.: Identity Diffusion and the Transsexual Resolution. J. Nerv. Ment. Dis. *151*, 295–302 (1970).
Weizsäcker, V.: Bemerkung zur Rundfrage über ein Referat. Psyche *4*, 8, 473–474 (1950).
Wiedeman, G. H.: Survey of Psychoanalytic Literature on Overt Male Homosexuality. J. Amer. Psychoanal. Ass. *10*, 386–409 (1962).
– Homosexuality, a Survey. J. Amer. Psychoanal. Ass. *22*, 651–696 (1974).
Wolf, S. R., Knorr, N. J., Hoopes, J. E., Meyer, E.: Psychiatric Aspects of Transsexual Surgery Management. J. Nerv. Ment. Dis. *147*, 525–531 (1968).

Wyrsch, J.: Selbstverstümmelung eines Transvestiten. Schweiz. med. Wschr. 74, 657–658 (1944).
Zeegers, M.: Die Sicht des Psychiaters. In: Der homosexuelle Nächste. Hamburg: Furche. 1963. (Holländ. Orig. 1961).
Zutt, J.: Bemerkung zur Rundfrage über ein Referat. Psyche 4, 11, 633–635 (1951).

Kapitel 8

Adler, A.: Das Problem der Homosexualität. Leipzig: Hirzel. 1930.
Crook, J. H.: On the Integration of Gender Strategies in Mammalian Social Systems. In: *J. S. Rosenblatt* and *B. R. Komisaruk*: Reproductive Behavior and Evolution. New York/London: Plenum Press. 1977.
Dannecker, M., Reiche, R.: Der gewöhnliche Homosexuelle. Frankfurt: Fischer. 1974.
Gross, H.: Zur Frage der Kastration und Sterilisation. Groß' Archiv für Krim. Anthrop. 51, 316–325 (1913).
Gystrow, E.: Liebe und Liebesleben im 19. Jahrhundert. Berlin: Verlag Aufklärung. 1902.
Hiller, K.: Die Weisheit der Langeweile, Bd. 2. Leipzig: Wolff. 1913.
Hocquenghem, G.: Das homosexuelle Verlangen. München: Hanser. 1974.
Hohmann, J. S.: Homosexualität und Subkultur. Lollar: Achenbach. 1976.
Jahrbuch für sex. Zwischenst. *1*, 1899, *23*, 1923, *13*, 1913.
Krafft-Ebing, R. von: Der Conträrsexuale vor dem Strafrichter. Leipzig/Wien: Deuticke. 1895.
Lautmann, R. (Hrsg.): Seminar: Gesellschaft und Homosexualität. Frankfurt: Suhrkamp. 1977.
Money, J.: Issues and Attitudes in Research and Treatment of Variant Forms of Human Sexual Behavior. In: *W. H. Masters, V. E. Johnson* und *R. C. Kolodny:* Ethical Issues in Sex Therapy and Research. Boston: Little, Brown and Co. 1977.
Ploeger, A., Flamm, R.: Synopsis des Transvestismus und Transsexualismus. Fortschr. Neurol. Psychiat. *44*, 493–555 (1976).
Sigusch, V.: Medizinische Experimente am Menschen: Das Beispiel Psychochirurgie. In: *V. Sigusch* (Hrsg.): Sexualität und Medizin. Köln: Kiepenheuer und Witsch. 1979.
Walinder, J.: A Social Psychiatric Follow-Up Study of 24 Sex-Reassigned Transsexuals. 3rd Int. Congr. Medic. Sexol. Abstracts. S. 411. 1978,

Namenverzeichnis

Abraham, F. 89, 163, 183 f.
Adler, A. 53, 137, 196, 235
Allen, Cl. 49, 198
Anchersen, P. 59
Armstrong, C. N. 113 f.

Bak, R. 16, 92, 206
Baker, H. J. 40, 76 f., 120, 165, 172, 199 f.
Bally, G. 169
Bancroft, I. 199 f., 206
Barlow, D. H. 204
Barr, M. L. 36, 59
Barr, R. E. 115
Barraclough, C. A. 61
Bates, I. E. 203
Bättig, F. 120, 177
Beach, F. A. 39, 54 ff.
Beech, H. R. 68
Beilin, L. M. 184
Bell, A. I. 69 ff., 203
Benedek, Th. 98, 148
Benjamin, H. 30, 63, 102, 107, 156 f., 164 ff., 172, 175, 178, 193, 199
Bergler, E. 137
Berner, P. 4, 150
Bertram, E. G. 36
Bettelheim, B. 73
Bieber, I. 100
Binder, H. 59, 98, 106, 118, 164, 169
Birker, H. 177
Bishop, B. M. F. 38
Blacker, K. H. 184 f., 186
Bleuler, M. 59, 96, 169
Bloch, I. 32, 53
Blüher, H. 110 f., 122, 210
Boehm, F. 92
Bongiovanni, A. M. 35
Bonhoeffer, K. 164
Boss, M. 164 f., 167–170, 199 f.
Bowman, K. 185

Boysede, E. 185
Bräutigam, W. 56, 107, 121, 140, 198
Brown, D. G. 60
Bucknam, F. G. 255
Burchard, J. 107
Bürger-Prinz, H. 98, 148, 164, 177

Casper, J. L. 45
Cauldwell, D. O. 102, 177, 193
Chasseguet-Smirgel, J. 193
Cleveland, S. 185, 191
Connell, P. H. 97
Connolly, F. H. 99
Cowell, R. 201
Cramer, A. 53
Crook, I. H. 228

Dannecker, M. 198, 234 f.
Darke, R. A. 48
Davenport, C. W. 204
Davies, B. 96
Dawson-Butterworth, K. 99
Delay, J. 98, 148
Deleuze, G. 98
Don, A. M. 119, 199, 205, 225
Dörner, G. 6–9, 32 ff., 51 f., 54, 58–62, 154, 166, 212
Dukor, B. 59
Dunn, C. W. 156

Eckert, R. 186, 189
Ehrhardt, A. A. 35, 164
Eidelberg, L. 137
Eissler, K. R. 13 f.
Ellis, A. 39, 60
Ellis, H. 48, 105 f., 108, 197, 241
Emmerich, W. 26
Engle, B. 185
Erichsen, F. 96, 99
Erikson, E. 13

Esman, A. H. 185
Eulenburg, A. 53, 112

Federn, P. 89
Feighner, J. P. 103
Feldman, M. P. 116, 206
Fenichel, O. 92
Ferenczi, S. 89 f., 98, 110 f., 114, 122, 196
Fisk, N. N. 35, 104
Flamm, R. 2, 43, 237
Fletcher, P. 146
Fogh-Andersen, P. 185
Ford, Cl. S. 39, 54 ff.
Forrester, B. M. 205, 225
Forster, J. 96
Fortineau, J. 99
Freud, S. 13, 17, 20 f., 88 f., 98, 123, 140, 196 ff., 238
Freund, K. 45, 52, 83, 107, 115, 119 f., 198, 228
Friedemann, A. 156
Fuchs, A. 196

Gabel, J. 145
Gadpaille, W. J. 57 f.
Galenson, E. S. 70
Garfinkel, H. 41 f.
Gelder, M. G. 199 f., 206
Genet, J. 115
Gesell, A. 25
Giese, H. 51, 156, 217
Gillespie, W. H. 92
Gillman, R. D. 154
Gittleson, N. L. 99
Glaus, A. 107, 118, 184
Gley, A. 46
Glick, B. S. 101
Gock, H. 98
Goldschmidt, R. 48 f., 166, 199
Golla, F. L. 156
Golosow, N. 93 f., 100, 177
Göppert, H. 170
Gorsen, P. 139, 231
Green, R. 35, 41, 43, 64 f., 77 f., 81 f., 85, 103, 140, 147, 165 f., 171 f., 199, 202 f.
Greenacre, Ph. 14, 92, 203
Greenson, R. 10, 73, 83, 91 f., 117, 119, 139, 149, 211 f.
Groß, H. 233
Grotjahn, M. 184

Grueneberg, J. 184
Grunberger, B. 193
Guattari, F. 98
Guiraud, P. 99
Gutheil, E. 90, 172
Gystrow, E. 234

Hamburger, C. G. 59 f., 107, 118, 120, 157, 164, 166, 171 f., 199 f.
Hampson, J. G. 22, 38
Hampson, J. L. 22, 38
Harrison, S. L. 86–88
Hartmann, H. 15–19, 97, 148
Haynal, A. 205
Heath, R. G. 159–162
Heiman, M. 43
Hemphill, R. E. 184
Herrmann, I. 16
Hertz, J. 107, 119, 177–179, 199
Heston, L. L. 49
Hiller, K. 235 f.
Hirschfeld, M. 32, 46 f., 59, 78, 81, 95, 97, 103 ff., 114, 123, 126, 131, 138, 153 f., 158 f., 163, 166, 195, 198 f.
Hocquenghem, G. 232
Hodges, R. S. 156
Hoenig, J. 98 f., 119
Hofer, G. 107, 138, 185
Hoffman, M. 121
Hohmann, J. S. 63, 235
Hunter, R. 96
Hutt, C. 8 f.
Hyman, R. M. 185

Ihlenfeld, C. 175
Ionescu, B. 40 f., 43

Janner, J. 119, 185, 191 f.
Jaspers, K. 68
Jensch, K. 48
Joel, E. 97
Johnson, A. M. 72, 203
Johnson, J. 120 f.
Jörgensen, Chr. 201
Jung, C. G. 169

Kallmann, E. J. 48 f., 212
Karpman, B. 101
Karsch-Haack, F. 143
Kempf, E. J. 55, 100 f.

Kenyon, M. R. 185
Kind, A. 140
Kind, H. 51
Kinsey, A. C. 1, 53 f., 112, 122, 197, 238
Kirkpatrick, J. 93, 205, 225
Klages, W. 177
Klebs, E. 36
Klein, M. 51
Knorr, N. J. 180
Koch, E. R. 159 f.
Koch, G. 49
Kohlberg, L. 124–128
Kohut, H. 80, 224
Kolb, C. C. 73, 203
Kraepelin, E. 52
Krafft-Ebing, F. 32, 45 f., 49, 96 ff., 102, 109, 120 ff., 153, 233
Kranz, H. 169
Kraus, A. 100
Krause, W. F. J. 158
Krauss, F. S. 185
Kretschmer, E. 145 f.
Kronfeld, A. 98, 112, 197
Kubie, L. S. 92, 103, 117, 123, 141, 148, 172, 175, 189, 200 f.

Lammers, H. J. 59
Lang, Th. 48
Langelüddecke, A. 158
Lassale, J. 184
Laurent, E. 98
Lautmann, R. 58, 235
Lebovitz, P. S. 78, 82 f.
Levine, S. 61
Lewis, N. D. C. 186 f.
Liakos, A. 60
Lichtenstein, H. 15–20
Lichtenstern, R. 51, 156
Liebmann, S. 99
Litin, E. M. 72, 203
Logue, V. 96
Lojodice, G. 35
Lukianowicz, N. 99, 107, 120, 172, 199

McCulloch, M. F. 116, 206
McGuire, R. J. 66 ff.
Mackie, J. B. 180
McLachlan, D. G. 96
McMenemy, W. H. 96
Magnan, V. 98

Mahler, M. 14, 16, 73, 203
Maier, H. W. 96 f.
Marcuse, M. 186
Marks, I. 199 f., 206
Marmor, J. 197
Marx, H. 108 f.
Marx, I. J. 97
Maslow, A. H. 55
Meerloo, J. A. M. 172
Meng, H. 170
Menninger, K. 186, 191 f.
Merzbach, G. 185
Meyenburg, B. 200
Meyer, J. K. 90, 104, 148, 205
Meynert, Th. 52, 140
Milner, P. 161
Mitchell, J. 79, 141, 148, 150
Mitscherlich, A. 164, 167 ff.
Molinier, P. 139
Moll, A. 32, 67 f., 81 ff., 85, 109, 114, 119, 141, 153, 195, 197
Money, J. 9 f., 18, 22, 24, 28 f., 35 f., 38, 40, 45, 60, 63–66, 69, 78, 80, 141, 163 ff., 174 f., 180 f., 231, 233, 236
Moore, K. L. 59
Morgenstern, F. 96
Morris, J. 192, 201
Moskovicz, L. 59
Müller, D. 258

Näcke, P. 185 ff., 189
Neubauer, P. 80
Neugebauer, F. 32, 36, 39 f.
Neumann, F. 32 f., 60 ff.
Newman, L. E. 82, 202 ff.
Northrup, G. 118

Olds, J. 161
Orthner, H. 60
Ostow, M. 172 f.
Overzier, C. 36 f.
Ovesey, L. 92

Pasche, F. 116 f.
Pauly, I. 98, 103, 107 f., 164 f., 171 f., 177, 180, 183 f., 190, 199 f., 232
Pavenstedt, E. 73, 203
Pennington, V. 154 f.
Person, E. 92
Petritzer, B. K. 96

Ploeger, A. 2, 43, 237
Pollitt, E. 38, 40, 60
Poulsen, H. 203
Praetorius, N. 235

Rabban, M. 25 f., 85
Rachman, S. 68 f.
Rainer, J. D. 49
Randell, J. B. 118, 164, 175
Ratke, M. J. 85
Reiche, R. 200, 234 f.
Reimer, F. 99
Rekers, G. A. 200, 202
Rieger, K. 158
Roeder, F. 159
Rohleder, H. 153, 158, 195

Sachs, H. 90
Sachs, L. J. 70
Sadger, I. 89, 92, 196 f.
Salus, S. 80
Sanders, J. 49
Sandler, J. 137
Saussure, R. 184
Savitsch, E. C. 185
Schinz, H. R. 51
Schleunig, F. 51
Schmidt-Petersen, F. 185
Schorsch, E. 104, 108, 113 f., 159, 165, 195
Schrenck-Notzing, A. 32, 53, 152 f., 195
Schultz, I. H. 60, 107, 197
Schwabe, A. D. 41
Schwarz, O. 197
Schwöbel, G. 107, 204 f.
Servaes, F. 98
Shamoian, C. A. 93, 100, 177
Shields, J. 49
Sigusch, V. 2, 12, 93, 163, 165 ff., 175, 200, 202–205, 225 f., 232
Slotopolski, B. 51
Smith, C. 26
Socarides, C. W. 90, 92 f., 121, 148, 173
Solms, W. 118, 184, 191
Sperling, M. 71, 203
Spitz, R. 16
Springer-Kremser, M. 185
Steinach, E. 48, 50, 156, 228
Steiner, M. 137

Stekel, W. 89, 92, 105, 196, 198
Sternberg, C. 51
Stoller, R. J. 10 ff., 18–22, 29 ff., 40–44, 64, 69 f., 73–82, 85 f., 88, 90 ff., 104, 116 f., 123, 135, 148, 164 ff., 171–178, 181, 183, 192 f., 202 ff., 228 f., 240
Stroch, D. 184
Stürup, G. K. 184
Swiller, H. 205, 225
Szasz, Th. 181

Tange, R. A. 184 f.
Tarnowski, B. 98
Taruffi, C. 36
Taylor, O. J. 96
Theiler, H. 181 ff.
Tolentino, I. 185
Troques, R. 178, 185
Trotsenburg, J. A. 184 f., 189

Ulrichs, C. H. 47, 81, 84, 102, 108, 140, 144 f.

Walinder, J. 96, 104, 119, 199, 231
Walker, K. H. 146
Ward, N. G. 100, 152
Weigel, H. 98
Weitzmann, E. L. 93 f., 100, 119, 177
Weizsäcker, V. 170
Wenner, R. 51
Westphal, C. 46, 48, 96, 109, 123
Whalen, C. K. 8 f.
Whalen, R. E. 8 f.
Wickler, W. 56 f.
Wiedeman, G. H. 59, 172
Wilkins, L. 34
Witschi, E. 49
Wittchen, U. 97
Wolf, S. R. 180
Wyrsch, J. 184, 189–191

Yalom, I. D. 35

Zeegers, M. 197
Zuckermann, S. 55
Zuger, B. 78, 80, 82 f., 88
Zutt, J. 170

Sachverzeichnis

Adoleszenz 13 f., 93, 142, 151, 222
akute homosexuelle Panik 100 f.
Androgene 51, 58
    fetale 7, 33 f., 57 f.
Anorexie 151
Antiandrogene 157
antihomosexuelle Paranoia 232
archaische Mutteridentifikation 94
Autotomietendenz 143, 230

Borderline-Pathologie 93, 149, 225, 240

Cannabis 97

Depersonalisation 144

Effemination
    bei Knaben 77–79
    heterosexuelle 30
    homosexuelle 30, 114 f., 122
Eonismus 108, 113
Epilepsie 96
Erinnerungsfälschung 86 ff.
erotische Stimulationsexperimente 115

feminine Identifikation 86–100
    physiologische 137
Fetischismus 68, 95, 105, 230
fokaler Suicid 94

"gender dysphoria" 104, 136
Genitalkorrektur 163–181, 231, 236 f.
    follow up 175
    Komplikationen 175–183
    Kritik 167–175
    und Kastrationsbehandlung 181–183
Geschlechtsidentität 10, 24, 90, 136–140, 147
    und sexuelle Dysfunktion 137 f.
    und sexuelle Objektwahl 138 ff.

Geschlechtsrolle 10, 22 f., 26 ff.
    Determinanten 12
Geschlechtsrollenidentifikation 28
Geschlechtsrollenstereotype 27 f.

Hohlweg-Effekt 62
Homophobie 239
Homosexualität 30, 45–50, 108–123, 233–239
    Endokrinologie 50 ff.
    Erbbiologie 48 f.
    Hemmungshomosexualität 198
    im Tierexperiment 54–57
    Neigungshomosexualität 198
    Objekthomosexualität 111, 196
    ödipale 90
    präödipale 90
    Subjekthomosexualität 111, 122, 136, 140, 196
    und Transsexualität 112–117, 122 f., 147 f.
    Zwillingsforschung 49
Hormonbehandlung 154–157
    heterologe 156 f.
    homologe 156

Iatrogenie 239 f.
Identität 13–18
    Definition 13
    Identitätsprinzip 17
Impulshandlungen 95
Intersexe, somatische 32, 36–41
    geschlechtliche Identität 38–42

Kastration, chirurgische 157 f., 181–183, 232
kognitiv-strukturelle Theorie 24–28
Kokain 97
konträre Sexualempfindung 109, 112, 122 f., 152

kritische Perioden 6, 33, 57 f.

Lerntheorie 22–24, 28, 64–69, 115 f.,
228 f.
Lordose-Sprung-Quotient 61

magische Lösung 143, 151, 230
Masochismus 95, 138, 190 f.
Masturbantenwahn 145 f., 237
MDK 100, 152, 154
Metatropismus 123, 136, 138, 218

Narzißmus 89, 224
    des Analytikers 193
narzißtische Passivität 80

Östrogene 33 ff., 41 f., 156 f., 216 ff.

paranoide Geschlechtsverwandlung 110
Phantompenis 180 f.
phobische Reaktion 140, 148
Polychirurgie 143, 230
Prägung 16, 19 f., 23 f., 65 f., 79
Progesteron 34 f.
Psychoanalyse 10–22, 69–73, 229
    als Behandlung 196
    der Homosexualität 88–91
    des Transsexualismus 92 ff.
    des Transvestismus 91 f.
    genitale Phase 70
    geschlechtliche Kernidentität 10 f.,
    74
    Ich-Psychologie 15–19
    Kastrationskomplex 75, 88, 92, 117
    Kastrationswunsch 137
    komplexfreie Entwicklung 69, 74 f.
    Libidotheorie 18–21
    Objekttheorie 72–75
    ödipale Situation 14, 70, 75, 88, 90,
    111, 117
    phallische Frau 92 f.
    phallische Mutter 117
    testikuläre Phase 70 f.
    und Geschlechtsidentität 10 f.
Psychochirurgie 158–160, 232
Psychopharmaka 154 f.
Psychotherapie 194–201, 239
    Assoziationsbehandlung 195
    erwachsener Transsexueller 204–206
    sexueller Abweichler 195–201

Suggestionsbehandlung 195
    transsexueller Adoleszenter 204
    transsexueller Kinder 202 ff.

Realitätssinn 127

Schizophrenie 96, 99
Selbstentmannung 183–193
Selbststimulierungsexperiment 159–162
sensitive Persönlichkeit 145 f.
sensitiver Beziehungswahn 145 f.
septale Reizung 161 f.
Sex-Chromatin 7
    bei Transvestiten 59 f.
Sex-Chromosome 7, 36 f.
sexoästhetische Inversion 105
Sexualzentren 7
    männliches Kopulationszentrum 7
    tonisches 7
    weibliches Kopulationszentrum 7
    zyklisches 7
sexuelle Abweichungen im Kindesalter
    70–88
sexuelle Differenzierung 6–9
    hormonelle 6 f., 33–36
    psychosexuelle 9, 54
    zentralnervöse 6 ff.
sexuelle Dysfunktion 136 ff.
sexuelle Zwischenstufen 59
sexueller Dimorphismus 5
Sucht 151

Thalamotomie 159 f.
transkulturelle Unterschiede 84 f.
Transsexualismus 30 f., 60–64, 136, 140–
    151, 193 ff., 199 ff., 230 ff., 236–240
    als sozio-ideogenes System 145–148
    Begriff 102–104
    nosologischer Ort 148–151
    Psychopathologie 143 f., 230
    Selbstbiographien 201 f.
    und Wahn 148 ff.
Transvestismus 30 f., 59 f., 91 f., 104–107,
    136–140, 230
    autosexueller 106
    genetisches Geschlecht 59 f.
    heterosexueller 104 ff.
    homosexueller 105
    metatroper 138
    transvestierender Metatrop 138

und Transsexualismus 107 f.

überwertige Idee 98
überwertiger Wunsch 98
Umkehr, heterosexuelle 55, 56 f., 138
Umwandlungsmännchen 49, 59, 166
Uranismus 108 f.

Verhaltenstherapie 200, 205
    bei Adoleszenten 204
    bei Homosexualität 205
    bei Transvestismus 205

wahnhaftes Erleben 148 ff.
Wahnsyndrom 148 ff.
Weiblichkeit
    biologische 7
    des männlichen Transsexuellen 141 ff.
    mythologische 146
    psychosexuelle 141 ff.
Weibling, invertierter 110, 122

Zwangskrankheit 95, 143, 230
Zwillingsforschung 49
Zwischenstufentheorie 47, 103, 153, 195

MIX
Papier aus verantwortungsvollen Quellen
Paper from responsible sources
FSC® C105338

If you have any concerns about our products,
you can contact us on
ProductSafety@springernature.com

In case Publisher is established outside the EU,
the EU authorized representative is:
**Springer Nature Customer Service Center GmbH
Europaplatz 3, 69115 Heidelberg, Germany**

Printed by Libri Plureos GmbH
in Hamburg, Germany